微生物与精神健康

Microorganisms and Mental Health

主编 ［美］乔纳森·萨维茨（Jonathan Savitz）

［美］罗伯特·H. 约肯（Robert H. Yolken）

主译 张 勇 李佩玉 江翠婷 袁 丁

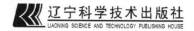

图书在版编目（CIP）数据

微生物与精神健康 / (美) 乔纳森·萨维茨 (Jonathan Savitz), (美) 罗伯特·H.约肯 (Robert H. Yolken) 主编；张勇等主译 . -- 沈阳：辽宁科学技术出版社，2025. 4. -- ISBN 978-7-5591-4091-3

Ⅰ. R749

中国国家版本馆 CIP 数据核字第 2025NZ6670 号

First published in English under the title
Microorganisms and Mental Health, edition: 1
edited by Jonathan Savitz and Robert H. Yolken
Copyright © Jonathan Savitz and Robert H. Yolken, 2023
This edition has been translated and published under licence from
Springer Nature Switzerland AG.

著作权号 06-2024-246

出版发行：辽宁科学技术出版社
　　　　　北京拂石医典图书有限公司
地　　址：北京海淀区车公庄西路华通大厦 B 座 15 层
联系电话：010-88581828/024-23284376
E - m a i l：fushimedbook@163.com
印 刷 者：东港股份有限公司
经 销 者：各地新华书店

幅面尺寸：185mm×260mm
字　　数：460 千字　　　　　印　　张：19
出版时间：2025 年 4 月第 1 版　　印刷时间：2025 年 4 月第 1 次印刷

责任编辑：陈　颖　刘轶然　　　责任校对：梁晓洁
封面设计：潇　潇　　　　　　　封面制作：潇　潇
版式设计：天地鹏博　　　　　　责任印制：丁　艾

如有质量问题，请速与印务部联系　　联系电话：010-88581828

定　　价：168.00 元

翻译委员会

原著前言

关于微生物是精神疾病的致病因素之一的假设由来已久，至少可以追溯到十九世纪末，当时这一假设还得到了 Emil Kraepelin 等著名研究人员的支持（Yolken and Torrey，2008）。1913 年，Noguchi 和 Moore 发现，被称为"麻痹性痴呆"的严重精神障碍实际上是由苍白密螺旋体引起的中枢神经系统感染，这表明感染性病原体可导致精神症状，并为最终治愈这种既往不治之症铺平了道路（Kaplan，2010）。1919 年的流感大流行进一步引发了人们对微生物作用的关注，当时人们观察到感染后精神分裂症和其他精神疾病的发病率有所上升（Menninger，1994；Kepinska，2020）。20 世纪 80 年代，随着精神分裂症患者脑脊液（CSF）中存在疱疹病毒感染被大量报道，这一假说再次兴起。最近的新冠病毒（COVID-19）大流行再次证实了病毒感染可导致多种神经精神并发症这一事实。尽管个别研究结果存在差异，但目前有大量证据证明特定微生物感染与精神分裂症、双相情感障碍（BD）和抑郁症（MDD）等严重精神疾病有关。此外，最近对微生物如何在肠道内相互作用并通过肠－脑轴影响大脑功能的研究表明，微生物可以不在中枢神经系统（CNS）内进行病毒复制，就能导致行为改变。随着人们对神经发育和神经炎症认识的加深，也进一步从机理上揭示了微生物单独或与其他微生物或宿主因素相结合在精神疾病发病过程中的作用机制。

本书对微生物在精神健康和疾病中的作用进行了最新综述。我们首先总结了疾病的典型行为表现，以及这种进化保守的感染应答可能与精神症状的关系（Robert Dantzer，得克萨斯大学安德森癌症中心）。随后，Sørensen 和 Benros（哥本哈根大学）概述了炎症与抑郁症相关的流行病学证据，而 Maree Webster（约翰霍普金斯大学）则回顾了患有严重精神疾病的尸检样本中的炎症证据。接下来的两章从神经发育的角度展开论述。Buka、Lee 和 Goldstein（布朗大学和哈佛大学）回顾了他们二十年来就产前感染与精神分裂症和精神障碍风险相关性所做的流行病学研究，而 Urs Meyer（苏黎世大学）则介绍了母体免疫激活动物模型在方法学方面所面临的重要挑战和变异来源。微生物既可能产生有益的影响，也可能产生病理影响，这一点并不总是为人们所重视。Dawud、Holbrook 和 Lowry（科罗拉多大学博尔德分校）强调了微生物信号在免疫调节中的重要性，以及关键共生微生物的缺失是如何导致现代社会的炎症的。Dickerso、Jeste 及其同事（约翰霍普金斯大学和加利福尼亚大学圣地亚哥分校）对人类微生物组与心理健康之间新出现的关系以及未来的干预机会进行了高层次的概述。延续这一主题，Kim、Zisman 和 Holingue（约翰霍普金斯大学）讨论了微生物菌群、肠道紊乱和孤独症之间的联系。最后，Severance（约翰霍普金斯大学）回顾了共生真菌和致病真菌在微生物菌群中的作用，以及它们可能对精神疾病产生的影响。

在本书的最后一部分，我们将注意力转向特定的病毒、细菌和寄生虫。Ford 和 Savitz（俄克拉何马州立大学和劳雷特脑研究所）回顾了有关早衰与巨细胞病毒（CMV）感染之间关系的文献，而 Zheng 和 Savitz 则回顾了有关 CMV 的神经影像学研究及其对精神疾病的意义。

Marques、Nimgaonkar 及其同事（匹兹堡大学）展示了人类诱导多能干细胞培养的数据，模拟可能将单纯疱疹病毒感染与认知障碍联系在一起的致病机制。最近的 COVID-19 大流行使人们开始关注冠状病毒的神经精神并发症。Dickerson、Severance 和 Yolken 提供了有趣的新数据，表明这种关联可能不仅限于导致 COVID-19 的严重急性呼吸道综合征（SARS）冠状病毒，还可能与地方性的非 SARS 冠状病毒感染有关。Delaney、Murray 和 Fallon（哥伦比亚大学）回顾了有关莱姆病致病菌伯氏疏螺旋体、神经精神症状及其治疗的相关文献。肖建春（Jianchun Xiao，约翰霍普金斯大学）讨论了嗜神经性原虫刚地弓形虫与动物模型和人类受试者行为变化之间关系的文献。大多数人类疾病的起源本身就很复杂，涉及多种遗传、表观遗传和环境影响因素。然而，尽管基因和新陈代谢疗法取得了进步，感染仍然是最容易治疗的人类疾病之一。在最后一章，Savitz 和 Yolken 讨论了这一研究领域对治疗精神疾病的意义。自神经梅毒的感染起源被阐明以来，已有 100 多年的历史，可以说，预防和治疗感染仍然是最有可能为预防和治疗精神疾病带来实际干预疗效的研究领域。

美国　俄克拉何马州　塔尔萨　Jonathan Savitz
马里兰州　巴尔的摩　Robert H. Yolken

译者序

在医学和生命科学领域,微生物与人类健康的关系一直是研究的热点。近年来,随着微生物组学、免疫学和神经科学的快速发展,越来越多的研究表明,微生物不仅在维持人体生理健康中扮演着重要角色,还可能影响我们的精神健康和心理状态。这本《微生物与精神健康》正是这一前沿领域的著作,涵盖了从基础研究到临床应用的广泛内容,为读者提供了一个全面而深入的视角,帮助我们理解微生物与精神疾病之间复杂而微妙的关系。

本书结构清晰,内容涉及各种微生物感染的相关主题。书中首先探讨了感染进化、炎症反应与疾病行为的关系。其次,还探讨孕期感染与成年精神病风险的关系,通过分析新英格兰家庭研究,揭示母体孕期感染对后代精神健康的长期影响,为预防和治疗精神疾病提供新思路。

本书还深入探讨了微生物菌群与精神健康的关系,从进化角度分析微生物暴露对人类抗压能力的影响,提出"老朋友"假说,强调微生物多样性在维持心理健康中的重要性。书中还讨论了微生物菌群在孤独症病因中的作用,特别是对胃肠道症状的影响,为孤独症的诊断和治疗提供了新视角。

本书还特别关注了真菌和病毒在精神健康中的作用以及潜伏感染对行为变化的影响。真菌在宿主体内扮演着双重角色;巨细胞病毒和疱疹病毒在体内既可能长期潜伏,又可能反复感染,从而对中枢神经系统产生影响。另外,本书探讨了中枢神经系统炎症和神经发病机制在精神疾病中的作用,并总结讨论精神疾病微生物假说的治疗意义,为临床实践提供参考。

作为译者,我们在翻译过程中深刻感受到本书的学术价值和实践意义。作者们不仅提供了丰富的研究数据和临床案例,还通过跨学科的视角,将微生物学、免疫学、神经科学和精神医学有机结合,为读者呈现了一个多维度的研究框架。本书的每一章都充满了前沿的科学发现和深刻的理论洞察,既适合专业研究人员参考,也适合对微生物与精神健康关系感兴趣的普通读者阅读。

在翻译过程中,我们力求忠实于原文,同时尽可能使语言流畅易懂,以便读者能够更好地理解和吸收书中的内容。我们希望这本译著能够为中国读者带来新的启发,推动国内在微生物与精神健康领域的研究和实践。

最后,我们要感谢所有为本书翻译和出版付出努力的人。正是他们的辛勤工作,才使得这本重要的学术著作得以与中国读者见面。我们期待这本书能够为中国的医学研究和临床实践带来新的视角和思路,并为促进人类精神健康做出贡献。

张勇

2025 年 3 月

目 录

第 1 章
感染的进化：炎症与疾病行为

Robert Dantzer

目录

【摘　要】疾病行为最初被认为是感染性病原体引起的发热反应伴随产生的行为表现。它能升高体温调定点，并将体温维持在这一较高水平，此外，它还能够保护体弱的机体，避免他们受到其他伤害。激活的免疫细胞能够产生促炎细胞因子，该行为效应的发现为上述现象提供了细胞和分子基础。通过给健康的啮齿动物注射细胞因子或细胞因子诱导剂（如脂多糖），研究者们揭示了炎症诱发的疾病行为与发热反应之间的共同之处和差异。同时也让我们了解了外周触发的炎症反应是如何传播到大脑并引起一系列疾病行为表现的。在行为层面，疾病行为是一种激励状态的表现，面对微生物病原体时，这种激励状态会重组感知和行为，就像第一眼看到捕食者会产生的恐惧一样，能够对行为进行适应性加强。然而，并不是所有疾病行为都是有利于机体的。比如厌食症，它对细菌感染是有益的，但对病毒感染则是有害的。此外，自然条件下的疾病行为研究表明，与其他防御行为一样，疾病行为也需要在患病个体的生存优势与代价之间进行取舍，尤其是在群居群体中。目前不断有研究表明，疾病行为的表现形式比最初预想的要丰富得多，其中这种形式的多变性，不仅取决于病原体和感染发生的社会背景，还取决于个体因素，包括物种、性别、年龄、营养和生理状态。

【关键词】细胞因子；进化；适应性；固有免疫；疾病行为

R. Dantzer (✉)
Department of Symptom Research, The University of Texas MD Anderson Cancer Center,
Houston, TX, USA
e-mail: rdantzer@mdanderson.org

1 引言

20 世纪 60 年代中期，我在法国图卢兹兽医学院学习兽医病理学时，患病动物的典型描述给我留下了深刻印象。无论是什么动物品种，描述的形象总是相同的。在感染发作初期，患病动物会出现发热、嗜睡、精神萎靡、厌食和理毛减少等表现。它们会远离同伴，甚至对平时喜欢的食物也没有食欲。当时我们都渴望成为经验丰富的兽医，这样就能通过这些非特异性的感染症状，找出感染病本身特有的临床特征表现。我们不认为患病动物的行为本身有趣，我们的最终目标是确诊疾病，给予动物们最好的治疗。不过，当时吸引我的是这种非特异性疾病行为模式的概念，这个概念与 Hans Selye 定义的应激反应所特有的垂体 – 肾上腺轴非特异性激活的阐述有异曲同工之处。多年来，我一直对疾病行为是感染的一种固有反应存疑，但我并没有真正花时间去解决这个问题。当时，光是应激和健康的研究内容就够我忙的了。

事件的转折点发生在 20 世纪 80 年代末，当时分子生物学家阐述了活化的固有免疫细胞释放的炎症因子的特征，这些因子能够介导感染引起的发热和下丘脑 – 垂体 – 肾上腺反应的激活过程。在从葛兰素公司获得足够的重组人白细胞介素 –1β（IL–1β）后，我终于首次证明这种促炎细胞因子也能引起疾病行为（Dantzer and Kelley，1989；Kent 等，1992；Tazi 等，1988）。在其分子结构被阐明之前，IL–1β 和其他促炎细胞因子被称为内源性致热源，即感染性病原体感染宿主后，宿主产生发热反应时需要产生的中间产物。在发热反应的背景下，首次提出了疾病行为（Hart，1988）。发热是体温调定点升高的结果，说明发热个体产热增加，同时散热急剧减少。如果个体必须从事危险性极高的觅食活动或寻找性伴侣，就不会发热。嗜睡和昏昏欲睡会抑制所有面向环境的活动。挤在一起可以最大限度地减少暴露在环境空气中的身体面积，而理毛减少可以最大限度地降低热量损失。换句话说，疾病行为是感染出现的发热反应所需能量产生的对应行为产物，这种说法是有道理的。

本章的目的是介绍疾病行为的机制，说明其具有在固有免疫系统的动物物种中的普遍性，并明确下述说法的正确性：疾病行为与发热反应相关，因此对宿主来说，疾病行为总是一种适应性行为。

2 疾病行为的神经免疫机制

如前所述，疾病行为的特点是昏睡、嗜睡、厌食和社交隔离。用 Hart 的话来说，"动物受到原虫、细菌或病毒感染后常见的急性表现为精神萎靡、昏昏欲睡，不喜进食和饮水。随着疾病进展，它们通常会表现出脱水症状，同时有迹象表明，由于它们长出了粗糙的毛发，它们对梳理毛发失去了兴趣。这些行为表现通常伴随着发热反应的发生，动物饲养员和兽医认为发热和这些疾病表现是动物生病或即将患上感染病的征兆"。然而，这并不意味着所有出现这些症状的动物都患有感染病，因为中毒或脱水等其他一些情况下也会出现类似的行为变化。感染诱发的疾病行为可以通过某些机制被特异性识别出来，这些机制包括固有免疫细胞识别感染性病原体、在感染部位产生促炎细胞因子以及将这种免疫信息传播到大脑。

固有免疫细胞能识别病原体相关分子模式（PAMPs），PAMPs 其实就是感染性病原体的特定分子靶标。例如，革兰氏阴性菌细胞外壁的主要成分——脂多糖（LPS）。PAMPs 能够被固有免疫细胞（如单核细胞、巨噬细胞、中性粒细胞、树突状细胞和上皮细胞）表达的特异性受体所识别（Li and Wu，2021）。Toll 样受体（TLRs）是模式识别受体的一个著名的典型例子。它们由一个胞外结构域、一个跨膜结构域和一个胞内效应结构域组成，其中效应结构域可招募接头分子激活下游信号通路。例如，与 LPS 结合后，TLR4 会招募接头蛋白髓系分化因子（MyD88），最终通过转录因子核因子 –kappa B（NFκB）发出信号，从而产生促炎细胞因子，如白细胞介素 –6（IL-1）、肿瘤坏死因子和白细胞介素 –6（IL-6）。并非所有模式识别受体都位于细胞膜上，部分 PAMPs 位于细胞内，它们对识别入侵细胞的感染性病原体的分子靶标起到关键作用，比如核苷酸寡聚化结构域（NOD）样受体和视黄酸诱导基因 –I（RIG-I）样受体。其中，NOD1 能识别革兰氏阴性菌细胞壁的某种成分，而 NOD2 则能识别病毒的单链核糖核酸。NOD 样受体与配体结合后，会被招募到质膜和内吞体膜上，并在膜上启动信号转导。RIG-I 样受体能识别双链 RNA，它们的激活会上调 I 型干扰素的表达。

模式识别受体被激活后能够通过多种信号途径产生细胞因子。NFκB 信号通路能够介导固有免疫反应并与适应性免疫反应发生相互作用。它能促进除干扰素以外的大多数炎症基因的转录，其中 TLR3 下游的 IRF-3、TLR4-TIR 结构域和 RIG-I 是上述通路的关键因素。丝裂原活化蛋白激酶（MAPK）信号传递能够将炎症细胞因子的效应传递给细胞靶标。炎性小体是一个多蛋白复合体，由模式识别受体在细胞质中组装而成，能够激活半胱天冬酶 –1（Caspase-1），它是 IL-1 家族细胞因子成熟的必要条件。大多数炎症细胞因子在其产生的局部环境中起着自分泌或旁分泌信号分子的作用。IL-6 是个例外，它被释放到血液中，作用于肝细胞，促进 C 反应蛋白等急性时相反应蛋白的产生和释放。

目前关于细胞因子是如何在大脑中诱发疾病行为的体内研究，主要是围绕大鼠、豚鼠和小鼠展开，并且一直是争论的焦点（Dantzer 等，2000）。最开始的争论是对静脉注射内源性致热源这一做法持有异议。当时主流观点认为，巨噬细胞能够将内源性致热源释放到血液循环中。内源性致热源无法进入血脑屏障。相反，它们会激活脑室周围区域的巨噬细胞样细胞，这些脑区没有形成完整的血脑屏障。在这部分脑区，它们会诱导产生前列腺素 E，前列腺素 E 作为第二信使能够通过血脑屏障自由扩散，到达下丘脑体温调节中枢的神经元。然而，细胞因子对大脑的影响至少有一部分是通过感觉神经传递的，这一发现与上述理论相冲突（Wan 等，1994；Watkins 等，1994；Bluthe 等，1994）。细胞因子能够直接或间接激活支配炎症部位的感觉神经元。然后，这种神经形式的信息会通过这些初级和次级的神经元投射传入大脑（Konsman 等，2002）。举一个典型的例子，经腹腔注射的 LPS 在腹腔释放的促炎细胞因子能够激活迷走神经的感觉支，而迷走神经的感觉支能够投射到脑干水平的孤束核。这种神经激活随后传播到其他脑区，如胫骨旁核、下丘脑室旁核和视上核、杏仁核中央区、纹状体末端床核和导水管周围灰质区。这一神经通路与体液通路相交，后者依赖于病原体相关分子模式在血液循环中的流通。通过在脑室周围区域招募巨噬细胞，这一体液途径能够慢慢产生一波促炎细胞因子，这些细胞因子通过主动扩散进入脑实质，"沿途"招募其他巨噬细胞样细胞。脑室周围区域的第二波细胞因子能够引起脑实质中的驻留巨噬细胞——小胶质细胞，进一步产生促炎细胞因子。有人提出，神经通路通过刺激大脑区域对这些局部产生的细胞因子的活动来追踪其作用路径（Dantzer 等，2000）。然而，这一假设尚未得到验证。另一种途径是小胶质细胞招募炎性单核细胞进入脑血管（DiSabato 等，2021），从而帮助这些外周固有免疫细胞进入血脑屏障受损的脑实质区。这一途径在慢性应激条件下可能被激活，如反复的社交挫败模型（Weber 等，2017）。

我们还没完全了解免疫信息是如何传播到大脑的。细胞因子能对神经元产生间接影响，并通过炎症介质（如 E2 系列前列腺素、自由基氧或一氧化氮）的合成和释放发挥作用。前列腺素主要由小静脉的内皮细胞和血管周围细胞所分泌。前列腺素作用于各种前列腺素受体，这些受体广泛分布于整个大脑的神经元回路中，能介导炎症细胞因子对发热、睡眠、厌食、激活下丘脑 – 垂体 – 肾上腺轴和痛觉过敏的作用（Saper 等，2012）。除此之外，其他机制也能发挥作用，如在大脑中表达的 IL–1β，根据其含量的不同能够提高或降低神经元的兴奋性，从而在神经元上直接发挥作用（Nemeth and Quan，2021）。

大脑受到炎症刺激或是外周炎症通过上述机制传递到大脑后，小胶质细胞就会在大脑中产生炎症细胞因子。目前主要通过药理学工具研究小胶质细胞在疾病行为发展中发挥的作用。米诺环素是第二代抗生素，可作为小胶质细胞活化的抑制剂，减轻外周给药的 LPS 对情绪的影响（O'Connor 等，2009）。同样，暴露于反复社交挫败（一种可诱导脑内小胶质细胞活化和单核细胞募集的应激实验）的小鼠，用米诺环素治疗后，不仅能够减轻应激效果，同时还能缓解受到社交应激后小鼠出现的认知障碍（McKim 等，2016）。

有趣的是，这种干预并不能阻止应激小鼠出现明显的持续性社会回避行为。然而，通过各种干预方式消除脑部小胶质细胞，这种更激进的干预方法不仅没有缓解小鼠的炎症表现，反而可能通过解除小胶质细胞对星形胶质细胞免疫活动的抑制作用而加重炎症（Vichaya 等，2020）。最近，通过化学遗传工具特异性激活小鼠背侧纹状体的小胶质细胞，这些细胞能够诱导兴趣缺乏和厌恶：这些效应由小胶质细胞中的 IL–6 信号传导和纹状体中刺神经元基于 Cox1 生成的前列腺素作用于 EP1/2 受体（Klawonn 等，2021）发挥作用。反之，通过化学遗传学工具抑制小胶质细胞能够消除 LPS 处理后小鼠产生的厌恶情绪。

研究人员对疾病行为的神经免疫机制的重视导致他们忽视了一个事实，即这种行为必然与能量代谢的重要改变有关，而能量代谢的改变不仅像最初认为的那样既是发热反应的需求，也是活化免疫细胞所必需的。免疫细胞的增殖和促炎细胞因子的产生会对细胞代谢进行重编程，细胞代谢从氧化磷酸化转变为无氧糖酵解。由于免疫代谢学的发展，这种代谢重编程的分子机制已被阐明（O'Neill 等，2016）。无论这些机制的细节如何变化，重要的是要记住，无氧糖酵解只产生四分子三磷酸腺苷（机体内能量代谢的货币），而氧化磷酸化产生 36 分子三磷酸腺苷。只有在机体其他部位（包括大脑和骨骼肌）消耗较少能量的情况下，才能保持炎症部位不断增加的能量代谢。这意味着疾病行为可能部分是靠能量的重新分配（Straub，2014）维持的，或者是靠机体内防御和耐受代谢程序之间的微妙平衡维系的（Wang 等，2019）。我们将在讨论疾病行为的适应性价值时进一步阐述这一概念。

3　疾病行为的进化

促炎细胞因子在大脑中发挥作用的具体机制在不同物种中可能是不同的。要明确疾病行为是机体对感染的防御机制的一个组成部分，重点要看这种行为是否符合两方面条件：该行为是在感染过程中发生的，且其进展依赖固有免疫细胞产生和释放的炎症介质。如上一节所述，感染诱发疾病行为的机制主要是在实验室啮齿动物中进行研究的。然而，其他物种（包括昆虫、鱼类、爬行动物和蠕虫）也存在感染诱发的疾病行为（Lopes 等，2021）。其中一个典型例子，Kirsten 及其同事最近证实，是斑马鱼接种福尔马林灭活的嗜水气单胞菌后，其自主活动、社会偏好和对新物体的探索行为都会减少，而这些行为变化与它们大脑中促炎细胞因子的表达上调有关（Kirsten 等，2018a）。研究者们根据上述结果得出结论，不同斑马鱼个体在应对新型事物和社会刺激时表现出的细胞因子表达差异（Kirsten 等，2018b）可能是由神经免疫相互作用引起的。当微生物病原体侵入大脑时，就像在感染罗非鱼湖病毒的斑马鱼中描述的那样，感染的行为特征更加严重，出现疾病行为叠加神经病理症状（Mojzesz 等，2021）。

微生物病原体在果蝇体内主要通过两个途径形成固有免疫反应。Toll 通路产生抗菌肽抑制真菌和革兰氏阳性菌。免疫缺陷（IMD）途径则通过产生抗菌肽来处理革兰氏阴性菌（Takeda 等，2003）。抗菌肽对神经系统具有作用，这部分结果主要是在睡眠领域发现的。果蝇受到微生物感染和其他形式的细胞应激后产生一个显著表现是嗜睡增加。秀丽隐杆线虫受到外周组织损伤后，抗菌肽可作为催眠剂，在不同组织间传递信号，通过激活睡眠神经元促进睡眠（Sinner 等，2021）。在黑腹果蝇中，抗菌肽 nemuri 既能在受损的远端外周组织中产生发挥作用，也能在局部发挥作用，因为它在大脑中也有表达，而缺乏睡眠的大脑分泌抗菌肽 nemuri 增加，能够促进恢复性睡眠（Toda 等，2019）。目前已在秀丽隐杆线虫和果蝇的实验中证实，调节疾病期睡眠的机制与调节健康睡眠的机制有部分区别。由感染或其他环境损伤诱发的细胞应激与表皮生长因子（EGF）或类 EGF 肽的释放有关，这些肽会向中枢神经内分泌细胞发出信号。这些神经元释放的 RFamide 肽会诱导产生一系列反应，如厌食、运动静止和唤醒阈值升高（Davis and Raizen，2017）。与脊椎动物一样，无脊椎动物的免疫系统与神经系统之间的合作也涉及多种机制，这些机制使动物能够根据与它们共存的病原体调整自己的行为（Montanari and Royet，2021）。

尽管促炎细胞因子对行为影响的研究，在非人灵长类动物不如在啮齿类动物的研究那么深入，但有证据表明，非人灵长类动物也能发展出在其他动物物种中所观察到的各种疾病行为。例如，给幼年恒河猴静脉注射 IL-1α，可迅速诱导它们产生类似睡眠的不活跃状态，并降低它们对同类广播呼叫的行为和发声反应（Friedman 等，1995）。注射了高剂量 IL-1α 的猴子在受到人类实验者的挑衅时会表现出格斗行为（Friedman 等，1996）。在成对的猴子身上也观察到了类似的不活跃和嗜睡表现，同时有证据表明他们的抱团行为也增加了（Reyes and Coe，1996）。在注射了 LPS 的猴子身上也观察到了这种社会接触增加的趋势，这与啮齿类动物在相同处理下出现的社会退缩截然相反（Willette 等，2007）。所有这些行为变化都与循环中 IL-6 水平的升高有关，但 IL-6 在疾病行为发展中的作用并未得到进一步证实。

由于关于人类疾病行为的研究在研究设计、免疫刺激方式和研究终点的选择方面都存在很大差异，因此近来有研究人员对人类疾病行为进行了荟萃分析（Shattuck and Muehlenbein，2016）。研究中指出人类疾病行为最常见的症状是情绪低落和疲劳，它们与 IL-6 和 IL-1β 水平相关。Lasselin 及其同事重点研究了 LPS 诱导的疾病行为，证实食物摄入量减少和睡眠模式改变是疾病行为的一部分（Lasselin 等，2020）。其他客观行为变化包括呻吟和叹息频率增加、打哈欠次数增多、行走速度降低以及为获得奖励而付出努力的意愿发生变化。自我报告评估清楚地证明了疲劳、食欲下降、社交兴趣降低，以及负面情绪和焦虑状态的增加。所有这些影响都在静脉注射 LPS 后 2～3 小时内出现，并在 6 小时内结束。专门探究 LPS 对社交体验的影响的实验发现，炎症会增加对负面、威胁性社交体验的敏感性，反之，则会增加对正面、社交奖励体验的敏感性（Moieni and Eisenberger，2018）。

在探究免疫刺激对行为影响的相关研究中，与靶向 TLR4 和模拟革兰氏阴性菌感染的免疫刺激研究相比，针对 TLR3 或细胞内 DNA 传感器和模拟病毒感染的相关研究较少。急性外周给予多聚肌苷酸：多聚胞苷酸（poly I：C），poly I：C 是一种模拟病毒感染的合成双链 RNA，能够诱导小鼠和大鼠形成剂量依赖性的典型疾病行为，表现为自主活动、摄食和挖掘减少，以及高热或低热（取决于剂量）（Cunningham 等，2007）。虽然没有证据表明重复治疗是否会产生药物抵抗，但大多数有关 poly I：C 的实验都只采用急性注射的方法。由于 poly I：C 复合物分子量不一致，它们激活 I 型干扰素反应的能力也不尽相同，因此研究 poly I：C 的行为效应变得更加复杂（McGarry 等，2021）。此外，有证据表明，poly I：C 是一种炎症诱发疲劳的模型，poly I：C 导致的自主滚轮减少与其诱导 IFNβ 的能力无关（Matsumoto 等，2008）。当 poly I：C 被注射到外周组织时，敲除 TLR3 或 TRIF 基因能够阻断 poly I：C 引起的厌食反应，当 poly I：C 被注射到大脑侧脑室时，给予相同的基因敲除处理则没有效果（Zhu 等，2016）。poly I：C 的中枢效应能够被 MyD88 的基因缺失所阻断，这表明嗜神经病毒诱发疾病的机制与非嗜神经病毒诱发疾病的机制有所不同。

针对干扰素的研究主要集中在焦虑症和抑郁症。本章将不再详述这些细胞因子对行为的影响。偶然的观察证实，短期应用干扰素会诱发疾病症状，尽管尚未对相关病症进行系统研究。长期服用干扰素 α 会诱发恒河猴的焦虑行为，并减少其对环境的探索（Felger 等，2007）。只有优势猴的自主活动减少，而从属猴的自主活动增加。八只猴子中有三只出现了持续的抱团行为，这被解读为是一种类似抑郁行为的表现。

尽管学习和记忆并不属于疾病行为的一部分，但仍有必要提及它们对疾病行为的影响。虽然人们一贯认为促炎细胞因子会对学习和记忆产生负面干扰，但仍有必要对这部分内容加以细化。例如，给大鼠注射 LPS 后，大鼠对该环境条件下的获得恐惧反应会减弱，但对与电击对应的独特线索产生的恐惧反应却没有影响（Pugh 等，1998）。给啮齿动物注射 LPS 或 IL-1β 不影响动物在莫里斯水迷宫测量得出的空间参照记忆，而且很难将观察到的影响与疾病本身对动物表现的影响区分开来（Cunningham and Sanderson，2008）。此外，LPS 或 IL-1β 诱导的条件性味觉缺失证明，炎症并不能阻断味觉线索与疾病的关联性（Tazi 等，1988；Cross-Mellor 等，2004）。

4　疾病行为的适应性价值

如引言所述，传统上认为疾病行为是一种高度组织化的防御策略，是生病机体对入侵病原体采取的一种策略（Hart，1988）。这一概念表明疾病行为是激励机制的一部分，在面对微生物感染时能够重新安排宿主的优先事项，以最大限度地提高其适应能力，就像面对身体危险时产生的恐惧一样（Aubert，1999）。然而，这并不能保证疾病行为总是会因宿主做出适应性调整。当恐惧的个体对所有可能的危险对象提高警惕时，就会损害个体利用环境提供的其他机会的能力，同样，疾病行为在为免疫系统保存代谢能量的生存优势时，也会付出惨痛的代价，如被捕食的风险增加、社会参与和繁殖机会减少以及领地防御能力降低（Adelman and Martin，2009）。对野生疟猴急性感染的详细观察表明，与健康个体相比，患病个体受到同类攻击的可能性实际上是前者的两倍，受伤的可能性是后者的六倍（McFarland 等，2021）。此外，发热并不影响与同类交往的时间，这表明社交隔离并不是疾病行为的固定特征，推而广之，疾病行为并不一定会降低疾病在群体内传播的风险。这些原创研究清楚地表明，有必要更深入地评估疾病行为的生存优势与生存代价之间的取舍，尤其是在群居群体中。这就是生态免疫学这一专门学科的研究对象（Demas and Carlton，2015）。

围绕疾病行为的适应性价值所产生的一些问题，与发热反应中已经讨论过的问题相同。显然，针对用退烧药治疗发热、疾病行为和潜在炎症反应是否有用这些问题，目前没有一概而论的简单答案；同样，也无法证明发热和疾病行为在任何情况下都是有益的（Kluger 等，1996；Harden 等，2015）。这个问题比较复杂，因为我们无法从一种感染类型推及到另一种感染类型。例如，有证据表明，感染单核细胞增多性李斯特菌的小鼠出现细菌性败血症时，最常见的疾病行为表现之一——厌食能起到保护作用，而营养补充则会加重疾病（Wang 等，2016）。无脊椎动物也有类似的发现（Wing and Young，1980）。然而，营养补充对流感（一种病毒感染）造成的死亡有保护作用，而在这种情况下阻断葡萄糖的利用则是致命的（Wang 等，2016）。这一观察结果表明，不同的炎症反应与特定的代谢途径相匹配，这些代谢途径要么支持抵抗，从而消灭病原体；要么支持耐受，即与病原体共存并将其可能造成的组织损伤降至最低。在细菌感染的情况下，酮体生成是主要的代谢途径，而在病毒感染的情况下，葡萄糖利用则是主要代谢途径。众所周知，通过发热和疾病行为抵抗病原体感染是免疫病理学中最常研究的反应，而对耐受性及其与抵抗力相互作用最终影响健康问题的方式却知之甚少（Schneider and Ayres，2008）。至于耐受性是缺乏疾病行为，还是促进耐受性的疾病行为，目前还没有定论。

社会疏远是疾病行为中受到较多关注的另一个表现（Stockmaier 等，2021）。患病个体会因为身体虚弱或引发群体中健康成员的回避反应而被动地与社会群体隔离开来，或者主动地将自己与群体中的其他成员隔离开。由此推断，这种行为可能具有生存价值，但这种价值不是更有利于患病个体本身，而是更有利于他们所属的群体，因为这样做可以最大限度地降低病原体传播的风险。然而，把社交隔离当作一种抗感染策略不能一概而论。我们在前面已经提到，在自然环境中，发热的疟猴不会与群体中的其他成员隔离。昆虫的社会免疫——群居昆虫发展出集体抵抗病原的防御能力（Meunier，2015）——是对把社交隔离作为抗感染的最佳策略的有力反击。值得注意的是，同种昆虫对患病个体的社交隔离需要能够识别来自被感染个体的疾病线索，并利用这些线索触发回避反应，但是并不是所有物种都有相同的回避能力。此外，识别出被感染个体的疾病并不总会引发群体中其他个体的回避反应，否则就不可能出现照料行为（Dantzer，2021）。

关于适应性的另一个重要问题是疾病行为对谁有利。到目前为止，我们主要关注的是疾病行为对宿主或其所属群体的适应性价值。然而，我们不难想象，病原体也可以利用疾病反应为自己谋福利。如果感染性病原体引起的疾病不影响宿主的自主运动，那么病原体的传播就会变得有利，因为宿主会继续活动，而不是变得昏昏欲睡和产生社交隔离。鼠伤寒沙门菌采用的就是这种策略。这种革兰氏阴性菌不会导致厌食，因为它能抑制小肠中炎症小体的激活和 IL−1β 的成熟，从而阻止免疫信息从肠道向大脑的传递（Rao 等，2017）。因此，受感染的宿主仍能从事觅食活动，并且粪便中能检出感染性病原体，这能够增加病原体传播给新宿主的风险。

5　结论

我们对疾病行为的了解主要来自控制良好的实验研究，这些实验包括将基因相同的个体暴露于具有特定病原体相关分子模式的微生物病原体，而不是暴露于那些感染性和毒性因种群而异的微生物病原体中。大部分研究工作是围绕脂多糖靶向 TLR4 以及部分靶向 TLR2 展开的。这让我们能够更好地理解疾病行为的机制。我们现在认为，这种行为是大脑在感知炎症介质后作出的一种适应性反应。据推测，它的功能是通过将代谢能量重新分配给免疫系统，从而最大限度地发挥炎症反应的功效。然而，越来越多的证据表明，疾病行为的表现形式比最初设想的要多得多，而且这种多变性不仅取决于病原体和感染发生的社会环境，也取决于物种、性别、年龄、营养和生理状态等个体因素。此外，尽管目前研究已经详细阐述了 TLR4 信号介导的疾病行为的发生机制，但对于病原体被清除或机体从防御策略转向耐受策略后，导致疾病行为消失的机制却知之甚少。一旦感染被清除（至少在表面上被清除），疾病行为的某些方面会持续存在，这对部分疾病，如败血症后综合征及其同类疾病——慢性新冠综合征而言，这仍然是一个重要问题。

参考文献

Adelman JS, Martin LB (2009) Vertebrate sickness behaviors: adaptive and integrated neuroendocrine immune responses. Integr Comp Biol 49(3):202–214. https://doi.org/10.1093/icb/icp028

Aubert A (1999) Sickness and behaviour in animals: a motivational perspective. Neurosci Biobehav Rev 23(7):1029–1036. https://doi.org/10.1016/s0149-7634(99)00034-2

Bluthe RM, Walter V, Parnet P, Laye S, Lestage J, Verrier D et al (1994) Lipopolysaccharide induces sickness behaviour in rats by a vagal mediated mechanism. C R Acad Sci III 317(6): 499–503

Cross-Mellor SK, Kavaliers M, Ossenkopp KP (2004) Comparing immune activation (lipopolysaccharide) and toxin (lithium chloride)-induced gustatory conditioning: lipopolysaccharide produces conditioned taste avoidance but not aversion. Behav Brain Res 148(1–2):11–19. https://doi.org/10.1016/s0166-4328(03)00181-5

Cunningham C, Sanderson DJ (2008) Malaise in the water maze: untangling the effects of LPS and IL-1beta on learning and memory. Brain Behav Immun 22(8):1117–1127. https://doi.org/10. 1016/j.bbi.2008.05.007

Cunningham C, Campion S, Teeling J, Felton L, Perry VH (2007) The sickness behaviour and CNS inflammatory mediator profile induced by systemic challenge of mice with synthetic doublestranded RNA (poly I:C). Brain Behav Immun 21(4):490–502. https://doi.org/10.1016/j.bbi. 2006.12.007

Dantzer R (2021) Love and fear in the times of sickness. Comp Psychoneuroendocrinol 6. https://doi.org/10.1016/j.cpnec.2021.100032

Dantzer R, Kelley KW (1989) Stress and immunity: an integrated view of relationships between the brain and the immune system. Life Sci 44(26):1995–2008. https://doi.org/10.1016/0024-3205 (89)90345-7

Dantzer R, Konsman JP, Bluthe RM, Kelley KW (2000) Neural and humoral pathways of communication from the immune system to the brain: parallel or convergent? Auton Neurosci 85(1–3):60–65. https://doi.org/10.1016/S1566-0702(00)00220-4

Davis KC, Raizen DM (2017) A mechanism for sickness sleep: lessons from invertebrates. J Physiol 595(16):5415–5424. https://doi.org/10.1113/JP273009

Demas GE, Carlton ED (2015) Ecoimmunology for psychoneuroimmunologists: considering context in neuroendocrine-immune-behavior interactions. Brain Behav Immun 44:9–16. https://doi.org/10.1016/j.bbi.2014.09.002

DiSabato DJ, Nemeth DP, Liu X, Witcher KG, O'Neil SM, Oliver B et al (2021) Interleukin-1 receptor on hippocampal neurons drives social withdrawal and cognitive deficits after chronic social stress. Mol Psychiatry 26(9):4770–4782. https://doi.org/10.1038/s41380-020-0788-3

Felger JC, Alagbe O, Hu F, Mook D, Freeman AA, Sanchez MM et al (2007) Effects of interferonalpha on rhesus monkeys: a nonhuman primate model of cytokine-induced depression. Biol Psychiatry 62(11):1324–1333. https://doi.org/10.1016/j.biopsych.2007.05.026

Friedman EM, Boinski S, Coe CL (1995) Interleukin-1 induces sleep-like behavior and alters call structure in juvenile rhesus macaques. Am J Primatol 35(2):143–153. https://doi.org/10.1002/ajp.1350350207

Friedman EM, Reyes TM, Coe CL (1996) Context-dependent behavioral effects of interleukin-1 in the rhesus monkey (Macaca mulatta). Psychoneuroendocrinology 21(5):455–468. https://doi.org/10.1016/0306-4530(96)00010-8

Harden LM, Kent S, Pittman QJ, Roth J (2015) Fever and sickness behavior: friend or foe? Brain Behav Immun 50:322–333. https://doi.org/10.1016/j.bbi.2015.07.012

Hart BL (1988) Biological basis of the behavior of sick animals. Neurosci Biobehav Rev 12(2): 123–137. https://doi.org/10.1016/s0149-7634(88)80004-6

Kent S, Bluthe RM, Kelley KW, Dantzer R (1992) Sickness behavior as a new target for drug development. Trends Pharmacol Sci 13(1):24–28

Kirsten K, Soares SM, Koakoski G, Carlos Kreutz L, Barcellos LJG (2018a) Characterization of sickness behavior in zebrafish. Brain Behav Immun 73:596–602. https://doi.org/10.1016/j.bbi.2018.07.004

Kirsten K, Fior D, Kreutz LC, Barcellos LJG (2018b) First description of behavior and immune system relationship in fish. Sci Rep 8(1):846. https://doi.org/10.1038/s41598-018-19276-3

Klawonn AM, Fritz M, Castany S, Pignatelli M, Canal C, Simila F et al (2021) Microglial activation elicits a negative affective state through prostaglandin-mediated modulation of striatal neurons.Immunity 54(2):225–34.e6. https://doi.org/10.1016/j.immuni.2020.12.016

Kluger MJ, Kozak W, Conn CA, Leon LR, Soszynski D (1996) The adaptive value of fever. Infect Dis Clin North Am 10(1):1–20. https://doi.org/10.1016/s0891-5520(05)70282-8

Konsman JP, Parnet P, Dantzer R (2002) Cytokine-induced sickness behaviour: mechanisms and implications. Trends Neurosci 25(3):154–159. https://doi.org/10.1016/s0166-2236(00)02088-9

Lasselin J, Schedlowski M, Karshikoff B, Engler H, Lekander M, Konsman JP (2020) Comparison of bacterial lipopolysaccharide-induced sickness behavior in rodents and humans: relevance for symptoms of anxiety and depression. Neurosci Biobehav Rev 115:15–24. https://doi.org/10.1016/j.neubiorev.2020.05.001

Li D, Wu M (2021) Pattern recognition receptors in health and diseases. Signal Transduct Target Ther 6(1):291. https://doi.org/10.1038/s41392-021-00687-0

Lopes PC, French SS, Woodhams DC, Binning SA (2021) Sickness behaviors across vertebrate taxa: proximate and ultimate mechanisms. J Exp Biol 224(9). https://doi.org/10.1242/jeb.225847

Matsumoto T, Takahashi H, Shiva D, Kawanishi N, Kremenik MJ, Kato Y et al (2008) The reduction of voluntary physical activity after poly I:C injection is independent of the effect of poly I:C-induced interferon-beta in mice.

Physiol Behav 93(4–5):835–841. https://doi.org/10.1016/j.physbeh.2007.11.048

McFarland R, Henzi SP, Barrett L, Bonnell T, Fuller A, Young C et al (2021) Fevers and the social costs of acute infection in wild vervet monkeys. Proc Natl Acad Sci U S A 118(44). https://doi.org/10.1073/pnas.2107881118

McGarry N, Murray CL, Garvey S, Wilkinson A, Tortorelli L, Ryan L et al (2021) Double stranded RNA drives anti-viral innate immune responses, sickness behavior and cognitive dysfunction dependent on dsRNA length, IFNAR1 expression and age. Brain Behav Immun 95:413–428. https://doi.org/10.1016/j.bbi.2021.04.016

McKim DB, Niraula A, Tarr AJ, Wohleb ES, Sheridan JF, Godbout JP (2016) Neuroinflammatory dynamics underlie memory impairments after repeated social defeat. J Neurosci 36(9): 2590–2604. https://doi.org/10.1523/JNEUROSCI.2394-15.2016

Meunier J (2015) Social immunity and the evolution of group living in insects. Philos Trans R Soc Lond B Biol Sci 370(1669). https://doi.org/10.1098/rstb.2014.0102

Moieni M, Eisenberger NI (2018) Effects of inflammation on social processes and implications for health. Ann N Y Acad Sci 1428(1):5–13. https://doi.org/10.1111/nyas.13864

Mojzesz M, Widziolek M, Adamek M, Orzechowska U, Podlasz P, Prajsnar TK et al (2021) Tilapia lake virus-induced neuroinflammation in zebrafish: microglia activation and sickness behavior. Front Immunol 12:760882. https://doi.org/10.3389/fimmu.2021.760882

Montanari M, Royet J (2021) Impact of microorganisms and parasites on neuronally controlled drosophila behaviours. Cell 10(9). https://doi.org/10.3390/cells10092350

Nemeth DP, Quan N (2021) Modulation of neural networks by Interleukin-1. Brain Plast 7(1): 17–32. https://doi.org/10.3233/BPL-200109

O'Connor JC, Lawson MA, Andre C, Moreau M, Lestage J, Castanon N et al (2009) Lipopolysaccharide-induced depressive-like behavior is mediated by indoleamine 2,3-dioxygenase activation in mice. Mol Psychiatry 14(5):511–522. https://doi.org/10.1038/sj.mp.4002148

O'Neill LA, Kishton RJ, Rathmell J (2016) A guide to immunometabolism for immunologists. Nat Rev Immunol 16(9):553–565. https://doi.org/10.1038/nri.2016.70

Pugh CR, Kumagawa K, Fleshner M, Watkins LR, Maier SF, Rudy JW (1998) Selective effects of peripheral lipopolysaccharide administration on contextual and auditory-cue fear conditioning. Brain Behav Immun 12(3):212–229. https://doi.org/10.1006/brbi.1998.0524

Rao S, Schieber AMP, O'Connor CP, Leblanc M, Michel D, Ayres JS (2017) Pathogen-mediated inhibition of anorexia promotes host survival and transmission. Cell 168(3):503–16.e12. https://doi.org/10.1016/j.cell.2017.01.006

Reyes TM, Coe CL (1996) Interleukin-1 beta differentially affects interleukin-6 and soluble interleukin-6 receptor in the blood and central nervous system of the monkey. J Neuroimmunol 66(1–2):135–141. https://doi.org/10.1016/0165-5728(96)00038-0

Saper CB, Romanovsky AA, Scammell TE (2012) Neural circuitry engaged by prostaglandins during the sickness syndrome. Nat Neurosci 15(8):1088–1095. https://doi.org/10.1038/nn.3159

Schneider DS, Ayres JS (2008) Two ways to survive infection: what resistance and tolerance can teach us about treating infectious diseases. Nat Rev Immunol 8(11):889–895. https://doi.org/10.1038/nri2432

Shattuck EC, Muehlenbein MP (2016) Towards an integrative picture of human sickness behavior. Brain Behav Immun 57:255–262. https://doi.org/10.1016/j.bbi.2016.05.002

Sinner MP, Masurat F, Ewbank JJ, Pujol N, Bringmann H (2021) Innate immunity promotes sleep through epidermal antimicrobial peptides. Curr Biol 31(3):564–77.e12. https://doi.org/10.1016/j.cub.2020.10.076

Stockmaier S, Stroeymeyt N, Shattuck EC, Hawley DM, Meyers LA, Bolnick DI (2021) Infectious diseases and social distancing in nature. Science 371(6533). https://doi.org/10.1126/science.abc8881

Straub RH (2014) Interaction of the endocrine system with inflammation: a function of energy and volume regulation. Arthritis Res Ther 16(1):203. https://doi.org/10.1186/ar4484

Takeda K, Kaisho T, Akira S (2003) Toll-like receptors. Annu Rev Immunol 21:335–376. https://doi.org/10.1146/annurev.immunol.21.120601.141126

Tazi A, Dantzer R, Crestani F, Le Moal M (1988) Interleukin-1 induces conditioned taste aversion in rats: a possible explanation for its pituitary-adrenal stimulating activity. Brain Res 473(2):369–371. https://doi.org/10.1016/0006-8993(88)90868-2

Toda H, Williams JA, Gulledge M, Sehgal A (2019) A sleep-inducing gene, nemuri, links sleep and immune function in drosophila. Science 363(6426):509–515. https://doi.org/10.1126/science.aat1650

Vichaya EG, Malik S, Sominsky L, Ford BG, Spencer SJ, Dantzer R (2020) Microglia depletion fails to abrogate inflammation-induced sickness in mice and rats. J Neuroinflammation 17(1):172. https://doi.org/10.1186/s12974-020-01832-2

Wan W, Wetmore L, Sorensen CM, Greenberg AH, Nance DM (1994) Neural and biochemical mediators of endotoxin and stress-induced c-fos expression in the rat brain. Brain Res Bull 34(1):7–14. https://doi.org/10.1016/0361-9230(94)90179-1

Wang A, Huen SC, Luan HH, Yu S, Zhang C, Gallezot JD et al (2016) Opposing effects of fasting metabolism on tissue tolerance in bacterial and viral inflammation. Cell 166(6):1512–25.e12.https://doi.org/10.1016/j.cell.2016.07.026

Wang A, Luan HH, Medzhitov R (2019) An evolutionary perspective on immunometabolism. Science 363:6423. https://doi.org/10.1126/science.aar3932

Watkins LR, Wiertelak EP, Goehler LE, Mooney-Heiberger K, Martinez J, Furness L et al (1994) Neurocircuitry of illness-induced hyperalgesia. Brain Res 639(2):283–299. https://doi.org/10.1016/0006-8993(94)91742-6

Weber MD, Godbout JP, Sheridan JF (2017) Repeated social defeat, neuroinflammation, and behavior: monocytes carry the signal. Neuropsychopharmacology 42(1):46–61. https://doi.org/10.1038/npp.2016.102

Willette AA, Lubach GR, Coe CL (2007) Environmental context differentially affects behavioral, leukocyte, cortisol, and interleukin-6 responses to low doses of endotoxin in the rhesus monkey. Brain Behav Immun 21(6):807–815. https://doi.org/10.1016/j.bbi.2007.01.007

Wing EJ, Young JB (1980) Acute starvation protects mice against listeria monocytogenes. Infect Immun 28(3):771–776

Zhu X, Levasseur PR, Michaelis KA, Burfeind KG, Marks DL (2016) A distinct brain pathway links viral RNA exposure to sickness behavior. Sci Rep 6:29885. https://doi.org/10.1038/srep29885

第 2 章
免疫系统与抑郁症：从流行病学到临床证据

Nina Vindegaard Sørensen 和 Michael Eriksen Benros

目录

【摘　要】抑郁症是一种常见的精神系统疾病，严重影响全球伤残寿命损失年。在寻找新治疗靶点的过程中，多项流行病学和病例对照研究发现抑郁症与免疫激活存在相关关系，而免疫系统在抑郁症发病机制中的作用受到越来越多的关注。流行病学研究表明，免疫暴露

N. V. Sørensen and M. E. Benros(✉)
Biological and Precision Psychiatry, Copenhagen Research Centre for Mental Health, Mental
Health Centre Copenhagen, Copenhagen University Hospital, Hellerup, Denmark

Department of Immunology and Microbiology, Faculty of Health and Medical Sciences,
University of Copenhagen, Copenhagen, Denmark
e-mail: Michael.eriksen.benros@regionh.dk

如严重感染和自身免疫疾病会增加抑郁症的患病风险。此外，病例对照研究发现抑郁症患者的免疫系统被激活后，抑郁症患者关键促炎因子水平高于健康对照受试者，血液中的差异尤为显著，同时患者脑脊液促炎因子水平也有一定程度升高。而且，脑成像研究发现抑郁症患者的小胶质细胞活动性增强，微生物菌群研究也表明肠道菌群改变与抑郁症有关。基于动物和人体研究结果，研究者发现了几种由免疫介导的分子机制，能够解释免疫活性增强与抑郁症的相关关系。然而，抑郁症研究仍然面临严峻挑战，因为抑郁症诊断存在异质性，现有的免疫生物标记物定量技术的精确性还有待提高，尤其在评估轻度神经炎症方面精确性不足。尽管如此，通过加深对抑郁症患者的免疫系统与大脑之间复杂调控作用的了解，免疫调控治疗有望成为抑郁症的一种潜在治疗方法，能够为精准医疗策略添砖加瓦，打下坚实基础。

【关键词】生物标记物；脑脊液；抑郁症；免疫学；白细胞

缩写

BBB	血脑屏障
CNS	中枢神经系统
CRP	C- 反应蛋白
CSF	脑脊液
EBV	EB 病毒
HLA	人类白细胞抗原
IgG	免疫球蛋白 G
IL	白细胞介素
NMDAR	N- 甲基 -D- 天冬氨酸受体
NLRP3	含 NOD-，LRR-，pyrin 结构域蛋白 3
TNF-α	肿瘤坏死因子 -α
TSPO	转运蛋白
WCC	白细胞计数

1 为什么要研究免疫系统和抑郁症？

估计全球抑郁症患者约为 2.64 亿人，在高收入国家，抑郁症的终生患病率估计为 14.6%（Bromet 等，2011；Spencer 等，2018）。抑郁症是导致伤残寿命损失年的主要原因之一（Spencer 等，2018），其中高达 50% 的抑郁症患者由于疗效不佳，需要中途更换治疗方案，因此提高抑郁症疗效迫在眉睫（Gronemann 等，2021）。自 20 世纪 50 年代以来，随着靶向单胺系统的抗抑郁药物实现关键性突破，美国食品药品管理局（FDA）批准了唯一一款可用于治疗抑郁症的新药——氯胺酮，该药是靶向谷氨酸能神经系统的非竞争性 N- 甲基 -D- 天冬氨酸受体（NMDAR）的拮抗剂（Hillhouse andporter，2015；Corriger andpickering，2019）。免疫系统参与抑郁症亚组的疾病发展过程，通过利用已获批且用于其他炎症治疗的免疫调控药物，能为治疗抑郁症提供新的替代靶点。作为现成的替代物，一些靶向免疫系统的药物已被批准用于治疗各种免疫性疾病［如治疗类风湿性关节炎的非甾体抗炎药（Atzeni 等，2021）和用于抗感染的米诺环素（Garrido-Mesa 等，2013）］，另外还有许多免疫调控药物正处于研发阶段，后续将用于多种疾病的治疗（Melief，2021）。

抑郁症没有标志性症状，目前抑郁症的诊断主要依据是症状和表型（Malhi and Mann，2018）。此外，许多抑郁症的症状常伴随其他精神疾病（如精神病）和躯体疾病（如炎症或感染）。感染和免疫系统能够激活并诱发疾病行为（Miller and Raison，2016；Kelley 等，2003），其中许多疾病症状与抑郁症状重叠。疾病行为主要是由于促炎因子增加所导致的（Kelley 等，2003）。从进化的角度来看，感染时出现的疾病行为可以从感染发作期间促进宿主和群体生存的行为进化而来，同时解释了已知免疫活性增加的疾病（自身免疫性疾病和感染）和抑郁症之间存在的症状重叠的原因（Miller and Raison，2016）。抑郁症状的多样性被认为是由于抑郁症内在机制存在异质性，提示抑郁症可根据病因和 / 或发病机制分为不同亚型（Lynch 等，2020）。因此，明确抑郁症免疫亚型及其生物标记物能够为治疗抑郁症提供新方案，并为更个性化和更精确地治疗打下坚实的基础，从而改善目前的治疗效果。

1.1 免疫系统和中枢神经系统（CNS）

驻留在中枢神经系统的小胶质细胞属于固有免疫防御系统，正常情况下，它们在大脑中处于监控状态（Kettenmann 等，2013）。然而，外周来源的免疫细胞（巨噬细胞、树突状细胞和 T 细胞）也会对大脑进行监测（Ousman and Kubes，2012）。外周免疫能够监控大脑是一项重大发现，因为大约 30 年前，由于血脑屏障（BBB）的存在，大脑一直被认为是不受免疫监控的，与外周免疫系统没有直接的相互作用（Carson 等，2006）。BBB 这一术语是指 CNS 独特的微血管结构（Daneman andprat，2015），它能够密切调节维持 CNS 稳态所必需的外周与中枢神经系统之间的分子交换（Abbott 等，2006）。在许多 CNS 疾病下都能观察到 BBB 的不同功能障碍（Kadry 等，2020），其中许多疾病［如多发性硬化症（Haase and Linker，2021）、中风（Shi 等，2019）和神经退行性疾病（Ransohoff，2016）］都与 CNS 的促炎反应——神经炎症密切相关（DiSabato 等，2016）。神经炎症可分为急性和慢性，其中慢性神经炎症与大多数中枢神经系统疾病（Streit 等，2004）——包括抑郁症——最为相关。由于存在 BBB，神经炎症并不一定能在血液样本中检测得到，因此神经炎症的脑脊液（CSF）标记物被用于多种神经性 CNS 疾病的诊断（Costerus 等人，2018）。由于 CSF 是最接近大脑的物质，收集过程不产生明显的副作用（通过腰椎穿刺），因此脑脊液分析是诊断神经炎症的"金标准"，图 2-1 概述了与抑郁症相关的在脑脊液中能够测量到的一些 CNS 炎症的潜在生物标记物。

一项大规模的全国性研究发现，严重感染与抑郁症之间存在关联，因为医院感染接触者罹患单相抑郁症的风险增加了 63%（Benros 等，2013）。此外，该研究还表示，患抑郁症的风险随先前感染次数的增加呈剂量依赖性增加，并且越接近最后一次感染时间，患抑郁症的风险越高。此外，一个荟萃分析探究了 16 种病原体及其与抑郁症的关系，结果发现单纯疱疹病毒 1 型（HSV-1）、水痘 - 带状疱疹病毒、博尔纳病病毒、沙眼衣原体和 EB 病毒（EBV）与抑郁症有关（Wang 等，2014）。EBV 尤其值得关注，因为研究显示患传染性单核细胞增多症（其中约 90% 的病例是由 EBV 引起的）后，抑郁症的患病风险会增加 40%（Vindegaard 等，2021），而长期疲劳是传染性单核细胞增多症（Rea 等，2001）和抑郁症的共同核心症状。

当由 SARS 冠状病毒 2 号（SARS–CoV–2）引起的 2019 新型冠状病毒（2019 新型冠状病毒）大流行席卷全球时，再次激发了人们对感染与抑郁症之间的联系的兴趣（Guan 等，2020）。早期的一项系统综述发现，感染 2019 新型冠状病毒后出现抑郁症状的风险增加（Vindegaard and Benros，2020）。最近一项为期 6 个月的大规模研究发现感染 2019 新型冠状病毒后出现情绪障碍的风险比患流感高 79%，比患其他呼吸道疾病高 41%（Taquet 等，2021）。

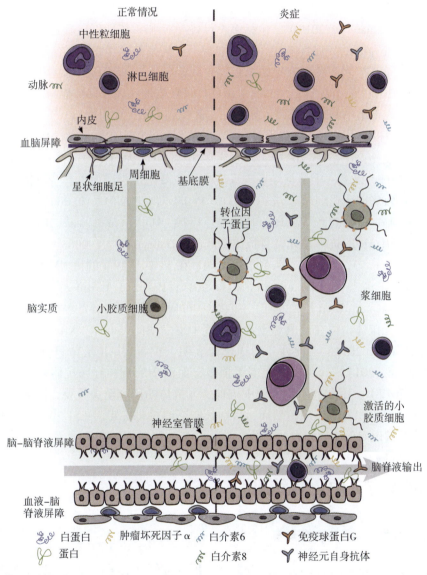

图 2-1　抑郁症相关的脑脊液（CSF）中可测量的免疫生物标记物启发模型图。中枢神经系统的免疫系统与外周在正常和炎症情况下的相互作用概览。血液与中枢神经系统之间由血脑屏障（BBB）隔开。在正常情况下，血脑屏障受到严格控制，只有少数外周免疫细胞能穿过血脑屏障。然而，在炎症情况下，促炎细胞因子的增加会激活外周免疫细胞和驻留的小胶质细胞，从而进一步产生促炎细胞因子（如 IL-6、IL-8 和肿瘤坏死因子(TNF)-α 等）。BBB 被破坏后，血清 / 脑脊液中白细胞比值和 CSF 蛋白水平升高。抗神经元抗体（IgG）可通过浆细胞在鞘内产生或通过受损的 BBB 进入大脑引起神经炎症。

2 自身免疫性疾病与抑郁症

一项全国性研究表明，自身免疫性疾病会使抑郁症的患病风险增加 46%（Benros 等，2013）。自身免疫性疾病的特点是免疫系统对人体自身组织产生反应（Rose，2017）。分子模拟——微生物上的抗原与宿主表位相似，能够诱发自身免疫反应——已有充分证据表明该过程至少与某些自身免疫性疾病的发病机制有关（Wang 等，2015）。自身免疫性疾病与抑郁症类似，女性的发病率高于男性（Desai and Brinton，2019），疾病进展随着症状的发作而起伏较大（Torres-Aguilar 等，2019）。包括多发性硬化症和系统性红斑狼疮在内的一些自身免疫性疾病都是免疫介导的炎症性疾病，炎性细胞因子失衡是这类疾病的主要发病机制（Kuek 等，2007）。大量证据表明免疫介导的炎症性疾病经常会有抑郁和抑郁症状的表现（Magyari and Sorensen，2020；Moustafa 等，2020），而且自身免疫性疾病和抑郁症的症状有重叠之处，包括疲劳、注意力不集中和睡眠障碍（Magyari and Sorensen，2020）。

当 BBB 被破坏时，一些自身免疫性疾病可能诱导产生具有致病性的中枢神经系统反应性抗体（Chen 等，2009）。自 2007 年发现抗 N- 甲基 -D- 天门冬氨酸受体（NMDAR）脑炎（Dalmau 等，2011）以来，中枢神经系统反应性（主要是抗神经元）自身抗体可作为神经精神病的病理生理致病因素受到越来越多的关注（Pollak 等，2020）。抗 NMDAR 脑炎的临床特征是精神症状和临床发展过程中出现的其他神经症状（Herken andprüss，2017）。抗 NMDAR 脑炎是由针对 NMDAR 的抗神经元自身抗体引起的（Dalmau 等人，2008），是最常见的自身免疫性脑炎（Dalmau 等，2008）。队列研究发现，在 19% ~ 29% 的抗 NMDAR 脑炎病例中，抑郁症状是首发症状之一（Herken andprüss，2017；Restrepo-Martinez 等，2020），在病例报告中，抑郁症是抗 NMDAR 脑炎的唯一症状（Moldavski 等，2021）。在抑郁症患者的血液中发现了抗神经元抗体，但在健康对照者的血液中也发现此类抗体（Kruse 等，2015；Steiner 等，2014；Dahm 等，2014）。此外，动物研究表明，抗 NMDAR 抗体只有到达大脑后才能致病（Hammer 等，2014）；当 BBB 完好无损时，血液中的抗神经元抗体是否重要仍然存疑（Ehrenreich，2017）。因此，对脑脊液中抗神经元抗体的研究至关重要，因为这部分抗体能够与中枢神经系统组织发生反应，然而，目前还缺乏将抑郁症患者 CSF 中的中枢神经系统反应性自身抗体与健康对照组进行比较的研究（Lang andprüss，2017）。

3 与抑郁症有关的免疫结果

3.1 与抑郁症有关的血源性免疫结果

尽管脑脊液是目前研究神经炎症的金标准，但与抑郁症有关的外周免疫系统的变化也值得关注。一个大规模研究纳入了 73 131 名受试者，该研究发现 C 反应蛋白（CRP）水平升高与抑郁风险增加有关（Wium-Andersen 等，2013），另外两个荟萃分析也证实了这一点，这两项分析表明较高的 CRP 和白细胞介素 -6（IL- 6）水平与未来抑郁症状具有相关性（Mac Giollabhui 等，2020；Valkanova 等，2013）。此外，当新诊断出抑郁症时，CRP 水平升高与全因死亡率增加有关（Horsdal 等，2017）。全身性炎症与 BBB 功能障碍有关（Varatharaj and

Galea，2017），在荟萃分析中多次发现较高水平的血液细胞因子（最常见的是 IL-6）与抑郁症有关（Kohler 等，2017；Howren 等，2009；Goldsmith 等，2016；Osimo 等，2020）。抑郁症的急性期血液中会出现最显著的促炎反应，治疗后 IL-6 等促炎标准物水平会下降（Goldsmith 等人，2016 年）。血液中的 CRP 是一种非常敏感的炎症标志物（Sproston and Ashworth，2018），与健康对照组相比，抑郁症患者的 CRP 水平升高（Howren 等，2009），并且与女性的症状严重程度有关（Köhler-Forsberg 等，2017）。

一项荟萃分析探究了血液中免疫细胞的组成，与对照组相比，抑郁症患者的整体白细胞计数更高（Zorrilla 等，2001）。这项荟萃分析发表于 20 年前，随着免疫细胞亚型技术不断发展和发表的文献数量日益增多，及时更新综述是迫在眉睫。过去十年间，人们开始关注各种脑部疾病患者血液中中性粒细胞和淋巴细胞的比例（Bi 等，2021；Hasselbalch 等，2018；Kara 等，2021），一项荟萃分析发现，与健康对照组相比，抑郁症患者的中性粒细胞 / 淋巴细胞百分比增加（Mazza 等，2018）。

3.2　与抑郁症有关的脑脊液免疫研究

脑脊液生物标记物的改变与抑郁症有关，而针对脑脊液细胞因子和趋化因子（炎症过程中的重要信号分子）与抑郁症的关系的研究也日益增多。一项关于 CSF 研究的荟萃分析发现，与健康对照组相比，抑郁症患者体内 IL-6、肿瘤坏死因子（TNF）-α 和 IL-8 的水平更高（Enache 等，2019）。IL-6 是一个强效促炎蛋白，在急性炎症中发挥着关键作用（Tanaka 等，2014）；但它也在慢性炎症和自身免疫过程中发挥作用（Tanaka 等，2014；Gabay，2006）。TNF-α 也是一个强效的重要促炎细胞因子，能够通过发挥多种作用促进慢性炎症（Varfolomeev and Vucic，2018），比如 TNF-α 能够刺激内皮细胞产生 IL-8，促进白细胞的形成（Middleton 等，1997）。然而，抑郁症背景下，脑脊液和中枢神经系统中的细胞因子是如何进行复杂的相互作用，这部分内容有待进一步研究。

脑脊液中其他几种可量化的神经炎症生物标记物已被广泛用于包括神经病学领域等的诊断（Costerus 等，2018），已有部分研究探讨了它们与抑郁症的相关关系。CNS 病理学的常用标记物是直接测量 CSF 中外周血的白细胞计数。一项荟萃分析研究发现，单相抑郁症患者与健康对照组之间 CSF 的 WCC 并无显著差异（Mousten 等，2022），其中，该研究中纳入的两个最大病例对照研究也发现两组组间无显著差异（Hattori 等，2015；Omori 等，2020），虽然 CSF 中的 WCC 并非这些研究的主要结果，但是仍需对其进行详细调查，例如明确 CSF 中的 WCC 与疾病严重程度的相关性。一项大型病例研究纳入了 125 名有抑郁和神经炎症表现的患者，结果发现 4.0% 的抑郁症患者出现 WCC 升高（Endres 等，2016）。一项由 106 名近期发病的抑郁症患者与 106 名健康对照者组成的病例对照研究发现，抑郁患者的 CSF 中 WCC 比健康对照者高出 18%，而严重抑郁症患者的 CSF WCC 比健康对照者高出 43%（Sørensen 等，2022）。然而，目前还缺乏更大规模的病例对照研究来详细调查 CSF 中 WCC 的变化，这类研究可能需要纳入包括治疗不耐受或复发性抑郁症在内的患者。此外，我们还需要进一步探究在抑郁症背景下 CSF 的免疫细胞的具体组成部分。

BBB 功能障碍可由神经炎症引起或与神经炎症密切相关（Kadry 等，2020），检测 BBB 功能障碍最可靠的标志物是 CSF/ 血清白蛋白比值，其次是 CSF 总蛋白水平，而 CSF 总蛋白的特异性较低（Hegen 等，2016）。一项关于 CSF/ 血清白蛋白比值和 CSF 总蛋白的荟萃分析发现，与健康对照组相比，情感障碍患者的 CSF/ 血清白蛋白比值和 CSF 总蛋白水平更高（Orlovska-waast 等，2019），一项关于单相抑郁症患者与健康对照组的荟萃分析报告指出，单相抑郁症患者的 CSF 总蛋白水平升高（Mousten 等，2022）。这表明抑郁症患者可能存在 BBB 功能障碍；然而，另外一项针对 106 名抑郁症患者开展的研究发现，与健康对照组相比，两组 CSF/ 血清白蛋白比值或 CSF 总蛋白水平并无显著差异，因此 BBB 功能障碍的临床影响仍悬而未决（Sørensen 等，2022）。

自身免疫性疾病 / 免疫介导的炎症性疾病与抑郁症之间的关联已得到充分证实（Benros 等，2013）；然而，免疫球蛋白 G（IgG）指数——鞘内 IgG 合成的可靠标志物（Simonsen 等，2020），与抑郁症之间的关联仍不清楚。目前仅有一项病例对照研究（1999 年）显示，抑郁症患者与健康对照组相比 IgG 指数无显著差异（Hampel 等，1999），同样，一项研究纳入了 106 名在近期发病但无任何躯体合并症的抑郁症患者，研究发现没有一名患者的 IgG 指数升高（Sørensen 等，2022）。鉴于抑郁症与自身免疫性疾病 / 免疫介导的炎症性疾病之间的关联，IgG 指数和自身免疫和 / 或 B 细胞功能的其他标记物（尤其是在 CSF 的大规模研究中测量数据）在探究免疫系统对抑郁症的影响方面还是有所欠缺的。

3.3 小胶质细胞活化的脑成像与抑郁症相关

小胶质细胞是神经炎症的核心（Streit 等，2004），通过正电子发射断层成像对 18 kDa 转运蛋白（TSPO）进行成像能够观察到小胶质细胞活化（Turkheimer 等，2015）。尽管这种方法目前还未在临床推广，但一项荟萃分析发现，六项研究中有五项报告称与健康对照组相比，抑郁症患者前扣带回皮层和颞叶皮层中的 TSPO 水平升高（Enache 等，2019）。然而，有报道称，由于 TSPO 示踪测量低度炎症存在困难，因此 TSPO 成像结果常常不一致，这一问题有待解决（Nettis 等，2020）。此外，在回顾与抑郁症相关的小胶质细胞形态学研究时，八项尸检研究中只有四项发现了抑郁症患者与对照组之间的差异（Enache 等，2019）。尽管如此，由于小胶质细胞在神经炎症中发挥核心作用，这一研究领域仍具有重要意义。

3.4 抑郁症的肠道 – 免疫 – 脑轴

最近有一个关于抑郁症发病机制的新假说，该假说认为抑郁症与肠道 – 免疫 – 脑轴有关。据估计，微生物菌群——肠道中的所有菌群——由数万亿个生物组成，在免疫系统的训练中发挥着重要作用（Lynch andpedersen，2016），因此有人认为微生物菌群能够通过肠道 – 免疫 – 脑轴概述的几种途径影响大脑（Fan andpedersen，2021）。一项关于微生物菌群与严重精神障碍的系统性综述提出，由于既往研究存在多种混杂因素和异质性，菌群研究面临着严峻挑战（Vindegaard 等，2020）。迄今为止最大规模的研究纳入了 156 名抑郁症患者和 155 名健康对照，研究结果发现几个微生物菌群改变可能与抑郁症相关（Yang 等，2020），然而，最近的一项荟萃分析揭示了微生物菌群紊乱与跨诊断模式以及微生物菌群研究结果存在很大的不一致相关，因此有必要对微生物菌群功能（如色氨酸代谢）进行进一步研究（Nikolova 等，2021）。

3.5 抑郁症的（免疫）遗传

根据抑郁症的双生子研究估计，抑郁症的遗传率为 38%（Kendler 等，2006），抑郁症的同胞队列研究发现，一些抑郁症状在同胞之间存在相关性（Korszun 等，2004）。然而，抑郁症是一种多基因病（Ripke 等，2013），目前的多基因风险评分估计只能解释其中 1.5%～3.2% 的抑郁症风险（Howard 等，2019）。一项全基因组关联研究（GWAS）的荟萃分析共纳入了 246363 例病例和 561190 例对照，发现了 102 个与抑郁症相关的独立变异，其中发现 lin-28 同源物 b 基因（LIN28B；与免疫反应有关）（Wei 等，2016）具有全基因组差异（Howard 等，2019）。其他研究也发现了一些免疫相关基因，最近的一项全基因组关联分析（包括 135 458 例抑郁症病例和 344 901 例对照）发现了 44 个与抑郁症相关的风险变异，其中一些与免疫系统有关 Wray 等，2018）。一项研究将 GWAS 与人类大脑蛋白质组学进行联合分析，发现 P2RX7 基因与抑郁症相关（Wingo 等，2021），其中 P2RX7 编码的 P2X7 受体参与调控对在免疫系统发挥重要作用的含 NOD-、LRR- 和 pyrin 结构域蛋白 3（NLRP3）炎症小体（Franceschini 等，2015），说明免疫系统与抑郁症相关。人类白细胞抗原（HLA）基因与自身免疫性疾病有关（Bodis 等，2018），该基因与抑郁症的相关性也得到了研究；然而，最近的一项全基因组关联研究发现，在一组纳入 18 511 例抑郁症病例与 19 645 例对照的临床队列中，抑郁症与 HLA 基因之间没有显著关联（Nudel 等，2019）。

4 抑郁症发病机制的免疫假说

有研究认为，与抑郁症相关的几种因素会诱发低度炎症，包括：（慢性）感染、自身免疫性疾病、慢性全身性疾病、不健康的生活方式（如饮食、缺乏活动）、肥胖、慢性应激、微生物菌群失调、睡眠障碍、心理压力等，从而可能增加患抑郁症的风险。全身炎症会导致 BBB 受损，同时外周细胞因子和白细胞涌入大脑会加重神经炎症（Varatharaj and Galea，2017）。有一个假说提出的单胺类物质可用性降低对于理解现有的抑郁症发病机制有很大帮助（Boku 等，2018），其中非常受关注的一个机制是单胺类物质［如血清素（5- 羟色胺）］减少。尽管对该机制的理解尚未完全，但它可能有助于抑郁症患者的亚组分类（Willner 等，2013）。免疫相关分子机制是如何参与抑郁症的发病机制的，尤其抑郁症还涉及单胺系统的改变，犬尿氨酸途径是理解上述机制通路的核心所在，因为犬尿氨酸途径是色氨酸（血清素的前体）同步分解代谢的途径（Troubat 等，2020）。从血清素到犬尿氨酸生产的转换可受到免疫调控（如通过 NLRP3 炎症小体）（Savitz，2020），并被认为可减少血清素的有效性（Beurel 等，2020）。此外，有人提出假设，免疫系统持续激活犬尿氨酸通路可能是导致抑郁症的一个关键因素（Brown 等，2021）。图 2-2 提供了免疫系统对抑郁症病理生理学的假设机制的启发式模型。关于犬尿氨酸通路和 NLRP3 炎症小体在抑郁症发病机制中的影响，我们已在其他文章中做了详细论述（Savitz，2020；Brown 等，2021；Kaufmann 等，2017），我们需要有更多研究对免疫系统是如何导致抑郁症，并对两者复杂的相互作用进一步深入探究。

5 展望

5.1 与抑郁症有关的免疫系统研究的阻碍

尽管很多流行病学和临床研究表明免疫系统与抑郁症密切相关，但这一领域的研究结果并没有推出可实施的新治疗方案。在探索免疫系统与抑郁症之间的关联机制方面，似乎存在两大障碍。首先，抑郁症诊断的异质性（Malhi and Mann，2018）使新治疗方案的确定变得复杂。要解决异质性问题，可以通过大规模的研究，利用详细的表型数据来研究抑郁症的亚型。有人提出了基于以下分类确定抑郁症亚型：症状、发病机制、发病时间、性别和疗效（Baumeister andparker，2012），在发病机制类别中，还有一个以（慢性）炎症标志物为特征的亚型（Kunugi等，2015）。其次，现有技术在测量与抑郁症相关的低级神经免疫学改变方面可能仍然不够精确。考虑到免疫系统的复杂性及其对抑郁症病理生理学的复杂影响，技术的进步和测量的准确性有望推动人们对免疫系统与抑郁症之间的关联有更进一步的了解。

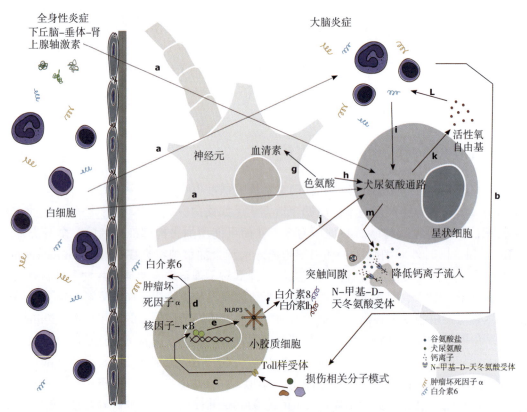

图 2-2　免疫系统与抑郁症相关机制的生物学框架。全身性炎症可能会导致促炎细胞因子［如白细胞介素（IL）-6 和肿瘤坏死因子（TNF）-α］、外周炎症细胞（Varatharaj and Galea，2017）、犬尿氨酸途径的代谢产物以及可能促进犬尿氨酸途径的下丘脑 – 垂体 – 肾上腺（HPA）轴激素的流入（Brown 等，2021）（a）。促炎水平升高能够诱导的损伤相关分子模式（DAMPs）的增加（b），DAMPs 是由 Toll 样受体（TLR）介导的，TLR 能够激活核因子-κB（NF-κB）（Kelley 等，2019）（c）升高促炎细胞因子 IL-6 和 TNF-α 水平（Visentin 等，2020）（d）进一步加重炎症。此外，NF-κB 激活会通过激活含 NOD-、LRR- 和 pyrin 结构域的蛋白 3（NLRP3- 炎症小体）（e，f）增加 IL-1β 和 IL-18（Visentin 等人，2020）。色氨酸（TRY）是血清素的前体（g），但也可通过犬尿氨酸途径进行分解（h）（Visentin 等，2020）。炎症能够诱发 TRY 代谢为血清素，再通过犬尿氨酸途径进行分解（Troubat 等，2020）（i，j）。犬尿氨酸途径通过（除其他衍生效应外）产生还原氧自由基进一步加重炎症和细胞损伤（k，l）。犬尿氨酸途径的最终下游产物之一是犬尿酸，它是 N- 甲基 -D- 天冬氨酸受体（NMDAR）的拮抗剂，会导致钙离子流入减少（m）（Brown 等，2021）。NMDAR 的持续拮抗作用被认为会导致谷氨酸功能减退，并与抑郁症的病理生理机制相关（Brown 等，2021）。

5.2 抑郁症的免疫疗法？

除了减少与抑郁症相关的污名之外，详细了解抑郁症的成因和发病机制对于改善目前的治疗方法也非常重要。一项综合荟萃分析表明，几种抗炎药物对抑郁症状和临床抑郁症有一定效果（Kohler–Forsberg 等，2019）。然而，未来应用抗炎方案治疗抑郁症开展的随机对照实验（RCT）研究规模应足够大，以便根据炎症状况进行分层分析（Miller andpariante，2020），从而确定免疫调控治疗效果好的相关免疫亚组。

6　结论

流行病学、临床前、纯病例和病例对照研究的多方面证据表明，活化的免疫系统与抑郁症之间存在关联；然而，对这种关联的研究尚未带来新的治疗方案。抑郁症的免疫介导分子机制仍需进一步验证，抑郁症疾病中，免疫系统与大脑之间复杂的相互作用也需进一步探索。免疫调控药物是治疗抑郁症的潜在药物；然而，由于抑郁症诊断存在异质性和低度炎症免疫生物标记物定量不够准确（特别是在 CSF 中），关于免疫系统如何在抑郁症发病机制中发挥作用的研究受到严峻挑战。大规模的调查或亚型分类（例如，通过炎症标志物）能够提高人们对免疫系统对抑郁症影响的认识，为实现比目前更个性化、更有效的治疗铺平道路。

参考文献

Abbott NJ, Rönnbäck L, Hansson E (2006) Astrocyte-endothelial interactions at the blood-brain barrier. Nat Rev Neurosci 7(1):41–53

Atzeni F, Masala IF, Bagnasco M, Lanata L, Mantelli F, Sarzi-Puttini P (2021) Comparison of efficacy of Ketoprofen and Ibuprofen in treating pain in patients with rheumatoid arthritis: a systematic review and meta-analysis. Pain Ther 10(1):577–588

Baumeister H, Parker G (2012) Meta-review of depressive subtyping models. J Affect Disord 139 (2):126–140

Benros ME, Waltoft BL, Nordentoft M, Ostergaard SD, Eaton WW, Krogh J et al (2013) Autoimmune diseases and severe infections as risk factors for mood disorders: a nationwide study. JAMA Psychiat 70(8):812–820

Beurel E, Toups M, Nemeroff CB (2020) The bidirectional relationship of depression and inflammation: double trouble. Neuron 107(2):234–256

Bi Y, Shen J, Chen S-C, Chen J-X, Xia Y-P (2021) Prognostic value of neutrophil to lymphocyte ratio in acute ischemic stroke after reperfusion therapy. Sci Rep 11(1):6177

Bodis G, Toth V, Schwarting A (2018) Role of human leukocyte antigens (HLA) in autoimmune diseases. Methods Mol Biol 1802:11–29

Boku S, Nakagawa S, Toda H, Hishimoto A (2018) Neural basis of major depressive disorder: beyond monoamine hypothesis. Psychiatry Clin Neurosci 72(1):3–12

Bromet E, Andrade LH, Hwang I, Sampson NA, Alonso J, de Girolamo G et al (2011) Crossnational epidemiology of DSM-IV major depressive episode. BMC Med 9:90

Brown SJ, Huang X-F, Newell KA (2021) The kynurenine pathway in major depression: what we know and where to next. Neurosci Biobehav Rev 127:917–927

Carson MJ, Doose JM, Melchior B, Schmid CD, Ploix CC (2006) CNS immune privilege: hiding in plain sight.

Immunol Rev 213:48–65

Chen P, Jiang T, Ouyang J, Chen Y (2009) Depression, another autoimmune disease from the view of autoantibodies. Med Hypotheses 73(4):508–509

Corriger A, Pickering G (2019) Ketamine and depression: a narrative review. Drug Des Devel Ther 13:3051–3067

Costerus JM, Brouwer MC, van de Beek D (2018) Technological advances and changing indications for lumbar puncture in neurological disorders. Lancet Neurol 17(3):268–278

Dahm L, Ott C, Steiner J, Stepniak B, Teegen B, Saschenbrecker S et al (2014) Seroprevalence of autoantibodies against brain antigens in health and disease. Ann Neurol 76(1):82–94

Dalmau J, Gleichman AJ, Hughes EG, Rossi JE, Peng X, Lai M et al (2008) Anti-NMDA-receptor encephalitis: case series and analysis of the effects of antibodies. Lancet Neurol 7(12):1091–1098

Dalmau J, Lancaster E, Martinez-Hernandez E, Rosenfeld MR, Balice-Gordon R (2011) Clinical experience and laboratory investigations in patients with anti-NMDAR encephalitis. Lancet Neurol 10(1):63–74

Daneman R, Prat A (2015) The blood-brain barrier. Cold Spring Harb Perspect Biol 7(1):a020412

Desai MK, Brinton RD (2019) Autoimmune disease in women: endocrine transition and risk across the lifespan. Front Endocrinol (Lausanne) 10:265

DiSabato DJ, Quan N, Godbout JP (2016) Neuroinflammation: the devil is in the details. J Neurochem 139(Suppl 2):136–153

Ehrenreich H (2017) Autoantibodies against the N-methyl-d-aspartate receptor subunit NR1: untangling apparent inconsistencies for clinical practice. Front Immunol 8:181

Enache D, Pariante CM, Mondelli V (2019) Markers of central inflammation in major depressive disorder: a systematic review and meta-analysis of studies examining cerebrospinal fluid, positron emission tomography and post-mortem brain tissue. Brain Behav Immun 81:24–40

Endres D, Perlov E, Dersch R, Baumgartner A, Hottenrott T, Berger B et al (2016) Evidence of cerebrospinal fluid abnormalities in patients with depressive syndromes. J Affect Disord 198:178–184

Fan Y, Pedersen O (2021) Gut microbiota in human metabolic health and disease. Nat Rev Microbiol 19(1):55–71

Franceschini A, Capece M, Chiozzi P, Falzoni S, Sanz JM, Sarti AC et al (2015) The P2X7 receptor directly interacts with the NLRP3 inflammasome scaffold protein. FASEB J Off Publ Fed Am Soc Exp Biol 29(6):2450–2461

Gabay C (2006) Interleukin-6 and chronic inflammation. Arthritis Res Ther 8(Suppl 2):S3 Garrido-Mesa N, Zarzuelo A, Gálvez J (2013) Minocycline: far beyond an antibiotic. Br J Pharmacol 169(2):337–352

Goldsmith DR, Rapaport MH, Miller BJ (2016) A meta-analysis of blood cytokine network alterations in psychiatric patients: comparisons between schizophrenia, bipolar disorder and depression. Mol Psychiatry 21(12):1696–1709

Granerod J, Ambrose HE, Davies NW, Clewley JP, Walsh AL, Morgan D et al (2010) Causes of encephalitis and differences in their clinical presentations in England: a multicentre, populationbased prospective study. Lancet Infect Dis 10(12):835–844

Gronemann FH, Petersen J, Alulis S, Jensen KJ, Riise J, Ankarfeldt MZ et al (2021) Treatment patterns in patients with treatment-resistant depression in Danish patients with major depressive disorder. J Affect Disord 287:204–213

Guan W-J, Ni Z-Y, Hu Y, Liang W-H, Ou C-Q, He J-X et al (2020) Clinical characteristics of coronavirus disease 2019 in China. N Engl J Med

Haase S, Linker RA (2021) Inflammation in multiple sclerosis. Ther Adv Neurol Disord 14:17562864211007688

Hammer C, Stepniak B, Schneider A, Papiol S, Tantra M, Begemann M et al (2014) Neuropsychiatric disease relevance of circulating anti-NMDA receptor autoantibodies depends on bloodbrain barrier integrity. Mol Psychiatry 19(10):1143–1149

Hampel H, Kotter HU, Padberg F, Korschenhausen DA, Moller HJ (1999) Oligoclonal bands and blood-cerebrospinal-fluid barrier dysfunction in a subset of patients with Alzheimer disease: comparison with vascular dementia, major depression, and multiple sclerosis. Alzheimer Dis Assoc Disord 13(1):9–19

Hasselbalch IC, Søndergaard HB, Koch-Henriksen N, Olsson A, Ullum H, Sellebjerg F et al (2018) The neutrophil-to-lymphocyte ratio is associated with multiple sclerosis. Mult Scler J Exp Transl Clin 4(4):2055217318813183

Hattori K, Ota M, Sasayama D, Yoshida S, Matsumura R, Miyakawa T et al (2015) Increased cerebrospinal fluid fibrinogen in major depressive disorder. Sci Rep 5:11412

Hegen H, Auer M, Zeileis A, Deisenhammer F (2016) Upper reference limits for cerebrospinal fluid total protein and albumin quotient based on a large cohort of control patients: implications for increased clinical specificity. Clin Chem Lab Med 54(2):285–292

Herken J, Prüss H (2017) Red flags: clinical signs for identifying autoimmune encephalitis in psychiatric patients. Front Psych 8:25

Hillhouse TM, Porter JH (2015) A brief history of the development of antidepressant drugs: from monoamines to glutamate. Exp Clin Psychopharmacol 23(1):1–21

Horsdal HT, Köhler-Forsberg O, Benros ME, Gasse C (2017) C-reactive protein and white blood cell levels in schizophrenia, bipolar disorders and depression – associations with mortality and psychiatric outcomes: a population-based study. Eur Psychiatry 44:164–172

Howard DM, Adams MJ, Clarke T-K, Hafferty JD, Gibson J, Shirali M et al (2019) Genome-wide meta-analysis of depression identifies 102 independent variants and highlights the importance of the prefrontal brain regions. Nat Neurosci 22(3):343–352

Howren MB, Lamkin DM, Suls J (2009) Associations of depression with C-reactive protein, IL-1, and IL-6: a meta-analysis. Psychosom Med 71(2):171–186

Kadry H, Noorani B, Cucullo L (2020) A blood-brain barrier overview on structure, function, impairment, and biomarkers of integrity. Fluids Barriers CNS 17(1):69

Kara SP, Altunan B, Unal A (2021) Investigation of the peripheral inflammation (neutrophillymphocyte ratio) in two neurodegenerative diseases of the central nervous system. Neurol Sci Off J Ital Neurol Soc Ital Soc Clin Neurophysiol:1–9

Kaufmann FN, Costa AP, Ghisleni G, Diaz AP, Rodrigues ALS, Peluffo H et al (2017) NLRP3 inflammasome-driven pathways in depression: clinical and preclinical findings. Brain Behav Immun 64:367–383

Kelley KW, Bluthé R-M, Dantzer R, Zhou J-H, Shen W-H, Johnson RW et al (2003) Cytokineinduced sickness behavior. Brain Behav Immun 17(Suppl 1):S112–S118

Kelley N, Jeltema D, Duan Y, He Y (2019) The NLRP3 inflammasome: an overview of mechanisms of activation and regulation. Int J Mol Sci 20(13)

Kendler KS, Gatz M, Gardner CO, Pedersen NL (2006) A Swedish national twin study of lifetime major depression. Am J Psychiatry 163(1):109–114

Kettenmann H, Kirchhoff F, Verkhratsky A (2013) Microglia: new roles for the synaptic stripper. Neuron 77(1):10–18

Kim K, Lee S-G, Kegelman TP, Su Z-Z, Das SK, Dash R et al (2011) Role of excitatory amino acid transporter-2 (EAAT2) and glutamate in neurodegeneration: opportunities for developing novel therapeutics. J Cell Physiol 226(10):2484–2493

Kohler CA, Freitas TH, Maes M, de Andrade NQ, Liu CS, Fernandes BS et al (2017) Peripheral cytokine and chemokine alterations in depression: a meta-analysis of 82 studies. Acta Psychiatr Scand 135(5):373–387

Köhler-Forsberg O, Buttenschøn HN, Tansey KE, Maier W, Hauser J, Dernovsek MZ et al (2017) Association between C-reactive protein (CRP) with depression symptom severity and specific depressive symptoms in major depression. Brain Behav Immun 62:344–350

Kohler-Forsberg O, Lydholm CN, Hjorthoj C, Nordentoft M, Mors O, Benros ME (2019) Efficacy of anti-inflammatory treatment on major depressive disorder or depressive symptoms: metaanalysis of clinical trials.

Acta Psychiatr Scand 139(5):404–419

Korszun A, Moskvina V, Brewster S, Craddock N, Ferrero F, Gill M et al (2004) Familiality of symptom dimensions in depression. Arch Gen Psychiatry 61(5):468–474

Kruse JL, Lapid MI, Lennon VA, Klein CJ, Toole OO, Pittock SJ et al (2015) Psychiatric autoimmunity: N-methyl-D-aspartate receptor IgG and beyond. Psychosomatics 56(3):227–241

Kuek A, Hazleman BL, Ostör AJK (2007) Immune-mediated inflammatory diseases (IMIDs) and biologic therapy: a medical revolution. Postgrad Med J 83(978):251–260

Kunugi H, Hori H, Ogawa S (2015) Biochemical markers subtyping major depressive disorder. Psychiatry Clin Neurosci 69(10):597–608

Lang K, Prüss H (2017) Frequencies of neuronal autoantibodies in healthy controls: estimation of disease specificity. Neurol Neuroimmunol Neuroinflammation 4(5):e386

Lynch SV, Pedersen O (2016) The human intestinal microbiome in health and disease. N Engl J Med 375(24):2369–2379

Lynch CJ, Gunning FM, Liston C (2020) Causes and consequences of diagnostic heterogeneity in depression: paths to discovering novel biological depression subtypes. Biol Psychiatry 88(1):83–94

Mac Giollabhui N, Ng TH, Ellman LM, Alloy LB (2020) The longitudinal associations of inflammatory biomarkers and depression revisited: systematic review, meta-analysis, and meta-regression. Mol Psychiatry

Magyari M, Sorensen PS (2020) Comorbidity in multiple sclerosis. Front Neurol 11:851

Malhi GS, Mann JJ (2018) Depression. Lancet 392(10161):2299–2312

Mazza MG, Lucchi S, Tringali AGM, Rossetti A, Botti ER, Clerici M (2018) Neutrophil/lymphocyte ratio and platelet/lymphocyte ratio in mood disorders: a meta-analysis. Prog Neuropsychopharmacol Biol Psychiatry 84:229–236

Melief CJM (2021) Special review: the future of immunotherapy. Immunother Adv 1(1). https://doi.org/10.1093/immadv/ltaa005

Middleton J, Neil S, Wintle J, Clark-Lewis I, Moore H, Lam C et al (1997) Transcytosis and surface presentation of IL-8 by venular endothelial cells. Cell 91(3):385–395

Miller AH, Pariante CM (2020) Trial failures of anti-inflammatory drugs in depression. Lancet Psychiatry 7:837

Miller AH, Raison CL (2016) The role of inflammation in depression: from evolutionary imperative to modern treatment target. Nat Rev Immunol 16(1):22–34

Moldavski A, Wenz H, Lange BE, Rohleder C, Leweke FM (2021) Case report: severe adolescent major depressive syndrome turns out to be an unusual case of anti-NMDA receptor encephalitis, Frontiers in psychiatry, vol 12, p 679996

Moustafa AT, Moazzami M, Engel L, Bangert E, Hassanein M, Marzouk S et al (2020) Prevalence and metric of depression and anxiety in systemic lupus erythematosus: a systematic review and meta-analysis. Semin Arthritis Rheum 50(1):84–94

Mousten IV, Sørensen NV, Christensen RH, Benros M (2022) Cerebrospinal fluid biomarkers in patients with unipolar depression compared to healthy controls: a comprehensive systematic review and meta-analysis. JAMA Psychiat. [Epub ahead of print]

Nettis MA, Veronese M, Nikkheslat N, Mariani N, Lombardo G, Sforzini L et al (2020) PET imaging shows no changes in TSPO brain density after IFN-α immune challenge in healthy human volunteers. Transl Psychiatry 10(1):89

Nikolova VL, Smith MRB, Hall LJ, Cleare AJ, Stone JM, Young AH (2021) Perturbations in gut microbiota composition in psychiatric disorders: a review and meta-analysis. JAMA Psychiat Nudel R, Benros ME, Krebs MD, Allesøe RL, Lemvigh CK, Bybjerg-Grauholm J et al (2019)

Immunity and mental illness: findings from a Danish population-based immunogenetic study of seven psychiatric and neurodevelopmental disorders. Eur J Hum Genet 27(9):1445–1455

Omori W, Hattori K, Kajitani N, Tsuchioka MO, Boku S, Kunugi H et al (2020) Increased matrix metalloproteinases in cerebrospinal fluids of patients with major depressive disorder and schizophrenia. Int J Neuropsychopharmacol 23(11):713–720

Orlovska-waast S, Köhler-forsberg O, Wiben S, Merete B, Kondziella D, Krogh J et al (2019) Cerebrospinal fluid markers of inflammation and infections in schizophrenia and affective disorders: a systematic review and meta-analysis. Mol Psychiatry 24:869–887

Osimo EF, Pillinger T, Rodriguez IM, Khandaker GM, Pariante CM, Howes OD (2020) Inflammatory markers in depression: a meta-analysis of mean differences and variability in 5,166 patients and 5,083 controls. Brain Behav Immun 87:901–909

Ousman SS, Kubes P (2012) Immune surveillance in the central nervous system. Nat Neurosci 15 (8):1096–1101

Pollak TA, Lennox BR, Müller S, Benros ME, Prüss H, Tebartz van Elst L et al (2020) Autoimmune psychosis: an international consensus on an approach to the diagnosis and management of psychosis of suspected autoimmune origin. The lancet. Psychiatry 7(1):93–108

Ransohoff RM (2016) How neuroinflammation contributes to neurodegeneration. Science 353 (6301):777–783

Rea TD, Russo JE, Katon W, Ashley RL, Buchwald DS (2001) Prospective study of the natural history of infectious mononucleosis caused by Epstein-Barr virus. J Am Board Fam Pract 14(4):234–242

Restrepo-Martinez M, Ramirez-Bermudez J, Bayliss L, Espinola-Nadurille M (2020) Characterisation and outcome of neuropsychiatric symptoms in patients with anti-NMDAR encephalitis. Acta Neuropsychiatr 32(2):92–98

Ripke S, Wray NR, Lewis CM, Hamilton SP, Weissman MM, Breen G et al (2013) A megaanalysis of genome-wide association studies for major depressive disorder. Mol Psychiatry 18(4):497–511

Rose NR (2017) Autoimmune diseases. In: Quah SR (ed) International encyclopedia of public health, 2nd edn. Academic Press, Oxford, pp 192–195. https://www.sciencedirect.com/science/article/pii/B9780128036785000291

Savitz J (2020) The kynurenine pathway: a finger in every pie. Mol Psychiatry 25(1):131–147

Shi K, Tian D-C, Li Z-G, Ducruet AF, Lawton MT, Shi F-D (2019) Global brain inflammation in stroke. Lancet Neurol 18(11):1058–1066

Simonsen CS, Flemmen HØ, Lauritzen T, Berg-Hansen P, Moen SM, Celius EG (2020) The diagnostic value of IgG index versus oligoclonal bands in cerebrospinal fluid of patients with multiple sclerosis. Mult Scler J Exp Transl Clin 6(1):2055217319901291

Sørensen NV, Orlovska-Waast S, Jeppesen R, Klein-Petersen AW, Christensen RH, Benros ME (2022) Neuroinflammatory biomarkers in the cerebrospinal fluid from 106 patients with recent onset depression compared to 106 individually matched healthy controls. Biol Psychiatry. [Epub ahead of print]

Spencer et al (2018) Global, regional, and national incidence, prevalence, and years lived with disability for 354 diseases and injuries for 195 countries and territories, 1990–2017: a systematic analysis for the global burden of disease study 2017. Lancet 392(10159):1789–1858

Sproston NR, Ashworth JJ (2018) Role of C-reactive protein at sites of inflammation and infection. Front Immunol 9:754

Steiner J, Teegen B, Schiltz K, Bernstein H-G, Stoecker W, Bogerts B (2014) Prevalence of Nmethyl-D-aspartate receptor autoantibodies in the peripheral blood: healthy control samples revisited. JAMA Psychiat 71(7):838–839

Streit WJ, Mrak RE, Griffin WST (2004) Microglia and neuroinflammation: a pathological perspective. J Neuroinflammation 1(1):14

Tanaka T, Narazaki M, Kishimoto T (2014) IL-6 in inflammation, immunity, and disease. Cold Spring Harb Perspect Biol 6(10):a016295

Taquet M, Geddes JR, Husain M, Luciano S, Harrison PJ (2021) 6-month neurological and psychiatric outcomes in 236 379 survivors of COVID-19: a retrospective cohort study using electronic health records. Lancet Psychiatry 8(5):416–427

Torres-Aguilar H, Sosa-Luis SA, Aguilar-Ruiz SR (2019) Infections as triggers of flares in systemic autoimmune diseases: novel innate immunity mechanisms. Curr Opin Rheumatol 31(5):525–531

Troubat R, Barone P, Leman S, Desmidt T, Cressant A, Atanasova B et al (2020) Neuroinflammation and depression: a review. Eur J Neurosci

Turkheimer FE, Rizzo G, Bloomfield PS, Howes O, Zanotti-Fregonara P, Bertoldo A et al (2015) The methodology of TSPO imaging with positron emission tomography. Biochem Soc Trans 43(4):586–592. https://doi.org/10.1042/BST20150058

Valkanova V, Ebmeier KP, Allan CL (2013) CRP, IL-6 and depression: a systematic review and meta-analysis of longitudinal studies. J Affect Disord 150(3):736–744

Varatharaj A, Galea I (2017) The blood-brain barrier in systemic inflammation. Brain Behav Immun 60:1–12

Varfolomeev E, Vucic D (2018) Intracellular regulation of TNF activity in health and disease. Cytokine 101:26–32

Vindegaard N, Benros ME (2020) COVID-19 pandemic and mental health consequences: systematic review of the current evidence. Brain Behav Immun 89:531–542

Vindegaard N, Speyer H, Nordentoft M, Rasmussen S, Benros ME (2020) Gut microbial changes of patients with psychotic and affective disorders: a systematic review. Schizophr Res

Vindegaard N, Petersen LV, Lyng-Rasmussen BI, Dalsgaard S, Benros ME (2021) Infectious mononucleosis as a risk factor for depression: a nationwide cohort study. Brain Behav Immun 94:259–265

Visentin APV, Colombo R, Scotton E, Fracasso DS, da Rosa AR, Branco CS et al (2020) Targeting inflammatory-mitochondrial response in major depression: current evidence and further challenges. Oxid Med Cell Longev 2020:2972968

Wang X, Zhang L, Lei Y, Liu X, Zhou X, Liu Y et al (2014) Meta-analysis of infectious agents and depression. Sci Rep 4:4530

Wang L, Wang F-S, Gershwin ME (2015) Human autoimmune diseases: a comprehensive update. J Intern Med 278(4):369–395

Wei YB, Liu JJ, Villaescusa JC, Åberg E, Brené S, Wegener G et al (2016) Elevation of Il6 is associated with disturbed let-7 biogenesis in a genetic model of depression. Transl Psychiatry 6(8):e869

Willner P, Scheel-Krüger J, Belzung C (2013) The neurobiology of depression and antidepressant action. Neurosci Biobehav Rev 37(10 Pt 1):2331–2371

Wingo TS, Liu Y, Gerasimov ES, Gockley J, Logsdon BA, Duong DM et al (2021) Brain proteome-wide association study implicates novel proteins in depression pathogenesis. Nat Neurosci 24(6):810–817

Wium-Andersen MK, Ørsted DD, Nielsen SF, Nordestgaard BG (2013) Elevated C-reactive protein levels, psychological distress, and depression in 73, 131 individuals. JAMA Psychiat 70(2):176–184

Wray NR, Ripke S, Mattheisen M, Trzaskowski M, Byrne EM, Abdellaoui A et al (2018) Genomewide association analyses identify 44 risk variants and refine the genetic architecture of major depression. Nat Genet 50(5):668–681

Yang J, Zheng P, Li Y, Wu J, Tan X, Zhou J et al (2020) Landscapes of bacterial and metabolic signatures and their interaction in major depressive disorders. Sci Adv 6(49)

Zorrilla EP, Luborsky L, McKay JR, Rosenthal R, Houldin A, Tax A et al (2001) The relationship of depression and stressors to immunological assays: a meta-analytic review. Brain BehavImmun 15(3):199–226

第 3 章
感染、炎症和精神疾病：尸检研究证据回顾

Maree J. Webster

目录

【摘　要】虽然有大量流行病学证据表明，感染性病原体与严重精神疾病的病因有关，但尸检研究尚未发现精神疾病患者大脑中微生物核酸或蛋白质的检出率增加。不过，在精神分裂症和情绪障碍患者的尸检报告中发现他们的大脑有异常表达的免疫和炎症标记物。其中部分异常可能是在子宫内或生命早期受到感染的结果，这种感染不仅影响了正在发育的免疫系统，也影响正处发育期的大脑神经元。精神分裂症患者出现部分免疫标记物持续上调，说明病毒感染和血脑屏障可能是精神分裂症的病因和出现神经病理表现的部分原因。

【关键词】双相情感障碍；大脑；抑郁症；精神分裂症

许多大型流行病学研究一致表明，包括病毒、细菌和寄生虫在内的多种感染性病原体与严重的精神疾病，尤其是精神分裂症和抑郁症之间存在关联（Arias 等，2012；Khandaker 等，2012，2013；Wang 等，2014；Köhler-Forsberg 等，2019；Burgdorf 等，2019）。在子宫内以及童年和青少年时期受到感染会增加罹患重大精神障碍的风险。大多数接触过这些感染性病原体的人都会经历疾病的潜伏期，并保持无症状。这些感染性病原体中有许多是嗜神经性的，但在感觉神经节中处于休眠状态，而其他病原体则可在淋巴细胞、单核细胞和上皮细胞中持

M. J. Webster(✉)
Stanley Medical Research Institute, Rockville, MD, USA
e-mail: websterm@stanleyresearch.org

续存在。然而，当人处于压力状态下或免疫力下降时，这些微生物如果被再激活，就会通过各种途径进入大脑。虽然重症精神病患者没有活动性感染的迹象，但潜伏的微生物可能会驻留在神经元或其他脑细胞中，从而破坏大脑的正常发育和 / 或功能。

1　尸检大脑感染的证据

虽然有些人在死亡时并未出现无感染症状，在他们尸检的大脑中却检测到了微生物核酸序列（Yolken and Torrey，1995；Conejero-Goldberg 等，2003；Hobbs，2006），但大多数研究并未发现精神疾病患者大脑中微生物 RNA 或 DNA 的发生率增加（Yolken and Torrey，1995；Conejero-Goldberg 等，2003；Hobbs，2006；Taller 等，1996）。不过，一项研究证实，与未受影响的对照组和精神分裂症患者相比，抑郁症和双相情感障碍患者的小脑浦肯野细胞中含有人类疱疹病毒 6 型（HHV-6）DNA 和蛋白质的病例数量有所增加（Prusty 等，2018）。在人脑中查找微生物是一项具有挑战性的技术，但如果它们确实还在大脑中的话，最近高通量测序技术的进步和大规模尸检队列的不断增加可能会大大提高我们检测到微生物的概率。可惜的是，感染可能在发病前多年就已经出现，而尸检样本只能在发病后几十年才有机会检测到，因此微生物可能已经不存在或无法检测到。

大脑并不像人们曾经认为的那样具有"免疫特权"，中枢神经系统中能够表达多种"免疫"蛋白。这些蛋白不仅在炎症反应中发挥作用，而且还活性依赖性的连接改良、突触传递、突触可塑性和平衡中发挥调节作用，尤其是在大脑发育过程中（Deverman andpatterson，2009；Garay and McAllister，2010）。多种细胞因子、主要组织相容性复合体（MHC）蛋白和补体蛋白在中枢神经系统中都具有多效性。大脑发育过程中出现感染可能会扰乱这些蛋白的表达，进而影响大脑发育或在中枢神经系统中留下"免疫"异常的印迹。此外，精神分裂症易感性的最高遗传全基因组关联分析（GWAS）位点位于基因组的 MHC 区域，因此这个区域中的任何一个基因的多态性都可能影响"免疫"表达并对发育中的大脑造成影响。此外，感染等早期环境伤害与这种遗传易感性相互作用，也可能对这些"免疫"基因的调控和大脑发育产生永久性影响。无论是何种机制，在精神分裂症和情绪障碍患者的尸检报告中，他们大脑都能检测到异常表达的炎症标记物，这可能是早期感染所导致的，感染不仅影响了发育期的免疫系统，还影响了正在发育中的大脑神经元（Horvath and Mirnic，2014）。

2　尸检脑部炎症的证据

尸检脑部研究为几种重大精神障碍，尤其是精神分裂症和抑郁症的免疫 / 炎症发病机理提供了分子依据。然而，在这些疾病中并没有活动性感染、脑炎或中枢神经系统自身免疫性疾病的任何典型表现的神经病理学迹象。研究并未发现典型感染或自身免疫性疾病可能出现的星形胶质细胞增生、小胶质细胞结节、弥漫性脑坏死或脱髓鞘改变。与免疫 / 炎症相关的改变微乎其微，但目前的证据一致表明，免疫系统至少参与了这类精神疾病亚类的疾病发展过程。

2.1　精神分裂症

虽然精神分裂症不是典型的神经炎症性疾病，因为没有证据表明精神分裂症会出现星形胶质细胞增生，并且关于下述病理表现的证据并不一致且较为局限：小胶质细胞活化（Najjar等，2013；van Kesteren等，2017；Snijders等，2020；Depicker等，2021）或淋巴细胞浸润（Bogerts等，2017；Sneeboer等，2020；Schlaaff等，2020），但精神分裂症中仍有许多星形胶质细胞和小胶质细胞标志物表达异常（Najjar等，2013；van Kesteren等，2017；Najjar andperlman，2015；Trepanier等，2016；Sakai等，2016；Ramaker等，2017；Shao and Vawter，2008；Toker等，2018）。免疫相关神经病理学数据的系统综述（Najjar等，2013；van Kesteren等，2017；Najjar andperlman，2015）和定量荟萃分析（Trepanier等，2016）得出结论：尽管不同研究之间存在相当大的差异，但有一致的证据表明免疫和炎症相关分子普遍上调。许多基因芯片研究［综述（Horvath and Mirnic，2014）、（Shao and Vawter，2008；Lanz等，2019）］以及对基因芯片数据的荟萃分析和宏观分析（Misty等，2013a，b；Bergon等，2015；Hess等，2016；Fillman等，2014）以及大脑的转录组测序分析（Fillman等，2013；Hwang等，2013；Kim等，2016a，b；Chang等，2017；Gamazon等，2019；Wang等，2018；Gandal等，2018a；Carlström等，2021）都一致表明，精神病患者的免疫和炎症相关通路分子及基因普遍上调，共表达分析及基因表达出现异常，上述数据是在多个临床队列和多个不同脑区都得出的结果。蛋白质组学研究也表明精神分裂症中免疫相关蛋白表达失调（Martins-de-Souza等，2009a，b；Harris等，2012）。由于这些疾病均出现了大脑免疫异常，因此人们期待发现中枢神经系统的驻留免疫细胞——小胶质细胞能够被激活或保持活性。虽然关于小胶质细胞的神经病理学研究结果并不一致（Najjar等，2013；van Kesteren等，2017；Depicker等，2021；Najjar andperlman，2015；Trepanier等，2016），但最近的一项神经病理学荟萃分析（Snijders等人，2020）和一项来自大型尸检队列的转录组测序荟萃分析表明，精神分裂症患者与小胶质细胞相关的转录本出现表达下调，同时炎症相关的转录本表达上调（Gandal等，2018a）。事实上，越来越多的证据表明，小胶质细胞可能处于静止的状态，或许无法做出适当的反应来维持大脑稳态，至少在精神分裂症患者的额叶皮层是如此（Murphy and Shannon Weickert，2021）。

虽然每项研究中发现的免疫相关标记物失调的数量和类别各不相同，但有一组基因在许多研究中持续上调，例如鸟苷酸结合蛋白 2（GBP2）、干扰素诱导跨膜蛋白（IFITM）、丝氨酸肽酶抑制剂 A3（SERPINA3）、细胞因子 IL-1B、IL-6 和清道夫受体 CD163（Trepanier等，2016；Kim等，2016b；Wu等，2012；Cai等，2018；Siegal等，2014；Volk等，2015；Zhang等，2016；Merikangas等，2022）。这些基因一般在血管内皮细胞、血管周围巨噬细胞和星形胶质细胞中表达，提示精神分裂症患者的血脑屏障可能与外周免疫系统存在异常相互作用（Hwang等，2013；Kim等，2016b；Cai等，2018；Siegal等，2014；Volk等，2015；Purves-Tyson等，2021；Harris等，2008；Murphy等，2020）。GBP2 参与固有免疫系统，尤其是病毒感染的防御（Braun等，2019）。IFITM1、2、3 在精神分裂症患者的多个不同脑区都出现上调，并且它们能通过阻止病毒进入细胞膜和限制病毒复制初期的步骤来抵御多种不同病毒（Ren等，2020）。SERPINA3 是一种丝氨酸肽酶抑制剂，可通过包括 IL-6 在内的细胞因子诱导产生，具有抗炎和抗氧化的活性（Sánchez-Navarro 等，2020）。精神分裂症患者血脑屏障出现血管周围星形胶质细胞 SERPINA3 表达上调（Murphy 等，2020），这一结果表明星形胶质细胞可能对导致内皮细胞中 IFITM 增加的感染性病原体做出了补偿性保护应答。血管周围区域 IL-6 的增加和 CD163 阳性巨噬细胞的增加也可能是对同一种病原体的应答。小胶质细胞没有做出传统的炎症反应这一事实表明，免疫反应可能是慢性的和／或来自过去的病原暴露，小胶质细胞已经"耗竭"（Murphy and Shannon Weickert，2021）。

有趣的是，精神分裂症中最常被重复且最一致的神经病理学发现之一是 γ- 氨基丁酸（GABA）能中间神经元存在缺陷（Dienel and Lewis，2019）。在额叶皮层，精神分裂症患者的细胞因子水平（包括 IL-6）升高与 GABA 能神经元标记物之间呈负相关关系（Fillman 等，2013）。内皮细胞中较高的 IFITM mRNA 水平与 GABA 能神经元标记物之间也呈负相关关系（Siegal 等，2014）。同样，在海马中，免疫／炎症相关基因构成的共表达模块与 GABA 能神经元标记物也呈负相关关系（Hwang 等，2013；Kim 等，2016a）。此外，其中一个免疫相关模块富集了与"病毒应答"相关的特异性基因，这表明病毒感染激活的免疫／炎症应答模块不仅与精神分裂症有关，还与 GABA 能神经细胞密度下降有关（Kim 等，2016a）。这些数据共同表明，大脑中的免疫变化可能是由感染等环境因素引起的，这些变化可能会导致神经元回路发生改变。

无论大脑中的免疫印迹是对当前慢性／潜伏感染影响的应答，还是早期发育损伤遗留下来的痕迹，目前有大量研究正在攻克这个难题。为了研究早期感染对胎儿大脑发育的影响，其中一种有用的动物模型是给妊娠动物注射多聚肌苷酸：多聚胞苷酸（poly I：C）来模拟病毒感染，或注射脂多糖（LPS）来模拟细菌感染。母体在子宫内的免疫激活会导致胎儿大脑的细胞因子水平升高（Meyer 等人，2006），并且可能会在产后不同程度地持续存在（Purves-Tyson 等，2021；Garay 等，2013），并影响包括 GABA 能中间神经元在内的神经回路的发育，（Meyer 等，2008；Richetto 等，2014）。虽然 MIA 并不会特异性地引起成年小鼠大脑中 IFITM mRNA 水平的增加（Volk 等，2015），但对新生小鼠幼崽的免疫刺激确实会增加海马中的 IFITM 水平（Ibi 等，2013），对成年动物的免疫刺激也会导致额叶皮层中 IFITM mRNA 和细胞因子的增加，这与精神分裂症中观察到的现象相似（Volk 等，2015）。此外，一种慢性脑部炎症小鼠模型在整个生命周期都出现 IL-6 水平升高，导致大脑皮层和海马区的 GABA 能神经元标记物减少和 IFITM 增加（Takao 等，2013）。这些研究表明，即使没有实际的微生物，甚至在更成熟的动物体内，免疫激活也足以诱导抗病毒防御分子的表达，进而对 GABA 能神经回路造成损伤。

有趣的是，许多广泛上调的免疫转录本在精神分裂症患者的中脑中也表达上调（Purves-Tyson 等，2021，2020），其中中脑室是释放多巴胺神经元最多的脑区。在 MIA 小鼠模型的中脑区也发现了上调的免疫转录本（Purves-Tyson 等，2021），这表明发育期大脑的免疫激活也可能导致多巴胺能异常，而多巴胺能异常是精神分裂症的特征之一。

补体成分 C4 位于基因组主要组织相容性复合体（MHC）区域内（Sekar 等，2016），是全基因组关联分析（GWAS）相关性最高的基因，也被一致发现在精神分裂症患者的大脑中过度表达（Gamazon 等，2019；Wang 等，2018；Carlström 等，2021；Sekar 等，2016；Gusev 等，2018；Gandal 等，2018b）。作为固有免疫的一部分，补体系统能够标记病原体以将其消灭，但在发育中的中枢神经系统内，它也会标记突触以将其消灭。这些失调的免疫相关分子具有多效性，能够调控大脑的发育、可塑性和稳态，比起免疫激活本身对精神分裂症的病理生理学具有更重要的作用。然而，遗传易感个体若在发育过程中的脆弱时期受到感染，可能会永久性地破坏这些多效性免疫分子的正常表达，从而增加之后对大脑发育和功能造成的"应激"易感性。

2.2　情绪障碍

一项尸检脑部研究发现，与精神分裂症相比，情绪障碍患者神经免疫活动的研究证据缺乏一致性。对神经胶质病理学的系统综述表明，抑郁症患者均存在星形胶质细胞缺失，星形胶质细胞标志物减少的病理表现（Najjar 等，2013；Mechawar and Savitz，2016；Enache 等，2019），但双相情感障碍患者的星形胶质细胞没有一致性改变（Najjar 等，2013；Toker 等，2018；Mechawar and Savitz，2016；Kotzalidis 等，2015），也没有一致性证据能够证明情绪障碍患者存在小胶质细胞失调（Sakai 等，2016；Mechawar and Savitz，2016；Enache 等，2019；Sneeboer 等，2019）。目前所有能观察到的小胶质细胞上调现象在自杀死亡者中都更为明显（Sakai 等，2016；Mechawar and Savitz，2016；Enache 等，2019；Brisch 等，2021）。在患有抑郁症（Enache 等，2019）或双相情感障碍（Mechawar and Savitz，2016；Kotzalidis 等，2015；Giridharan 等，2020）的受试者大脑中测量到的免疫相关标记物的变化趋势并不一致。已有多项从不同脑区获得的基因芯片数据（Gandal 等，2018b；Omar 等，2019；Elashoff 等，2007；Wu 等，2019）和转录组测序分析的荟萃分析（Ramaker 等，2017；Kim 等，2016a；Gandal 等，2018a；Elashoff 等，2007；Wu 等，2019；Pacifico and Davis，2016），研究发现了情绪障碍患者大脑中存在免疫改变。研究结果表明，抑郁症（Khandaker 等，2013；Gandal 等，2018b；Pantazatos 等，2017；Mahajan 等，2018）和双相情感障碍（Kim 等，2016a；Omar 等，2019；Elashoff 等，2007；Pacifico and Davis，2016）中，免疫相关的基因共表达模块普遍失调，但两者的变化趋势并不一致。然而，在双相情感障碍中，对小胶质细胞更具特异性的基因共表达模块出现下调（Ibi 等，2013；Zandi 等，2022），而星形胶质细胞相关模块上调（Ramaker 等，2017；Gandal 等，2018a）。

不同于精神分裂症，免疫分子在精神分裂症中持续上调，而在情绪障碍中变化趋势并不一致。然而，在抑郁症中，星形胶质细胞和星形胶质细胞标志物下调；而在双相情感障碍中，与星形胶质细胞相关的共表达模块上调，与精神分裂症表型一致。此外，在精神分裂症和双相情感障碍中，小胶质细胞相关基因的共表达模块均下调。虽然每个诊断组别最终可能会出现不同的免疫相关变化模式，但目前还没有出现一组一致的失调标记物能够解释情绪障碍患者大脑中免疫 / 炎症相关变化的可能原因。包括生理和心理压力、自身免疫和病原体在内的一些非相互排斥的致病因素可能是导致大脑中产生于免疫 / 炎症相关改变的原因，但迄今为止尚未出现明确的致病因素。情绪障碍中免疫标记物的表达缺乏一致的研究结果，这可能是由多种因素造成的，包括诊断组中临床表型的异质性和样本量较小。

3　尸检报告发现精神病患者大脑的免疫 / 炎症存在异质性

在不同研究中每个疾病诊断所用的失调分子集存在差异，可以归结于研究中使用的方法不同、所研究的脑区不同以及人类尸检研究的内在因素（van Kesteren 等，2017；Sneeboer 等，

2019），如样本大小、PMI、pH 值、濒死状态、使用的精神药物、年龄和性别（Labonté 等，2017；Cabrera-Mendoza 等，2020）。队列的平均年龄很重要，因为老龄的正常对照组会出现免疫相关基因表达升高，如果将他们纳入研究（Birnbaum 等，2018）则会掩盖精神分裂症患者的上调基因的表达情况（Kim 等，2018；Sabunciyan，2019）。药物也是一个干扰因素。抗精神病药物剂量常常与免疫标志物水平呈正相关。但是，如果要明确是抗精神病药物导致了较高的免疫信号，还是免疫信号较高的患者病情更严重，就需要更高的药物剂量。后者的可能性更大，因为抗精神病药物具有抗炎作用（Capuzzi 等，2017；Marcinowicz 等，2021），而且非人灵长类动物、啮齿类动物（Lanz 等，2019；Siegal 等，2014；Volk 等，2015）或内皮细胞（Cai 等，2018；Purves-Tyson 等，2021）接受抗病毒药物治疗后，并不会引起目标免疫标记物水平的升高。

如果要解释免疫 / 炎症相关指标结果的异质性，就要了解更重要的因素可能是患者表型的异质性。合并症（Cabrera 等，2019）、疾病阶段（Depicker 等，2021；Mahajan 等，2018）和自杀倾向（Trepanier 等，2016；Sakai 等，2016；Mahajan 等，2018）等临床特征都可能导致异质性。此外，显然现在每个诊断组中都有一个亚组的患者大脑中有特别高的免疫特征（Bogerts 等，2017；Schlaaff 等，2020；Fillman 等，2014，2013；Carlström 等，2021；Zhang 等，2016；Catts 等，2014）。有 40% ～ 46% 的精神分裂症患者（Fillman 等，2013，2014；Purves-Tyson 等，2021）和 30% 的双相情感障碍患者（Fillman 等，2014）在大脑中具有特别高的炎症水平。统计聚类方法还根据外周免疫标记物（Martinuzzi 等，2019）和脑转录组学（Carlström 等，2021）成功识别出精神分裂症中的"高免疫"亚组。导致这种免疫水平升高的原因仍有待确定，有可能是早期感染导致免疫系统失调或留下的免疫特征能够影响免疫分子的多效性，最终影响大脑发育。鉴于目前已有的临床数据，一般不可能追溯性地确定在尸检研究中炎症特征较高的受试者之前是否受到过感染，但将来收集这些数据对解决为何某个亚组患者的免疫标记物水平持续较高的问题是非常重要的。有趣的是，Robert Yolken 博士使用 ELISA 方法在斯坦利医学研究所阵列收集的 105 个大脑中测量了几种感染性病原体的血清抗体水平。初步分析表明，根据额叶皮层标记物的免疫聚类（Fillman 等，2014），按照"高"或"低"炎症水平对 105 个样本进行分组时，我们发现"高炎症"组的巨细胞病毒（CMV）和单纯疱疹病毒 2 型（HSV-2）血清水平高于"低炎症"组（数据可在 www.sncid.stanlyresearch.org 上获取）。以上数据结果表明，"高炎症"亚组中的病例也是在生命早期接触过病毒的病例。因此，如果我们想要明确重大精神障碍的病因，则需要根据先前感染的感染性病原体对疾病进行分层分析。

4 结论

尽管目前没有证据表明重大精神障碍的 CNS 受到持续的活动性感染，但在精神分裂症中，与免疫 / 炎症相关的标记物表达水平普遍上调。在情绪障碍中，虽然有明确的证据表明标记物存在失调，但标记物表达的变化趋势并不一致。今后根据临床表型和已知的感染暴露类型对患者进行分层分析，就能消除大部分标记物的不一致性。尸检大脑发现的一些异常，尤其是在精神分裂症患者中发现的异常，可能是由于早期感染影响了大脑发育。无论是在子宫内、儿童期还是青春期，感染的时间以及遗传易感性都可能对人体大脑发育有不同程度的影响，最终影响不同行为和认知表型的临床结果。身体任何部位的早期或潜伏感染，尤其是发生在遗传易感人群中，都有可能诱发影响大脑连接的炎症水平。总体看来，是大脑中免疫分子信号传导失调而不是典型的神经炎症影响了一部分易感人群的大脑发育、功能和稳态。

参考文献

Arias I, Sorlozano A, Villegas E, de Dios Luna J, McKenney K, Cervilla J, Gutierrez B, Gutierrez J (2012) Infectious agents associated with schizophrenia: a meta-analysis. Schiz Res 136(1):128–136

Bergon A, Belzeaux R, Comte M, Pelletier F, Hervé M, Gardiner EJ, Beveridge NJ, Liu B, Carr V, Scott RJ, Kelly B, Cairns MJ, Kumarasinghe N, Schall U, Blin O, Boucraut J, Tooney PA, Fakra E, Ibrahim E (2015) CX3CR1 is dysregulated in blood and brain from schizophrenia patients. Schiz Res 168(1–2):434–443

Birnbaum R, Jaffe AE, Chen Q, Shin JH, BrainSeq Consortium, Kleinman JE, Hyde TM, Weinberger DR (2018) Investigating the neuroimmunogenic architecture of schizophrenia. Mol Psychiatry 23(5):1251–1260

Bogerts B, Winopal D, Schwarz S, Schlaaff K, Dobrowolny H, Mawrin C, Frodl T, Steiner J (2017) Evidence of neuroinflammation in subgroups of schizophrenia and mood disorder patients: a semiquantitative postmortem study of CD3 and CD20 immunoreactive lymphocytes in several brain regions. Neurol Psych Brain Res 23:2–9

Braun E, Hotter D, Koepke L, Zech F, Groß R, Sparrer KMJ, Müller JA, Pfaller CK, Heusinger E, Wombacher R, Sutter K, Dittmer U, Winkler M, Simmons G, Jakobsen MR, Conzelmann K, Pöhlmann S, Münch J, Fackler OT, Kirchhoff F, Sauter D (2019) Guanylate-binding proteins 2 and 5 exert broad antiviral activity by inhibiting Furin-mediated processing of viral envelope proteins. Cell Rep 27:2092–2104

Brisch R, Wojtylak S, Saniotis A, Steiner J, Gos T, Kumaratilake J, Henneberg M, Wolf R (2021) The role of microglia in neuropsychiatric disorders and suicide. Eur Arch Psychiatry Clin Neurosci. https://doi.org/10.1007/s00406-021-01334-z

Burgdorf KS, Trabjerg BB, Pedersen MG, Nissen J, Banasik K, Pedersen OB, Sørensen E, Nielsen KR, Larsen MH, Erikstrup C, Bruun-Rasmussen P, Westergaard D, Thørner LW, Hjalgrim H, Paarup HM, Brunak S, Pedersen CB, Torrey EF, Werge T, Mortensen PB, Yolken RH, Ulluma H (2019) Large-scale study of toxoplasma and cytomegalovirus shows an association between infection and serious psychiatric disorders. Brain Behav Immun 79:152–158

Cabrera B, Monroy-Jaramillo N, Fries G, Mendoza-Morales R, García-Dolores F, Mendoza-Larios-A, Díaz-Otañez C, Walss-Bass C, Glahn D, Ostrosky-Wegman P, Fresno C, Nicolini H (2019) Brain gene expression pattern of subjects with completed suicide and comorbid substance use disorder. Mol Neuropsychiatry 5:60–73

Cabrera-Mendoza CB, Fresno C, Monroy-Jaramillo N, Fries GR, Walss-Bass C, Glahn DC, Ostrosky-Wegman P, Mendoza-Morales RC, García-Dolores F, Díaz-Otañez CE, González-Sáenz EE, Genis-Mendoza AD, Martínez-Magaña JJ, Romero-Pimentel AL, Flores G, Vázquez-Roque RA, Nicolini H (2020) Sex differences in brain gene expression among suicide completers. J Affect Disord 267:67–77

Cai HQ, Catts VS, Webster MJ, Shannon Weickert C (2018) Increased macrophages and changed brain endothelial cell gene expression in the frontal cortex of people with schizophrenia displaying inflammation. Mol Psychiatry. https://doi.org/10.1038/s41380-018-0235-x

Capuzzi E, Bartoli F, Crocamo C, Clerici M, Carrà G (2017) Acute variations of cytokine levels after antipsychotic treatment in drug-naïve subjects with a first-episode psychosis: a metaanalysis. Neurosci Biobehav Rev 77:122–128

Carlström EL, Niazi A, Etemadikhah M, Halvardson J, Enroth S, Stockmeier CA, Rajkowska G, Nilsson B, Feuk L (2021) Transcriptome analysis of post-mortem brain tissue reveals up-regulation of the complement cascade in a subgroup of schizophrenia patients. Gene 12:1242

Catts VW, Wong J, Fillman SG, Fung SJ, Shannon-Weickert C (2014) Increased expression of astrocyte markers in schizophrenia: association with neuroinflammation. Aust N Z J Psychiatry 48(8):722–734

Chang X, Liu Y, Hahn C-G, Gur RE, Sleiman PMA, Hakonarson H (2017) RNA-seq analysis of amygdala tissue reveals characteristic expression profiles in schizophrenia. Transl Psychiatry 7: e1203

Conejero-Goldberg C, Torrey EF, Yolken RH (2003) Herpesviruses and toxoplasma gondii in orbital frontal cortex of psychiatric patients. Schizophr Res 60(1):65–69

De Picker LJ, Mendez Victoriano G, Richards R, Gorvett AJ, Lyons S, Buckland GR, Tofani T, Norman JL, Chatelet DS, Nicoll JAR, Bochec D (2021) Immune environment of the brain in schizophrenia and during the psychotic episode: a human post-mortem study. Brain Behav Immun 97:319–327

Deverman BE, Patterson PH (2009) Cytokines and CNS development. Neuron 64:61–78

Dienel S, Lewis DA (2019) Alterations in cortical interneurons and cognitive function in schizophrenia. Neurobiol Dis:131

Elashoff M, Higgs B, Yolken RJ, Knable M, Weis S, Webster MJ, Barci B, Torrey F (2007) Metaanalysis of 12 genomic studies in bipolar disorder. J Mol Neurosci 31(3):221–243

Enache D, Pariante CM, Mondelli V (2019) Markers of central inflammation in major depressive disorder: a systematic review and meta-analysis of studies examining cerebrospinal fluid, positron emission tomography and post-mortem brain tissue. Brain Behav Immun 81:24–40

Fillman SG, Cloonan N, Catts VS, Miller LC, Wong J, McCrossin T, Cairns M, Shannon-Weickert C (2013) Increased inflammatory markers identified in the dorsolateral prefrontal cortex of individuals with schizophrenia. Mol Psychiatry 18:206–214

Fillman SG, Sinclair D, Webster MJ, Shannon Weickert C (2014) Markers of inflammation and stress distinguish subsets of individuals with schizophrenia and bipolar disorder. Transl Psychiatry 4:e365

Gamazon ER, Zwinderman AH, Cox NJ, Denys D, Derks EM (2019) Multi-tissue transcriptome analysis identify genetic mechanisms underlying neuropsychiatric traits. Nat Genet 51(6):933–940

Gandal MJ, Haney JR, Parikshak NN, Leppa V, Ramaswami G, Hartl C, Schork AJ, Appadurai V, Buil A, Werge TM, Liu C, White KP, CommonMind Consortium; PsychENCODE Consortium; iPSYCH-BROAD Working Group, Horvath S, Geschwind DH (2018a) Shared molecular neuropathology across major psychiatric disorders parallels polygenic overlap. Science 359(6376):693–697

Gandal MJ, Zhang P, Hadjimichael E, Walker RL, Chen C, Liu S, Won H, van Bakel H, Varghese M, Wang Y, Shieh AW, Haney J, Parhami S, Belmont J, Kim M, Moran Losada P, Khan Z, Mleczko J, Xia Y, Dai R, Wang D, Yang YT, Xu M, Fish K, Hof PR, Warrell J, Fitzgerald D, White K, Jaffe AE, PsychENCODE Consortium, Peters MA, Gerstein M, Liu C, Lakoucheva LM, Pinto D, Geschwind DH (2018b) Transcriptome-wide isoform-level dysregulation in ASD, schizophrenia, and bipolar disorder. Science 362(6420)

Garay PA, McAllister AK (2010) Novel roles for immune molecules in neural development: implications for neurodevelopmental disorders. Front Synaptic Neurosci 2:136

Garay PA, Hsiao E, Patterson P, McAllister A (2013) Maternal immune activation causes age- and region-specific changes in brain cytokines in offspring throughout development. Brain Behav Immun 31:54–48

Giridharan VV, Sayana P, Pinjari OF, Ahmad N, da Rosa MI, Quevedo J, Barichello T (2020) Postmortem evidence of brain inflammatory markers in bipolar disorder: a systemic review. Mol Psychiatry 25:94–113

Gusev A, Mancuso N, Won H, Kousi M, Finucane HK, Reshef Y, Song L, Safi A, Oh E, Schizophrenia Working Group of the Psychiatric Genomics Consortium, McCarroll S, Neale B, Ophoff R, O'Donovan MC, Katsanis N,

Crawford GE, Sullivan PF, Pasaniuc B, Price AL (2018) Transcriptome-wide association study of schizophrenia and chromatin activity yields mechanistic disease insights. Nat Genet 50:538–548

Harris LW, Wayland M, Lan M, Ryan M, Griger T, Lockstone H, Wuethrich I, Mimmack M, Wang L, Kotter M, Craddock R, Bahn S (2008) The microvasculature in schizophrenia: a laser capture microdissection study. PLoS One 3(12):e3964

Harris LW, Pietsch S, Cheng TMK, Schwarz E, Guest PC, Bahn S (2012) Comparison of peripheral and central schizophrenia biomarkers. PLoS One 7(10):e46368

Hess JL, Tylee DS, Barve R, de Jong S, Ophoff RA, Kumarasinghe N, Tooney P, Schall U, Gardiner E, Beveridge NJ, Scott RJ, Yasawardene S, Perera A, Mendis J, Carr V, Kelly B, Cairns M, The Neurobehavioural Genetics Unit, Tsuang MT, Glatt SJ (2016) Transcriptomewide mega-analyses reveal joint dysregulation of immunologic genes and transcription regulators in brain and blood in schizophrenia. Schizophr Res 176(2–3):114–124

Hobbs J (2006) Detection of adeno-associated virus 2 and parvovirus B19 in the human dorsolateral prefrontal cortex. J Neurovirol 12(3):190–199

Horvath S, Mirnic K (2014) Immune system disturbances in schizophrenia. Biol Psychiatry 75(4):316–323

Hwang Y, Kim J, Shin J-Y, Kim J-I, Seo J-S, Webster MJ, Lee D, Kim S (2013) Gene expression profiling by mRNA sequencing reveals increased expression of immune/inflammation-related genes in hippocampus of individuals with schizophrenia. Transl Psychiatry 3:e321

Ibi D, Nagai T, Nakajima A, Mizoguchi H, Kawase T, Tsuboi D, Kano S, Sato Y, Hayakawa M, Lange UC, Adams DJ, Surani MA, Satoh T, Sawa A, Kaibuchi K, Nabeshima T, Yamada K (2013) Astroglial IFITM3 mediates neuronal impairments following neonatal immune challenge in mice. Glia 61(5):679–693

Khandaker GM, Zimbron J, Dalman C, Lewis G, Jones PB (2012) Childhood infection and adult schizophrenia: a meta-analysis of population-based studies. Shiz Res 139(1–3):161–168

Khandaker GM, Zimbron J, Lewis G, Jones PB (2013) Prenatal maternal infection, neurodevelopment and adult schizophrenia: a systematic review of population-based studies. Psychol Med 43(2):239–257

Kim S, Hwang Y, Webster MJ, Lee D (2016a) Differential activation of immune/inflammatory response-related co-expression modules in the hippocampus across the major psychiatric disorders. Mol Psychiatry. https://doi.org/10.1038/mp.2015.79

Kim S, Hwang Y, Lee D, Webster MJ (2016b) Transcriptome sequencing of the choroid plexus in schizophrenia. Transl Psychiatry 6:e964. https://doi.org/10.1038/tp.2016.229

Kim S, Jo Y, Webster MJ, Lee D (2018) Shared co-expression networks in frontal cortex of the normal aged brain and schizophrenia. Schizophr Res. https://doi.org/10.1016/j.schres.2018.09.010

Köhler-Forsberg O, Petersen L, Gasse C, Mortensen PB, Dalsgaard S, Yolken RH, Mors O, Benros ME (2019) A nationwide study in Denmark of the association between treated infections and the subsequent risk of treated mental disorders in children and adolescents. JAMA Psychiat 76(3):271–279

Kotzalidis GD, Ambrosi E, Simonetti A, Cuomo I, DelCasale A, Caloro M, Savoja V, Rapinesi C (2015) Neuroinflammation in bipolar disorders. Neuroimmunol Neuroinflammation 2:252–262

Labonté B, Engmann O, Purushothaman I, Menard C, Wang J, Tan C, Scarpa JR, Moy G, Loh Y-HE, Cahill M, Lorsch ZS, Hamilton PJ, Calipari ES, Hodes GE, Issler O, Kronman H, Pfau M, Obradovic A, Dong Y, Neve R, Russo S, Kazarskis A, Tamminga C, Mechawar N, Turecki G, Zhang B, Shen L, Nestler EJ (2017) Sex-specific transcriptional signatures in human depression. Nat Med 23(9):1102–1111

Lanz TA, Reinhart V, Sheehan MJ, Sukoff SJ, Rizzo SE, Bove LC, James D, Volfson DA, Lewis RJK (2019) Postmortem transcriptional profiling reveals widespread increase in inflammation in schizophrenia: a comparison of prefrontal cortex, striatum, and hippocampus among tetrads of controls with subjects diagnosed with schizophrenia, bipolar or major depressive disorder. Transl Psychiatry 9:151

Mahajan GJ, Vallender EJ, Garret MR, Challagundla L, Overholser JC, Jurjus G, Dieter L, Syed M, Romero DG, Benghuzzi H, Stockmeier CA (2018) Altered neuro-inflammatory gene expression in hippocampus in major depressive disorder. Prog Neuropsychopharmacol Biol Psychiatry 82: 177–186

Marcinowicz P, Więdłocha M, Zborowska N, Dębowska W, Podwalski P, Misiak B, Tyburski E, Szulc A (2021) A meta-analysis of the influence of antipsychotics on cytokines levels in first episode psychosis. J Clin Med 10(11):2488. https://doi.org/10.3390/jcm10112488

Martins-de-Souza D, Gattaz WF, Schmitt A, Maccarrone G, Hunyadi-Gulyas E, Eberlin MN, Souza GH, Marangoni S, Novello JC, Turck CW, Dias-Neto E (2009a) Proteomic analysis dorsolateral prefrontal cortex indicates involvement of cytoskeleton, oligodendrocyte, energy metabolism and new potential markers in schizophrenia. J Psychiatr Res 43(11):978–986

Martins-de-Souza D, Gattaz WF, Schmitt A, Rewerts C, Maccarrone G, Dias-Neto E, Turck CW (2009b) Prefrontal cortex shotgun proteome analysis reveals altered calcium homeostasis and immune system imbalance in schizophrenia. Eur Arch Psychiatry Clin Neurosci 259(3):151–163

Martinuzzi E, Barbosa S, Daoudlarian D, Ali WBH, Gilet C, Fillatre L, Khalfallah O, Troudet R, Jamain S, Fond G, Sommer I, Leucht S, Dazzan P, McGuire P, Arango C, Diaz-Caneja CM, Fleischhacker W, Rujescu D, Glenthøj B, Winter I, Kahn RS, Yolken R, Lewis S, Drake R, Davidovic L, Leboyer M, Glaichenhaus N, The OPTiMiSE Study Group (2019) Stratification and prediction of remission in first-episode psychosis patients: the OPTiMiSE cohort study. Transl Psychiatry 9:20

Mechawar N, Savitz J (2016) Neuropathology of mood disorders: do we see the stigmata of inflammation? Transl Psychiatry 6:e946

Merikangas AK, Shelly M, Knighton A, Kotler N, Tanenbaum N, Almasy L (2022) What genes are differentially expressed in individuals with schizophrenia? A systematic review. Mol Psychiatry. https://doi.org/10.1038/s41380-021-01420-7

Meyer U, Nyffeler M, Engler A, Urwyler A, Schedlowski M, Knuesel I, Yee BK, Feldon J (2006) The time of prenatal immune challenge determines the specificity of inflammation-mediated brain and behavioral pathology. J Neurosci 26(18):4752–4762

Meyer U, Nyffeler M, Yee BK, Knuesel I, Feldon J (2008) Adult brain and behavioural pathological markers of prenatal immune challenge during early/middle and late fetal development in mice. Brain Behav Immun 22:469–486

Misty M, Gillis J, Pavlidis P (2013a) Genome-wide expression profiling of schizophrenia using a large combined cohort. Mol Psychiatry 18:215–225

Misty M, Gillis J, Pavlidis P (2013b) Meta-analysis of gene coexpression networks in the postmortem prefrontal cortex of patients with schizophrenia and unaffected controls. BMC Neurosci 14: 105

Murphy CE, Shannon Weickert C (2021) A new suspect in the unsolved case of neuroinflammation. Mol Psychiatry 26:7105–7106

Murphy CE, Kondo Y, Walker AK, Rothmond DA, Matsumoto M, Shannon Weickert C (2020) Regional, cellular and species differences of two key neuroinflammatory genes implicated in schizophrenia. Brain Behav Immun 88:826–839

Najjar S, Perlman DM (2015) Neuroinflammation and white matter pathology in schizophrenia: a systematic review. Schiz Res 161(1):102–112

Najjar S, Pearlman DM, Alpers K, Najjar A, Devinsky O (2013) Neuroinflammation and psychiatric illness. J Neuroinflammation 10:43

Omar MN, Youssef M, Abdellatif M (2019) Large-scale differential gene expression analysis identifies genes associated with bipolar disorder in post-mortem brain. bioRxiv. https://doi. org/10.1101/770529

Pacifico R, Davis RL (2016) Transcriptome sequencing implicates striatum-specific gene network, immune response and energy metabolism pathways in bipolar disorder. Mol Psychiatry 22(3):441–449

Pantazatos SP, Huang YY, Rosoklija GB, Dwork AJ, Arango V, Mann JJ (2017) Wholetranscriptome brain expression and exon-usage profiling in major depression and suicide: evidence for altered glia, endothelial and ATPase activity. Mol Psychiatry 22(5):760–773

Prusty BK, Gulve N, Govind S, Krueger GRF, Feichtinger J, Larcombe L, Aspinall R, Ablashi DV, Toro CT (2018) Active HHV-6 infection of cerebellar purkinje cells in mood disorders. Front Microbiol. https://doi.org/10.3389/fmicb.2018.01955

Purves-Tyson TD, Robinson K, Brown AM, Boerrigter D, Cai HQ, Weissleder C, Owens SJ, Rothmond DA, Weickert CS (2020) Increased macrophages and C1qA, C3, C4 transcripts in the midbrain of people with schizophrenia. Front Immunol 11:2002

Purves-Tyson TD, Weder-Stadlbauer U, Richetto J, Rothmond DA, Labouesse MA, Polesel M, Robinson K, Shannon-Weickert C, Meyer U (2021) Increased levels of midbrain immunerelated transcripts in schizophrenia and in murine offspring after maternal immune activation. Mol Psychiatry 26:849–863

Ramaker RC, Bowling KM, Lasseigne BN, Hagenaue MH, Hardigan AA, Davis NS, Gertz J, Cartagena PM, Walsh DM, Vawter MP, Jones EG, Schatzberg AF, Barchas JD, Watson SJ, Bunney BG, Akil H, Bunney WE, Li JZ, Cooper SJ, Myers RM (2017) Post-mortem molecular profiling of three psychiatric disorders. Genome Med 9(1):72

Ren L, Du S, Xu W, Li T, Wu S, Jin N, Li C (2020) Current progress on host antiviral factor IFITMs. Front Immunol 11:543444

Richetto J, Calabrese F, Riva MA, Meyer U (2014) Prenatal immune activation induces maturation-dependent alterations in the prefrontal GABAergic transcriptome. Schizophr Bull 40(2):351–361

Sabunciyan S (2019) Gene expression profiles associated with brain aging are altered in schizophrenia. Sci Rep 9(1):5896. https://doi.org/10.1038/s41598-019-42308-5

Sakai M, Takahashi Y, Yu Z, Tomita H (2016) Microglial gene expression alterations in the brains of patients with psychiatric disorders. Adv Neuroimmune Biol 6:83–93

Sánchez-Navarro A, González Soria I, Caldiño-Bohn R, Bobadilla NA (2020) An integrative view of serpins in health and disease: the contribution of SerpinA3. Am J Physiol Cell Physiol 320:1. https://doi.org/10.1152/ajpcell.00366.2020

Schlaaff K, Dobrowolny H, Frodl T, Mawrin C, Gos T, Steiner J, Bogert B (2020) Increased densities of T and B lymphocytes indicate neuroinflammation in subgroups of schizophrenia and mood disorder patients. Brain Behav Immun. https://doi.org/10.1016/j.bbi.2020.04.021

Sekar A, Bialas AR, de Rivera H, Davis A, Hammond TR, Kamitaki N, Tooley K, Presumey J, Baum M, Van Doren V, Genovese G, Rose SA, Handsaker RE, Schizophrenia Working Group of the Psychiatric Genomics Consortium, Daly MJ, Carroll MC, Stevens B, McCarroll SA (2016) Schizophrenia risk from complex variation of complement component 4. Nature 530:177–183

Shao LM, Vawter M (2008) Shared gene expression alterations in schizophrenia and bipolar disorder. Biol Psychiatry 64:89–97

Siegal BI, Sengupta EJ, Edelson JR, Lewis DA, Volk DW (2014) Elevated viral restriction factor levels in cortical blood vessels in schizophrenia. Biol Psychiatry 76:160–167

Sneeboer MAM, Snijders GJLJ, Berdowski WM, Fernandez-Andreu A, Psychiatric Donor Program of the Netherlands Brain Bank (NBB-Psy), van Mierlo HC, van Berlekom AB, Litjens M, Kahn RS, Hol EM, de Witte LD (2019) Microglia in post-mortem brain tissue of patients with bipolar disorder are not immune activated. Transl Psychiatry 9:153

Sneeboer MAM, van Mierlo HC, Stotijin E, MacIntyre DJ, Smith C, Kahn R, Hol EM, de Witte LD (2020) Increased number of T-lymphocytes in postmortem brain tissue of patients with schizophrenia. Schiz Res 216:526–528

Snijders GJLJ, van Zuiden W, Sneeboer MAM, van Berlekom AB, van der Geest AT, Schnieder T, MacIntyre DJ, Hol EM, Kahn RS, de Witte LD (2020) A loss of mature microglial markers without immune activation in schizophrenia. Glia 69:1251–1267

Takao K, Kobayashi K, Hagihara H, Ohira K, Shoji H, Hattori S, Koshimizu H, Umemori J, Toyama K, Nakamura HK, Kuroiwa M, Maeda J, Atsuzawa K, Esaki K, Yamaguchi S, Furuya S, Takagi T, Walton NM, Hayashi N, Suzuki H, Higuchi M, Usuda N, Suhara T, Nishi A, Matsumoto M, Ishii S, Miyakawa T (2013) Deficiency of Schnurri-2, an MHC enhancer binding protein, induces mild chronic inflammation in the brain and confers molecular, neuronal, and behavioral phenotypes related to schizophrenia. Neuropsychopharmacology 38: 1409–1425

Taller AM, Asher DM, Pomeroy KL, Eldadah BA, Godec MS, Falkai PG, Bogert B, Kleinman JE, Stevens JR, Torrey EF (1996) Search for viral nucleic acid sequences in brain tissues of patients with schizophrenia using nested polymerase chain reaction. Arch Gen Psychiatry 53(1):32–40

Toker L, Mancarci BO, Tripathy S, Pavlidis P (2018) Transcriptomic evidence for alterations in astrocytes and parvalbumin interneurons in bipolar disorder and schizophrenia subjects. Biol Psychiatry 84(11):787–796

Trepanier MO, Hopperton KE, Mizrahi R, Mechawar N, Bazinet RP (2016) Postmortem evidence of cerebral inflammation in schizophrenia: a systematic review. Mol Psychiatry 21:1009–1026

van Kesteren CFMG, Gremmels H, de Witte LD, Hol EM, Van Gool AR, Falkai PG, Kahn RS, Sommer IEC (2017) Immune involvement in the pathogenesis of schizophrenia: a meta-analysis on postmortem brains studies. Transl Psychiatry 7:e1075

Volk DW, Chitrapu A, Edelson JR, Roman KM, Moroco AE, Lewis DA (2015) Molecular mechanisms and timing of cortical immune activation in schizophrenia. Am J Psychiatry 172(11):1112–1121

Wang X, Zhang L, Lei Y, Liu X, Zhou X, Liu Y, Wang M, Yang L, Zhang L, Fan S, Xie P (2014) Meta-analysis of infectious agents and depression. Sci Rep 4:4530

Wang D, Liu S, Warrell J, Won H, Shi X, FCP N, Clarke D, Gu M, Emani P, Yang YT, Xu M, Gandal MJ, Lou S, Zhang J, Park JJ, Yan C, Rhie SK, Manakongtreecheep K, Zhou H, Nathan A, Peters M, Mattei E, Fitzgerald D, Brunetti T, Moore J, Jiang Y, Girdhar K, Hoffman GE, Kalayci S, Gümüş ZH, Crawford GE, PsychENCODE Consortium, Roussos P, Akbarian S, Jaffe AE, White KP, Weng Z, Sestan N, Geschwind DH, Knowles JA, Gerstein MB (2018) Comprehensive functional genomic resource and integrative model for the human brain. Science 362(6420)

Wu JQ, Wang X, Beveridge NJ, Tooney PA, Scott RJ, Carr VJ, Cairns MJ (2012) Transcriptome sequencing revealed significant alteration of cortical promoter usage and splicing in schizophrenia. PLoS One 7(4):e36351

Wu C, Huang BE, Chen G, Lovenberg TW, Pocalyko DJ, Yao X (2019) Integrative analysis of disease land omics database for disease signatures and treatments: a bipolar case study. Front Genet 10:396

Yolken RH, Torrey EF (1995) Viruses, schizophrenia and bipolar disorder. Clin Microbiol Rev 8(1):131–145

Zandi PP, Jaffe AE, Goes FS, Burke EE, Collado-Torres L, Huuki-Myers L, Seyedian A, Lin Y, Seifuddin F, Pirooznia M, Ross CA, Kleinman JE, Weinberger DR, Hyde TM (2022) Amygdala and anterior cingulate transcriptomes from individuals with bipolar disorder reveal downregulated neuroimmune and synaptic pathways. Nat Neurosci 25:381–389

Zhang Y, Catts VS, Sheedy D, McCrossin T, Krill JJ, Shannon-Weickert C (2016) Cortical grey matter volume reduction in people with schizophrenia is associated with neuro-inflammation. Transl Psychiatry 6:e982

第 4 章

孕期感染与成年精神病风险：新英格兰家庭研究的发现

Stephen L. Buka、Younga Heather Lee 和 Jill M. Goldstein

目录

【摘　要】在过去 40 年里，我们团队针对精神分裂症和相关成人精神疾病的产前风险开展了一项独特的研究计划。新英格兰家庭研究是一项长期的前瞻性队列研究，纳入了 1.6 万多名受试者，进行了长达 50 多年的产前跟踪。本章总结了这项工作的几个主要阶段和研究结果，重点介绍了母体产前细菌感染和脑成像方面的最新成果。本章还讨论了重大精神障碍的成因和潜在预防意义。

【关键词】细菌感染；队列研究；胎儿编程；免疫过程；围产期风险；精神病；精神分

S. L. Buka(✉)
Department of Epidemiology, Brown University School of Public Health, Providence, RI, USA
e-mail: stephen_buka@brown.edu

Y. H. Lee
Center for Genomic Medicine, Massachusetts General Hospital, Boston, MA, USA
Departments of Psychiatry and Medicine, Harvard Medical School, Boston, MA, USA

J. M. Goldstein
Departments of Psychiatry and Medicine, Harvard Medical School, Boston, MA, USA
Department of Psychiatry, Massachusetts General Hospital, Boston, MA, USA

Innovation Center on Sex Differences in Medicine, Massachusetts General Hospital, Boston, MA, USA

裂症

　　我们团队针对精神分裂症和相关成人精神疾病的产前风险开展了一项独特的研究计划。本章总结了这项工作的几个主要阶段和研究结果，重点介绍了母体产前细菌感染和脑成像方面的最新成果。

　　我们总结了本课题研究的以下几个阶段：

1. 设定阶段：生育并发症和围产期合作项目的连续性。
2. 最初的血清学研究：产前感染与后代患精神病的风险。
3. 母体免疫反应：潜在的共同途径。
4. 除诊断外，产前免疫暴露对大脑的影响。

1 设定阶段：生育并发症和围产期合作项目的连续性

　　流行病学家 Benjaminpasamanick 和 Abraham Lilienfeld 在妊娠和分娩并发症（PDCs）对多种儿童神经精神疾病(如脑瘫、癫痫、阅读障碍)病因中的潜在作用方面做出了早期开创性研究，影响至今。他们根据多项病例对照研究，发现产前并发症在一系列疾病中更为常见，且关联性强弱不一。在此基础上，他们提出（Pasamanick 等，1956）"……生育并发症像是一个连续的过程，最严重的是死亡，之后严重程度可能依次为脑瘫、癫痫、智力缺陷，甚至可能是行为障碍"。早期研究为了验证这一精神疾病假说，他们尝试采用了病例对照设计，将接受治疗的精神疾病病例与住院、兄弟姐妹或人群对照进行比较，但这种方法存在明显的局限性（Buka 等，1988）。简言之，这些限制包括以下几个方面：①异常的对照组；②非标准化的诊断程序导致精神疾病分组过于宽泛和不确定；③在"PDCs"的主题下纳入了大量异质性的产妇、产科和婴儿事件；④病例和对照组的产科记录不能直接进行比较（Buka 等，1993）。

　　大约在同一时间，美国国立卫生研究院开展了一项重要的纵向调查——国家围产期合作项目（CPP），他们树立了一个宏大的目标，即确定产前、围产期和幼儿期对儿童神经行为发育产生不利影响的条件和机制。该项目采用单一研究设计，要求通过前瞻性观察以及对数千名孕妇从婴儿出生后的头 7 年进行检查，系统地收集数据。研究结束时，该研究在 1959 至 1966 年间从美国 12 个研究地点共纳入了 55908 名新生儿，同时对纳入队列研究的孕期组母亲进行了深入研究，并在婴儿出生后的头 7 年对其身体、行为和认知发展进行了评估（Niswander and Gordon，1972；Klebanoff 等，1998b）。除了详细的临床评估外，还从母亲身上采集了大约 80 万份血清样本，并储存在一个储存库中，以备进一步分析。Mark Klebanoff 博士在维护这一宝贵的国家资源方面发挥了至关重要的作用（Klebanoff 等，1998a）。

　　该研究的一个独特之处在于，在任何特定时间记录的数据都不会因为参考先前事件或后续发展而产生偏差。因此，样本中包含了多方面信息，包括妊娠状况、年龄、种族、社会经济地位、人口特征、出生创伤、产妇状况等方面的信息。总之，参与调查的儿童既包括已知患有染色体异常、代谢异常和神经系统疾病的儿童，也包括未知出生缺陷或疑似出生缺陷的婴儿。Niswander 和 Gordon（1972）、Broman 等（1975、1985）以及 Nichols 和 Chen（1981）对 CPP 的主要研究结果进行了总结。这些著作探讨了宪法和环境事件对各种出生和早期生活结局的相对作用。许多出版物研究了与特殊儿童神经精神障碍相关的前因因素［参看 Torrey 等，（1975）］。

CPP 的新英格兰队列纳入了约 17000 名孕妇，对感染的作用、免疫机制和晚期精神障碍进行了前瞻性研究。其中这些孕妇包括在罗得岛州普罗维登斯市登记的约 4000 名孕妇和在马萨诸塞州波士顿登记的约 13000 名孕妇。我们的第一项主要研究（"普罗维登斯 1000"）选择了 500 名在罗得岛州普罗维登斯出生、患有中度围产期并发症的婴儿和 500 名病例对照对象。通过标准化的精神评估，CPP 小组对这些平均年龄为 23 岁的人群进行了访谈（Buka 等，1993）。结果显示，围产期并发症一般不会增加患精神疾病的风险，但有两个例外：出生时胎儿长期缺氧的婴儿患认知障碍和精神障碍（包括精神分裂症）的风险略有升高。在斯坦利医学研究所的早期资助下，这些最初的研究发现在接下来的 25 年中引发了大量的研究工作（Buka 等，1988，1993，1999，2001a，b；Goldstein 等，2000，2010；Anastario 等，2012），主要集中在对精神分裂症和其他精神病的探究。

关于围产期并发症、孕期感染和精神病家族史的综合影响的研究目前正在进行，该研究包括一项"高风险"研究，研究对象是 700 多名有精神病治疗史的 CPP 父母和配对的未受影响的对照组父母；以及一项巢式病例对照研究，纳入对象是约 200 名被诊断为精神分裂症、双相情感障碍和其他精神病的 CPP 后代、他们未受影响的兄弟姐妹和配对的未受影响的对照受试者（Buka 等，2013）。精神分裂症研究的病例对照首次使用了储存的母体血清样本，并将其与成年后的精神病结局联系起来。（Buka 等，2001a，b）——（下文第 2 节）。这些精神分裂症项目目前包括 1000 多名患有或未患有精神病的 CPP 队列成员，并纳入了详细的临床诊断、神经心理学、结构和功能成像流程（Thermenos 等，2005；Goldstein 等，2010；Seidman 等，2013）（下文第 3 节）。

2　最初的血清学研究：产前感染与后代患精神病的风险

作为最初的围产期合作项目的一部分，该项目方案包括在整个孕期收集和储存母体血清样本，以及收集婴儿出生时的脐带血清样本。通过与美国国立卫生研究院（NIH）的科学家合作，这些样本促成了对后来的精神分裂症和其他精神病的潜在传染因子风险的首次直接测试（Buka 等，2001a）。利用上述纵向随访研究，我们最初的研究是一个巢式病例对照研究，研究对象包括 27 名临床确诊的精神分裂症（13 人）、类精神分裂症（1 人）、具有精神病特征的双相情感障碍（2 人）、短暂性精神障碍（3 人）和未另行说明的精神病（8 人）的成年人；以及 54 名未受影响的对照者，他们的性别、种族和出生日期均匹配。经过培训的诊断访谈员使用《精神疾病诊断和统计手册》第四版（DSM-Ⅳ）中结构化临床访谈（Buka 等，2001a）的内容对受访者进行访谈。然后，合格的诊断人员（2 名临床心理学家和 2 名成人精神病学家）根据访谈数据和病历审查（First，1997），按照 DSM-Ⅳ 标准完成最佳估计的诊断共识。

每位研究受试者都要在美国国立卫生研究院的储存库中留存孕期最后一次采集的母体血样（通常在母亲分娩新生儿时采集）。总 IgG、IgM、IgA 和白蛋白的水平是通过激光速率浊度测定法测量的（Fink 等，1989）。每个样本的免疫球蛋白水平都要分析绝对浓度（以 mg/分升为单位）以及免疫球蛋白浓度与白蛋白浓度的比值（免疫球蛋白 / 白蛋白比值），从而控制与妊娠期间可能出现的血液稀释（Ailus，1994）或样本储存期间可能出现的蒸发差异有关的个体差异。巨细胞病毒、风疹病毒、弓形虫、人类细小病毒B19、单纯疱疹病毒1型（HSV-1）、单纯疱疹病毒2型（HSV-2）病毒体抗原和沙眼衣原体的特异性IgG抗体水平是通过固相酶联免疫法测定的（Ashley等，1998）。固相酶联免疫法能够测定HSV-2型特异性糖蛋白gG-2的IgG抗体（Ashley等，1998）。使用克隆和表达在杆状病毒中的固相病毒样颗粒，免疫测定法能够测定人类乳头瘤病毒16型抗体（Viscidi等，1997）。所有样本均用代码进行分析，进行测定工作的实验室并不知道研究对象的临床状况。

研究结果显示，在不同精神病病例中，分娩时母体血清IgG和IgM明显升高。母体血清IgA类抗体水平没有明显差异，这表明研究结果主要与全身性免疫反应有关，而非黏膜免疫反应。当IgG或IgM浓度以毫克每分升表示或以免疫球蛋白/白蛋白比值表示时，差异就很明显了。这些研究结果表明，这些差异不太可能是由不同的血液稀释或样本蒸发造成的（Ailus，1994）。正如我们当时所评论的，"IgG和IgM类抗体都是在感染后产生的"，IgM免疫球蛋白通常在全身感染后几天内产生，并可在几个月内检测到，而IgG免疫球蛋白在初次感染后1~3周内产生，并可在几年内检测到。因此，总免疫球蛋白水平的升高与随后的精神病之间的关联性客观上证实了之前的研究结果，这些研究发现了孕期临床感染病史与后代精神分裂症发病之间存在相关性。

此外，我们还观察到，在病毒抗原和gG2 HSV-2检测中，母体HSV-2 IgG抗体水平与后代的精神疾病进展显著相关。然而，并非所有病例系列中免疫球蛋白水平的升高都是由于HSV-2感染导致的。在总IgG抗体水平升高［定义为高于对照样本平均值1个标准差（SD）以上］的13例病例中，有5例（38%）的HSV-2抗体水平也升高。我们指出："免疫球蛋白水平升高与HSV-2抗体水平升高之间的关系应在其他人群研究中加以探讨。"

我们用更大的样本量重复出了上述结果，我们的研究共纳入了200例病例和55例匹配的未受影响对照（Buka等，2008）。在新英格兰队列中，我们纳入了89例新发现的病例，这些病例之前从未被分析——33例精神分裂症、6例分裂情感性障碍-抑郁型、7例其他非情感性精神病；以及43例情感性精神病，包括14例分裂情感性障碍-双相型、22例具有精神病特征的双相障碍、4例具有精神病特征的抑郁症和3例未分型精神病。在这项工作中，我们与Tyrone Cannon教授进行了合作，他曾在宾夕法尼亚州费城的CPP队列中开展过类似的工作。这些研究人员利用全市范围内的精神病学数据库，确定了339名曾接受治疗并被诊断为某种形式的精神病性障碍的研究对象的后代。研究人员找到并回顾了其中144人的精神病临床记录。六名经验丰富的诊断人员进行了病历回顾。诊断程序遵循DSM-Ⅳ标准，有111人被确诊为精神分裂症或其他精神病。其中包括69例精神分裂症精神病（包括60例精神分裂症和9例分裂情感性障碍-抑郁型）和42例情感性精神病（包括7例分裂情感性障碍-双相型、11例双相情感障碍伴精神病特征、21例抑郁症伴精神病和33例未分型精神病）。

通过这一大型病例系列研究，我们再次发现，HSV-2感染的血清学数据与成年后代随后患上精神分裂症和其他精神病之间存在显著的统计学相关性。母亲的血清学数据显示与正常人相比，感染了HSV-2的后代患精神病的优势比为1.6（95%置信区间[CI]：1.1~2.3）。这种风险在精神分裂症中略高（优势比=1.8），而在情感性精神病中略低（优势比=1.3），但两者差异未达到统计学显著性。正如我们当时所指出的，"这些效应量相当于既往报道的与精神分裂症有关的特定基因多态性的效应大小"（Gilbody 等，2007）。

　　既往感染 HSV-2 的血清反应阳性样本比例（约 25%）远高于精神病的发病率。因此，HSV-2 病毒感染本身不太可能会对发育中的胎儿产生影响，进而导致后期出现的精神障碍。相反，我们提出假设，那些曾经感染过 HSV-2（表现为孕晚期 IgG 抗体升高）的女性，如果在妊娠期间也暴露于可能导致再次感染病毒的环境中，其存活后代患精神病的风险可能会特别高。我们发现了与再次暴露于 HSV-2 相关或可作为再次暴露于 HSV-2 的两个替代变量：性交频率（Guinan 等，1985）和未使用屏障避孕器（Vontver 等，1982）。性交频率是由孕妇在妊娠中期直接报告的，它提供了最有力的证据来证明 HSV-2 与后代精神病之间的相关性会发生效应修正（OR 2.6，95% CI 1.4 ～ 4.6）。研究并未对孕期使用屏障避孕药进行评估。然而，避孕措施的替代措施（妊娠前使用避孕药具的历史）具有一定的效应修正（OR 2.0，95% CI 1.2 ～ 3.2）。值得注意的是，HSV-2 阳性女性如果曾有过避孕史，并且在妊娠期间性交频率较低，则其后代罹患精神病的风险不会升高。相反，HSV-2 血清阳性、无避孕史且报告孕期性交频率较高的女性，其后代患精神病的风险将增加约四倍。该研究结果纠正了民族、少数群体和研究地点偏差，均得出一致结果。我们因此认为这些研究发现能够支持我们提出的假设：即之前感染过 HSV-2 的人再次接触病毒和 / 或病毒被激活，会影响后代患精神障碍的风险。其他生活方式问题或与孕前和孕期性行为相关的未测量变量也可能是导致这些结果的原因。

　　我们还发现，Brown 等人（2006）使用储存的母体血清对这一主题进行了一项同期调查报告，结果提示 HSV-2 与后代精神病之间没有相关性。研究结果的差异性可能是由于样本人口统计学、诊断构成和有限样本量所导致的。例如，在目前的调查中，HSV-2 暴露与后代精神病之间的相关性在非裔美国人中比在白种人中更为明显。这在很大程度上可能是由于美国黑人的 HSV-2 血清阳性率更高（Kimberlin，2004），在当前样本中也是如此。由于 HSV-2 血清阳性的基本比值仅为 7.2%，因此想要在目前的样本以及在其他以白人为主的样本中检测到白种人和对照受试者差异的能力比较有限。

3　母体免疫反应：潜在的共同途径

　　我们在早期的研究中就已经发现，多种产前状况会增加新生儿日后患精神分裂症的风险，异常的免疫活动可能是一个共同的致病通路。在我们发现 HSV-2（对弓形虫的研究也略有发现）之前，也有一些关于流感的重要研究。这些研究大多采用生态学设计，探究了 1957 年 A2 流感流行数年后精神分裂症的发病率。最初的研究队列发现，受试者在妊娠中期接触到 A2 流感人群，精神分裂症的发病率有所上升（Mednick 等，1994），随后又进行了正反两方面的重复研究（Brown 等，2000）。总体而言，这些研究表明，产前和围产期感染及其他环境因素可能会对婴儿大脑发育产生负面影响，增加其日后患上精神分裂症的风险，尤其是遗传易感人群风险更高（Wright 等，1993；Weinberger，1995；Yolken and Torrey，1995；Jones and Cannon，1998；Torrey and Yolken，1998）。

　　为了进一步评估这一假说，我们进行了一项早期研究，调查了一组关键的母体细胞因子（IL-1β、IL-2、IL-4、IL-8 和 TNF）与成年后代罹患精神病的相关性（Buka 等人，

2001b）。研究中纳入了 27 例病例和 54 例对照，我们发现，出生时在母体血清中测量到的 TNF 水平升高与后代的精神分裂症和相关精神病有关。TNF 超过对照样本第 75 百分位数的受试者患精神病的优势比为 2.4。母体抗体超过第 90 百分位数的受试者患精神病的优势比为 5.7。

研究者后来在样本量更大的精神病病例和对照样本中重复了 TNF 的研究结果，并将结果扩展到了 IL-6（Goldstein 等，2014）。我们利用巢式病例对照设计和前瞻性收集的产前母体血清，研究了细胞因子 IL-1β、IL-6、TNF、IL-10 和趋化因子 IL-8 与来自新英格兰 CPP 的 103 例病例和 102 例健康对照中精神病（和单纯精神分裂症）的性别依赖性风险之间的关系。病例组和对照组之间的比较分析包括非参数检验和基于偏差亚组的校正广义估计方程模型。虽然病例组和对照组的细胞因子 / 趋化因子水平总体上没有明显差异，但按性别和精神病亚型（双相情感障碍和精神分裂症）进行分层分析时，两组则出现显著差异。男性精神分裂症患者的 TNF 水平较高（1.8pg/mL vs. 3.9pg/mL，KSa=1.5，P=0.02），而女性精神分裂症患者的 TNF 水平则明显低于对照组（1.8pg/mL vs. 4.0pg/mL，KSa=1.4，P=0.04），而双相精神病患者则没有出现这种差异。该结论与我们此前研究结果一致，因为我们此前研究纳入的研究对象主要以男性为主。

此外，母体产前暴露于 IL-6 和 IL-6/IL-10 对精神病风险的影响更大。（注：IL-6/IL-10 是促炎细胞因子 IL-6 与抗炎因子 IL-10 之比，这一比值用于评估 IL-6 的功能性影响）。与对照组或情感性精神病患者相比，患有精神分裂症的男性和女性的母体 IL-6 暴露水平更高，但与对照组相比，男性的效应要比女性大得多，也显著得多［男性：（2.8pg/mL vs. 1.3pg/mL，Z=2.3，P=0.02；IL-6/IL-10：1.5pg/mL vs. 0.7pg/mL，Z=2.0，$P < 0.05$）；女性：（2.1pg/mL vs. 1.5pg/mL，Z=0.6，P=NS）］。当我们单独设置一个母体 IL-6 暴露量第 75 百分位数的偏离亚组时（OR 75=3.2，95% CI：1.1，9.2），这一结论仍然成立。IL-6 暴露还与情感淡漠［Pearson r=0.47（$P < 0.05$）］、注意力不集中（r=0.48，$P < 0.05$）、阅读理解能力较低（r=-0.96，$P < 0.001$）和言语智商较低（r=-0.79，$P < 0.10$）显著相关，尤其是在男性群体中（Goldstein 等，2014）。

与男性精神分裂症患者一样，男性情感性精神病（AP）患者的 IL-6/IL-10 水平也明显高于对照组（1.5pg/mL vs. 0.7pg/mL，Z=2.1，P=0.03），部分原因是 AP 患者的母体 IL-10 水平较低（1.4pg/mL vs. 2.4pg/mL）。然而，患有 AP 的女性（与男性相反）并没有受到母体 IL-6 暴露的影响。

人源 TNF 是一个含有 233 个氨基酸的非糖基化多肽，在人类对感染的免疫反应中起着核心作用。我们发现，母体 TNF 水平的升高与妊娠晚期的感染史有关，尤其是男性。孕期感染史是在队列研究中记录的，不会出现回忆偏差。因此，母体感染很可能是导致母亲体内 TNF 水平升高的主要原因之一。这一发现与其他有关孕期母体 TNF 水平的研究结果一致。例如，母体 TNF 水平升高与绒毛膜羊膜炎（Saji 等，2000）、复发性流产（Mallmann 等，1991）和早产（Güçer 等，2001）有关。羊水中 TNF 水平的升高与胎儿感染（Baud 等，1999）和胎膜早破（Zhang 等，2000）有关。此外，胎儿大脑 TNF 表达升高与脑室周围白质软化有关（Yoon 等，1997）。在动物模型中，TNF 水平被证明是母体感染与新生儿脑异常之间的主要关联之一（Urakubo 等，2001）。TNF 水平异常也与精神分裂症有关，包括精神分裂症与 TNF 基因的多态性存在相关性（Boin 等，2001），以及首次发作的精神分裂症患者外周血中 TNF 水平升高（Theodoropoulou 等，2001）。

IL-6 可在大脑性分化的关键时期穿过血脑屏障（Dahlgren 等，2006），这表明性别对大脑发育有潜在影响。动物模型证实，给妊娠的小鼠注射 IL-6 会改变后代的行为和大脑皮层区域，但后代性别差异是否有影响并未研究。在妊娠中期给药，IL-6、IL-1β 和 TNF 会减少额叶皮质树突的数量和长度（Marx 等，2001；Gilmore 等，2004），并在精神病动物模型中诱导前脉冲抑制和潜伏抑制（Smith 等，2007）。同样，通过外周注射多聚肌苷酸：多聚胞苷酸（poly I：C；一种合成的双链 RNA 分子，可诱导流感样免疫反应）或脂多糖（LPS；一种细菌细胞壁成分，也可诱导固有免疫反应）来模拟妊娠啮齿动物的感染，也会对后代产生持久的影响，如羊水和胎盘中 IL-6 水平的升高（Urakubo 等，2001；Gilmore 等，2003）。以及后代出现行为缺陷（Zuckerman 和 Weiner，2003）。啮齿类动物研究表明，妊娠期注射 IL-6 会对后代记忆 / 工作记忆回路有特殊影响（Sparkman 等，2006），还会造成精神分裂症缺陷，尤其是我们的研究中男性患者更为显著（Goldstein 等，1998；Abbs 等，2011），并与产前感染有关（Brown 等，2009）。这也与我们的研究结果一致，我们的研究结果表明，尤其是母体受到感染的男性后代，表现出更多的负面症状（特别是情感淡漠）和特殊的认知障碍（语言表达能力、智商和注意力）。多项动物研究与其他临床研究表明，与健康对照组相比，精神分裂症病例的成年 IL-6 和 TNF 水平异常（Ganguli 等，1994；Müller 等，1997；Patterson，2009；Watanabe 等，2010；Twohig 等，2011）。我们的研究强调了性别和精神病类型对理解文献中不同研究结果差异的影响的重要性。

虽然我们研究并未找到明确的机制，但发现了多条机制通路能够通过调控细胞因子水平影响后代大脑发育，其中具体的机制取决于暴露的时间。这些机制包括神经生长因子失调、树突连接缺失、白质连接、细胞凋亡、神经递质失调以及影响胎儿发育期间大脑的健康性分化和大脑老化的激素失调（Goldstein 等，2014）。

4 除诊断外，产前免疫暴露对大脑的影响

到目前为止，我们已经讨论了产前免疫应激对精神病患病风险的影响，以及性别因素和精神病类型对精神病造成的具体影响。然而，我们还需要了解母体免疫暴露是如何传递到胎儿大脑发育的，以及具体是哪一大脑区域会受到影响，并且影响会持续数年和精神病风险相关联。既往的动物研究表明，母体的产前免疫应激会影响多年后胎儿的特定脑回路和行为。其中，包括记忆和工作记忆回路的认知缺陷（Sparkman 等，2006）、额叶皮质和海马脑区（Gilmore 等，2004；Sparkman 等，2006）以及不良应激唤醒 / 反应抑制控制失调（Smith 等，2007）。然而，除了我们的研究小组（Goldstein 等，2021）和其他一些研究（Gilmore 等，2004；Ellman 等，2010；Kalmady 等，2014）之外，很少有研究拥有前瞻性数据能够绘制后期精神障碍患者与健康对照组对比的发病轨迹。新英格兰 CPP 队列的独特之处在于，我们可以研究过去几年中精神病和抑郁症患者出现的这些问题。在最近的两项研究中，我们报告了母体免疫暴露对精神病患者不良应激反应和记忆回路的影响。

面对不良应激出现的反复和长期不良反应与许多慢性疾病（包括精神疾病）的患病风险增加有关。在胎儿子宫发育期内干扰应激反应回路是导致疾病产生的重要原因，其中包括慢

性疾病产前应激模型。参与应激反应系统的大脑回路包括下丘脑、杏仁核和脑干导水管四周灰质的唤醒，以及皮质区域（内侧前额叶皮质、眶额叶皮质和前扣带回皮质）和海马对唤醒的抑制性控制。这些区域能够调控对不良应激的反应，其中包括类固醇激素（如糖皮质激素和性腺激素）和免疫生理反应。免疫反应包括调控 TNF 和 IL-6 水平（我们发现这两种物质与精神分裂症风险密切相关），这两种细胞因子受体在下丘脑室旁核、海马和垂体腺中表达最为密集。母体产前免疫暴露如 TNF 和 IL-6 的释放会影响胎儿发育，部分原因是刺激胎盘分泌促肾上腺皮质激素释放激素，从而影响胎儿的糖皮质激素功能［通过下丘脑垂体肾上腺（HPA）轴］（Zuloaga 等，2012；Beijers 等，2014），这也被称为应激反应回路。研究者们认为这一连串事件会长期影响后代的大脑健康。

在我们之前的一项研究中，我们纳入了 80 名成年后代，通过使用新英格兰 CPP，我们随访追踪了他们从胎儿期到中年阶段，利用功能磁共振成像技术研究了母体血清中子宫内促炎细胞因子的浓度（在妊娠晚期开始时提取）是否与 45 年后调节不良应激和免疫功能的特定脑区的活动异常有关，以及这种情况是否因后代的性别而异。这 80 名成年后代包括被诊断患有精神分裂症、双相情感障碍的患者或健康对照。我们预测，母体产前血清中促炎细胞因子的异常浓度与后代应激唤醒区（如下丘脑）的过度活跃和应激反应抑制区（尤其是海马区）的活动减退有关。其中一部分原因是海马对下丘脑具有负反馈调节作用，而且这两个脑区 TNF 和 IL-6 受体最丰富，我们之前就发现这两种细胞因子与精神病风险显著相关（Goldstein 等，2014）。

利用我们使用了超过 15 年的 fMRI 方法来诱导不良应激反应，结果表明在子宫内解除促炎细胞因子与 45 年后在对不良应激刺激做出反应时下丘脑和海马的大脑活动性和连接性出现的性别差异显著相关（Goldstein 等，2021）。母体较低的 TNF 水平与男女两性较高的下丘脑活动和仅男性较高的下丘脑与前扣带回之间的功能连接性显著相关。产前较高水平 IL-6 与较高的海马活动显著相关，但这仅对女性成立。在研究 IL-10 的抗炎作用时，TNF/IL-10 的比值与具有性别差异的海马活动和下丘脑功能连接性有相关关系。此外，母体较高水平的 IL-6 与海马的活动减退有关，再次表明海马抑制下丘脑唤醒（负反馈）的能力较弱。总之，研究结果表明，母体子宫内促炎细胞因子的异常水平以及促炎细胞因子与抗炎细胞因子之间的平衡影响后代的大脑发育，但这种影响具有性别二态性且在整个生命周期中持续存在，与诊断无关。然而，这种失调模式在男性和女性后代中的表现不同，部分原因是母体在子宫内的抗炎反应和产前暴露的时间不同。

新的研究（如下所述）进一步扩展了我们之前关于产前母体免疫应激对后代大脑结构和功能影响的工作，尤其主要探究记忆回路的结构异常，这是精神分裂症的一个关键性认知异常。目前已经提出了几种结构成像方法来研究大脑网络内部和大脑网络各区域之间的关联（Labouesse 等，2015；Chukwurah 等，2019）。其中，基于协方差建模的技术特别适用于对包括阿尔兹海默病和精神分裂症在内的多种神经精神疾病（Seeley 等，2009；Abbs 等，2011；Alexander-Bloch 等，2013；Liu 等，2021）。在这些文献中，包括我们课题组发表的研究精神分裂症患者工作记忆回路内各区域协方差的性别差异的文章（Abbs 等，2011）以及最近的性别和生殖状况的相关文献（Seitz 等，2019）。这种分析方法基于一个基本假设：功能网络中的大脑区域是通过共享的神经发育和功能过程连接起来的，因此，适合将这些区域作为一个网络进行分析，而不是独立分析。我们的研究小组利用协方差结构模型探讨了中年早期工作记忆回路的容积异常与成年精神病的关系。

近期研究的第二个创新点是关注孕期细菌感染。尽管已知由于妊娠期间的生理变化和免疫抑制（Mikhail and Anyaegbunam，1995），细菌感染在孕妇中的发病率很高（如尿路感染、菌尿症和细菌性阴道炎），但有关细菌感染与继发性精神病的研究却相对有限（Brown 等，2000；Babulas 等，2006；Sørensen 等，2009）。一些研究（Cook 等，1976；Broman，1987；McDermott 等，2000；Lee 等，2020b），包括我们自己的研究（Lee 等，2020b），都报告了孕期细菌感染对后代幼儿期神经发育的持久影响。此外，我们最近的研究成果表明，后代产前受到细菌感染也可能会增加成年后患精神病的风险。在这项研究中，产前受到细菌感染的受试者被诊断为精神分裂症和相关精神病的风险是未受到细菌感染者的 2 倍（调整后的优势比 [aOR]=1.8，95% 置信区间 [CI]=1.2 ～ 2.7），感染的严重程度和后代的性别也会影响最终的临床结局（Lee 等，2020a）。例如，多系统细菌感染（aOR=2.9，95% CI=1.3 ～ 5.9）的影响几乎是病情较轻的局部细菌感染（aOR=1.6，95% CI=1.1 ～ 2.3）的两倍。此外，男性受试者曾在母体内受到任何细菌感染后出现精神病的概率明显高于女性受试者（性别交互 p= 0.018）。

最近的研究将细菌感染对罹患精神病风险的影响扩展到了对调节记忆的特定脑回路的影响。我们招募了 46 ～ 53 岁的 NEFS 后代，并对他们完成了临床、认知和神经心理学评估以及功能性和结构性磁共振成像（MRI）操作。其中，我们找到了由 168 名 NEFS 受试者（53% 为女性）组成的亚组，他们接受了 MRI 高分辨率 T1 序列的 1.5T 全身扫描。精神病组和对照组的受试者通过后代性别、母亲种族和民族、母亲教育程度、出生季节、父母精神疾病史、父母社会经济地位和核磁共振扫描时的年龄等方面进行匹配。

研究对象的脑区包括背外侧前额叶皮层、海马、海马旁回、顶下小叶、顶上小叶和尾部前扣带回皮层。在比较成年精神病患者和后代性别的体积差异时，男性患者的海马体积明显小于男性对照组和女性患者，这与我们之前的研究结果（Goldstein 等，2002）以及其他人的研究结果（Exner 等，2008；Adriano 等，2012）一致。关于产前接触细菌感染，与未接触者相比，接触者的海马体积较大，尤其是右半球，这也与之前的海马研究结果一致（Ellman 等，2010）。

然后，我们使用 Box's M 检验（Box，1949）和 Jennrich 检验（Jennrich，1970）比较了成年精神病患者工作记忆回路体积测量的协方差矩阵。如表 4-1 所示，我们发现表明成人精神病状态存在差异，尤其是在右半球（Box's M test：χ^2=39.46，P=0.01；Jennrich's test：χ^2=38.70，P=0.00）。对右半球相关系数的事后分析表明，成人精神病的协方差差异与海马、海马旁回和顶下小叶的关系最为密切（见表 4-2）。精神病患者顶下小叶的平均体积与海马旁回的平均体积呈显著的负相关关系 {Pearson 相关系数（r），95% 置信限：0.57［0.25，0.77］}；与海马体积呈中度正相关（r=-0.69［-0.86，-0.44］）。最后，我们比较了产前细菌感染暴露的协方差矩阵，发现有证据表明右半球的协方差矩阵存在差异（Box's M test：29.11，P=0.11；Jennrich's test：χ^2=27.30，P=0.03）。对右半球相关系数的事后分析表明，产前细菌感染暴露的协方差与海马旁回、顶上小叶和背外侧前额叶皮层之间的关系有关（见表 4-3）。在受到细菌感染的个体中，海马旁回的体积与顶上小叶的体积呈中等程度的正相关（r=0.41[0.05，0.67]），与背外侧前额叶皮层的体积呈较强的负相关（r=-0.76［-0.86，-0.57］），而未受到细菌感染的个体则不存在相关关系。

表 4-1　Box's M 和 Jennrich 检验对成人精神病和产前细菌感染的协方差和相关矩阵的总体差异

	Box's M Jennrich		Jennrich	
	x^2	p	x^2	p
成人精神病				
均值	30.90	0.08	33.74	0.00
左半球	24.70	0.26	22.76	0.09
右半球	39.46	0.01	38.70	0.00
产前细菌感染				
均值	31.70	0.06	22.24	0.10
左半球	40.09	0.01	19.84	0.18
右半球	29.11	0.11	27.30	0.03

表 4-2　精神病病例与对照组感兴趣区（ROIs）右半球体积之间的皮尔逊相关系数

	成人精神病		检验统计量
	患者组	对照组	
皮尔逊相关性和 95% 的偏差校正和加速（BCa）bootstrap 置信区间			
海马 - 海马旁回	0.19（-0.23, 0.57）	0.11（-0.05, 0.25）	$Z=0.38, P=0.70$
海马 - 顶上小叶皮层	-0.11（-0.47, 0.27）	-0.11（-0.24, 0.03）	$Z=0.02, P=0.98$
海马 - 顶下小叶皮层	**0.57（0.25, 0.77）**	**0.04（-0.14, 0.20）**	**$Z=2.70, P=0.01$**
海马 - 尾状前扣带回皮层	0.27（-0.19, 0.64）	0.01（-0.18, 0.17）	$Z=1.19, P=0.23$
海马 - 背外侧前额叶皮层	0.26（-0.26, 0.64）	0.03（-0.14, 0.19）	$Z=1.03, P=0.30$
海马旁回 - 顶下小叶皮层	**-0.69（-0.86, -0.44）**	**-0.05（-0.21, 0.09）**	**$Z=3.55, P<0.01$**
海马旁回 - 顶上小叶皮层	0.01（-0.37, 0.49）	-0.02（-0.17, 0.15）	$Z=0.16, P=0.87$
海马旁回 - 尾状前扣带回皮层	-0.14（-0.44, 0.10）	-0.08（-0.25, 0.09）	$Z=0.26, P=0.79$
海马旁回 - 背外侧前额叶皮层	0.09（-0.50, 0.55）	-0.19（-0.35, -0.03）	$Z=1.26, P=0.21$
顶上小叶皮层 - 顶下小叶皮层	-0.18（-0.50, 0.23）	-0.08（-0.24, 0.09）	$Z=0.44, P=0.66$
顶上小叶皮层 - 尾状前扣带回皮层	0.24（-0.16, 0.57）	-0.14（-0.27, 0.01）	$Z=1.69, P=0.09$
顶上小叶皮层 - 背外侧前额叶皮层	-0.17（-0.63, 0.38）	-0.08（-0.26, 0.13）	$Z=0.41, P=0.68$
顶上小叶皮层 - 尾状前扣带回皮层	0.27（0.00, 0.57）	-0.11（-0.27, 0.09）	$Z=1.73, P=0.08$
顶上小叶皮层 - 背外侧前额叶皮层	0.07（-0.51, 0.56）	-0.09（-0.23, 0.05）	$Z=0.71, P=0.48$
尾状前扣带回皮层 - 背外侧前额叶皮层	-0.07（-0.35, 0.30）	0.01（-0.13, 0.15）	$Z=0.35, P=0.73$

表 4-3　暴露者和未暴露者右半球感兴趣区（ROI）体积之间的皮尔逊相关系数

	产前细菌感染		
	暴露	为保护	检验统计量
皮尔逊相关性和 95% 的偏差校正和加速（BCa）bootstrap 置信区间			
海马 - 海马旁回	0.09（−0.32, 0.41）	0.04（−0.12, 0.19）	$Z=0.26, P=0.80$
海马 - 顶上小叶皮层	0.05（−0.36, 0.52）	−0.14（−0.28, 0.01）	$Z=0.91, P=0.36$
海马 - 顶下小叶皮层	0.17（−0.38, 0.55）	−0.01（−0.20, 0.19）	$Z=0.87, P=0.38$
海马 - 尾状前扣带回皮层	−0.26（−0.58, 0.08）	0.00（−0.17, 0.17）	$Z=1.32, P=0.19$
海马 - 背外侧前额叶皮层	−0.05（−0.40, 0.34）	0.05（−0.16, 0.20）	$Z=0.50, P=0.62$
海马旁回 - 顶下小叶皮层	0.22（−0.12, 0.56）	−0.07（−0.26, 0.09）	$Z=1.44, P=0.15$
海马旁回 - 顶上小叶皮层	**0.41（0.05, 0.67）**	**−0.09（−0.22, 0.04）**	**$Z=2.54, P=0.01$**
海马旁回 - 尾状前扣带回皮层	0.02（−0.37, 0.44）	−0.09（−0.28, 0.09）	$Z=0.52, P=0.60$
海马旁回 - 背外侧前额叶皮层	**−0.76（−0.86, −0.57）**	**−0.16（−0.33, 0.03）**	**$Z=4.04, P<0.01$**
顶上小叶皮层 - 顶下小叶皮层	0.04（−0.23, 0.35）	−0.08（−0.23, 0.08）	$Z=0.56, P=0.57$
顶上小叶皮层 - 尾状前扣带回皮层	−0.06（−0.36, 0.26）	−0.07（−0.21, 0.07）	$Z=0.05, P=0.96$
顶上小叶皮层 - 背外侧前额叶皮层	−0.22（−0.52, 0.22）	−0.19（−0.36, −0.01）	$Z=0.11, P=0.91$
顶下小叶皮层 - 尾状前扣带回皮层	−0.08（−0.30, 0.24）	−0.15（−0.28, 0.00）	$Z=0.32, P=0.75$
顶下小叶皮层 - 背外侧前额叶皮层	−0.34（−0.60, 0.05）	−0.06（−0.19, 0.08）	$Z=1.42, P=0.15$
尾状前扣带回皮层 - 背外侧前额叶皮层	−0.03（−0.45, 0.31）	0.03（−0.12, 0.17）	$Z=0.29, P=0.77$

与临床前研究一样，海马与顶下小叶、背外侧前额叶皮层（Seltzer and Van Hoesen，1979）和前扣带皮层（Barbas andpandya，1989；Sesack 等，1989）相连。此外，顶下小叶与背外侧前额叶皮层和前扣带皮层直接相连（Makris 等，2005），海马旁回与海马和其他皮层区域相连（Makris 等，2005）。由于海马为背外侧前额叶皮层提供了重要的输入（Goldman-Rakic 等，1984），而且新生儿海马区损伤会诱发青春期后前额叶皮层发生类似精神分裂症的病理生理改变（Bertolino 等，1997），因此有人提出假说，认为在精神分裂症中这两个区域之间的相互作用可能会受到其他特殊干扰（Fletcher，1998；Meyer-Lindenberg 等，2005）。本研究发现的产前母体免疫暴露相关的异常与我们既往的临床脑成像研究结果保持一致，即与健康对照组相比，精神分裂症患者的脑区体积结构异常是由性别决定的（Goldstein 等，2002），而精神分裂症患者的记忆回路协方差异常也是由性别决定的（Abbs 等，2011）。

5 结论

上述研究与全球其他大型前瞻性队列研究证实，产前和围产期并发症是导致后代患精神分裂症的最常见、最明确的风险之一。荟萃分析表明，与健康对照组相比，精神分裂症患者发生产科并发症的概率大约是健康对照组的两倍（Geddes and Lawrie，1995；Cannon 等，2002）。据早期研究估计，目前约有 20% 的精神分裂症和相关精神病是由此类并发症引起的（Geddes and Lawrie，1995），这为预防工作的开展提供了可能。早期研究还强调了孕期出现的其他各种情况——病毒暴露、细菌暴露、社会心理压力、营养不良、城市居住——据报道，这些情况都会增加精神分裂症的后期发病率。这些暴露情况最终都会引起一个共同的病理生理学改变，就是母体免疫系统失调。我们课题组和其他研究团队的血清学调查既发现了特定的病毒暴露［如单纯疱疹病毒 2 型（HSV-2）、流感病毒 A2］，也发现了通过增强母体免疫活动的潜在共同途径。最近的研究表明，母体免疫水平升高对后代大脑结构和功能、性别差异都有长期影响，对其患精神分裂症和其他重度精神障碍具有重要意义。

围产期并发症或孕期免疫水平升高不太可能是精神分裂症的独立充分病因。许多出现产科并发症的人并没有患上精神分裂症（Buka 等，1993）。因此，产科并发症可能并不足以导致精神分裂症，这也就引出了遗传风险所带来的加持作用，尤其是精神分裂症的遗传风险是否会导致发育中的大脑在出现产科并发症后更容易受伤（Forsyth 等，2013）。值得注意的是，最近的大型全基因组关联研究发现，相当一部分遗传风险位点存在于免疫方面起重要作用的基因，这为免疫系统与精神分裂症之间的关联推测提供了证据支持（Schizophrenia Working Group of the Psychiatric Genomics Consomium，2014 年），包括性别依赖性免疫基因表达（Sekar 等，2016；Blokland 等，2022）。最近一项有趣的研究利用胎盘组织为免疫系统和精神分裂症的相互作用提供了充分证据，该研究发现具有精神分裂症多基因高风险的个体在经历严重产科并发症时，患病的可能性也会增加——与具有类似高遗传风险但无严重产科并发症史的个体相比，他们患精神分裂症的概率要高出五倍（Ursini 等，2018）。然而，后续的重复研究并未证实这些胎盘基因 * 产科并发症的结论（Vassos 等，2022）。

精神分裂症是一个全球性疾病，给各个国家和地区带来了沉重负担（Charlson 等，2018）。本章汇总的研究既试图阐明其病因，又确定了从产前阶段一直贯穿终生的利用靶向免疫途径的预防策略。

参考文献

Abbs B et al (2011) Covariance modeling of MRI brain volumes in memory circuitry in schizophrenia: sex differences are critical. Neuroimage 56(4):1865–1874. https://doi.org/10.1016/j. neuroimage.2011.03.079

Adriano F, Caltagirone C, Spalletta G (2012) Hippocampal volume reduction in first-episode and chronic schizophrenia: a review and meta-analysis. Neuroscientist 18(2):180–200. https://doi. org/10.1177/1073858410395147

Ailus KT (1994) A follow-up study of immunoglobulin levels and autoantibodies in an unselected pregnant population. Am J Reprod Immunol 31(4):189–196. https://doi.org/10.1111/j. 1600-0897.1994.tb00866.x

Alexander-Bloch A, Giedd JN, Bullmore E (2013) Imaging structural co-variance between human brain regions. Nat

Rev Neurosci 14(5):322–336. https://doi.org/10.1038/nrn3465

Anastario M et al (2012) Impact of fetal versus perinatal hypoxia on sex differences in childhood outcomes: developmental timing matters. Soc Psychiatry Psychiatr Epidemiol 47(3):455–464. https://doi.org/10.1007/s00127-011-0353-0

Ashley RL et al (1998) Premarket evaluation of a commercial glycoprotein G-based enzyme immunoassay for herpes simplex virus type-specific antibodies. J Clin Microbiol 36(1):294–295. https://doi.org/10.1128/JCM.36.1.294-295.1998

Babulas V et al (2006) Prenatal exposure to maternal genital and reproductive infections and adult schizophrenia. Am J Psychiatry 163(5):927–929. https://doi.org/10.1176/ajp.2006.163.5.927

Barbas H, Pandya DN (1989) Architecture and intrinsic connections of the prefrontal cortex in the rhesus monkey. J Comp Neurol 286(3):353–375. https://doi.org/10.1002/cne.902860306

Baud O et al (1999) Amniotic fluid concentrations of interleukin-1beta, interleukin-6 and TNF-alpha in chorioamnionitis before 32 weeks of gestation: histological associations and neonatal outcome. Br J Obstet Gynaecol 106(1):72–77. https://doi.org/10.1111/j.1471-0528.1999.tb08088.x

Beijers R, Buitelaar JK, de Weerth C (2014) Mechanisms underlying the effects of prenatal psychosocial stress on child outcomes: beyond the HPA axis. Eur Child Adolesc Psychiatry 23(10):943–956. https://doi.org/10.1007/s00787-014-0566-3

Bertolino A et al (1997) Altered development of prefrontal neurons in rhesus monkeys with neonatal mesial temporo-limbic lesions: a proton magnetic resonance spectroscopic imaging study. Cereb Cortex 7(8):740–748. https://doi.org/10.1093/cercor/7.8.740

Blokland GAM et al (2022) Sex-dependent shared and nonshared genetic architecture across mood and psychotic disorders. Biol Psychiatry 91(1):102–117. https://doi.org/10.1016/j.biopsych.2021.02.972

Boin F et al (2001) Association between -G308A tumor necrosis factor alpha gene polymorphism and schizophrenia. Mol Psychiatry 6(1):79–82. https://doi.org/10.1038/sj.mp.4000815

Box GEP (1949) A general distribution theory for a class of likelihood criteria. Biometrika 36(3–4): 317–346. https://doi.org/10.1093/biomet/36.3-4.317

Broman SH (1987) Prenatal risk factors for mental retardation in young children. Public Health Rep 102(4 Suppl):55–57. https://www.ncbi.nlm.nih.gov/pubmed/19313201

Broman SH, Nichols PL, Kennedy WA (1975) Preschool IQ: prenatal and early developmental correlates. Lawrence Erlbaum Preschool IQ, Oxford, p 326. https://psycnet.apa.org/fulltext/1976-11863-000.pdf

Broman SH, Bien E, Shaughnessy P (1985) Low achieving children: the first seven years, 1st edn. Psychology Press. https://www.amazon.com/Low-Achieving-Children-First-Seven/dp/0898596378

Brown AS et al (2000) Maternal exposure to respiratory infections and adult schizophrenia spectrum disorders: a prospective birth cohort study. Schizophr Bull 26(2):287–295. https://doi.org/10.1093/oxfordjournals.schbul.a033453. academic.oup.com

Brown AS et al (2006) No evidence of relation between maternal exposure to herpes simplex virus type 2 and risk of schizophrenia? Am J Psychiatry 163(12):2178–2180. https://doi.org/10.1176/ajp.2006.163.12.2178

Brown AS et al (2009) Prenatal exposure to maternal infection and executive dysfunction in adult schizophrenia. Am J Psychiatry 166(6):683–690. https://doi.org/10.1176/appi.ajp.2008.08010089

Buka SL, Lipsitt LP, Tsuang MT (1988) Birth complications and psychological deviancy: a 25-year prospective inquiry. Acta Paediatr Jpn 30(5):537–546. https://doi.org/10.1111/j.1442-200x.1988.tb01577.x

Buka SL, Tsuang MT, Lipsitt LP (1993) Pregnancy/delivery complications and psychiatric diagnosis. A prospective study. Arch Gen Psychiatry 50(2):151–156. https://doi.org/10.1001/archpsyc.1993.01820140077009.

jamanetwork.com

Buka SL et al (1999) Prenatal complications, genetic vulnerability, and schizophrenia: The New England longitudinal studies of schizophrenia. Psychiatr Ann 29(3):151–156. https://doi.org/10.3928/0048-5713-19990301-11

Buka SL, Tsuang MT, Torrey EF, Klebanoff MA, Bernstein D et al (2001a) Maternal infections and subsequent psychosis among offspring. Arch Gen Psychiatry 58(11):1032–1037. https://doi.org/10.1001/archpsyc.58.11.1032

Buka SL, Tsuang MT, Torrey EF, Klebanoff MA, Wagner RL et al (2001b) Maternal cytokine levels during pregnancy and adult psychosis. Brain Behav Immun 15(4):411–420. https://doi.org/10.1006/brbi.2001.0644

Buka SL et al (2008) Maternal exposure to herpes simplex virus and risk of psychosis among adult offspring. Biol Psychiatry 63(8):809–815. https://doi.org/10.1016/j.biopsych.2007.09.022

Buka SL et al (2013) The New England Family Study High-risk Project: neurological impairments among offspring of parents with schizophrenia and other psychoses. Am J Med Genet B Neuropsychiatr Genet 162B(7):653–660. https://doi.org/10.1002/ajmg.b.32181

Cannon M, Jones PB, Murray RM (2002) Obstetric complications and schizophrenia: historical and meta-analytic review. Am J Psychiatry 159(7):1080–1092. https://doi.org/10.1176/appi.ajp.159.7.1080

Charlson FJ et al (2018) Global epidemiology and burden of schizophrenia: findings from the global burden of disease study 2016. Schizophr Bull 44(6):1195–1203. https://doi.org/10.1093/schbul/sby058

Chukwurah E et al (2019) All together now: modeling the interaction of neural with non-neural systems using organoid models. Front Neurosci 13:582. https://doi.org/10.3389/fnins.2019.00582

Cook TD et al (1976) Preschool IQ: prenatal and early developmental correlates. Am J Psychol 89(2):343. https://doi.org/10.2307/1421421

Dahlgren J et al (2006) Interleukin-6 in the maternal circulation reaches the rat fetus in mid-gestation. Pediatr Res 60(2):147–151. https://doi.org/10.1203/01.pdr.0000230026.74139.18

Ellman LM et al (2010) Structural brain alterations in schizophrenia following fetal exposure to the inflammatory cytokine interleukin-8. Schizophr Res 121(1–3):46–54. https://doi.org/10.1016/j.schres.2010.05.014

Exner C et al (2008) Sex-dependent hippocampal volume reductions in schizophrenia relate to episodic memory deficits. J Neuropsychiatry Clin Neurosci 20(2):227–230. https://doi.org/10.1176/jnp.2008.20.2.227

Fink PC et al (1989) Measurement of proteins with the Behring Nephelometer. A multicentre evaluation. J Clin Chem Clin Biochem 27(4):261–276. https://www.ncbi.nlm.nih.gov/pubmed/2661713

First MB (1997) Structured clinical interview for DSM-IV axis I disorders. Biometrics Res Dept. https://ci.nii.ac.jp/naid/10027499505/. Accessed 31 Aug 2022

Fletcher P (1998) The missing link: a failure of fronto-hippocampal integration in schizophrenia. Nat Neurosci:266–267. https://doi.org/10.1038/1078

Forsyth JK et al (2013) Genetic risk for schizophrenia, obstetric complications, and adolescent school outcome: evidence for gene-environment interaction. Schizophr Bull 39(5):1067–1076.https://doi.org/10.1093/schbul/sbs098

Ganguli R et al (1994) Serum interleukin-6 concentration in schizophrenia: elevation associated with duration of illness. Psychiatry Res 51(1):1–10. https://doi.org/10.1016/0165-1781(94)90042-6

Geddes JR, Lawrie SM (1995) Obstetric complications and schizophrenia: a meta-analysis. Br J Psychiatry J Ment Sci 167(6):786–793. https://doi.org/10.1192/bjp.167.6.786

Gilbody S, Lewis S, Lightfoot T (2007) Methylenetetrahydrofolate reductase (MTHFR) genetic polymorphisms and psychiatric disorders: a HuGE review. Am J Epidemiol 165(1):1–13.https://doi.org/10.1093/aje/kwj347

Gilmore JH, Jarskog LF, Vadlamudi S (2003) Maternal infection regulates BDNF and NGF expression in fetal and neonatal brain and maternal-fetal unit of the rat. J Neuroimmunol 138(1–2):49–55. https://doi.org/10.1016/

s0165-5728(03)00095-x

Gilmore JH et al (2004) Prenatal infection and risk for schizophrenia: IL-1beta, IL-6, and TNFalpha inhibit cortical neuron dendrite development. Neuropsychopharmacology 29(7):1221–1229.https://doi.org/10.1038/sj.npp.1300446

Goldman-Rakic PS, Selemon LD, Schwartz ML (1984) Dual pathways connecting the dorsolateral prefrontal cortex with the hippocampal formation and parahippocampal cortex in the rhesus monkey. Neuroscience 12(3):719–743. https://doi.org/10.1016/0306-4522(84)90166-0

Goldstein JM et al (1998) Are there sex differences in neuropsychological functions among patients with schizophrenia? Am J Psychiatry 155(10):1358–1364. https://doi.org/10.1176/ajp.155.10.1358

Goldstein JM et al (2000) Impact of genetic vulnerability and hypoxia on overall intelligence by age 7 in offspring at high risk for schizophrenia compared with affective psychoses. Schizophr Bull 26(2):323–334. https://doi.org/10.1093/oxfordjournals.schbul.a033456

Goldstein JM et al (2002) Impact of normal sexual dimorphisms on sex differences in structural brain abnormalities in schizophrenia assessed by magnetic resonance imaging. Arch Gen Psychiatry 59(2):154–164. https://doi.org/10.1001/archpsyc.59.2.154

Goldstein JM et al (2010) Specificity of familial transmission of schizophrenia psychosis spectrum and affective psychoses in the New England family study's high-risk design. Arch Gen Psychiatry 67(5):458–467. https://doi.org/10.1001/archgenpsychiatry.2010.38

Goldstein JM et al (2014) Prenatal maternal immune disruption and sex-dependent risk for psychoses. Psychol Med 44(15):3249–3261. https://doi.org/10.1017/S0033291714000683

Goldstein JM et al (2021) Impact of prenatal maternal cytokine exposure on sex differences in brain circuitry regulating stress in offspring 45 years later. Proc Natl Acad Sci U S A 118(15). https://doi.org/10.1073/pnas.2014464118

Gücer F et al (2001) Maternal serum tumor necrosis factor-alpha in patients with preterm labor. J Reprod Med 46(3):232–236. https://www.ncbi.nlm.nih.gov/pubmed/11304864

Guinan ME, Wolinsky SM, Reichman RC (1985) Epidemiology of genital herpes simplex virus infection. Epidemiol Rev 7:127–146. https://doi.org/10.1093/oxfordjournals.epirev.a036279

Jennrich RI (1970) An asymptotic $\chi2$ test for the equality of two correlation matrices. J Am Stat Assoc 65(330):904–912. https://doi.org/10.1080/01621459.1970.10481133

Jones P, Cannon M (1998) The new epidemiology of schizophrenia. Psychiatr Clin North Am 21(1):1–25. https://doi.org/10.1016/s0193-953x(05)70358-0

Kalmady SV et al (2014) Relationship between Interleukin-6 gene polymorphism and hippocampal volume in antipsychotic-naïve schizophrenia: evidence for differential susceptibility? PLoS One 9(5):e96021. https://doi.org/10.1371/journal.pone.0096021

Kimberlin DW (2004) Neonatal herpes simplex infection. Clin Microbiol Rev 17(1):1–13. https://doi.org/10.1128/CMR.17.1.1-13.2004

Klebanoff MA, Levine RJ et al (1998a) Serum cotinine concentration and self-reported smoking during pregnancy. Am J Epidemiol 148(3):259–262. https://doi.org/10.1093/oxfordjournals.aje.a009633

Klebanoff MA, Zemel BS et al (1998b) Long-term follow-up of participants in the collaborative perinatal project: tracking the next generation. Paediatr Perinat Epidemiol 12(3):334–346.https://doi.org/10.1046/j.1365-3016.1998.00125.x

Labouesse MA, Langhans W, Meyer U (2015) Long-term pathological consequences of prenatal infection: beyond brain disorders. Am J Physiol 309(1):R1–R12. https://doi.org/10.1152/ajpregu.00087.2015

Lee YH, Cherkerzian S et al (2020a) Maternal bacterial infection during pregnancy and offspring risk of psychotic disorders: variation by severity of infection and offspring sex. Am J Psychiatry 177(1):66–75. https://doi.org/10.1176/appi.ajp.2019.18101206

Lee YH, Papandonatos GD et al (2020b) Effects of prenatal bacterial infection on cognitive performance in early childhood. Paediatr Perinat Epidemiol 34(1):70–79. https://doi.org/10.1111/ppe.12603

Liu Z et al (2021) Resolving heterogeneity in schizophrenia through a novel systems approach to brain structure: individualized structural covariance network analysis. Mol Psychiatry 26(12):7719–7731. https://doi.org/10.1038/s41380-021-01229-4. nature.com

Makris N et al (2005) MRI-based surface-assisted parcellation of human cerebellar cortex: an anatomically specified method with estimate of reliability. Neuroimage 25(4):1146–1160.https://doi.org/10.1016/j.neuroimage.2004.12.056

Mallmann P, Mallmann R, Krebs D (1991) Determination of tumor necrosis factor alpha (TNF alpha) and interleukin 2 (IL 2) in women with idiopathic recurrent miscarriage. Arch Gynecol Obstet 249(2):73–78. https://doi.org/10.1007/BF02390365

Marx CE et al (2001) Cytokine effects on cortical neuron MAP-2 immunoreactivity: implications for schizophrenia. Biol Psychiatry 50(10):743–749. https://doi.org/10.1016/s0006-3223(01)01209-4

McDermott S et al (2000) Urinary tract infections during pregnancy and mental retardation and developmental delay. Obstet Gynecol 96(1):113–119. https://doi.org/10.1016/s0029-7844(00)00823-1

Mednick SA, Huttunen MO, Machón RA (1994) Prenatal influenza infections and adult schizophrenia. Schizophr Bull 20(2):263–267. https://doi.org/10.1093/schbul/20.2.263

Meyer-Lindenberg AS et al (2005) Regionally specific disturbance of dorsolateral prefrontal–hippocampal functional connectivity in schizophrenia. Arch Gen Psychiatry 62(4):379–386.https://doi.org/10.1001/archpsyc.62.4.379

Mikhail MS, Anyaegbunam A (1995) Lower urinary tract dysfunction in pregnancy: a review. Obstet Gynecol Surv 50(9):675–683. https://doi.org/10.1097/00006254-199509000-00022

Müller N et al (1997) Soluble IL-6 receptors in the serum and cerebrospinal fluid of paranoid schizophrenic patients. Eur Psychiatry 12(6):294–299. https://doi.org/10.1016/S0924-9338(97)84789-X

Nichols PL, Chen T-C (1981) Minimal brain dysfunction: a prospective study, 1st edn. Psychology Press. https://www.amazon.com/Minimal-Brain-Dysfunction-Prospective-Study/dp/0898590744

Niswander KR, Gordon M (1972) The women and their pregnancies: the collaborative perinatal study of the National Institute of Neurological Diseases and Stroke. National Institute of Health.https://play.google.com/store/books/details?id=A0bdVhlhDQkC

Pasamanick B, Rogers ME, Lilienfeld AM (1956) Pregnancy experience and the development of behavior disorder in children. Am J Psychiatry 112(8):613–618. https://doi.org/10.1176/ajp.112.8.613

Patterson PH (2009) Immune involvement in schizophrenia and autism: etiology, pathology and animal models. Behav Brain Res 204(2):313–321. https://doi.org/10.1016/j.bbr.2008.12.016

Petrides M et al (1993) Functional activation of the human frontal cortex during the performance of verbal working memory tasks. Proc Natl Acad Sci U S A 90(3):878–882. https://doi.org/10.1073/pnas.90.3.878

Saji F et al (2000) Cytokine production in chorioamnionitis. J Reprod Immunol 47(2):185–196. https://doi.org/10.1016/s0165-0378(00)00064-4

Schizophrenia Working Group of the Psychiatric Genomics Consortium (2014) Biological insights from 108 schizophrenia-associated genetic loci. Nature 511(7510):421–427. https://doi.org/10.1038/nature13595

Seeley WW et al (2009) Neurodegenerative diseases target large-scale human brain networks. Neuron 62(1):42–52. https://doi.org/10.1016/j.neuron.2009.03.024

Seidman LJ et al (2013) Neuropsychological performance and family history in children at age 7 who develop adult schizophrenia or bipolar psychosis in the New England family studies. Psychol Med 43(1):119–131. https://doi.org/10.1017/S0033291712000773. cambridge.org

Seitz J et al (2019) Impact of sex and reproductive status on memory circuitry structure and function in early midlife using structural covariance analysis. Hum Brain Mapp 40(4):1221–1233.https://doi.org/10.1002/hbm.24441

Sekar A et al (2016) Schizophrenia risk from complex variation of complement component 4. Nature 530(7589):177–183. https://doi.org/10.1038/nature16549

Seltzer B, Van Hoesen GW(1979) A direct inferior parietal lobule projection to the presubiculum in the rhesus monkey. Brain Res 179(1):157–161. https://doi.org/10.1016/0006-8993(79)90499-2

Sesack SR et al (1989) Topographical organization of the efferent projections of the medial prefrontal cortex in the rat: an anterograde tract-tracing study with Phaseolus vulgaris leucoagglutinin. J Comp Neurol 290(2):213–242. https://doi.org/10.1002/cne.902900205

Smith AJ et al (2007) Linking animal models of psychosis to computational models of dopamine function. Neuropsychopharmacology 32(1):54–66. https://doi.org/10.1038/sj.npp.1301086

Sørensen HJ et al (2009) Association between prenatal exposure to bacterial infection and risk of schizophrenia. Schizophr Bull 35(3):631–637. https://doi.org/10.1093/schbul/sbn121. aca demic.oup.com

Sparkman NL et al (2006) Interleukin-6 facilitates lipopolysaccharide-induced disruption in working memory and expression of other proinflammatory cytokines in hippocampal neuronal cell layers. J Neurosci Off J Soc Neurosci 26(42):10709–10716. https://doi.org/10.1523/JNEUROSCI.3376-06.2006

Theodoropoulou S et al (2001) Cytokine serum levels, autologous mixed lymphocyte reaction and surface marker analysis in never medicated and chronically medicated schizophrenic patients. Schizophr Res 47(1):13–25. https://doi.org/10.1016/s0920-9964(00)00007-4

Thermenos HW et al (2005) The effect of working memory performance on functional MRI in schizophrenia. Schizophr Res 74(2–3):179–194. https://doi.org/10.1016/j.schres.2004.07.021

Torrey EF, Yolken RH (1998) At issue: is household crowding a risk factor for schizophrenia and bipolar disorder? Schizophr Bull 24(3):321–324. https://doi.org/10.1093/oxfordjournals.schbul. a033329

Torrey EF, Hersh SP, McCabe KD (1975) Early childhood psychosis and bleeding during pregnancy. J Autism Child Schizophr 5(4):287–297. https://doi.org/10.1007/BF01540676

Twohig JP et al (2011) The role of tumor necrosis factor receptor superfamily members in mammalian brain development, function and homeostasis. Rev Neurosci 22(5):509–533. https://doi.org/10.1515/RNS.2011.041

Urakubo A et al (2001) Prenatal exposure to maternal infection alters cytokine expression in the placenta, amniotic fluid, and fetal brain. Schizophr Res 47(1):27–36. https://doi.org/10.1016/s0920-9964(00)00032-3

Ursini G et al (2018) Convergence of placenta biology and genetic risk for schizophrenia. Nat Med 24(6):792–801. https://doi.org/10.1038/s41591-018-0021-y

Vassos E et al (2022) Lack of support for the genes by early environment interaction hypothesis in the pathogenesis of schizophrenia. Schizophr Bull 48(1):20–26. https://doi.org/10.1093/schbul/sbab052

Viscidi RP et al (1997) Prevalence of antibodies to human papillomavirus (HPV) type 16 virus-like particles in relation to cervical HPV infection among college women. Clin Diagn Lab Immunol 4(2):122–126. https://doi.org/10.1128/cdli.4.2.122-126.1997

Vontver LA et al (1982) Recurrent genital herpes simplex virus infection in pregnancy: infan outcome and frequency of asymptomatic recurrences. Am J Obstet Gynecol 143(1):75–84.https://doi.org/10.1016/0002-9378(82)90686-x

Watanabe Y, Someya T, Nawa H (2010) Cytokine hypothesis of schizophrenia pathogenesis: evidence from human studies and animal models. Psychiatry Clin Neurosci 64(3):217–230.https://doi.org/10.1111/j.1440-

1819.2010.02094.x

Weinberger DR (1995) From neuropathology to neurodevelopment. Lancet 346(8974):552–557. https://doi.org/10.1016/s0140-6736(95)91386-6

Wright P, Gill M, Murray RM (1993) Schizophrenia: genetics and the maternal immune response to viral infection. Am J Med Genet 48(1):40–46. https://doi.org/10.1002/ajmg.1320480110

Yolken RH, Torrey EF (1995) Viruses, schizophrenia, and bipolar disorder. Clin Microbiol Rev 8(1):131–145. https://doi.org/10.1128/CMR.8.1.131

Yoon BH et al (1997) High expression of tumor necrosis factor-alpha and interleukin-6 in periventricular leukomalacia. Am J Obstet Gynecol 177(2):406–411. https://doi.org/10.1016/ s0002-9378(97)70206-0

Zhang W et al (2000) Changes in cytokine (IL-8, IL-6 and TNF-alpha) levels in the amniotic fluid and maternal serum in patients with premature rupture of the membranes. Zhonghua Yi Xue Za Zhi (Taipei) 63(4):311–315. https://www.ncbi.nlm.nih.gov/pubmed/10820910

Zuckerman L, Weiner I (2003) Post-pubertal emergence of disrupted latent inhibition following prenatal immune activation. Psychopharmacology (Berl) 169(3–4):308–313. https://doi.org/10.1007/s00213-003-1461-7

Zuloaga DG et al (2012) Perinatal dexamethasone-induced alterations in apoptosis within the hippocampus and paraventricular nucleus of the hypothalamus are influenced by age and sex.J Neurosci Res 90(7):1403–1412. https://doi.org/10.1002/jnr.23026

第 5 章
母体免疫激活模型异质性的来源和转化意义

Urs Meyer

目录

【摘　要】流行病学研究发现产前暴露引起的母体免疫激活（MIA）会增加神经发育和精神疾病的患病风险，这类相关研究以及致力于明确 MIA 与精神疾病相关性的动物研究仍在不断开展。MIA 的流行病学研究有利于直接评估人类群体，但在解析致病机制方面具有局限性。而动物模型对精神疾病的普适性不足，但在明确 MIA 与神经生物学表型之间的因果关系和生物学途径方面取得了重大进展。与其他模型系统一样，MIA 动物模型也存在计划内和计划外的变异性来源。因此，在设计、实施和解释 MIA 模型时，必须仔细考虑这些变异性来源，才能制定适当的策略来圆满地处理这些变异性来源。虽然每个研究团队都有可能解决这一问题的相应策略，但在研究中需要指出所选 MIA 模型的方法细节，以提高各实验室之间所用模型的透明度和可比性。尽管变异性对比较不同实验室的实验结果构成了挑战，但它并不会削弱 MIA 模型在转化研究中的作用。事实上，MIA 模型中的变异性和异质性结果为这一领域的新发现和新发展提供了独特的机会，包括确定影响 MIA 易感性和适应性的疾病通路和分子机制。本综述总结了 MIA 动物模型中最重要的变异性来源，并讨论了如何利用模型变异性来研究导致暴露于 MIA 的后代出现表型异质性的神经生物学和免疫学因素。

U. Meyer(✉)
Institute of Pharmacology and Toxicology, University of Zurich–Vetsuisse, Zurich, Switzerland

Neuroscience Center Zurich, University of Zurich and ETH Zurich, Zurich, Switzerland
e-mail: urs.meyer@vetpharm.uzh.ch

【关键词】动物模型；孤独症；感染；炎症；母体免疫激活；神经发育障碍；Poly（I:C）；耐受性

1 引言

孕期感染性或非感染性母体免疫激活（MIA）是导致各种精神和神经疾病的跨诊断环境风险因素（Brown and Meyer，2018；Gumusoglu and Stevens，2019；Meyer，2019）。虽然人们发现 MIA 是精神分裂症和孤独症谱系障碍的病因之一（Buka 等，2001；Chess，1971；Mednick 等，1988），但最近的寨卡病毒疫情和当前的 2019 新型冠状病毒大流行大大加深了人们对这种早期成长逆境可能造成神经发育后遗症的认识（Edlow 等，2022；Schuler-Faccini 等，2022）。许多病理生理过程都与 MIA 及随后出现的脑部疾病有关，包括母体和胎儿体内的炎症反应和氧化应激、母体应激反应系统的激活、暂时性微量和 / 或常量营养缺乏以及胎盘功能的破坏（Bilbo 等，2018；Meyer，2013，2019）。所有这些过程都会影响体细胞的发育，改变后代的神经发育轨迹，导致后代出现行为和认知障碍。此外，最近还发现表观遗传修饰是 MIA 诱发大脑功能长期变化的一个分子机制（Labouesse 等，2015；Richetto 等，2017；Richetto and Meyer，2021），包括对行为和基因转录的跨代影响（Weber-Stadlbauer 等，2017，2021）。

尽管有越来越多的证据表明 MIA 会对后代健康产生重大影响，但 MIA 对其的影响具有性别差异。尽管部分存在 MIA 暴露的母亲其后代会出现中枢神经系统（CNS）功能障碍，但他们对 MIA 也有相当程度的耐受力，这决定了后代在一定程度上不会出现神经发育后遗症（Meyer，2019；Mueller 等，2021）。考虑到孕期感染性或非感染性 MIA 相对常见，风险 - 抵抗力二分法现象就很明显了。例如，孕期呼吸道感染的发病率估计高达 50%，约 17%～21% 的孕妇会出现发热和尿路感染（Collier 等，2009）。同样，约有 8%～30% 的育龄妇女患有过敏性疾病（Pali-Schöll 等，2017），其中哮喘约占 4%～8%（Kwon 等，2003）。尽管感染性或非感染性免疫病理发生率相对较高，但在暴露后代中，只有相对较少的一部分会导致持久的 CNS 障碍（Hornig 等，2018；Jones 等，2017；Mahic 等，2017）。

这种异质性也体现在 MIA 在动物模型中发挥了不同的作用（Weber-Stadlbauer and Meyer，2019）。MIA 动物模型最初是为了支持将 MIA 与精神疾病病因学联系起来的人类流行病学研究而建立，现在该模型已被广泛用作实验工具，用于研究与 MIA 诱发的各种病症有关的神经行为和分子功能障碍（Boksa，2010；Brown and Meyer，2018；Careaga 等，2017；Meyer，2014；Meyer 等，2005）。这些模型提供了临床前平台，可用于探索因果关系、确定潜在的神经生物学机制，最终为 MIA 引起的脑部疾病开发新的治疗干预措施和预防策略。然而，与许多其他模型系统一样（Kafkafi 等，2018；Richter，2017；Voelkl 等，2020），MIA 在实验动物中诱导的效应特异性受到多种因素的影响，导致 MIA 相关表型具有很大的异质性（Weber-Stadlbauer and Meyer，2019）。虽然这种异质性会给独立研究实验室之间重现和比较 MIA 实验结果带来挑战（Kentner 等，2019），但模型变异性本身并不是 MIA 模型的缺点。事实上，只要研究人员意识到潜在的变异性来源，并愿意采用新颖的方法学方法和数据分析方式，模型变异性就能为新发现（有时是意想不到的发现）另辟蹊径。本综述总结了 MIA 动物模型中最重要的变异性来源，并讨论了如何利用模型变异性来研究导致暴露于 MIA 的后代出现表型异质性的神经生物学和免疫学因素。

2　模型变异性的计划内来源和计划外来源

人们早就认识到，许多方法学因素会影响 MIA 动物模型效应的严重性和 / 或特异性（表5-1）。其中许多因素，包括动物物种的选择、动物的遗传背景、免疫原的类型和剂量以及 MIA 的时间，都是实验设计的固有特征。因此，这些因素代表了有计划的或有意的模型变异性来源，实验者可以相对容易地加以控制。实施这些类型的模型变异性的理由是多方面的，其中包括：（1）通过比较 MIA 在不同物种［如小鼠（Meyer 等，2005；Shi 等，2003）、大鼠（Crum 等，2017；Zuckerman 等，2003）、刺小鼠（Ratnayake 等，2012）、猪（Antonson 等，2017）、雪貂（Li 等，2018）以及恒河猴等非人灵长类动物（Bauman 等，2019；Careaga 等，2017；Machado 等，2015）］中的结果来评估其物种特异性效应；（2）通过控制 MIA 的免疫刺激强度和慢性化程度确定阈下和阈上效应（Meyer 等，2005；Mueller 等，2018；Murray 等，2019）；（3）研究 MIA 与特定遗传风险因素之间可能存在的相互作用（Ayhan 等，2016；Lipina 等，2013）或额外的环境不利因素，如心理创伤（Giovanoli 等，2013，2016）；（4）比较不同免疫原改变大脑和行为发育的效果（Arsenault 等，2014；Glass 等，2019；Harvey and Boksa，2012；Meyer，2014；Missig 等，2020；Shi 等，2003）；以及（5）通过在不同的妊娠阶段控制母体免疫系统来研究关键的产前时期（Nakamura 等，2022；Meehan 等，2017；Meyer 等，2006，2008；Richetto 等，2017）。

表 5-1　母体免疫激活模型的变异性来源和转化研究的机遇

变异性来源	举例	变异性的可能原因	新发现的变异机会
种属	– 小鼠 – 大鼠 – 刺小鼠 – 雪貂 – 猪 – 非人灵长类	– 种属特异性的免疫反应差异和对免疫原的易感性 – 种属特异性的生理表现和行为	–MIA 在不同种属中的可比性和普遍性
动物品系和遗传背景	– 不同小鼠或大鼠品系 – 遗传修饰动物	– 免疫反应和对免疫原的易感性不同 – 品系特异性的生理表现和行为	– 明确基因与环境的相互作用
免疫原类型	– 强毒性病原体（如流感病毒、寨卡病毒、弓形虫） – 天然或合成的免疫原［如 poly（I：C）、LPS、葡萄球菌肠毒素］ – 实验性过敏原（如卵清蛋白） – 局部炎症因子（如松节油） – 独立细胞因子或趋化因子（如 IL-1β、IL-6、IL-17A）	– 免疫系统不同分支的激活和招募 – 免疫反应的不同动力学 – 免疫原的持久性和清除率的变化	– 明确不同免疫原诱导的趋同效应和分歧效应

续表

变异性来源	举例	变异性的可能原因	新发现的变异机会
剂量	– 毒性病原体滴定 – 天然或合成的免疫原 [如 poly（I：C）或 LPS] 或细胞因子和趋化因子的剂量反应	– 剂量反应曲线因物种、动物品系、动物饲养室和动物卫生状况而异	– 确定阈下和阈上效应
注射方式	– 腹腔注射 (i.p.) – 静脉注射 (i.v.) – 皮下注射 (s.c.) – 肌肉注射 (i.m.) – 鼻内注射 (i.n.)	– 不同免疫器官的激活和招募 – 给药途径不同，剂量反应曲线也不同 – 免疫原的持久性和清除率存在差异	– 局部免疫反应与全身免疫反应的效果比较
暴露的时间和慢性化程度	– 在妊娠期的某个特定阶段单次暴露 – 在妊娠期的部分阶段或整个妊娠期有多次暴露	– 妊娠期免疫和激素波动导致不同的免疫反应 – 胎盘和胎儿的免疫反应随妊娠进展而不同	– 确定最易发生免疫介导疾病的产前窗口期 – 确定不同神经发育过程受到破坏时产生的不同长期影响
后代的年龄	– 针对新生儿、少年、青年、成年或老年后代的横断面研究 – 针对同一后代不同年龄段的纵向研究	– 不同年龄段的病理表现	– 确定特定年龄的病理表现 – 确定产前免疫激活与固有免疫成熟之间的交互作用关系
后代的性别	– 只纳入单一性别 – 同时纳入男性和女性	– 性别特异性的病理表现	– 确定性别特异性的病理表现
免疫原供应商或批次	– 免疫原供应商不同 [如 Sigma 或 InvivoGen 的 poly（I：C）] – 同一供应商不同批次的免疫原 – 病原体的来源、类型或亚型不同（ 如甲型 H1N1 流感病毒和甲型 H3N2 流感病毒 ）	– 免疫原的分子结构不同 [例如富含高分子量或低分子量的 poly（I：C）] – 不同批次或来源的非毒性免疫原的效力不同 – 不同类型或亚型的毒性病原体的效力不同 – 从不同来源获得的同一类型或亚型的毒性病原体的效力不同	– 确定对不同分子结构的免疫原或不同类型或亚型毒性病原体产生不同免疫反应的细胞和分子机制
免疫原或载体污染	–poly（I：C）粉末和 LPS 交叉污染 – 使用非无热源载体溶液	– 污染导致的不可预测或多变的免疫反应 – 载体意外诱导对照组动物出现免疫反应	– 基本没有机会有新发现

续表

变异性来源	举例	变异性的可能原因	新发现的变异机会
动物饲养环境	– 动物笼养系统基本类型的差异（如开放式笼养系统或独立通风笼养系统） – 笼养密集程度的差异 – 集体笼养与隔离笼养 – 笼养动物的数量不同	– 笼舍微环境（如笼舍内的氧气（O_2）、二氧化碳（CO_2）和氨气（NH_3）和进行体力活动可能性（如攀爬、育儿、筑巢）的差异 – 笼舍间嗅觉和听觉线索的暴露程度不同 – 社会等级制度导致的感知压力水平差异 – 过度拥挤或社会隔离导致的慢性压力	– 确定社会因素（如社会等级、社会隔离）对MIA诱发效应的调节或加剧作用 – 确定居住因素（如丰富环境）对MIA诱发效应的影响
动物供应商或来源	– 未知或可变的幼崽窝次归属 – 从不同供应商处获得的动物的卫生或微生物菌群状况不同	– 将不同窝的母畜不完全随机地分配到不同实验组 – 动物的卫生或微生物菌群状况不同导致免疫反应各异	– 确定微生物菌群在MIA诱发的病理机制中发挥的作用
繁殖	– 现场配种与购买定时妊娠动物 – 单只或集体饲养妊娠母畜和带仔母畜	– 定时妊娠动物在运输过程中受到的应激影响无法预测 – 母畜对幼崽的照顾存在差异	– 研究母体照护对MIA效果的影响 – 研究母体压力对MIA效果的影响
卫生状况	– 动物设施或群落中存在（未确定的）致病性或非致病性病毒、细菌、支原体、外寄生虫和内寄生虫以及螨虫	– 动物设施或畜群中（未确定）病原体导致的不可预测或可变免疫反应 – 动物设施或畜群中（未确定）病原体导致的亚慢性或慢性免疫暴露	– 基本没有机会有新发现
昼夜节律	– 在母畜的光照或黑暗阶段诱导MIA – 在动物的光照或黑暗阶段进行测试	– 在母畜的光照或黑暗阶段诱导MIA会产生不同的免疫反应 – 动物在光照阶段和黑暗阶段的行为表现存在基础差异 – 动物在光照阶段和黑暗阶段的行为表现差异会导致掩盖或放大MIA效应	– 确定MIA诱导的效应与决定昼夜节律的生理或分子过程之间的相互作用关系
窝间差异	– 同窝或多窝	– 母体（如母体免疫或内分泌）、产前（如子宫内生理）和产后（如母体生理和行为）因素的窝与窝之间的差异 – 窝与窝之间的差异导致假阳性或假阴性结果 – 使用来自有限窝数的多个后代（多胎物种）时，效果会被夸大	– 确定易感母亲和耐受性母亲 – 确定引起MIA不同易感性的因素

变异性来源	举例	变异性的可能原因	新发现的变异机会
同窝差异	- 多胎物种，如小鼠或大鼠	- 子宫胎盘位置对胎儿的影响各不相同 - 社会等级制度导致的窝内个体化 - 随机表观遗传变异以及随后大脑发育和成熟过程中基因转录的变化	- 根据表型耐受性或易感性或表型群对后代进行分层 - 确定导致窝内个体化的因素（如暴露于社会等级制度等可变社会因素） - 确定形成 MIA 影响的表观遗传过程

该表总结了已知的变异性来源，并概述了每个来源的可能原因。该表还强调了各种变异性来源带来的研究机遇。修改自 Weber-Stadlbauer and Meyer（2019）。

　　计划外或意外因素也会造成巨大的变异性（表 5-1）。这种类型的模型变异通常只有在收集到感兴趣的主要实验读数并能够与其他现有数据进行比较才会被承认。由于计划外模型变异的确切来源不突出和不可控，因此需要对其进行系统调查。然而，随着 MIA 模型在临床前研究中的使用越来越多，以及由此带来诸多挑战——比较不同独立实验室的研究结果（Kentner 等，2019），我们发现了许多导致这种计划外模型变异的因素。这些因素包括不同批次的免疫原变异和 / 或免疫原的供货商特异性变异（Careaga 等，2018；Kowash 等，2019；Mueller 等，2019），个体动物对免疫刺激剂的固有基线差异（Estes 等，2020）、从不同繁殖设施获得的异源动物的易感性存在差异（Kim 等，2017）、精确的笼养系统产生的影响（Mueller 等，2018）以及使用多胎物种（如大鼠和小鼠）的 MIA 模型中存在明显的窝内变异（Haddad 等，2020；Mueller 等，2021）。这些非计划模型变异性的来源最初并不是通过先验假设预测的，而是通过系统的实验研究发现的。既然它们已被证明会影响实验室动物的 MIA 结果，那么在设计和实施 MIA 模型时就可以考虑这些额外的变异性来源。其他内在因素，如后代的年龄（Piontkewitz 等，2011；Richetto 等，2014；Vuillermot 等，2010）和性别（Bitanihirwe 等，2010；Missig 等，2020），也可能是模型变异性的计划外来源，需要在 MIA 模型的实验设计中予以额外考虑。

　　由于 MIA 模型的广泛普及性和实用性，预计该模型的持续使用能够增进大家对各种其他计划外模型变异性来源的认知。例如，已知对动物进行测试的昼夜光照周期本身会影响行为功能（Richetto et al. 2019），因此，光照与黑暗阶段测试可能会影响实验室动物 MIA 的预期结果。另一个可能但未经证实的变异性来源与实施 MIA 模型的动物设施的卫生状况差异有关。由于 MIA 模型的主要实验操作是针对免疫系统的干预，因此实验室与实验室之间饲养和 / 或测试设施卫生状况的差异可能是计划外模型变异的另一个相关来源。

3　对模型变异性的方法学控制

与其他任何实验模型系统一样，MIA 模型的有意义转化需要可比较性和可重复性（Brown and Meyer，2018；Kentner 等，2019）。将已知的模型变异性来源（表 5-1）考虑并纳入实验设计是将 MIA 模型的不一致性和不可预测性降至最低的关键第一步。我们很容易发现引起 MIA 结果异质性的一些方法学变异（如动物物种或免疫原类型），这些在设计模型时就应纳入考虑。然而，其他可能的变异性来源可能不那么明显，也更难控制。为了进一步阐明后者，研究者们使用特定免疫原诱导大脑和行为异常，其有效性可能会根据动物设施及其普遍的卫生状况而遵循不同的剂量 - 反应曲线（Mueller 等，2018），并可能进一步受到不同批次免疫原存在的变异或用于诱导 MIA 的药剂的供应商特异性变异的影响（Careaga 等，2018；Kowash 等，2019；Mueller 等，2019），或对免疫激活剂的反应性的个体基线差异（Estes 等，2020）。因此，建议使用 MIA 模型的研究人员建立自己的剂量 - 反应曲线，以确定其感兴趣的主要读数的阈下效应和阈上效应，而不是简单地依赖其他研究实验室发现有效的剂量。理想情况下，此类初始剂量反应研究应同时评估免疫原的效力和功效，无论是通过量化某些免疫因子（如细胞因子）（Mueller 等，2018），还是通过分析如母体疾病行为等行为反应（Kolmogorova 等，2017）。鉴于特定免疫原的不同批次和 / 或变体可能在免疫原性方面存在的差异（Careaga 等，2018；Kowash 等，2019；Mueller 等，2019），因此在开始实际实验研究之前，最好还能确定每一批新获得的免疫原的分子构成和效力。

窝间变异和窝内变异给 MIA 模型带来了另一个挑战，尤其是在大鼠和小鼠等多胎物种中构建 MIA 模型时。虽然这两种类型的变异在 MIA 相关文献中都有报道（Estes 等，2020；Haddad 等，2020；Mueller 等，2021），但目前还没有就如何最好地解决这一挑战达成共识。由于个体动物对免疫刺激剂的基线差异（Estes 等，2020）和每窝产仔数的差异（Salari 等，2018）可能导致窝间变异，因此可分别通过评估动物妊娠前的基线免疫反应和匹配动物每窝产仔数来降低此类变异。然而，这些措施并不能完全解释使用多胎物种的 MIA 模型中存在的明显的窝内变异（Haddad 等，2020；Mueller 等，2021；Vasistha 等，2020）。事实上，最近对使用类病毒 MIA 小鼠模型进行大规模全窝表型分析方法（包括 150 多个接受 MIA 暴露的母鼠和对照母鼠的后代）显示，MIA 暴露的后代是否存在明显的行为功能障碍主要是由窝内变异而不是窝间变异所导致的（Mueller 等，2021）。Mueller 等人（2021）观察到的窝内变异性起主要作用与另一项使用相同 MIA 模型对小鼠得出一致的研究结果，该研究表示，在 MIA 和皮层中间神经元发育中断的背景下，窝内变异性仍大于窝间变异性（Vasistha 等，2020）。然而，引起 MIA 模型窝内变异性的因素目前尚不清楚，需要进一步探究。正如其他文献（Weber-Stadlbauer and Meyer，2019）所述，关于这方面目前有几种可能的解释，包括在胎儿大脑发育过程中，子宫胎盘定位会引起不同的免疫反应和激素暴露（Rosenfeld，2015；Wiebold and Becker，1987）、随机表观遗传变异以及随后在大脑发育和成熟过程中基因转录的变化（Richetto and Meyer，2021）、以及由可逆转录元素导致的染色体 DNA 的从头重排（Richardson 等，2014）。

无论其中涉及何种精确机制，使用多胎物种的 MIA 模型中存在明显的窝内变异性对实验研究设计具有重要影响。例如，从一窝幼崽中只选取一到两只幼崽很容易导致取样偏差，进而产生错误的研究结果，这部分结果无法代表整窝幼崽的数据。虽然整窝测试是避免此类混杂的最严格方法，但现有研究结果表明，将某一窝中大约一半的幼仔纳入测试范围已经可以在很大程度上减少结果偏差的概率（Haddad 等，2020；Mueller 等，2021）。因此，建议至少测试数量为平均窝产仔数的一半，才能准确反映 MIA 对多胎物种的影响。此外，如果已知特定的兴趣读数测试会在同窝动物中产生偏差数据，则应在每窝动物中测试更多动物，尽量减少取样偏差（Haddad 等，2020）。

还应关注笼养效应可能带来的影响。除了最近发现的不同笼养系统本身带来的影响之外（Mueller 等，2018），在特定笼子中同笼饲养的动物通常会形成一种社会关系，其中一个（或一个子群体）优先于其他动物（Howard，2002）。这种社会等级关系与雄性小鼠有关（但不局限于雄性小鼠），并受到笼内因素的影响，如笼子丰富度（Körholz 等，2018；McQuaid 等，2018）。重要的是，笼内相关因素会影响个体化，从而放大窝内变异性（Howard，2002；Körholz 等，2018）。当优势动物探索和霸占相关的笼子微小环境时，从属动物往往无法为自己争取到一个地盘，并将大部分时间用于远离与优势动物的接触（Howard，2002；Körholz 等，2018，McQuaid 等，2018）。这些与等级相关的笼养因素可能会改变从属动物的感知压力水平，而这反过来又可能成为窝内个体差异的主要原因。笼内因素导致的窝内个体差异究竟能在多大程度上引起 MIA 模型的变异，目前仍是未知数。这个问题需要进一步研究，尤其之前的研究结果已经表明，MIA 可与围青春期成熟过程中的应激相互作用，改变成年行为和神经化学的异常性质和 / 或严重程度（Giovanoli 等，2013，2016）。

综上所述，目前有几种战略控制措施可以处理 MIA 模型的已知变异性来源。然而，由于某些变异性来源可能仍然无法确定且难以接近，因此在报告中详细阐述所选 MIA 模型的方法细节对该领域的研究至关重要（Kentner 等，2019）。遵守最近制定的报告指南（Kentner 等，2019）能够轻易提高各实验室 MIA 模型的透明度和可比性。此外，组织有序的努力，再加上数据和元数据共享的改善，都有助于识别 MIA 模型中计划外变异性的新来源，并将在找出令人满意的方法中发挥关键作用。

尽管存在多种类型和来源的变异性（表 5-1），但 MIA 模型中的一些表型在不同研究实验室内部之间，甚至在不同物种之间都具有很高的可重复性（参见综述：Careaga 等，2017；Kentner 等，2019；Meyer，2014；Weber-Stadlbauer and Meyer，2019）。虽然在 MIA 模型方法可变性背景下，可重复性看似是自相矛盾的，但实验条件的系统性变异（即异质化）实际上可以最大限度地提高而不是降低可重复性（Richter，2017；Richter 等，2010；Voelkl 等，2020）。事实上，方法标准化可能会以牺牲外部效度为代价来提高测试灵敏度，从而得出虚假结果（Richter，2017；Richter 等，2010；Voelkl 等，2020）。明确该方法上的异质性是否有助于提高 MIA 模型中某些表型的可重复性和稳健性将非常重要。

4 模型变异性对转化研究的益处

虽然模型变异性对比较和重复不同实验室的实验结果具有挑战性，但它也为转化研究提供了独特的机会。首先，目前在 MIA 模型中使用的免疫原种类繁多（表 5-1），因此研究人员可以研究不同免疫激活剂及其下游信号通路诱导的病理效应之间可能存在的趋同性。利用这种计划内的模型变异性，研究者们已经发现了不同免疫原诱导的 MIA 存在的共同效应和不同 效 应（Arsenault 等，2014；Brown and Meyer，2018；Glass 等，2019；Harvey and Boksa，2012；Meyer，2014；Missig 等，2020；Shi 等，2003）。然而，目前大多数 MIA 模型都是通过母体暴露于非病毒性免疫激活剂构建的，如病毒模拟物 poly（Ⅰ：C）或细菌内毒素脂多糖（LPS）（Brown and Meyer，2018；Meyer，2014；Weber-Stadlbauer and Meyer，2019）。虽然这种实验方法具有一些明显的优势（Meyer 等人，2009），包括最低的生物安全要求以及能对（先天）免疫反应强度和持续时间进行严格控制，但它并不能再现感染性病原体通常诱导的全方位免疫反应。虽然感染触发的固有免疫反应似乎是许多与 MIA 相关的重要促成因素（Choi 等，2016；Shi 等，2003；Smith 等，2007），但不同的病原体不太可能通过相同的免疫反应和病理生理机制来介导母体感染对后代的不良反应（Meyer，2019）。为了充分认识和阐明这种复杂性，该领域需要进一步拓展实验方法，比如在实验中使用产前暴露于不同的有毒性的和无毒性病原体（Brown and Meyer，2018）。事实上，由于在整个大脑发育过程中不同的免疫原可诱发一系列不同的神经免疫异常，能够在 MIA 模型中扩大感染性和非感染性刺激的范围，这将有助于解释为什么并非所有感染性病原体都具有增加神经精神疾病风险的相同潜力（Brown and Derkits，2010；Buka 等，2001）。此外，对不同的 MIA 模型的介导因素和结果之间的共性和差异进行更深入的研究，能够帮助研究人员确定不同长期缺陷影响大脑结构和功能的相关神经免疫学途径。

在 MIA 模型中使用跨物种方法有助于最大限度地降低过度夸大或过度简化在某一特定动物物种或品系中获得的研究结果的风险（Careaga 等，2017）。虽然大多数 MIA 模型研究都是在啮齿类动物（主要是大鼠和小鼠）中完成的（Weber-Stadlbauer and Meyer，2019），但也有一些模型扩展到了在进化和伦理学上更接近人类的物种，比如恒河猴（Bauman 等，2019；Careaga 等，2017；Machado 等，2015）。与啮齿类动物相比，恒河猴在遗传学、免疫学、神经生物学和行为学方面与人类更接近，它在胎盘生理学、妊娠时间线、产前和产后大脑发育以及皮层结构方面也与人类更具可比性（Careaga 等，2017）。因此，纳入与人类更相似的物种，如恒河猴，有助于解读从啮齿类动物的 MIA 模型得出的结果可能对应的是人类哪方面的病理症状，从而加强信息的跨物种传递和对人类临床状况的可转化性。

MIA 模型的特殊表型变异性也为转化研究提供了大量机会。如上所述，这种变异可能源于固有的或实验来源的窝间变异性，在多胎物种的情况下，也可能源于窝内的个体差异。即使在设计完善、控制良好的 MIA 模型中，这种变异性也可能相当大，并可能使简单的组间差异最小化甚至消失，尤其是当实验组被视为同质个体时（Estes 等，2020；Haddad 等，2020；Mueller 等，2021；Vasistha 等，2020）。然而，当将简单分组比较的经典方法扩展到更精细的分析时，窝间和窝内变异性为新发现提供了独特的机会。例如，窝间变异可用于研究为什么有些妊娠母体更易感 MIA（Estes 等，2020），也可用于评估个体妊娠中特定免疫标记物在确定后代大脑和行为缺陷程度方面的预测潜力（Lins 等，2018）。同样，也可利用窝内变异来确定暴露于 MIA 后易感表型和抗病表型的促成因素。为了说明这一点，我们对在大于 150个 MIA 和对照后代的大型队列中收集的实验数据进行了无监督聚类分析，结果发现即使在遗传同质性条件下，也存在行为、转录、神经解剖学和免疫学特征不同的亚群（Mueller 等，2021）。这些发现表明，MIA 模型的表型变异性能够加深我们对 MIA 在人类群体中诱发的不同神经发育影响的理解，并确定新的分子靶点，进一步改善生物标记物指导的干预措施。

要最大限度地利用 MIA 模型的变异性，研究人员就必须采用新的（或经过修改的）方法和数据分析方式。例如，要识别易感和抗病母体和／或后代，并揭示这种差异的内在机制，则必须使用相对较多的幼仔和整窝测试方法。此外，识别超出预定治疗范围的疾病分类需要先进的统计方法，如无监督聚类方法、主成分分析，甚至机器学习。后者为行为科学的许多领域提供了一种强大且无偏见的方法（Valletta 等，2017），这些领域通常需要多样化、复杂且高维的数据集，这些数据集表现出非线性依赖性和多个变量之间的未知交互作用。与其他研究领域一样（Valletta 等，2017），在 MIA 模型中获得的数据集可能不符合许多经典统计方法的假设，因此，机器学习可能是从这些数据中提取新知识的另一种方法。

5 增强双向转化的有效性

尽管目前在 MIA 相关风险因素的动物模型方面的研究不断取得进展，但在如何更好地利用动物模型将人类流行病学和基础科学的研究结果进行双向转化方面仍然存在挑战（Brown and Meyer，2018）。如图 5-1 所示，通过将 MIA 的神经精神结果解构为可在人类和动物中识别的病理生理学定义的表型，并评估 MIA 与其他疾病相关因素之间相互作用的种间一致性，可以很容易地提高流行病学和基础科学之间的可转化性。

除少数例外情况外，MIA 的流行病学研究通常旨在建立感染、炎症或其他免疫暴露与某些精神疾病风险之间的联系，后者由当前的疾病分类系统进行定义。另一方面，大多数 MIA 动物模型都是单因素模型，其中已研究了 MIA 相关暴露对后代行为、认知、神经影像学和神经生理学表型的单独作用。由于实际原因，这些模型通常是在啮齿类动物中构建的，并采用不需要严格生物安全预防措施的人工免疫激活剂（如合成双链 RNA）。这些流行病学和基础科学方法的结果往往缺乏类比性，从而导致转化差距，削弱了其转化有效性（图 5-1a）。

为了克服这些局限性并最大限度地提高 MIA 研究的双向转化有效性，人类流行病学和基础科学需要修改研究概念并增加补充研究模块（图 5-1b）。具体来说，评估与 MIA 相关的暴露影响的流行病学研究能够被以下方法补充甚至取代：尝试探索 MIA 对特定行为、认知、神经影像学和神经生理学表型的影响，这些表型不受疾病分类的限制；同时研究遗传和表观遗传因素；以及建立多因素动物模型，将遗传或表观遗传风险因素与 MIA 相关暴露结合起来，这些暴露包括流行病学上确定的感染性病原体和其他免疫因素，如炎症介质。此外，跨物种比较大脑皮层发育较早的动物物种，进一步增强流行病学研究与基础科学研究之间的双向可转化性。

产前暴露于感染性或炎症性不良事件可被视为发育障碍的一般易感因素，而非特定疾病的风险因素。事实上，这种暴露会改变神经生物学和行为功能，而这些功能不能简单地对应到某个特定的诊断表型上（Brown and Meyer，2018）。这种观点与"研究领域标准"（Research Domain Criteria）系统是一致的，后者利用生物决定论来解释不同精神症状的发病机制，并将重点放在内表型而非疾病分类上（Insel 等，2010）。将研究重点转移到神经生物学结果的分类而非疾病分类上可能会最大限度地减少疾病与模型之间的严格对应关系，而这仍然是 MIA 及其他方面转化研究面临的主要挑战（Brown and Meyer，2018）。MIA 动物模型的研究结果有助于在相应的人类流行病学研究中选择要调查的生物行为结果，反之亦然。因此，需要不断建立共享的发现平台，鼓励人类流行病学和使用 MIA 动物模型的基础研究之间进行更多的交叉融合。

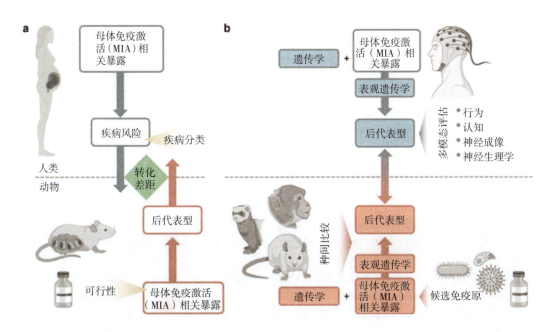

图 5-1　流行病学和基础科学研究对母体免疫激活（MIA）在神经发育和精神疾病中的转化研究的贡献。（a）常见的流行病学和基础科学研究方法示意图。大多数有关 MIA 的流行病学研究旨在建立感染或炎症暴露与特定疾病风险之间的关联，后者由当前的疾病分类系统进行定义。另一方面，大多数 MIA 动物模型都是单因素模型，其中研究了 MIA 相关暴露对后代行为、认知、神经影像学和神经生理学表型的单独作用。由于实际原因，这些模型研究通常在啮齿动物中完成的，并采用不需要严格生物安全预防措施的人工免疫激活剂（如合成双链 RNA）进行模型构建。这些流行病学和基础科学方法的结果往往是缺乏类比性，从而导致转化差距，削弱了其转化有效性。（b）流行病学和基础科学方法示意图，这些方法通过修改研究概念和增加补充研究模块，可最大限度地提高双向转化有效性。评估与 MIA 相关的暴露影响的流行病学研究能够被以下方法补充甚至取代：（1）尝试探索 MIA 对特定行为、认知、神经影像学和神经生理学表型的影响，这些表型不受疾病分类的限制；（2）同时研究遗传和表观遗传因素；以及（3）建立多因素动物模型，将遗传或表观遗传风险因素与 MIA 相关暴露结合起来，这些暴露涉及流行病学上确定的感染性病原体和其他免疫因素，如炎症介质。此外，跨物种比较涉及大脑皮层发育较早的动物物种，以进一步增强流行病学研究与基础科学研究之间的双向可转化性。修改自 Brown and Meyer（2018）。

6　结语

据流行病学文献报道，产前暴露于传染性或非传染性 MIA 后，患神经发育和精神疾病的风险增加，相关研究仍不断增加，同时能够模拟 MIA 和精神疾病相关性的动物研究也在持续进行。MIA 的流行病学研究的优势在于能够直接评估人类群体，但在揭示致病机制方面能力有限；另一方面，动物模型对精神疾病的普适性有限，但在发现 MIA 与神经生物学表型之间的因果关系和生物学途径方面取得了重大进展。随着研究概念的修改和补充研究模块的增加

（图 5-1），流行病学研究和基础科学研究的不断整合有望推动我们对超出疾病分类界限的慢性脑部疾病风险增加所涉及的发育、细胞和分子机制的理解，并帮助制定干预措施，以减轻甚至预防 MIA 引起的疾病表现。

对于我们这些从事 MIA 动物模型研究的人来说，重要的是要认识到这些模型的设计、实施和解释需要仔细考虑多种类型的变异性（表 5-1），这样我们才能制定适当的策略来处理这些变异性。虽然每个课题组可能都有自己的应对策略，但研究者们需要在研究中详细阐述所选 MIA 模型的方法细节，以提高各实验室模型的透明度和可比性。尽管模型的变异性给试图比较不同实验室的实验结果带来了挑战，但它丝毫不会削弱 MIA 模型在转化研究中的作用。事实上，MIA 模型的变异性和异质性结果为该领域的新发现和新发展提供了大量机会，包括确定与免疫介导的神经发育障碍和精神疾病有关的易感性和恢复力的疾病通路和分子机制。

参考文献

Antonson AM, Radlowski EC, Lawson MA, Rytych JL, Johnson RW (2017) Maternal viral infection during pregnancy elicits anti-social behavior in neonatal piglet offspring independent of postnatal microglial cell activation. Brain Behav Immun 59:300–312. https://doi.org/10.1016/j.bbi.2016.09.019

Arsenault D, St-Amour I, Cisbani G, Rousseau LS, Cicchetti F (2014) The different effects of LPS and poly I:C prenatal immune challenges on the behavior, development and inflammatory responses in pregnant mice and their offspring. Brain Behav Immun 38:77–90. https://doi.org/10.1016/j.bbi.2013.12.016

Ayhan Y, McFarland R, Pletnikov MV (2016) Animal models of gene-environment interaction in schizophrenia: a dimensional perspective. Prog Neurobiol 136:1–27. https://doi.org/10.1016/j.pneurobio.2015.10.002

Bauman MD, Lesh TA, Rowland DJ, Schumann CM, Smucny J, Kukis DL et al (2019) Preliminary evidence of increased striatal dopamine in a nonhuman primate model of maternal immune activation. Transl Psychiatry 9(1):135. https://doi.org/10.1038/s41398-019-0449-y

Bilbo SD, Block CL, Bolton JL, Hanamsagar R, Tran PK (2018) Beyond infection – maternal immune activation by environmental factors, microglial development, and relevance for autism spectrum disorders. Exp Neurol 299:241–251. https://doi.org/10.1016/j.expneurol.2017.07.002

Bitanihirwe BK, Peleg-Raibstein D, Mouttet F, Feldon J, Meyer U (2010) Late prenatal immune activation in mice leads to behavioral and neurochemical abnormalities relevant to the negative symptoms of schizophrenia. Neuropsychopharmacology 35(12):2462–2478. https://doi.org/10.1038/npp.2010.129

Boksa P (2010) Effects of prenatal infection on brain development and behavior: a review of findings from animal models. Brain Behav Immun 24(6):881–897. https://doi.org/10.1016/j.bbi. 2010.03.005

Brown AS, Derkits EJ (2010) Prenatal infection and schizophrenia: a review of epidemiologic and translational studies. Am J Psychiatry 167(3):261–280. https://doi.org/10.1176/appi.ajp.2009.09030361

Brown AS, Meyer U (2018) Maternal immune activation and neuropsychiatric illness: a translational research perspective. Am J Psychiatry 175(11):1073–1083. https://doi.org/10.1176/appi.ajp.2018.17121311

Buka SL, Tsuang MT, Torrey EF, Klebanoff MA, Bernstein D, Yolken RH (2001) Maternal infections and subsequent psychosis among offspring. Arch Gen Psychiatry 58(11):1032–1037. https://doi.org/10.1001/archpsyc.58.11.1032

Careaga M, Murai T, Bauman MD (2017) Maternal immune activation and autism spectrum disorder: from rodents to nonhuman and human primates. Biol Psychiatry 81(5):391–401. https://doi.org/10.1016/j.biopsych.2016.10.020

Careaga M, Taylor SL, Chang C, Chiang A, Ku KM, Berman RF et al (2018) Variability in PolyIC induced immune response: implications for preclinical maternal immune activation models. J Neuroimmunol 323:87–93. https://doi.org/10.1016/j.jneuroim.2018.06.014

Chess S (1971) Autism in children with congenital rubella. J Autism Child Schizophr 1(1):33–47. https://doi.org/10.1007/BF01537741

Choi GB, Yim YS, Wong H, Kim S, Kim H, Kim SV et al (2016) The maternal interleukin-17a pathway in mice promotes autism-like phenotypes in offspring. Science 351(6276):933–939

Collier SA, Rasmussen SA, Feldkamp ML, Honein MA (2009) Prevalence of self-reported infection during pregnancy among control mothers in the National Birth Defects Prevention Study. Birth Defects Res A Clin Mol Teratol 85:193–201. https://doi.org/10.1002/bdra.20540

Crum WR, Sawiak SJ, Chege W, Cooper JD, Williams SCR, Vernon AC (2017) Evolution of structural abnormalities in the rat brain following in utero exposure to maternal immune activation: a longitudinal in vivo MRI study. Brain Behav Immun 63:50–59. https://doi.org/10.1016/j.bbi.2016.12.008

Edlow AG, Castro VM, Shook LL, Kaimal AJ, Perlis RH (2022) Neurodevelopmental outcomes at 1 year in infants of mothers who tested positive for SARS-CoV-2 during pregnancy. JAMA Netw Open 5(6):e2215787. https://doi.org/10.1001/jamanetworkopen.2022.15787

Estes ML, Prendergast K, MacMahon JA, Cameron S, Aboubechara JP, Farrelly K et al (2020) Baseline immunoreactivity before pregnancy and poly(I:C) dose combine to dictate susceptibility and resilience of offspring to maternal immune activation. Brain Behav Immun 88:619–630. https://doi.org/10.1016/j.bbi.2020.04.061

Giovanoli S, Engler H, Engler A, Richetto J, Voget M, Willi R et al (2013) Stress in puberty unmasks latent neuropathological consequences of prenatal immune activation in mice. Science 339(6123):1095–1099. https://doi.org/10.1126/science.1228261

Giovanoli S, Engler H, Engler A, Richetto J, Feldon J, Riva MA et al (2016) Preventive effects of minocycline in a neurodevelopmental two-hit model with relevance to schizophrenia. Transl Psychiatry 6(4):e772. https://doi.org/10.1038/tp.2016.38

Glass R, Norton S, Fox N, Kusnecov AW (2019) Maternal immune activation with staphylococcal enterotoxin A produces unique behavioral changes in C57BL/6 mouse offspring. Brain Behav Immun 75:12–25. https://doi.org/10.1016/j.bbi.2018.05.005

Gumusoglu SB, Stevens HE (2019) Maternal inflammation and neurodevelopmental programming: a review of preclinical outcomes and implications for translational psychiatry. Biol Psychiatry 85(2):107–121. https://doi.org/10.1016/j.biopsych.2018.08.008

Haddad FL, Lu L, Baines KJ, Schmid S (2020) Sensory filtering disruption caused by poly I:C –timing of exposure and other experimental considerations. Brain Behav Immun Health 9: 100156. https://doi.org/10.1016/j.bbih.2020.100156

Harvey L, Boksa P (2012) A stereological comparison of GAD67 and reelin expression in the hippocampal stratum oriens of offspring from two mouse models of maternal inflammation during pregnancy. Neuropharmacology 62(4):1767–1776. https://doi.org/10.1016/j.neuropharm.2011.11.022

Hornig M, Bresnahan MA, Che X, Schultz AF, Ukaigwe JE, Eddy ML et al (2018) Prenatal fever and autism risk. Mol Psychiatry 23(3):759–766. https://doi.org/10.1038/mp.2017.119

Howard BR (2002) Control of variability. ILAR J 43(4):194–201. https://doi.org/10.1093/ilar.43. 4.194

Insel T, Cuthbert B, Garvey M, Heinssen R, Pine DS, Quinn K et al (2010) Research domain criteria (RDoC): toward a new classification framework for research on mental disorders. Am J Psychiatry 167(7):748–751. https://doi.org/10.1176/appi.ajp.2010.09091379

Jones KL, Croen LA, Yoshida CK, Heuer L, Hansen R, Zerbo O et al (2017) Autism with intellectual disability is associated with increased levels of maternal cytokines and chemokines during gestation. Mol Psychiatry 22(2):273–279. https://doi.org/10.1038/mp.2016.77

Kafkafi N, Agassi J, Chesler EJ, Crabbe JC, Crusio WE, Eilam D et al (2018) Reproducibility and replicability of rodent phenotyping in preclinical studies. Neurosci Biobehav Rev 87:218–232. https://doi.org/10.1016/j.neubiorev.2018.01.003

Kentner AC, Bilbo SD, Brown AS, Hsiao EY, McAllister AK, Meyer U et al (2019) Maternal immune activation: reporting guidelines to improve the rigor, reproducibility, and transparency of the model. Neuropsychopharmacology 44(2):245–258. https://doi.org/10.1038/s41386-018-0185-7

Kim S, Kim H, Yim YS, Ha S, Atarashi K, Tan TG et al (2017) Maternal gut bacteria promote neurodevelopmental abnormalities in mouse offspring. Nature 549(7673):528–532. https://doi.org/10.1038/nature23910

Kolmogorova D, Murray E, Ismail N (2017) Monitoring pathogen-induced sckness in mice and rats. Curr Protoc Mouse Biol 7(2):65–76. https://doi.org/10.1002/cpmo.27

Körholz JC, Zocher S, Grzyb AN, Morisse B, Poetzsch A, Ehret F et al (2018) Selective increases in inter-individual variability in response to environmental enrichment in female mice. Elife 7:e35690. https://doi.org/10.7554/eLife.35690

Kowash HM, Potter HG, Edye ME, Prinssen EP, Bandinelli S, Neill JC et al (2019) Poly(I:C) source, molecular weight and endotoxin contamination affect dam and prenatal outcomes, implications for models of maternal immune activation. Brain Behav Immun 82:160–166. https://doi.org/10.1016/j.bbi.2019.08.006

Kwon HL, Belanger K, Bracken MB (2003) Asthma prevalence among pregnant and childbearingaged women in the United States: estimates from national health surveys. Ann Epidemiol 13(5): 317–324. https://doi.org/10.1016/s1047-2797(03)00008-5

Labouesse MA, Dong E, Grayson DR, Guidotti A, Meyer U (2015) Maternal immune activation induces GAD1 and GAD2 promoter remodeling in the offspring prefrontal cortex. Epigenetics 10(12):1143–1155. https://doi.org/10.1080/15592294.2015.1114202

Li Y, Dugyala SR, Ptacek TS, Gilmore JH, Frohlich F (2018) Maternal immune activation alters adult behavior, gut microbiome and juvenile brain oscillations in ferrets. eNeuro 5(5): ENEURO.0313-18.2018. https://doi.org/10.1523/ENEURO.0313-18.2018

Lins BR, Hurtubise JL, Roebuck AJ, Marks WN, Zabder NK, Scott GA et al (2018) Prospective analysis of the effects of maternal immune activation on rat cytokines during pregnancy and behavior of the male offspring relevant to schizophrenia. eNeuro 5(4):ENEURO.0249-18.2018

Lipina TV, Zai C, Hlousek D, Roder JC, Wong AH (2013) Maternal immune activation during gestation interacts with Disc1 point mutation to exacerbate schizophrenia-related behaviors in mice. J Neurosci 33(18):7654–7666. https://doi.org/10.1523/JNEUROSCI.0091-13.2013

Machado CJ, Whitaker AM, Smith SE, Patterson PH, Bauman MD (2015) Maternal immune activation in nonhuman primates alters social attention in juvenile offspring. Biol Psychiatry 77(9):823–832. https://doi.org/10.1016/j.biopsych.2014.07.035

Mahic M, Che X, Susser E, Levin B, Reichborn-Kjennerud T, Magnus P et al (2017) Epidemiological and serological investigation into the role of gestational maternal influenza virus infection and autism spectrum disorders. mSphere 2(3):e00159–e00117. https://doi.org/10.1128/mSphere.00159-17

McQuaid RJ, Dunn R, Jacobson-Pick S, Anisman H, Audet MC (2018) Post-weaning environmental enrichment in male CD-1 mice: impact on social behaviors, corticosterone levels and prefrontal cytokine expression in adulthood. Front Behav Neurosci 12:145. https://doi.org/10. 3389/fnbeh.2018.00145

Mednick SA, Machon RA, Huttunen MO, Bonett D (1988) Adult schizophrenia following prenatal exposure to an influenza epidemic. Arch Gen Psychiatry 45(2):189–192. https://doi.org/10.1001/archpsyc.1988.01800260109013

Meehan C, Harms L, Frost JD, Barreto R, Todd J, Schall U et al (2017) Effects of immune activation during early or late gestation on schizophrenia-related behaviour in adult rat offspring. Brain Behav Immun 63:8–20. https://doi.org/10.1016/j.bbi.2016.07.144

Meyer U (2013) Developmental neuroinflammation and schizophrenia. Prog Neuropsychopharmacol Biol Psychiatry 42:20–34. https://doi.org/10.1016/j.pnpbp.2011.11.003

Meyer U (2014) Prenatal poly(I:C) exposure and other developmental immune activation models in rodent systems. Biol Psychiatry 75(4):307–315. https://doi.org/10.1016/j.biopsych.2013.07.011

Meyer U (2019) Neurodevelopmental resilience and susceptibility to maternal immune activation. Trends Neurosci 42(11):793–806. https://doi.org/10.1016/j.tins.2019.08.001

Meyer U, Feldon J, Schedlowski M, Yee BK (2005) Towards an immuno-precipitated neurodevelopmental animal model of schizophrenia. Neurosci Biobehav Rev 29(6):913–947.https://doi.org/10.1016/j.neubiorev.2004.10.012

Meyer U, Nyffeler M, Engler A, Urwyler A, Schedlowski M, Knuesel I et al (2006) The time of prenatal immune challenge determines the specificity of inflammation-mediated brain and behavioral pathology. J Neurosci 26(18):4752–4762

Meyer U, Nyffeler M, Yee BK, Knuesel I, Feldon J (2008) Adult brain and behavioral pathological markers of prenatal immune challenge during early/middle and late fetal development in mice. Brain Behav Immun 22(4):469–486. https://doi.org/10.1016/j.bbi.2007.09.012

Meyer U, Feldon J, Fatemi SH (2009) In-vivo rodent models for the experimental investigation of prenatal immune activation effects in neurodevelopmental brain disorders. Neurosci Biobehav Rev 33(7):1061–1079. https://doi.org/10.1016/j.neubiorev.2009.05.001

Missig G, Robbins JO, Mokler EL, McCullough KM, Bilbo SD, McDougle CJ et al (2020) Sex-dependent neurobiological features of prenatal immune activation via TLR7. Mol Psychiatry 25(10):2330–2341. https://doi.org/10.1038/s41380-018-0346-4

Mueller FS, Polesel M, Richetto J, Meyer U, Weber-Stadlbauer U (2018) Mouse models of maternal immune activation: mind your caging system! Brain Behav Immun 73:643–660. https://doi.org/10.1016/j.bbi.2018.07.014

Mueller FS, Richetto J, Hayes LN, Zambon A, Pollak DD, Sawa A et al (2019) Influence of poly(I: C) variability on thermoregulation, immune responses and pregnancy outcomes in mouse models of maternal immune activation. Brain Behav Immun 80:406–418. https://doi.org/10.1016/j.bbi.2019.04.019

Mueller FS, Scarborough J, Schalbetter SM, Richetto J, Kim E, Couch A et al (2021) Behavioral, neuroanatomical, and molecular correlates of resilience and susceptibility to maternal immune activation. Mol Psychiatry 26(2):396–410. https://doi.org/10.1038/s41380-020-00952-8

Murray KN, Edye ME, Manca M, Vernon AC, Oladipo JM, Fasolino V et al (2019) Evolution of a maternal immune activation (mIA) model in rats: early developmental effects. Brain Behav Immun 75:48–59. https://doi.org/10.1016/j.bbi.2018.09.005

Nakamura JP, Schroeder A, Gibbons A, Sundram S, Hill RA (2022) Timing of maternal immune activation and sex influence schizophrenia-relevant cognitive constructs and neuregulin and GABAergic pathways. Brain Behav Immun 100:70–82. https://doi.org/10.1016/j.bbi.2021.11.006

Pali-Schöll I, Namazy J, Jensen-Jarolim E (2017) Allergic diseases and asthma in pregnancy, a secondary publication. World Allergy Organ J 10(1):10. https://doi.org/10.1186/s40413-017-0141-8

Piontkewitz Y, Arad M, Weiner I (2011) Abnormal trajectories of neurodevelopment and behavior following in utero insult in the rat. Biol Psychiatry 70(9):842–851. https://doi.org/10.1016/j.biopsych.2011.06.007

Ratnayake U, Quinn TA, Castillo-Melendez M, Dickinson H, Walker DW (2012) Behaviour and hippocampus-specific changes in spiny mouse neonates after treatment of the mother with the viral-mimetic Poly I:C at mid-pregnancy. Brain Behav Immun 26(8):1288–1299. https://doi. org/10.1016/j.bbi.2012.08.011

Richardson SR, Morell S, Faulkner GJ (2014) L1 retrotransposons and somatic mosaicism in the brain. Annu Rev Genet 48:1–27. https://doi.org/10.1146/annurev-genet-120213-092412

Richetto J, Meyer U (2021) Epigenetic modifications in schizophrenia and related disorders: molecular scars of environmental exposures and source of phenotypic variability. Biol Psychiatry 89(3):215–226. https://doi. org/10.1016/j.biopsych.2020.03.008

Richetto J, Calabrese F, Riva MA, Meyer U (2014) Prenatal immune activation induces maturationdependent alterations in the prefrontal GABAergic transcriptome. Schizophr Bull 40(2): 351– 361. https://doi.org/10.1093/schbul/sbs195

Richetto J, Massart R, Weber-Stadlbauer U, Szyf M, Riva MA, Meyer U (2017) Genome-wide DNA methylation changes in a mouse model of infection-mediated neurodevelopmental disorders. Biol Psychiatry 81(3):265–276

Richetto J, Polesel M, Weber-Stadlbauer U (2019) Effects of light and dark phase testing on the investigation of behavioural paradigms in mice: relevance for behavioural neuroscience. Pharmacol Biochem Behav 178:19–29. https://doi.org/10.1016/j.pbb.2018.05.011

Richter SH (2017) Systematic heterogenization for better reproducibility in animal experimentation. Lab Anim 46(9):343–349. https://doi.org/10.1038/laban.1330

Richter SH, Garner JP, Auer C, Kunert J, Würbel H (2010) Systematic variation improves reproducibility of animal experiments. Nat Methods 7(3):167–168. https://doi.org/10.1038/nmeth0310-167

Rosenfeld CS (2015) Sex-specific placental responses in fetal development. Endocrinology 156(10):3422–3434. https://doi.org/10.1210/en.2015-1227

Salari AA, Samadi H, Homberg JR, Kosari-Nasab M (2018) Small litter size impairs spatial memory and increases anxiety- like behavior in a strain-dependent manner in male mice. Sci Rep 8(1):11281. https://doi.org/10.1038/s41598-018-29595-0

Schuler-Faccini L, Del Campo M, García-Alix A, Ventura LO, Boquett JA, van der Linden V et al (2022) Neurodevelopment in children exposed to Zika in utero: clinical and molecular aspects. Front Genet 13:758715. https://doi.org/10.3389/fgene.2022.758715

Shi L, Fatemi SH, Sidwell RW, Patterson PH (2003) Maternal influenza infection causes marked behavioral and pharmacological changes in the offspring. J Neurosci 23(1):297–302. https://doi. org/10.1523/JNEUROSCI.23-01-00297.2003

Smith SE, Li J, Garbett K, Mirnics K, Patterson PH (2007) Maternal immune activation alters fetal brain development through interleukin-6. J Neurosci 27(40):10695–10702. https://doi.org/10.1523/JNEUROSCI.2178-07.2007

Valletta JJ, Torney C, Kings M, Thornton A, Madden J (2017) Applications of machine learning in animal behaviour studies. Anim Behav 124:203–220. https://doi.org/10.1016/j.anbehav.2016.12.005

Vasistha NA, Pardo-Navarro M, Gasthaus J, Weijers D, Müller MK, García-González D et al (2020) Maternal inflammation has a profound effect on cortical interneuron development in a stage and subtype-specific manner. Mol Psychiatry 25(10):2313–2329. https://doi.org/10.1038/s41380-019-0539-5

Voelkl B, Altman NS, Forsman A, Forstmeier W, Gurevitch J, Jaric I et al (2020) Reproducibility of animal research in light of biological variation. Nat Rev Neurosci 21(7):384–393. https://doi.org/10.1038/s41583-020-0313-3

Vuillermot S, Weber L, Feldon J, Meyer U (2010) A longitudinal examination of the neurodevelopmental impact of prenatal immune activation in mice reveals primary defects in dopaminergic development relevant to schizophrenia. J Neurosci 30(4):1270–1287. https://doi.org/10.1523/JNEUROSCI.5408-09.2010

Weber-Stadlbauer U, Meyer U (2019) Challenges and opportunities of a-priori and a-posteriori variability in maternal immune activation models. Curr Opin Behav Sci 28:119–128. https://doi.org/10.1016/j.cobeha.2019.02.006

Weber-Stadlbauer U, Richetto J, Labouesse MA, Bohacek J, Mansuy IM, Meyer U (2017) Transgenerational transmission and modification of pathological traits induced by prenatal immune activation. Mol Psychiatry 22(1):102–112. https://doi.org/10.1038/mp.2016.41

Weber-Stadlbauer U, Richetto J, Zwamborn RAJ, Slieker RC, Meyer U (2021) Transgenerational modification of dopaminergic dysfunctions induced by maternal immune activation. Neuropsychopharmacology 46(2):404–412. https://doi.org/10.1038/s41386-020-00855-w

Wiebold JL, Becker WC (1987) Inequality in function of the right and left ovaries and uterine horns of the mouse. J Reprod Fertil 79(1):125–134. https://doi.org/10.1530/jrf.0.0790125

Zuckerman L, Rehavi M, Nachman R, Weiner I (2003) Immune activation during pregnancy in rats leads to a postpubertal emergence of disrupted latent inhibition, dopaminergic hyperfunction, and altered limbic morphology in the offspring: a novel neurodevelopmental model of schizophrenia. Neuropsychopharmacology 28(10):1778–1789. https://doi.org/10.1038/sj.npp.1300248

第 6 章

多种微生物暴露与精神健康的进化方面：关注微生物"老朋友"和抗压能力

Lamya'a M. Dawud、Evan M. Holbrook 和 Christopher A. Lowry

目录

L. M. Dawud and E. M. Holbrook

Department of Integrative Physiology, University of Colorado Boulder, Boulder, CO, USA

C. A. Lowry(✉)

Department of Integrative Physiology, University of Colorado Boulder, Boulder, CO, USA

Department of Psychology and Neuroscience, University of Colorado Boulder, Boulder, CO,USA

Rocky Mountain Mental Illness Research Education and Clinical Center (MIRECC), Rocky Mountain Regional VA Medical Center (RMRVAMC), Aurora, CO, USA

Department of Physical Medicine and Rehabilitation, University of Colorado Anschutz Medical Campus, Aurora, CO, USA

Military and Veteran Microbiome: Consortium for Research and Education (MVM–CoRE), Aurora, CO, USA

Center for Neuroscience, University of Colorado Boulder, Boulder, CO, USA

Center for Microbial Exploration, University of Colorado Boulder, Boulder, CO, USA

inVIVO Planetary Health, Worldwide Universities Network (WUN), West New York, NJ, USA
e–mail: christopher.lowry@colorado.edu

【摘　要】二十世纪后半叶，随着社会从农村生活方式向城市生活方式转变，包括过敏、哮喘和自身免疫性疾病在内的炎症性疾病发病率有所上升。人们因此提出了许多假说，对现代城市社会炎症性疾病发病率上升的原因做出解释，其中包括卫生假说和"老朋友"假说。2008 年，Rook 和 Lowry 基于炎症增加是压力相关精神疾病的风险因素，提出卫生假说或"老朋友"假说可能与精神疾病有关。从那时起，人们越来越清楚地认识到，慢性低度炎症是压力相关精神疾病的风险因素，这类精神疾病包括焦虑症、情绪障碍以及创伤和压力相关疾病，如创伤后应激障碍（PTSD）。现在有证据表明，在现代城市环境中长大没有与宠物日常接触的人，与在农村环境中长大能够与农场动物亲近的人相比，面对社会心理压力会产生更严重的全身炎症反应。因此，我们认为可能是因为生活在现代城市环境中的人由于免疫失调从而加重炎症，免疫调控包括维持调节性 T 细胞和效应性 T 细胞的表达平衡，而免疫调控又是靠微生物信号发挥作用的。研究证据强调了系统发育多种不同的类群是驱动免疫调控的微生物信号，但具有菌株特异性。最后，我们重点介绍了牡牛分枝杆菌 NCTC 11659（一种来源于土壤的细菌，具有抗炎和免疫调控特性），并将其作为一个案例研究，说明如何单一菌株可作为一种精神神经免疫学方法，用于预防和治疗与压力相关的精神疾病。

【关键词】焦虑；达尔文医学；抑郁；肠－脑轴；卫生假说；微生物菌群；菌群；菌群－肠－脑轴；老朋友；创伤后应激障碍

1　引言

在本章中，我们将重点讨论暴露于不同微生物环境在提升抗压能力方面发挥的潜在作用，尤其是在预防和治疗与应激有关的精神疾病方面，包括焦虑症、情绪障碍、创伤和压力相关疾病，如创伤后应激障碍（PTSD）（Americanpsychiatric Association，2013）。预防压力相关精神疾病的其中一种方法是确定可改变的风险因素（Insel and Scolnick，2006）。在本综述中，我们概述了支持以下假设的证据：（1）异常的炎症反应是压力相关精神障碍症状发生和持续存在的风险因素；以及（2）暴露于多样化的微生物环境，包括自然界中的非致病细菌，可以诱导抗炎和免疫调控反应，从而调节对日常压力和创伤事件的炎症反应，进而提高抗压能力。免疫调控被定义为调节性 T 细胞（Treg）和效应性 T 细胞的表达平衡，免疫失调可能会导致过度炎症应激反应，从而使人容易患上与应激有关的精神疾病（Langgartner 等，2018），尤其是在城市环境中，人们与多样化微生物环境的接触减少了（Böbel 等，2018）。通过增加与微生物"老朋友"（即具有抗炎和免疫调控功能的微生物）的接触，可能会为预防和治疗与应激相关的精神疾病提供另一种策略。

2　常见精神疾病的全球发病率和患病率

常见精神疾病包括焦虑症、抑郁症以及创伤和压力相关疾病，如 PTSD，这些疾病在《国际疾病分类（第 10 版）》（ICD-10）中被归类为"神经质、压力相关和躯体形式障碍"和"情绪障碍"［Patel and Kleinman，2003；World Health Organization，1992；National Collaborating Centre for Mental Health（UK），2011］：焦虑症和情绪障碍是常见精神健康疾病中最普遍的形式，也是全球疾病负担的重要组成部分（Whiteford 等，2013）。世界卫生组织在 2015 年对精神健康状况进行了调查，发现全球约有 3.6% 的人患有焦虑症，4.4% 的人患有抑郁症，其中女性比男性更容易受到这些疾病的影响（World Health Organization，2017）。抑郁症是导致全球残疾的最主要病因，而焦虑症则是导致全球残疾的第六大病因（World Health Organization，2017）。在新型冠状病毒感染（2019 新型冠状病毒）疫情之后，焦虑症和情绪障碍的全球发病率增加和带来的负担也进一步加重，尤其是在年轻人中，而且对女性的影响更大（Santomauro 等，2021）。

虽然 PTSD 以前被归类为焦虑症，因此被列入常见精神健康疾病，但现在《精神障碍统计手册（第 5 版）》（DSM-5）将 PTSD 列为创伤和压力相关障碍（Americanpsychiatric Association，2013）。PTSD 在退伍军人中尤为常见。自 2001 年 10 月以来，约有 270 万美军参与过冲突（Wenger 等，2018）。研究结果表明，约有 20% 的遣返军人符合创伤后应激障碍或相关精神疾病的标准（Tanielian 等，2008）。在美国，许多参加过"持久自由行动"/"伊拉克自由行动"（OEF/OIF）的退伍军人对接受常规精神健康治疗有抵触情绪（Kim 等，2010；Kim 等，2010），凸显了探索替代性干预措施的重要性（Williams 等，2011）。此外，相当一部分人并没有从传统治疗中得到实质性帮助。PTSD 研究结果的无应答率通常高达 50%（Schottenbauer 等，2008）。而在非军事人群中也是同样的无应答率（Stein 等，2006，2009）。

3　需要更有效、起效更快的疗法

广泛性焦虑障碍（GAD）是焦虑症的一种，其一线心理疗法包括认知行为疗法（CBT）、认知疗法（CT）和应用放松法，而 GAD 的一线药物疗法包括选择性血清素再吸收抑制剂（SSRIs）和血清素与去甲肾上腺素再吸收抑制剂（SNRIs）（Anxiety and Depression Association of America，2015）。同时，治疗抑郁症的一线心理疗法包括心理治疗和药物疗法，其中心理疗法包括 CBT、人际心理治疗（IPT）和问题解决疗法（PST），而治疗抑郁症的一线药物疗法包括 SSRIs、SNRIs、安非拉酮、米氮平和一些新型药物（Anxiety and Depression Association of America，2020）。然而，这些疗法的疗效和可行性受到一些限制因素的影响。这些局限性包括但不限于起效延迟、损害生活质量的不良反应、停药后的复发风险以及不依从性（Andrews 等，2011；Freedman，2010；Li 等，2012；Lin 等，1995；Mathew 等，2012；Papakostas and Fava，2009；Rush 等，2006b）。

治疗创伤后应激障碍的一线疗法是循证认知行为心理疗法，例如 CBT 和眼动脱敏与再加工疗法（EMDR）（Resick 等，2017；Department of Veterans Affairs DoD，2017；Americanpsychological Association，2017；Watkins 等，2018）。这些干预措施能够有效减轻 PTSD 症状，但并非所有人都能完全康复（Steenkamp 等，2020）。例如，在完成这些治疗的美国退伍军人中，约有三分之二仍然患有 PTSD（Steenkamp 等，2020；Stein 等，2006，2009），而且 PTSD 一线心理疗法的中途退出率很高（Kehle-Forbes 等，2016；Steenkamp 等，2020）。

创伤后应激障碍的一线药物疗法包括 SSRIs（Martin 等，2021）。然而，药物疗法也存在重大缺陷。事实上，只有大约一半的患者对 SSRIs 有反应，超过三分之一接受 SSRI 治疗的患者没有反应，没有达到完全缓解，甚至出现 SSRI 耐药（Bernardy and Friedman，2015；Golden 等，2002；Rush 等，2006a；Kemp 等，2008）。此外，大多数最初对 SSRI 治疗有反应的患者无法长期保持治疗效果。特别是，有 PTSD 的退伍军人通常会对 SSRI 治疗产生耐药（Schnurr 等，2007；Prigerson 等，2001；Friedman 等，2007）。

4　提高抗压力的方法：常见精神健康障碍的预防策略

虽然在治疗与压力相关的精神障碍方面，寻求新颖、速效的干预方法（包括药物干预）非常重要，但同时也需要用新颖的方法来预防这些常见的精神健康障碍（IInsel and Scolnick，2006）。在考虑压力相关精神障碍的预防方法时，我们可以说，合理的策略是针对这些障碍的风险因素，重点关注可改变的风险因素（图 6-1）。慢性低度炎症可能是增加压力相关精神障碍发病风险的一个因素（Rohleder，2014）。在下一节中，我们将简要讨论异常或过度炎症是压力相关精神障碍发病风险因素的证据。

5　炎症是常见精神障碍的风险因素

越来越多的证据表明，炎症在与压力相关的精神障碍（包括焦虑症、情绪障碍、创伤后应激障碍等与创伤和压力相关的障碍）的发病风险方面发挥着重要作用。许多研究发现压力相关精神障碍会出现细胞因子活化增加和低度炎症，这意味着慢性低度炎症在压力相关精神障碍的发病风险和症状持续方面都发挥着作用（Capuron and Dantzer，2003；Dantzer 等，1998，1999；Miller and Raison，2016；Michopoulos 等，2017；Flux and Lowry，2023；Rohleder，2014）。

5.1　炎症是焦虑症的风险因素

焦虑症［如 GAD、惊恐障碍（PD）和恐惧症（广场恐惧症、社交恐惧症等）］已被证明与慢性低度炎症有关。例如，研究发现焦虑症确诊患者的 C 反应蛋白（CRP）等促炎症标志物升高（Michopoulos 等，2017；Vogelzangs 等，2013；Copeland 等，2012；Bankier 等，2008）。其他研究发现，GAD 和 PD 患者循环中的肿瘤坏死因子（TNF）、白细胞介素（IL-1β 和 IL-6）等促炎性细胞因子水平升高（Vieira 等，2010；Hoge 等，2009；Michopoulos 等，2017；Brambilla 等，1994；Zou 等，2020）。与这些研究结果相一致的是，有报告称，患有炎症性疾病（包括哮喘、过敏和自身免疫性疾病）的人焦虑症发病率高，情绪反应更激烈（Lowry 等，2016；Stanhope 等，2022；von Mutius and Vercelli，2010；von Mutius 等，1994）。上述数据充分支持了这一假说——炎症失调是焦虑症的关键风险因素（Haroon 等，2012；Michopoulos 等，2017）。

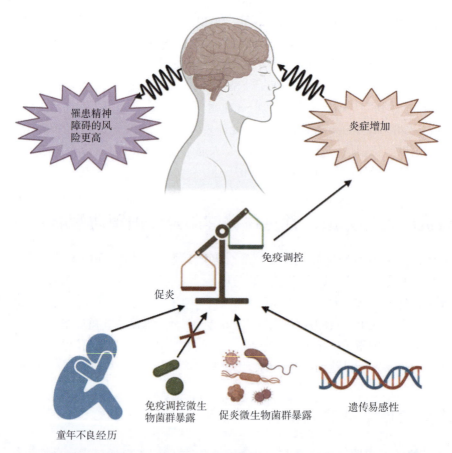

图 6-1　压力相关精神障碍的风险因素包括（1）遗传易感性；（2）环境影响，包括不良童年经历（ACE）和各种微生物菌群暴露。微生物可以是促炎性的，也可以是抗炎性 / 免疫调节性的［即维持调节性 T 细胞（Treg）和效应性 T 细胞的表达平衡］。免疫失调会导致慢性低度炎症，并增加与压力相关精神疾病的风险。图用 biorender.com 创建。

有趣的是，在 GAD 和 PD 患者中都发现了较低水平的 γ 干扰素（IFNγ），IFNγ 是一种促炎细胞因子（Tukel 等，2012；Vieira 等，2010）。从 GAD 患者分离得到的外周血单核细胞（PBMCS）分泌 IFNγ 减少，可能反映了患者对多样化微生物环境的暴露减少。例如，给小鼠注射土壤来源的分枝杆菌——牡牛分枝杆菌（Mycobacterium vaccae）NCTC 11659 或牡牛分枝杆菌（M. vaccae）类型菌株——M. vaccae ATCC 15483 能够增加 IFNγ 和 Th1 信号传导（Gong 等，2020；Lahey 等，2016；Smith 等，2020；Zhang 等，2016）。同时，给人注射分枝杆菌疫苗 NCTC 11659 进行免疫治疗，治疗后一个月外周血单核细胞对随后抗原刺激产生的 IFNγ 反应仍会升高（von Reyn 等，2017）。有趣的是，脑膜 T 细胞可能表达 IFNγ，然后作用于大脑中的小胶质细胞和神经元，IFNγ 的正常表达是社交行为所必需的（Filiano 等，2016）。

与焦虑症患者存在潜在的免疫调控失调相一致的是，在 GAD 患者中，植物血凝素（PHA）刺激诱导分泌的抗炎细胞因子水平较低，包括来自离体外周血单核细胞的 IL-2、IL-4 和 IL-10（Vieira 等，2010）。与这些研究结果一致的是，Hou 等人在 2017 年报告了循环中 IL-10 浓度降低以及 TNF/IL-10 和 TNF/IL-4 比值升高（Hou 等，2017）。总之，这些数据与提出的假说一致，GAD 患者会出现免疫调控失调。

5.2　炎症作为情绪障碍的风险因素

在常见的精神疾病中，异常炎症水平是情绪障碍的风险因素，这一点毋庸置疑。该观点已经在其他地方有过详细阐述（Capuron and Dantzer，2003；Dantzer 等，1998，1999；Miller and Raison，2016；Michopoulos 等，2017；Flux and Lowry，2023），因此本文就不再赘述了。

有证据表明，情绪障碍患者的免疫调控功能受损。先前的研究表明，在抑郁症患者中，Treg 的比例较低，同时血清中抗炎性细胞因子 IL-10 和转化生长因子 β1（TGFβ-1）的浓度也较低（Grosse 等，2016；Li 等，2010；Chen 等，2011；Snijders 等，2016）而在治疗后 Treg 比例升高（Grosse 等，2016）。

根据现有证据，诱导 Treg 被认为是治疗抑郁症（MDD）的一种新型干预措施，至少是治疗炎症性 MDD 患者的一种新方法（Ellul 等，2018）

5.3　炎症是创伤和应激相关疾病的风险因素之一

如上所述，《精神疾病诊断与统计手册（第 5 版）》（DSM-5）将 PTSD 重新归类为"创伤与压力相关障碍"。在此次修订的 DSM 中，该类别的主要诊断标准要求患者曾遭遇创伤或压力事件（Americanpsychiatric Association；2013）。DSM-5 描述了伴随 PTSD 的特定行为症候群，包括"再体验""回避""认知和情绪的负性改变"以及"过度警觉"（Reber 等，2016；Americanpsychiatric Association，2013）。10% ~ 30% 经历过创伤事件的人患有 PTSD（VanElzakker 等，2014），最有可能造成 PTSD 的创伤类型是来自人际暴力的创伤，如攻击、强奸或虐待等（Yehuda and LeDoux，2007）。根据美国国家创伤后应激障碍中心（National Center forpTSD）的数据，约有 6% 的人在一生中的某个阶段会患上 PTSD（National Center forpTSD 2022）。约有 8% 的女性在一生中的某个阶段会患上 PTSD，而男性的这一比例仅为 4%（National Center forpTSD 2022）。大约 60% 的男性和 50% 的女性在一生中至少经历过一次创伤事件（National Center forpTSD 2022）。这表明，某些人更容易发生 PTSD，这些人具有潜在易感性。

并非每个人经历创伤事件后都会患上 PTSD；个体在遗传、表观遗传和环境因素中表现出的差异性决定了个体患创伤和压力相关疾病的易感性（Reber 等，2016；Americanpsychiatric Association，2013）。PTSD 因其负面的社会和精神结局给个人和整个社会带来了沉重负担，同时它还可能引起负面的躯体疾病，包括自身免疫性疾病、代谢综合征、肺部疾病和心血管疾病，这些疾病可能是由于系统性的低度炎症的潜在机制所导致的（Babson 等，2015；Dennis 等，2016；Lindqvist 等，2014；Speer 等，2018；Wolff 等，2011）。一项跨诊断的荟萃分析（即一项定量整合了炎症生物标记物与创伤暴露及相关症状学关系的文献荟萃分析）发现，创伤暴露与循环 CRP 和循环促炎症细胞因子水平（包括 IL-1β、IL-6 和 TNF）的升高有关（Tursich 等，2014），说明创伤暴露可能是导致慢性低度炎症的原因。相反，研究表明，炎症生物标记物水平升高，包括循环 CRP 浓度的增加，能够预测未来患 PTSD 的风险（Eraly 等，2014；Schultebraucks 等，2020）。最后，PTSD 患自身免疫性疾病的风险更高。也就是说，与没有精神障碍的退伍军人相比，PTSD 退伍军人被诊断患有任何一种自身免疫性疾病（如甲状腺炎、炎症性肠病、类风湿性关节炎、多发性硬化症和红斑狼疮）的风险明显更高（O'Donovan 等，2014）。这表明，PTSD 退伍军人的免疫调控功能普遍失效，无法抑制异常的炎症反应。与这些研究结果相一致的是，PTSD 患者外周 Treg 细胞比例下降（Sommershof 等，2009），而在使用叙事暴露疗法（NET）成功治疗后，能够增加 Treg 表达丰度（Morath 等，2014）。

最近的研究表明，与健康对照组相比，PTSD 患者体内循环中的脂多糖（LPS）和脂多糖结合蛋白（LBP）的浓度升高（Voigt 等，2022）。LPS 是革兰氏阴性菌外膜的一种成分，LPS 长期升高能够诱导产生 LBP，LBP 被认为是"肠道渗漏"的一种生物标记物，在这种情况下，肠道腔内的细菌和其他微生物可穿过肠道黏膜进入体内和全身循环。总之，这些数据符合之前提出的假设——PTSD 与微生物菌群 – 肠 – 脑轴失调相关（Hemmings 等，2017；Loupy and Lowry，2019；Malan-Muller 等，2018，2022），稳定失调的微生物菌群和肠道黏膜屏障有助于综合疗法的开展。

6 现代城市社会中炎症性疾病的发病率和患病率不断上升

2002 年，Jean-François Bach 在《新英格兰医学杂志》（New England Journal of Medicine）上发表了一篇文章，上面指出 1950 ~ 2000 年这 50 年间免疫性疾病发病率攀升（Bach，2002）。许多文章引用了大量当代原创性研究的数据（Pugliatti 等，2001；Tuomilehto 等，1999；Dubois 等，1998；Farrokhyar 等，2001），发现包括克罗恩病（一种炎症性肠病，IBD）、多发性硬化症、1 型糖尿病和哮喘在内的许多自身免疫性疾病发病率不断升高。这些历史趋势与农村与城市生活出现的哮喘和特异性反应的发病率呈梯度发展一致，例如，阿米什人（他们保留了传统的耕作方式，包括使用大型牲畜从事农活）的发病率最低，瑞士农民（他们采用现代耕作方式，包括使用拖拉机代替牲畜从事农活）的发病率处于中等水平，而瑞士非农民的发病率最高（Holbreich 等，2012）。这些差异在随后的研究中持续存在，机理研究表明固有免疫信号在其中起着重要作用，因此作者得出结论："这些研究结果表明，阿米什人一直处于强烈且可能持续的微生物暴露环境中，因此会激活固有免疫通路，从而形成并校准下游免疫反应"（Stein 等，2016）。

7 城市与农村的成长环境与精神健康

尽管荟萃分析存在许多潜在的混杂因素，但研究表明与生活在农村地区的人相比，生活在城市地区的人患任何精神疾病，特别是焦虑症或情绪障碍的风险增加（Peen 等，2010；Stamper 等，2016）。这个发现促使 Böbel 等人（2018）开展了一项研究，他们想确定在以下两种情况下，健康年轻人对社会心理压力暴露［特里尔社会压力测试（TSST）］的炎症免疫反应是否存在明显差异：（1）出生前15年生活在农场，与农场动物一起长大；或（2）在城市生活，日常环境缺乏与动物的日常接触。两组人在早期生活经历或感知的生活压力方面没有差异。然而，尽管农村受试者在 TSST 前后的焦虑程度较高，但城市受试者在压力诱导下循环中外周血单核细胞显著增加，循环中 IL-6（一种促炎细胞因子）也持续增加。这些数据与以下假设相吻合：向城市生活方式过渡不仅会增加患过敏性哮喘等免疫性疾病的风险，还会增加患与压力相关的精神疾病的风险，而心理社会压力和炎症反应被认为是压力相关的精神疾病的重要风险因素（Rohleder，2014）。

8　强调暴露于多样化微生物环境对精神健康重要性的假设框架

人们提出了许多假设来解释现代城市社会中炎症性疾病发病率和患病率不断上升的原因。其中包括卫生假说（Strachan，1989，2000）、"农场效应"（von Mutius，2022）、生物多样性假说（von Hertzen 等，2011；Haahtela，2022）、菌群消失假说（Blaser and Falkow，2009；Blaser，2015）以及"老朋友"假说（Rook 等，2004）。然而，所有这些以不同方式提出的假说其共同之处在于，现代城市环境中非传染性疾病增加的原因是接触多样化微生物生态系统的机会减少。在此，我们将依次简要介绍这些假说，然后重点讨论"老朋友"假说，许多研究都介绍了多样化微生物暴露在促进抗压性和精神健康方面发挥的作用。

8.1　卫生假说

当时在伦敦卫生与热带医学学院工作的 David Strachan 率先提出了"卫生假说"，他发现在第一世界国家有多个哥哥姐姐的儿童花粉病发病率有所下降（Strachan，1989）。Strachan 由此得出结论：第一世界国家花粉热发病率上升的原因是卫生条件过差和儿童疾病暴露减少（Strachan，1989；Rook and Lowry，2022；Rook 等，2014a）。媒体和记者抓住了这一结论大做文章，因为它是一个简化的概念，认为我们过度清洁是导致过敏和自身免疫性疾病的原因（Rook and Lowry，2022）。虽然花粉热并不是一个新概念，早在十世纪 Abu Bakr Al-Razi 就首次将其描述为"玫瑰热"，但 Charles Blackley 博士在十九世纪又发现了财富、城市化与花粉热之间的关联（1873；Azizi，2010；Bungy 等，1996）。Blackley 注意到，与不住在城市的普通人相比，花粉症在富裕和城市化的人群中更为普遍（Blackley，1873；Rook and Lowry，2022）。基于这个关联性，再加上 Strachan 认为过敏性疾病可以通过幼儿期的感染来预防，因此提出了卫生假说，该假说最初关注的是过敏性疾病，而没有考虑到人类的进化史以及人类在狩猎采集阶段对微生物的依赖性（Rook and Lowry，2022）。这些早期儿童感染被称为人群感染，这类感染在人类进化的狩猎采集阶段基本不存在，而在城市化过程中开始流行。人群感染要么会产生免疫力，要么会杀死宿主，这就是为什么人群感染无法在狩猎采集人群中持续存在，而在城市环境中却很常见的原因。人群感染对慢性炎症性疾病没有保护作用，反而会导致慢性炎症性疾病恶化。公共卫生机构在 2019 新型冠状病毒大流行期间一再强调，卫生习惯可以降低人群感染率，因此，从公共卫生的角度来看，卫生假说中提出的关注卫生的负面影响在某种程度上是一种误导。

8.2 "农场效应"

随后的研究表明，农村的成长环境可预防过敏性哮喘（von Mutius，2022）。农村成长环境对过敏性哮喘的保护作用被多次复现，因此被简称为"农场效应"（von Mutius，2022；Genuneit，2012）。

8.3 生物多样性假说

生物多样性假说认为，目前生活在西方的城里人缺乏接触自然环境和微生物多样性的机会，这对健康造成了意想不到的不良后果（von Hertzen 等，2011；Haahtela，2022；von Hertzen 等，2015）。微生物的生物多样性接触不足，尤其是在发育早期，会造成免疫调控回路缺陷，增加日后罹患过敏性哮喘的风险（von Hertzen 等，2011，2015；Haahtela，2022）。

8.4 消失的菌群假说

消失的菌群假说（Blaser and Falkow，2009；Blaser，2015）提出，现代过敏性疾病和代谢性疾病发病率增加的重要因素可能不是接触环境微生物的机会减少，而是通过垂直传播（即从上一代到下一代）祖先微生物的丢失，这反过来又影响了人类的生理机能和疾病风险。显著的菌群丢失包括幽门螺杆菌以及因使用抗生素而造成的菌群损失。

8.5 "老朋友"假说

Graham Rook 教授及其同事于 2004 年提出"老朋友"假说，这是对卫生假说的修正（Rook 等，2004）。该假说为解释现代城市社会炎症性疾病增加提供了一个有用的假设框架，部分原因是它强调了免疫调控的重要性，即调节性 T 细胞（Treg）和效应性 T 细胞的表达平衡，而这两种细胞是由微生物信号驱动的。另外该假说的一大亮点在于，它将重点从卫生（即我们"太干净了"的观点）上转移开，尤其是在个人卫生对于避免传染病（包括 2019 新型冠状病毒）的传播是非常重要的阶段，转而强调暴露于具有微生物信号的多样化微生物环境的重要性，而这些微生物信号可以驱动免疫调控。免疫调控主要由与哺乳动物共同进化的机体所驱动，其中包括：（1）共生菌群，西方生活方式改变了共生菌群，包括饮食中菌群可获得的碳水化合物含量普遍较低（Sonnenburg and Sonnenburg，2014；von Hertzen 等，2015）；（2）与"旧感染"相关的病原体，这些病原体在不断进化的人类狩猎 – 采集群体中终生存在（Atherton and Blaser，2009）；以及（3）来自自然环境的生物，人类每天都不可避免地与这些生物接触（因此免疫系统已经耐受了）（Rook 等，2014a）。在现代高收入环境中，由于与这三类生物的接触减少，免疫调控因此失调。由于哺乳动物免疫系统进化过程中接触微生物环境的机会减少，免疫失调被认为是近期导致高收入国家压力相关疾病和慢性炎症性疾病增加的一个因素（Sonnenburg and Sonnenburg，2014；Atherton and Blaser，2009；Rook 等，2014a）。最后，与本章论题直接相关的是，来自临床前和临床研究的数据一致表明，免疫调控不足也会增加压力相关精神疾病发病风险（Raison 等，2010；Rook 等，2013，2014a；Rook and Lowry，

2008），这一观点由 Rook 和 Lowry 于 2008 年首次提出（Rook and Lowry，2008）。图 6-2 说明了"老朋友"的三个类别，而图 6-3 则说明了微生物信号诱导免疫调控的潜在机制。

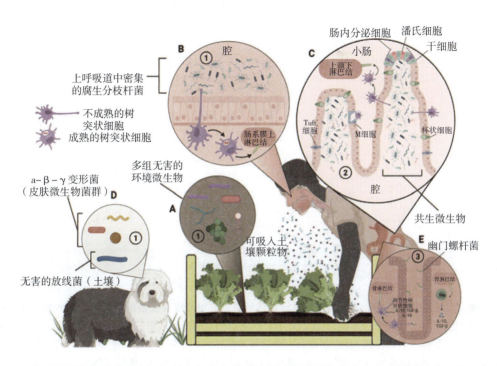

图 6-2　三类"老朋友"的潜在来源及其如何与免疫系统相互作用发挥抗炎和免疫调控效应。这三类"老朋友"是（1）在泥土、未经处理的水和发酵的蔬菜中发现的无害环境微生物，这些微生物在从农村生活方式向城市生活方式转变的过程中被消耗殆尽；（2）与人类共同进化的一部分的人类菌群（包括共生微生物）；（3）"旧感染"，即早期人类存在的感染，通常不会杀死宿主，这些感染在城市化过程中也被消耗殆尽。（A）图中描绘的土壤包含了生活在其中的各种微生物，与农村环境相比，这种环境在城市环境中很少见，这是第一类"老朋友"。在这里，一个人在收获自己种植的生菜时，对土壤进行了足够的搅拌，因此产生了土壤微粒，最后当他吸入了这些土壤微粒物，也就接触到了"老朋友"。（B）土壤微生物的一个广泛子集——放线菌——通常存于上呼吸道中，分枝杆菌属的分枝杆菌会被吸入鼻腔（Macovei 等，2015；Kim 等，2022）。树突状细胞通过伸出伪足对鼻腔内容物进行"取样"，从而吞噬细菌。然后，树突状细胞将其消化，CD103[+]、CCR7[+] 树突状细胞通过淋巴管迁移到附近的淋巴结，把处理过的抗原提呈给淋巴细胞。（C）树突状细胞取样是固有免疫系统的一个常见过程——在小肠腔内（是部分肠道菌群的根据地），树突状细胞会经历与上呼吸道类似的过程，树突状细胞吞噬腔内的微生物，消化它们，最终将处理过的抗原呈现给淋巴细胞。与上呼吸道不同的是，小肠中的树突状细胞大多采集与人类共同进化的部分菌群微生物——第二类"老朋友"。小肠中的共生微生物尤其受一个人是否在城市或农村环境中长大以及饮食习惯的影响。（D）与人类密切接触的动物，如狗，也会影响人类菌群的组成。狗皮肤菌群中的共生微生物可转移到人的皮肤上，并在那里定殖，形成人皮肤菌群的一部分（Song 等，2013）；此外，狗还会将泥浆和未经处理的水中的微生物带入家中，从而使主人接触到"老朋友"。（E）最后一类"老朋友"是幽门螺杆菌感染胃上皮细胞。与产生强烈炎症反应的普通感染不同，如果幽门螺杆菌被免疫系统中的树突状细胞和淋巴细胞所耐受，那么就会产生抗炎和免疫调控反应（调节性 T 细胞和效应 T 细胞表达平衡）（Arnold 等，2012；Lundgren 等，2005）。缩写：DC，树突状细胞；IL，白细胞介素；TGF-β，转化生长因子 β；Treg，调节性 T 细胞。图片未按比例绘制。图由 biorender.com 创建。

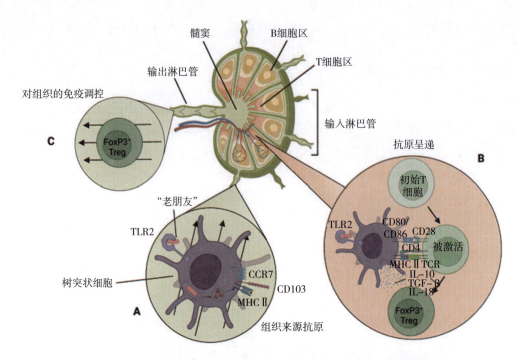

图 6-3　树突状细胞将被吞噬的"老朋友"运送到淋巴结，并将其提呈给初始 T 细胞，导致初始 T 细胞分化为调节性 T 细胞。（A）一个成熟的 CD103⁺、CCR7⁺ 树突状细胞通过输入淋巴管迁移到淋巴结。一个"老朋友"与 TLR2 结合，最终被吞噬并与 MHC Ⅱ 结合，提呈给淋巴细胞。（B）初始 T 细胞在树突状细胞分泌的 IL-10、TGF-β 和 IL-18 的作用下被激活，导致初始 T 细胞分化为 FoxP3⁺ 调节性 T 细胞。（C）FoxP3⁺ 调节性 T 细胞通过输出淋巴管从淋巴结迁移到组织。缩写：CCR，C–C 趋化因子受体；CD，分化群；IL，白细胞介素；MHC，主要组织相容性复合体；TCR，T 细胞受体；TGF-β，转化生长因子 β；TLR，Toll 样受体；Treg，调节性 T 细胞。图片未按比例绘制。图由 biorender.com 创建。

8.5.1　诱导免疫调控的微生物具有系统广泛性和菌株特异性

共生微生物最初是在母亲和其他家庭成员之间传播，在哺乳动物器官系统（包括肠道、免疫系统和大脑）的发育过程中发挥着重要作用（Rook 等，2014a，b）。无菌小鼠的调节性 T 细胞数量严重不足（Ohnmacht 等，2015；Sefik 等，2015）。给无菌小鼠接种单一菌株就足以将 Rorγ+ Helios Treg（小鼠结肠中一种独特的 Treg 群体，能够限制炎症反应）的百分比恢复到无特定病原体（SPF）小鼠的水平，这凸显了单一菌株的免疫调控潜力。这种诱导映射到一系列广泛但特定的单个细菌物种，这意味着来自不同门类的细菌能够诱导这些免疫调控效应，但这些效应具有菌株特异性。我们还没有弄清是什么"密码"让某种细菌菌株能够诱导免疫调控反应，而其他近缘菌株却做不到。

由于我们还没完全明确是什么能够让特定菌株驱动免疫调控，其中一个合理的解释可能是增加微生物菌群的高度多样性，希望一种或多种菌株能够提供驱动免疫调控的细菌信号。最近研究发现了一些与微生物菌群多样性呈正相关或负相关的生理变量和生活方式因素（Manor 等，2020）。

8.5.2　预防压力相关精神障碍的免疫调控策略：以土壤衍生牡牛分枝杆菌 NCTC 11659 为案例研究

　　Ellul 及其同事最近提出了一条通过诱导 Treg 促进精神神经免疫耐受性的免疫方法，目前用于治疗抑郁症。他们提出的策略包括使用低剂量白细胞介素 2（IL-2），它能诱导 Treg 并抑制炎性 Th17 淋巴细胞表达（Ellul 等，2018）。另一种方法可能是使用具有抗炎和免疫调控作用的细菌菌株，具体参见最近发表的综述（Sterrett 等，2022；Flux and Lowry，2020，2023；Loupy and Lowry，2019；Lowry 等，2016）。

　　我们一直在啮齿动物模型中研究牡牛分枝杆菌（M. vaccae）NCTC 11659 这种细菌菌株的治疗潜力，试图求证这种菌株是否能够作为预防和治疗压力相关精神障碍的干预措施。虽然该菌株尚未在压力相关精神障碍的临床试验中进行测试，但已在许多其他疾病的临床试验中进行了研究（综述见 Amoroso 等，2021）。M. vaccae NCTC 11659 能诱导小鼠和大鼠体内的调节性 T 细胞，在一些应激模型中有提升抗压性的作用，能够预防类似 PTSD 的临床症候群（表6-1）。

表 6- 1　接种牡牛分枝杆菌 NCTC 11659 后的 PTSD 相关研究结果

基于 DSM-5 的创伤后应激障碍症状	M. vaccae NCTC 11659 在啮齿动物模型中的作用
入侵性	N.A.
回避（回避与事件相似或相关的人、情况和环境）	减少压力诱发的焦虑样防御行为反应（回避）（Amoroso 等，2019a, b; Frank 等，2018; Reber 等，2016; Loupy 等，2021） 促进对压力的主动行为反应（Amoroso 等，2019a, b; Frank 等，2018; Reber 等，2016; Loupy 等，2021）
情绪和认知的负面变化	类似抗抑郁药的行为效应（Lowry 等，2007; Siebler 等，2018） 预防手术诱导的小胶质细胞激活（Fonken 等，2018; Frank 等，2018; Frank 等，2019）和认知障碍（Fonken 等，2018）
唤醒或反应能力的改变（对威胁过度警惕、惊吓反应过度、易怒、注意力难以集中、睡眠问题）	在恐惧强化惊吓中增强恐惧消退（Fox 等，2017; Hassell 等，2019; Loupy 等，2019） 在应激诱导的过度暗示恐惧模型中增强恐惧消退（Hassell，2019） 预防应激诱导的大脑皮层过度亢奋（Bowers 等，2019） 预防应激诱导的睡眠和行为障碍（Bowers 等，2021）

9　结论

　　在压力相关精神疾病中，免疫失调和由此导致的慢性低度炎症是公认的危险因素，因此提升免疫调控和减轻慢性低度炎症具有预防和 / 或治疗压力相关精神疾病的潜力。增加与免疫调控"老朋友"的接触可能为提高抗压能力提供一种新颖而有前景的策略，能够预防和治疗与压力有关的精神疾病，包括焦虑症、情绪障碍以及创伤和压力相关疾病，如 PTSD。

10　未来发展方向

　　尽管目前的证据有力地支持了接触"老朋友"能够增强抗压能力，但相关机制尚未完全明了，特别是微生物菌群 – 肠 – 脑轴信号机制。因此，未来的研究应确定相关机制，这将有助于开发新型的干预措施。

参考文献

American Psychiatric Association (2013) Diagnostic and statistical manual of mental disorders, 5th edn. American Psychiatric Association, Arlington

American Psychological Association (2017) Clinical practice guideline for the treatment of posttraumatic stress disorder. American Psychological Association

Amoroso M, Bottcher A, Lowry CA, Langgartner D, Reber SO (2019a) Subcutaneous Mycobacterium vaccae promotes resilience in a mouse model of chronic psychosocial stress when administered prior to or during psychosocial stress. Brain Behav Immun 87:309–317

Amoroso M, Kempter E, Eleslambouly T, Lowry CA, Langgartner D, Reber SO (2019b) Intranasal Mycobacterium vaccae administration prevents stress-induced aggravation of dextran sulfate sodium (DSS) colitis. Brain Behav Immun 80:595–604

Amoroso M, Langgartner D, Lowry CA, Reber SO (2021) Rapidly growing Mycobacterium species: the long and winding road from tuberculosis vaccines to potent stress-resilience agents. Int J Mol Sci 22(23)

Andrews PW, Kornstein SG, Halberstadt LJ, Gardner CO, Neale MC (2011) Blue again: perturbational effects of antidepressants suggest monoaminergic homeostasis in major depression. Front Psychol 2:159

Anxiety & Depression Association of America (2015) Clinical practice review for GAD

Anxiety & Depression Association of America (2020) Clinical practice review for major depressive disorder

Arnold IC, Hitzler I, Muller A (2012) The immunomodulatory properties of Helicobacter pylori confer protection against allergic and chronic inflammatory disorders. Front Cell Infect Microbiol 2:10

Atherton JC, Blaser MJ (2009) Coadaptation of Helicobacter pylori and humans: ancient history, modern implications. J Clin Invest 119:2475–2487

Azizi MH (2010) Rhazes and the first clinically exact description of hay fever (seasonal allergic rhinitis). Iran J Med Sci 35:262–263

Babson KA, Heinz AJ, Ramirez G, Puckett M, Irons JG, Bonn-Miller MO, Woodward SH (2015) The interactive role of exercise and sleep on veteran recovery from symptoms of PTSD. Ment Health Phys Act 8:15–20

Bach JF (2002) The effect of infections on susceptibility to autoimmune and allergic diseases. N Engl J Med 347:911–920

Bankier B, Barajas J, Martinez-Rumayor A, Januzzi JL (2008) Association between C-reactive protein and generalized anxiety disorder in stable coronary heart disease patients. Eur Heart J 29:2212–2217

Bernardy NC, Friedman MJ (2015) Psychopharmacological strategies in the management of posttraumatic stress disorder (PTSD): what have we learned? Curr Psychiatry Rep 17:564

Blackley CH (1873) Experimental researches on the causes and nature of Catarrhus Aestivus (hay-fever or hay-asthma). Baillière, Tindall & Cox, London

Blaser MJ (2015) Missing microbes. How the overuse of antibiotics is fueling our modern plagues. Harper Collins Publishers, Toronto

Blaser MJ, Falkow S (2009) What are the consequences of the disappearing human microbiota? Nat Rev Microbiol 7:887–894

Böbel TS, Hackl SB, Langgartner D, Jarczok MN, Rohleder N, Rook GA, Lowry CA, Gundel H, Waller C, Reber SO (2018) Less immune activation following social stress in rural vs. urban participants raised with regular or no animal contact, respectively. Proc Natl Acad Sci U S A 115:5259–5264

Bowers SJ, Lambert S, He S, Olker CJ, Song EJ, Wright KP, Fleshner M, Lowry CA, Turek FW, Vitaterna M (2019) Preimmunization with a non-pathogenic bacterium Mycobacterium vaccae NCTC 11659 prevents the development of cortical hyperarousal and PTSD-like sleep phenotype following sleep disruption plus acute stress in mice. Sleep 42:A94–A95

Bowers SJ, Lambert S, He S, Lowry CA, Fleshner M, Wright KP, Turek FW, Vitaterna MH (2021) Immunization with a heatkilled bacterium, Mycobacterium vaccae NCTC 11659, prevents the development of cortical hyperarousal and a PTSD-like sleep phenotype after sleep disruption and acute stress in mice. Sleep 44(6)

Brambilla F, Bellodi L, Perna G, Bertani A, Panerai A, Sacerdote P (1994) Plasma interleukin-1 beta concentrations in panic disorder. Psychiatry Res 54:135–142

Bungy GA, Mossawi J, Nojoumi SA, Brostoff J (1996) Razi's report about seasonal allergic rhinitis (hay fever) from the 10th century AD. Int Arch Allergy Immunol 110:219–224

Capuron L, Dantzer R (2003) Cytokines and depression: the need for a new paradigm. Brain Behav Immun 17(Suppl 1):S119–S124

Chen Y, Jiang T, Chen P, Ouyang J, Xu G, Zeng Z, Sun Y (2011) Emerging tendency towards autoimmune process in major depressive patients: a novel insight from Th17 cells. Psychiatry Res 188:224–230

Copeland WE, Shanahan L, Worthman C, Angold A, Costello EJ (2012) Generalized anxiety and C-reactive protein levels: a prospective, longitudinal analysis. Psychol Med 42:2641–2650

Dantzer R, Bluthe RM, Gheusi G, Cremona S, Laye S, Parnet P, Kelley KW (1998) Molecular basis of sickness behavior. Ann N Y Acad Sci 856:132–138

Dantzer R, Wollman EE, Vitkovic L, Yirmiya R (1999) Cytokines, stress, and depression. Conclusions and perspectives. Adv Exp Med Biol 461:317–329

Dennis PA, Weinberg JB, Calhoun PS, Watkins LL, Sherwood A, Dennis MF, Beckham JC (2016) An investigation of vago-regulatory and health-behavior accounts for increased inflammation in posttraumatic stress disorder. J Psychosom Res 83:33–39

Department of Veterans Affairs DoD (2017) VA/DOD clinical practice guideline for the management of posttraumatic stress disorder and acute stress disorder

Dubois P, Degrave E, Vandenplas O (1998) Asthma and airway hyperresponsiveness among Belgian conscripts, 1978-91. Thorax 53:101–105

Ellul P, Mariotti-Ferrandiz E, Leboyer M, Klatzmann D (2018) Regulatory T cells as supporters of psychoimmune resilience: toward immunotherapy of major depressive disorder. Front Neurol 9: 167

Eraly SA, Nievergelt CM, Maihofer AX, Barkauskas DA, Biswas N, Agorastos A, O'Connor DT, Baker DG (2014) Assessment of plasma C-reactive protein as a biomarker of posttraumatic stress disorder risk. JAMA Psychiat 71:423–431

Farrokhyar F, Swarbrick ET, Irvine EJ (2001) A critical review of epidemiological studies in inflammatory bowel disease. Scand J Gastroenterol 36:2–15

Filiano AJ, Xu Y, Tustison NJ, Marsh RL, Baker W, Smirnov I, Overall CC, Gadani SP, Turner SD, Weng Z, Peerzade SN, Chen H, Lee KS, Scott MM, Beenhakker MP, Litvak V, Kipnis J (2016) Unexpected role of interferon-gamma in regulating neuronal connectivity and social behaviour. Nature 535:425–429

Flux MC, Lowry CA (2020) Finding intestinal fortitude: integrating the microbiome into a holistic view of depression mechanisms, treatment, and resilience. Neurobiol Dis 135:104578

Flux MC, Lowry CA (2023) Inflammation as a mediator of stress-related psychiatric disorders. In: Zigmond MJ, Wiley CA, Chesselet M-F (eds) Neurobiology of brain disorders: biological basis of neurological and psychiatric disorders. Academic Press, Elsevier, pp 885–911

Fonken LK, Frank MG, D'Angelo HM, Heinze JD, Watkins LR, Lowry CA, Maier SF (2018) Mycobacterium vaccae immunization protects aged rats from surgery-elicited neuroinflammation and cognitive dysfunction. Neurobiol Aging 71:105–114

Fox JH, Hassell JE Jr, Siebler PH, Arnold MR, Lamb AK, Smith DG, Day HEW, Smith TM, Simmerman EM, Outzen AA, Holmes KS, Brazell CJ, Lowry CA (2017) Preimmunization with a heat-killed preparation of Mycobacterium vaccae enhances fear extinction in the fearpotentiated startle paradigm. Brain Behav Immun 66:70–84

Frank MG, Fonken LK, Dolzani SD, Annis JL, Siebler PH, Schmidt D, Watkins LR, Maier SF, Lowry CA (2018) Immunization with Mycobacterium vaccae induces an anti-inflammatory milieu in the CNS: attenuation of stress-induced microglial priming, alarmins and anxiety-like behavior. Brain Behav Immun 73:352–363

Frank MG, Fonken LK, Watkins LR, Maier SF, Lowry CA (2019) Could probiotics be used to mitigate neuroinflammation? ACS Chem Nerosci 10:13–15

Freedman R (2010) Abrupt withdrawal of antidepressant treatment. Am J Psychiatry 167:886–888

Friedman MJ, Marmar CR, Baker DG, Sikes CR, Farfel GM (2007) Randomized, double-blind comparison of sertraline and placebo for posttraumatic stress disorder in a Department of Veterans Affairs setting. J Clin Psychiatry 68:711–720

Genuneit J (2012) Exposure to farming environments in childhood and asthma and wheeze in rural populations: a systematic review with meta-analysis. Pediatr Allergy Immunol 23:509–518

Golden RN, Nemeroff CB, McSorley P, Pitts CD, Dube EM (2002) Efficacy and tolerability of controlled-release and immediate-release paroxetine in the treatment of depression. J Clin Psychiatry 63:577–584

Gong WP, Liang Y, Ling YB, Zhang JX, Yang YR, Wang L, Wang J, Shi YC, Wu XQ (2020) Effects of Mycobacterium vaccae vaccine in a mouse model of tuberculosis: protective action and differentially expressed genes. Mil Med Res 7:25

Grosse L, Carvalho LA, Birkenhager TK, Hoogendijk WJ, Kushner SA, Drexhage HA, Bergink V (2016) Circulating cytotoxic T cells and natural killer cells as potential predictors for antidepressant response in melancholic depression. Restoration of T regulatory cell populations after antidepressant therapy. Psychopharmacology (Berl) 233:1679–1688

Haahtela T (2022) Clinical application of the biodiversity hypothesis in the management of allergic disorders. In: Rook GAW, Lowry CA (eds) Evolution, biodiversity and a reassessment of the hygiene hypothesis. Springer, pp 393–414

Haroon E, Raison CL, Miller AH (2012) Psychoneuroimmunology meets neuropsychopharmacology: translational implications of the impact of inflammation on behavior. Neuropsychopharmacology 37:137–162

Hassell JE Jr (2019) The effects of heat-killed soil-derived saprophytic bacterium Mycobacterium vaccae on stress-induced fear behavior and serotonergic systems. University of Colorado Boulder, pp 1–249

Hassell JE Jr, Fox JH, Arnold MR, Siebler PH, Lieb MW, Schmidt D, Spratt EJ, Smith TM, Nguyen KT, Gates CA, Holmes KS, Schnabel KS, Loupy KM, Erber M, Lowry CA (2019) Treatment with a heat-killed preparation of Mycobacterium vaccae after fear conditioning enhances fear extinction in the fear-potentiated startle paradigm. Brain Behav Immun 81:151–160

Hemmings SMJ, Malan-Müller S, van den Heuvel LL, Demmitt BA, Stanislawski MA, Smith DG, Bohr AD, Stamper CE, Hyde ER, Morton JT, Marotz CA, Siebler PH, Maarten B, Criekinge WV, Hoisington AJ, Brenner LA, Postolache TT, McQueen MB, Krauter KS, Knight R, Seedat S, Lowry CA (2017) The microbiome in posttraumatic stress disorder and trauma-exposed controls: an exploratory study. Psychosom Med 79:936–946

Hoge EA, Brandstetter K, Moshier S, Pollack MH, Wong KK, Simon NM (2009) Broad spectrum of cytokine abnormalities in panic disorder and posttraumatic stress disorder. Depress Anxiety 26:447–455

Holbreich M, Genuneit J, Weber J, Braun-Fahrlander C, Waser M, von ME (2012) Amish children living in northern Indiana have a very low prevalence of allergic sensitization. J Allergy Clin Immunol 129:1671–1673

Hou R, Garner M, Holmes C, Osmond C, Teeling J, Lau L, Baldwin DS (2017) Peripheral inflammatory cytokines and immune balance in generalised anxiety disorder: case-controlled study. Brain Behav Immun 62:212–218

Insel TR, Scolnick EM (2006) Cure therapeutics and strategic prevention: raising the bar for mental health research. Mol Psychiatry 11:11–17

Kehle-Forbes SM, Meis LA, Spoont MR, Polusny MA (2016) Treatment initiation and dropout from prolonged exposure and cognitive processing therapy in a VA outpatient clinic. Psychol Trauma 8:107–114

Kemp AH, Gordon E, Rush AJ, Williams LM (2008) Improving the prediction of treatment response in depression: integration of clinical, cognitive, psychophysiological, neuroimaging, and genetic measures. CNS Spectr 13:1066–1086

Kim PY, Thomas JL, Wilk JE, Castro CA, Hoge CW (2010) Stigma, barriers to care, and use of mental health services among active duty and National Guard soldiers after combat. Psychiatr Serv 61:582–588

Kim S-O, Son SY, Kim MJ, Lee CH, Park SA (2022) Physiological responses of adults during soilmixing activities based on the presence of soil microorganisms: a metabolomics approach. J Amer Soc Hort Sci 147:135–144

Lahey T, Laddy D, Hill K, Schaeffer J, Hogg A, Keeble J, Dagg B, Ho MM, Arbeit RD, von Reyn CF (2016) Immunogenicity and protective efficacy of the DAR-901 booster vaccine in a murine model of tuberculosis. PLoS One 11:e0168521

Li Y, Xiao B, Qiu W, Yang L, Hu B, Tian X, Yang H (2010) Altered expression of CD4(+)CD25(+) regulatory T cells and its 5-HT(1a) receptor in patients with major depression disorder. J Affect Disord 124:68–75

Li X, Frye MA, Shelton RC (2012) Review of pharmacological treatment in mood disorders and future directions for drug development. Neuropsychopharmacology 37:77–101

Lin EH, Von KM, Katon W, Bush T, Simon GE, Walker E, Robinson P (1995) The role of the primary care physician in patients' adherence to antidepressant therapy. Med Care 33:67–74

Lindqvist D, Wolkowitz OM, Mellon S, Yehuda R, Flory JD, Henn-Haase C, Bierer LM, Abu-Amara D, Coy M, Neylan TC, Makotkine I, Reus VI, Yan X, Taylor NM, Marmar CR, Dhabhar FS (2014) Proinflammatory milieu in combat-related PTSD is independent of depression and early life stress. Brain Behav Immun 42:81–88

Loupy KM, Lowry CA (2019) Posttraumatic stress disorder and the gut microbiome. In: Shepherd G, Byrne J, Chao M, Pfaff D, Kruger L, Kaczmarek L, Menini A (eds) The [Oxford] university handbook of the microbiome-gut-brain axis. Oxford University Press, Oxford

Loupy KM, Arnold MR, Hassell JE Jr, Lieb MW, Milton LN, Cler KE, Fox JH, Siebler PH, Schmidt D, Noronha SISR, Day HEW, Lowry CA (2019) Evidence that preimmunization with a heat-killed preparation of Mycobacterium vaccae reduces corticotropin-releasing hormone mRNA expression in the extended amygdala in a fear-potentiated startle paradigm. Brain Behav Immun 77:127–140

Loupy KM, Cler KE, Marquart BM, Yifru TW, D'Angelo HM, Arnold MR, Elsayed AI, Gebert MJ, Fierer N, Fonken LK, Frank MG, Zambrano CA, Maier SF, Lowry CA (2021) Comparing the effects of two different strains of mycobacteria, Mycobacterium vaccae NCTC 11659 and M. vaccae ATCC 15483, on stress-resilient behaviors and lipid-immune signaling in rats. Brain Behav Immun 91:212–229

Lowry CA, Hollis JH, de Vries A, Pan B, Brunet LR, Hunt JR, Paton JFR, Van Kampen E, Knight DM, Evans AK, Rook GAW, Lightman SL (2007) Identification of an immune-responsive mesolimbocortical serotonergic system: potential role in regulation of emotional behavior. Neuroscience 146:756–772

Lowry CA et al (2016) The microbiota, immunoregulation, and mental health: implications for public health. Curr Environ Health Rep 3:270–286

Lundgren A, Stromberg E, Sjoling A, Lindholm C, Enarsson K, Edebo A, Johnsson E, Suri-Payer E, Larsson P, Rudin A, Svennerholm AM, Lundin BS (2005) Mucosal FOXP3-expressing CD4+ CD25high regulatory T cells in Helicobacter pylori-infected patients. Infect Immun 73:523–531

Macovei L, McCafferty J, Chen T, Teles F, Hasturk H, Paster BJ, Campos-Neto A (2015) The hidden 'mycobacteriome' of the human healthy oral cavity and upper respiratory tract. J Oral Microbiol 7:26094

Malan-Muller S, Valles-Colomer M, Raes J, Lowry CA, Seedat S, Hemmings SMJ (2018) The gut microbiome and mental health: implications for anxiety- and trauma-related disorders. OMICS 22:90–107

Malan-Muller S, Valles-Colomer M, Foxx CL, Vieira-Silva S, van den Heuvel LL, Raes J, Seedat S, Lowry CA, Hemmings SMJ (2022) Exploring the relationship between the gut microbiome and mental health outcomes in a posttraumatic stress disorder cohort relative to trauma-exposed controls. Eur Neuropsychopharmacol 56:24–38

Manor O, Dai CL, Kornilov SA, Smith B, Price ND, Lovejoy JC, Gibbons SM, Magis AT (2020) Health and disease markers correlate wth gut microbiome composition across thousands of people. Nat Commun 11:1–12

Martin A, Naunton M, Kosari S, Peterson G, Thomas J, Christenson JK (2021) Treatment guidelines for PTSD: a systematic review. J Clin Med 10(18):4175

Mathew SJ, Shah A, Lapidus K, Clark C, Jarun N, Ostermeyer B, Murrough JW (2012) Ketamine for treatment-resistant unipolar depression: current evidence. CNS Drugs 26:189–204

Michopoulos V, Powers A, Gillespie CF, Ressler KJ, Jovanovic T (2017) Inflammation in fear- and anxiety-based disorders: PTSD, GAD, and beyond. Neuropsychopharmacology 42:254–270

Miller AH, Raison CL (2016) The role of inflammation in depression: from evolutionary imperative to modern treatment target. Nat Rev Immunol 16:22–34

Morath J, Gola H, Sommershof A, Hamuni G, Kolassa S, Catani C, Adenauer H, Ruf-Leuschner M, Schauer M, Elbert T, Groettrup M, Kolassa IT (2014) The effect of trauma-focused therapy on the altered T cell distribution in individuals with PTSD: evidence from a randomized controlled trial. J Psychiatr Res 54:1–10

National Center for PTSD (2022) How common is PTSD in adults?

National Collaborating Centre for Mental Health (UK) (2011) NICE Clinical guidelines, no. 123. Common mental health disorders: identification and pathways to care. British Psychological Society (UK)

O'Donovan A, Cohen BE, Seal KH, Bertenthal D, Margaretten M, Nishimi K, Neylan TC (2014) Elevated risk for autoimmune disorders in Iraq and Afghanistan veterans with posttraumatic stress disorder. Biol Psychiatry 77:365–374

Ohnmacht C, Park JH, Cording S, Wing JB, Atarashi K, Obata Y, Gaboriau-Routhiau V, Marques R, Dulauroy S, Fedoseeva M, Busslinger M, Cerf-Bensussan N, Boneca IG, Voehringer D, Hase K, Honda K, Sakaguchi S, Eberl G (2015) MUCOSAL IMMUNOLOGY. The microbiota regulates type 2 immunity through RORgammat(+) T cells. Science 349:989–993

Papakostas GI, Fava M (2009) Does the probability of receiving placebo influence clinical trial outcome? A meta-regression of double-blind, randomized clinical trials in MDD. Eur Neuropsychopharmacol 19:34–40

Patel V, Kleinman A (2003) Poverty and common mental disorders in developing countries. Bull World Health Organ 81:609–615

Peen J, Schoevers RA, Beekman AT, Dekker J (2010) The current status of urban-rural differences in psychiatric disorders. Acta Psychiatr Scand 121:84–93

Prigerson HG, Maciejewski PK, Rosenheck RA (2001) Combat trauma: trauma with highest risk of delayed onset and unresolved posttraumatic stress disorder symptoms, unemployment, and abuse among men. J Nerv Ment Dis 189:99–108

Pugliatti M, Sotgiu S, Solinas G, Castiglia P, Pirastru MI, Murgia B, Mannu L, Sanna G, Rosati G (2001) Multiple sclerosis epidemiology in Sardinia: evidence for a true increasing risk. Acta Neurol Scand 103:20–26

Raison CL, Lowry CA, Rook GA (2010) Inflammation, sanitation, and consternation: loss of contact with coevolved, tolerogenic microorganisms and the pathophysiology and treatment of major depression. Arch Gen Psychiatry 67:1211–1224

Reber SO et al (2016) Immunization with a heat-killed preparation of the environmental bacterium Mycobacterium vaccae promotes stress resilience in mice. Proc Natl Acad Sci U S A 113:E3130–E3139

Resick PA, Monson CM, Chard KM (2017) Cognitive processing therapy for PTSD: a comprehensive manual. The Guilford Press, New York

Rohleder N (2014) Stimulation of systemic low-grade inflammation by psychosocial stress. Psychosom Med 76:181–189

Rook GA, Lowry CA (2008) The hygiene hypothesis and psychiatric disorders. Trends Immunol 29:150–158

Rook GAW, Lowry CA (2022) Evolution, biodiversity and a reassessment of the hygiene hypothesis. Springer

Rook GA, Adams V, Hunt J, Palmer R, Martinelli R, Brunet LR (2004) Mycobacteria and other environmental organisms as immunomodulators for immunoregulatory disorders. Springer Semin Immunopathol 25:237–255

Rook GA, Lowry CA, Raison CL (2013) Microbial 'Old Friends', immunoregulation and stress resilience. Evol Med Public Health 2013:46–64

Rook GA, Raison CL, Lowry CA (2014a) Microbial 'old friends', immunoregulation and socioeconomic status. Clin Exp Immunol 177:1–12

Rook GA, Raison CL, Lowry CA (2014b) Microbiota, immunoregulatory old friends and psychiatric disorders. Adv Exp Med Biol 817:319–356

Rush AJ, Bernstein IH, Trivedi MH, Carmody TJ, Wisniewski S, Mundt JC, Shores-Wilson K, Biggs MM, Woo A, Nierenberg AA, Fava M (2006a) An evaluation of the quick inventory of depressive symptomatology and the Hamilton rating scale for depression: a sequenced treatment alternatives to relieve depression trial report. Biol Psychiatry 59:493–501

Rush AJ, Trivedi MH, Wisniewski SR, Nierenberg AA, Stewart JW, Warden D, Niederehe G, Thase ME, Lavori PW, Lebowitz BD, McGrath PJ, Rosenbaum JF, Sackeim HA, Kupfer DJ, Luther J, Fava M (2006b) Acute and longer-term outcomes in depressed outpatients requiring one or several treatment steps: a STAR*D report. Am J Psychiatry 163:1905–1917

Santomauro DF, Mantilla Herrera AM, Shadid J, Zheng P, Ashbaugh C, Pigott DM, Abbafati C, Adolph C, Amlag JO, Aravkin AY, Bang-Jensen BL, Bertolacci GJ, Bloom SS, Castellano R, Castro E, Chakrabarti S, et.al. (2021) Global prevalence and burden of depressive and anxiety disorders in 204 countries and territories in 2020 due to the COVID-19 pandemic. Lancet 398: 1700–1712

Schnurr PP, Friedman MJ, Engel CC, Foa EB, Shea MT, Chow BK, Resick PA, Thurston V, Orsillo SM, Haug R, Turner C, Bernardy N (2007) Cognitive behavioral therapy for posttraumatic stress disorder in women: a randomized controlled trial. JAMA 297:820–830

Schottenbauer MA, Glass CR, Arnkoff DB, Tendick V, Gray SH (2008) Nonresponse and dropout rates in outcome studies on PTSD: review and methodological considerations. Psychiatry 71:134–168

Schultebraucks K, Qian M, Abu-Amara D, Dean K, Laska E, Siegel C, Gautam A, Guffanti G, Hammamieh R, Misganaw B, Mellon SH, Wolkowitz OM, Blessing EM, Etkin A, Ressler KJ, Doyle FJ III, Jett M, Marmar CR (2020) Pre-deployment risk factors for PTSD in active-duty

personnel deployed to Afghanistan: a machine-learning approach for analyzing multivariate predictors. Mol Psychiatry 26(9):5011–5022

Sefik E, Geva-Zatorsky N, Oh S, Konnikova L, Zemmour D, McGuire AM, Burzyn D, Ortiz- Lopez A, Lobera M, Yang J, Ghosh S, Earl A, Snapper SB, Jupp R, Kasper D, Mathis D, Benoist C (2015) MUCOSAL IMMUNOLOGY. Individual intestinal symbionts induce a distinct population of RORgamma(+) regulatory T cells. Science 349:993–997

Siebler PH, Heinze JD, Kienzle DM, Hale MW, Lukkes JL, Donner NC, Kopelman JM, Rodriguez OA, Lowry CA (2018) Acute administration of the nonpathogenic, saprophytic bacterium, Mycobacterium vaccae, induces activation of serotonergic neurons in the dorsal raphe nucleus and antidepressant-like behavior in association with mild hypothermia. Cell Mol Neurobiol 38:289–304

Smith ZZ, Kubiak RA, Arnold MR, Loupy KM, Taylor JA, Crist TG, Bernier AE, D'Angelo HM, Heinze JD, Lowry CA, Barth DS (2020) Effects of immunization with heat-killed Mycobacterium vaccae on autism spectrum disorder-like behavior and epileptogenesis in a rat model of comorbid autism and epilepsy. Brain Behav Immun 88:763–780

Snijders G, Schiweck C, Mesman E, Grosse L, de WH, Nolen WA, Drexhage HA, Hillegers MHJ (2016) A dynamic course of T cell defects in individuals at risk for mood disorders. Brain Behav Immun 58:11–17

Sommershof A, Aichinger H, Engler H, Adenauer H, Catani C, Boneberg EM, Elbert T, Groettrup M, Kolassa IT (2009) Substantial reduction of naive and regulatory T cells following traumatic stress. Brain Behav Immun 23:1117–1124

Song SJ, Lauber C, Costello EK, Lozupone CA, Humphrey G, Berg-Lyons D, Caporaso JG, Knights D, Clemente JC, Nakielny S, Gordon JI, Fierer N, Knight R (2013) Cohabiting family members share microbiota with one another and with their dogs. elife 2:e00458

Sonnenburg ED, Sonnenburg JL (2014) Starving our microbial self: the deleterious consequences of a diet deficient in microbiota-accessible carbohydrates. Cell Metab 20:779–786

Speer K, Upton D, Semple S, McKune A (2018) Systemic low-grade inflammation in posttraumatic stress disorder: a systematic review. J Inflamm Res 11:111–121

Stamper CE, Hoisington AJ, Gomez OM, Halweg-Edwards AL, Smith DG, Bates KL, Kinney KA, Postolache TT, Brenner LA, Rook GA, Lowry CA (2016) The microbiome of the built environment and human behavior: implications for emotional health and well-being in postmodern Western societies. Int Rev Neurobiol 131:289–323

Stanhope J, Breed M, Weinstein P (2022) Biodiversity, microbiomes, and human health. In: Rook GAW, Lowry CA (eds) Evolution, biodiversity, and a reassessment of the hygiene hypothesis. Springer, pp 67–104

Steenkamp MM, Litz BT, Marmar CR (2020) First-line psychotherapies for military-related PTSD. JAMA 323:656–657

Stein DJ, Ipser JC, Seedat S (2006) Pharmacotherapy for post traumatic stress disorder (PTSD). Cochrane Database Syst Rev 2006(1):CD002795. https://doi.org/10.1002/14651858.

CD002795.pub2. Update in: Cochrane Database Syst Rev. 2022 Mar 2; 3:CD002795. PMID: 16437445; PMCID: PMC6993948

Stein DJ, Ipser J, McAnda N (2009) Pharmacotherapy of posttraumatic stress disorder: a review of meta-analyses and treatment guidelines. CNS Spectr 14:25-31

Stein MM, Hrusch CL, Gozdz J, Igartua C, Pivniouk V, Murray SE, Ledford JG, Marques dos Santos M, Anderson RL, Metwali N, Neilson JW, Maier RM, Gilbert JA, Holbreich M, Thorne PS, Martinez FD, von Mutius E, Vercelli D, Ober C, Sperling AI (2016) Innate immunity and asthma risk in Amish and Hutterite farm children. N Engl J Med 375:411–421

Sterrett JD, Andersen ND, Lowry CA (2022) The influence of the microbiota on brain structure and function: implications for stress-related neuropsychiatric disorders. In: Rook GAW, Lowry CA (eds) Evolution, biodiversity and a reassessment of the hygiene hypothesis. Springer, pp 267–345

Strachan DP (1989) Hay fever, hygiene, and household size. BMJ 299:1259–1260

Strachan DP (2000) Family size, infection and atopy: the first decade of the "hygiene hypothesis". Thorax 55(Suppl 1):S2–S10

Tanielian T, Jaycox LH, Schell TL, Marshall GN, Burnam MA, Eibner C, Karney BR, Meredith LS, Ringel JS, Vaiana ME, Invisible Wounds Study Team (2008) Invisible wounds of war: summary and recommendations for addressing psychological and cognitive injuries. RAND Corporation, Santa Monica. MG-720/1-CCF

Tukel R, Arslan BA, Ertekin BA, Ertekin E, Oflaz S, Ergen A, Kuruca SE, Isbir T (2012) Decreased IFN-gamma and IL-12 levels in panic disorder. J Psychosom Res 73:63–67

Tuomilehto J, Karvonen M, Pitkaniemi J, Virtala E, Kohtamaki K, Toivanen L, Tuomilehto-Wolf E (1999) Record-high incidence of type I (insulin-dependent) diabetes mellitus in Finnish children. The Finnish Childhood Type I Diabetes Registry Group. Diabetologia 42:655–660

Tursich M, Neufeld RW, Frewen PA, Harricharan S, Kibler JL, Rhind SG, Lanius RA (2014) Association of trauma exposure with proinflammatory activity: a transdiagnostic meta-analysis. Transl Psychiatry 4:e413

VanElzakker MB, Dahlgren MK, Davis FC, Dubois S, Shin LM (2014) From Pavlov to PTSD: the extinction of conditioned fear in rodents, humans, and anxiety disorders. Neurobiol Learn Mem 113:3–18

Vieira MM, Ferreira TB, Pacheco PA, Barros PO, Almeida CR, Araujo-Lima CF, Silva-Filho RG, Hygino J, Andrade RM, Linhares UC, Andrade AF, Bento CA (2010) Enhanced Th17 phenotype in individuals with generalized anxiety disorder. J Neuroimmunol 229:212–218

Vogelzangs N, Beekman AT, de JP, Penninx BW (2013) Anxiety disorders and inflammation in a large adult cohort. Transl Psychiatry 3:e249

Voigt RM, Zalta AK, Raeisi S, Zhang L, Brown JM, Forsyth CB, Boley RA, Held P, Pollack MH, Keshavarzian A (2022) Abnormal intestinal milieu in post-traumatic stress disorder is not impacted by treatment that improves symptoms. Am J Physiol Gastrointest Liver Physiol 323 (2):G61–G70

von Hertzen L, Hanski I, Haahtela T (2011) Natural immunity. Biodiversity loss and inflammatory diseases are two global megatrends that might be related. EMBO Rep 12:1089–1093

von Hertzen L et al (2015) Helsinki alert of biodiversity and health. Ann Med 47:218–225

von Mutius E (2022) From observing children in traditional upbringing to concepts of health. In: Rook GAW, Lowry CA (eds) Evolution, biodiversity and a reassessment of the hygiene hypothesis. Springer, pp 1–26

von Mutius E, Vercelli D (2010) Farm living: effects on childhood asthma and allergy. Nat Rev Immunol 10:861–868

von Mutius E, Martinez FD, Fritzsch C, Nicolai T, Roell G, Thiemann HH (1994) Prevalence of asthma and atopy in two areas of West and East Germany. Am J Respir Crit Care Med 149:358–364

von Reyn CF, Lahey T, Arbeit RD, Landry B, Kailani L, Adams LV, Haynes BC, Mackenzie T, Wieland-Alter W, Connor RI, Tvaroha S, Hokey DA, Ginsberg AM, Waddell R (2017) Safety and immunogenicity of an inactivated whole cell tuberculosis vaccine booster in adults primed with BCG: a randomized, controlled trial of DAR-901. PLoS One 12:e0175215

Watkins LE, Sprang KR, Rothbaum BO (2018) Treating PTSD: a review of evidence-based psychotherapy interventions. Front Behav Neurosci 12:258

Wenger JW, O'Connell C, Cotrell L (2018) Examination of recent deployment experience across the services and components. RAND Arroyo Center, Santa Monica Whiteford HA, Degenhardt L, Rehm J, Baxter AJ, Ferrari AJ, Erskine HE, Charlson FJ, Norman RE, Flaxman AD, Johns N, Burstein R, Murray CJ, Vos T (2013) Global burden of disease attributable to mental and substance use disorders: findings from the Global Burden of Disease Study 2010. Lancet 382:1575–1586

Williams JWJ, Gierisch JM, McDuffie J, Strauss JL, Nagi A (2011) An overview of complementary and alternative medicine therapies for anxiety and depressive disorders: supplement to efficacy of complementary and alternative medicine therapies for posttraumatic stress disorder. VA-ESP Project #09-010

Wolff E, Gaudlitz K, von Lindenberger BL, Plag J, Heinz A, Strohle A (2011) Exercise and physical activity in mental disorders. Eur Arch Psychiatry Clin Neurosci 261(Suppl 2):S186–S191

World Health Organization (1992) The ICD-10 classification of mental and behavioural disorders. Geneva

World Health Organization (2017) Depression and other common mental disorders: global health estimates. World Health Organization, Geneva, pp 1–22. Licence: CC BY-NC-SA3.0 IGO

Yehuda R, LeDoux J (2007) Response variation following trauma: a translational neuroscience approach to understanding PTSD. Neuron 56:19–32

Zhang L, Jiang Y, Cui Z, Yang W, Yue L, Ma Y, Shi S, Wang C, Wang C, Qian A (2016) Mycobacterium vaccae induces a strong Th1 response that subsequently declines in C57BL/6 mice. J Vet Sci 17:505–513

Zou Z, Zhou B, Huang Y, Wang J, Min W, Li T (2020) Differences in cytokines between patients with generalised anxiety disorder and panic disorder. J Psychosom Res 133:109975

第 7 章
微生物菌群与人一生的精神健康

Faith Dickerson、Amanda Hazel Dilmore、Filipa Godoy-Vitorino、Tanya T. Nguyen、Martin Paulus、Adrian A. Pinto-Tomas、Cristofer Moya-Roman、Ibrahim Zuniga-Chaves、Emily G. Severance 和 Dilip V. Jeste

目录

F. Dickerson(✉)
Sheppard Pratt, Baltimore, MD, USA

Department of Psychiatry, University of Maryland School of Medicine, Baltimore, MD, USA
e-mail: fdickerson@sheppardpratt.org

A. H. Dilmore
Biomedical Sciences Graduate Program, University of California, San Diego, CA, USA
Sam and Rose Stein Institute for Research on Aging, University of California, San Diego, CA,USA
e-mail: Adilmore@health.ucsd.edu

F. Godoy-Vitorino
Department of Microbiology and Medical Zoology, University of Puerto Rico School of Medicine, San Juan, PR, USA
e-mail: filipa.godoy@upr.edu

T. T. Nguyen
Sam and Rose Stein Institute for Research on Aging, University of California, San Diego, CA,USA

Department of Psychiatry, University of California, San Diego, CA, USA
e-mail: ttn050@health.ucsd.edu

M. Paulus
Laureate Institute for Brain Research, Tulsa, OK, USA
e-mail: mpaulus@laureateinstitute.org

【摘 要】引言：人们越来越认识到，人体内微生物的遗传物质组合（称为微生物菌群）是人类健康和疾病的主要决定因素。虽然这些微生物主要定植于黏膜表面，但它们通过肠－脑轴对大脑功能发挥重要作用。

方法：本章内容基于美国神经精神药理学学院（ACNP）年会上的一次研究小组会议。会议的目的是讨论人类微生物菌群与精神健康之间新出现的关系，并探究 ACNP 所关注的开发和评估新型神经精神治疗策略。本次会议关注的疾病重点是特定的脑部病，如精神分裂症、药物滥用和阿尔兹海默病，以及更广泛的临床问题，如自杀行为、老年孤独和智慧以及长寿。

结果：精神分裂症相关研究表明，精神分裂症患者的微生物菌群在多样性和组成方面与非精神分裂症对照组有所不同，并且上述两组在菌群代谢途径上也有差异。一项关于药物滥用障碍的早期研究发现，与对照组相比，患有这种疾病的患者口腔微生物菌群中的 β 多样性水平较低。β 多样性水平和其他指标可用于区分药物滥用障碍患者和对照组。而在自杀倾向方面，有初步证据表明，自杀未遂者与精神病患者和非精神病患者的对照组在 β 多样性方面存在差异。针对阿尔兹海默病的探索性研究表明，肠道微生物可能通过调节固有免疫和神经炎症从而影响大脑功能，是阿尔兹海默病的致病因素。另一项针对老年人微生物菌群的研究发现，智慧和 α 多样性之间存在正相关，而与主观孤独感之间存在负相关。在其他老年人相关研究发现，健康衰老和异常长寿的人体内含有大量异于常人的特定微生物。

讨论：未来的研究将受益于样本收集、处理和分析方法的标准化。此外，还需要标准化收集相关的人口学和临床数据，包括饮食、药物、吸烟和其他潜在的干扰因素。尽管微生物

A. A. Pinto–Tomas and C. Moya–Roman
University of Costa Rica, San Jose, CR, USA
e–mail: Adrian.pinto@ucr.ac.cr

I. Zuniga–Chaves
Department of Bacteriology, Microbial Doctoral Training Program, University of Wisconsin–Madison, Madison, WI, USA
e–mail: zunigachaves@wisc.edu

E. G. Severance
Stanley Neurovirology Laboratory, Department of Pediatrics, Johns Hopkins University School
of Medicine, Baltimore, MD, USA
e–mail: eseverance@jhmi.edu

D. V. Jeste
Sam and Rose Stein Institute for Research on Aging, University of California, San Diego, CA, USA
Department of Psychiatry, University of California, San Diego, CA, USA

Department of Neurosciences, University of California, San Diego, CA, USA
e–mail: djeste@health.ucsd.edu

菌群的研究仍处于起步阶段，但迄今为止的研究表明，微生物菌群在精神健康疾病和相关病症中发挥着作用。现有的干预措施可以调节微生物菌群，从而改善临床症状。这些干预措施包括改变菌群的药物以及能够通过肠 – 脑轴调控大脑炎症的益生微生物。这项研究为开发预防和治疗一系列人类脑部疾病的新方法带来了广阔前景。

【关键词】衰老；β 多样性；精神健康；微生物菌群；微生物；益生菌

1　引言

人体内蕴藏着微生物生态系统，它们能与人体的生理过程（包括免疫系统的生理过程）相互作用（Castro-Nallar 等，2015）。菌群是指存在于人体黏膜部位的细菌、古生菌、病毒、真菌、原虫和其他微生物的集合。微生物菌群是指这些微生物的遗传物质组合，以及人类宿主可利用但不能编码的多种附加生理功能。人们通过使用核酸测序技术和在动物模型中进行转化实验，对微生物菌群进行了研究，从而明确了微生物菌群在人类健康和疾病中的作用。在这一发展迅猛的研究领域中，已经发现了微生物菌群与几种神经和精神疾病之间的关联（Mitrea 等，2022）。

人类微生物菌群在胃肠道中的分布最为密集。胃肠道通常被称为肠道，据估计含有超过 20 ～ 100 万亿个微生物，其中包括一千多个不同的细菌物种。除细菌外，肠道还含有大量病毒、真菌和其他类型微生物，以及这些菌群遗传物质编码的所有功能（Gill 等，2006；Sender 等，2016）。据估计，菌群包含的基因数量至少是人类基因组中已确定基因数的 100 倍（Gill 等，2006）。

肠 – 脑轴，又称肠道 – 免疫 – 脑轴，是促进肠道微生物与免疫和神经系统之间信号传递的双向途径（Morais 等，2021）。如图 7-1 所示，有几种途径为菌群与大脑之间的这种交流提供了生物学基础。首先，细菌产物产生的免疫反应，加上肠道屏障发生的改变，使这些产物能够进入血液中。其次，循环中的细菌代谢产物，如短链脂肪酸（SCFAs）或代谢为犬尿氨酸的色氨酸，可对大脑产生直接或间接的作用。第三，下丘脑 – 垂体 – 肾上腺（HPA）轴受到菌群的影响，进而能够激活小胶质细胞（Salavrakos 等，2021）。第四，菌群及其产物通过迷走神经与中枢神经系统直接相连（Ahn and Hayes，2021）。所有这些过程在动物模型中的研究都比在人体中的研究更为广泛。

微生物菌群能够通过使用复杂的实验室和数据分析技术进行量化。大多数人类微生物菌群的研究都是在粪便样本中开展的，而粪便样本可通过多种采集方法获得（Tang 等，2020）。样本也可从咽部、喉咙后部或口腔采集。在某些情况下，也可通过内窥镜从肠道内部获取样本。采集样本后，一般先进行核酸提取，然后利用测序技术进行分析。最常见的技术是利用聚合酶链反应（PCR）增殖保守区域，如细菌的 16 s 核糖体区域和真菌的 ITS 1 ～ 2 内部转录空间 rRNA 区域。另一种方法是在未增殖的核酸中进行测序，这种技术被称为"霰弹枪测序"（Wensel 等，2022）。下面我们将在精神分裂症的部分讨论不同方法的优势和局限性。在上述两种测序方法中，核酸都是通过一些可用的算法和数据库与分类群进行匹配的。细菌和真核生物的类群可在门、科、属或种进行鉴定。这些数据随后可用于确定 α 多样性（描述单个样本中类群的数量和分布）和 β 多样性（通过距离矩阵计算出的成对样本之间的差异）。目前已开发出多种方法来量化 α 和 β 多样性（Qi 等，2021）。遗传物质也可用于确定单个类群的数量或丰度。微生物的代谢产物可通过测定对体液中的微生物进行全基因测序直接测定，或在未进行全基因测序时，根据霰弹枪测序或 rRNA 测序结果预测这些代谢产物。上述两种方法都可以推断出功能性代谢途径。有关这些测序方法的更多详情，请参阅参考文献（Esvap and Ulgen，2021）。

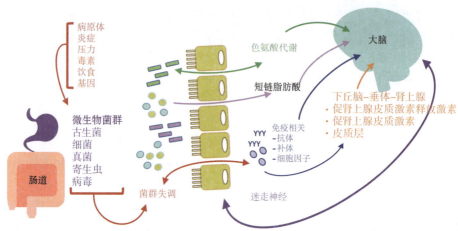

图 7-1　微生物菌群以及连接肠道和大脑的生物通路。菌群受多种环境因素和基因的影响，大脑的某些关键通路依赖于健康的肠道环境。当菌群失衡和菌群失调时，这些通路也会受到破坏，从而导致大脑功能发生改变。根据 Dinan et al.（2015）and Severance et al.（2014）的资料整理。

本章旨在重点介绍在探究人类微生物菌群与精神健康的关系方面取得的最新进展。本章并不是对有关微生物菌群与精神障碍和精神健康状况的研究进行详细的综述，而是有选择性地重点介绍这一不断扩大的领域中的六个研究领域。本章重点关注精神分裂症、药物滥用障碍和阿尔兹海默病等特定疾病，以及自杀行为、老年孤独和智慧以及长寿等特殊疾病类型。本章内容是基于 2021 年 12 月 7 日在美国圣胡安举行的美国神经精神药理学学院（ACNP）年会上一个研究小组会议的发言。

2　精神分裂症

精神分裂症是一种严重的精神疾病，影响着全球 2000 多万人（1990 ～ 2017 年 195 个国家和地区 354 种疾病和伤害的全球、地区和国家发病率、患病率和伤残寿命损失年：2017 年和 2018 年全球疾病负担研究的系统分析）。虽然有些患者在发病后会痊愈，但典型的病程包括持续的精神症状和终生存在的周期性加重（Jauhar 等，2022）。精神分裂症患者的平均寿命比普通人群短 15 到 20 年，这给社会带来了巨大的医疗和个人成本（Saha 等，2007；Jin and Mosweu，2017）。精神分裂症患者过早死亡的原因被认为是生物老化加快，因为这部分人出现心脏、代谢和胃肠道疾病等并发症的发病率较高（Nguyen 等，2018）。目前人们对这些疾病风险增加的生物学基础知之甚少，而炎症增加、神经异常、药物和胃肠道问题可能是疾病风险增加的几大因素（Khandaker 等，2015；van Erp 等，2018；Severance 等，2015）。微生物菌群 – 大脑轴为这些不同的过程是如何在精神分裂症等疾病中相互关联的提供了一个大致框架。

在过去几年中，几个课题组报告了精神分裂症患者与非精神病对照组（NCs）之间微生物菌群的差异。总体而言，大多数研究并未报告这两个群体在 α 多样性方面存在显著差异，但我们确实注意到他们在 β 多样性方面存在显著差异（Nguyen 等，2021a；Murray 等，2021）。文献中指出，精神分裂症患者肠道中巨球型菌属的相对丰度较高，而嗜血杆菌属、萨特氏菌属、粪球菌属、瘤胃球菌属、拟杆菌属和罗斯氏菌属的数量则低于 NCs（Nguyen 等，2021a；Murray 等，2021）。虽然这些类群的功能作用尚不清楚，但已知萨特氏菌属和瘤胃球菌属在孤独症儿童肠道菌群中的丰度较高，罗斯氏菌属的一些种类被用作益生菌（Wang 等，2013；Tamanai–Shacoori 等，2017）。益生菌将在随后的章节中讨论。

关于微生物菌群在精神分裂症中的研究正逐渐从这些广泛的多样性和分类学的比较转向功能性分析，从而确定精神分裂症患者肠道菌群差异的后果。如图 7-2 所示，Nguyen 等人确定了精神分裂症患者体内与三甲胺 –N– 氧化物（TMAO）还原酶和 Kdo2 脂质 A 生物合成有关的功能途径（Nguyen 等，2021b）发生了改变。这表明精神分裂症患者中肠道菌群的变化可能会影响特定的分子过程。但该研究是根据 16S rRNA 测序数据对细菌代谢能力进行的生物信息学预测。霰弹枪元基因组测序实验可以部分解决 16S 测序实验的局限性，因为它们对所有微生物 DNA 而不是仅对增殖的 16S 基因进行测序，因此可以在不依赖生物信息学预测因子的情况下对功能进行研究。此外，霰弹枪元基因组学不像 16S 测序那样仅限于细菌或古细菌，它还能对机体中除细菌以外的菌群进行特征刻画。这一点很重要，因为其他微生物如单纯疱疹病毒 1 型（HSV–1）、EB 病毒（EBV）、真菌（白念珠菌）和原虫（弓形虫）等，都会影响精神分裂症患者的认知能力和其他特征（Dickerson 等，2021）。

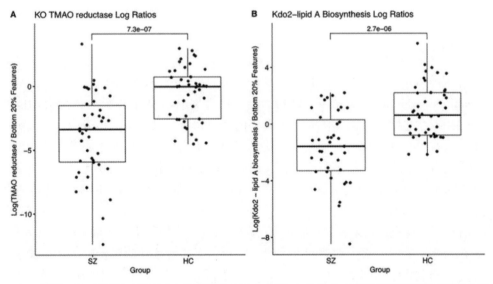

图 7-2　与三甲胺 –N– 氧化物（TMAO）还原酶和 Kdo2 脂质 A 生物合成有关的功能通路在精神分裂症中发生了改变。（a）通过 Wilcoxon 检验（Nguyen 等，2021b），KEGG 同源物 TMAO 还原酶相对于 KEGG 同源物底部 20%（即与精神分裂症最相关的那些分子）的对数比值在精神分裂症中显著降低。（b）Kdo2 – 脂质 A 生物合成通路相对于底部 20% 通路（即与精神分裂症最相关的通路）的对数比在精神分裂症患者中明显降低（Nguyen 等，2021b）。通过这些物质的功能性测量，可以深入了解精神分裂症肠道菌群中可能耗竭的生物通路。

最近有几项关于精神分裂症微生物菌群的研究采用了霰弹枪元基因组测序技术。一个研究组在对未接受治疗的精神分裂症患者进行研究时发现，与 NCs 相比，精神分裂症患者肠道菌群中的甲烷生成、γ- 氨基丁酸（GABA）分流以及锰、锌和铁的转运系统功能更为常见（Zhu 等，2020）。这些结果很有意义，因为它们证明了霰弹枪元基因组学能够转化为体内微生物菌群相关的行为变化。另一组研究人员发现，精神分裂症患者尽管饮食中蛋白质含量较低，但其微生物肽酶的丰度较高，而碳水化合物分解酶的丰度较低（Liang 等，2022）。这表明精神分裂症患者的肠道转向蛋白质发酵。因此，这些研究进一步确定了精神分裂症患者肠道菌群改变的功能性后果。

虽然精神分裂症肠道菌群的研究十分有趣，但所报道的研究结果仍然存在一些局限性。如上所述，许多研究的研究方法局限于 16S rRNA 测序方法，这就限制了研究所能捕获的菌群以及所能得出的功能性结论。此外，大多数研究的范围仅限于微生物菌群。虽然肠道是微生物多样性的丰富来源，也是公认的肠 – 脑轴的一部分，但众所周知，口腔和咽部微生物菌群在精神分裂症患者和 NCs 之间也存在显著差异（Yolken 等，2021a）。大多数研究也仅限于横断面取样，而微生物菌群在特定个体内会随时间而变化（Flores 等，2014）。最后，大多数微生物菌群队列研究并不能反映世界上患者的种族和文化多样性，也就限制了它们所捕捉到的微生物多样性的变异性（Abdill 等，2022）。

尽管对精神分裂症患者肠道菌群的研究仍处于早期阶段，但越来越多的证据表明，精神分裂症患者的肠道菌群在功能上与正常人不同。未来利用霰弹枪元基因组学和微生物产物的直接测量对肠道菌群进行纵向研究的调查将是令人兴奋的，能够为阐明精神分裂症的新生物标记物和提供潜在治疗干预新靶点添砖加瓦。

3 药物滥用

药物滥用障碍（SUD）非常普遍，美国有 2000 多万人受 SUD 影响（Substance Abuse and Mental Health Services Administration，2019）。药物滥用与不良身心影响和社会功能受损有关。药物滥用对微生物菌群的影响是一个新兴的研究领域。虽然有证据表明，外周和中枢神经系统的免疫反应会因滥用药物而发生改变，但神经免疫相互作用对药物滥用行为的影响才刚刚开始受到关注。在药物滥用障碍中，大脑与免疫系统的相互作用要比以前所理解的复杂得多，也重要得多（Hofford 等，2018）。和酒精使用障碍的研究不同，目前还没有研究对 SUDs 患者的微生物菌群细菌多样性变化进行明确阐述（Xu 等，2017）。一些研究对阿片类药物滥用者进行了探究，结果发现胃肠道菌群可能与这些药物的止痛效果耐药性有关（Xu 等，2017）。在动物实验中，给予动物间歇性吗啡治疗（而非持续性吗啡治疗），可能引起小胶质细胞活化、痛觉亢进和奖赏反应受损，其中部分效应能够通过抗生素治疗耗竭微生物菌群进行模拟（Lee 等，2018）。还有人报告说，服用吗啡会导致肠道菌群和代谢组在 1 天内发生变化（Wang 等，2018）。在动物实验中，长期使用吗啡会降低病原体清除率并诱导细菌跨肠道屏障发生细菌易位（Banerjee 等，2016）。然而，目前尚不清楚阿片类药物如何调节肠道菌群和代谢组。阿片类药物对小鼠肠道稳态的调节表明，改善药物滥用 / 滥用后果的医疗干预措施将为阿片类药物引起的肠道感染提供潜在的治疗和诊断策略（Wang and Roy，2017）。此外，药物滥用者的生活方式特征，如接受性肛交、冰毒的使用和大麻的使用，也会严重影响微生物菌群的变异（Fulcher 等，2018）。最近，一些研究人员提出，微生物菌群与阿片类药物相关行为之间存在双向关系（Ren and Lotfipour，2020）。具体来说，长期摄入吗啡会诱发菌群失调、肠道通透性增加以及可能的神经炎症，而可卡因会诱发菌群失调。综上所述，肠道菌群有可能成为阿片类激动剂的调节剂，增加继续吸毒的可能性。这些药物也会受到微生物菌群的调节，影响对兴奋剂的行为反应（Salavrakos 等，2021）。这些双向的相互作用促使一些研究人员提出，调节 SUDs 中的肠道菌群可能引出新的疗法，其精髓在于抵抗滥用药物对宿主共生细菌群落的影响（Angoa-Perez and Kuhn，2021）。因此，越来越多的证据表明，在肠道 - 免疫 - 脑相互作用参与了 SUDs 的发病过程（Lucerne and Kiraly，2021）。

在最近的一项研究中，Paulus 等人研究了参加药物滥用治疗项目的近期戒断者的口腔菌群（Kosciolek 等，2021）。口腔是仅次于肠道的第二大微生物定植点；这里的微生物与肠道中的微生物不同，但有部分重叠。口腔菌群为研究健康状况及其对菌群的影响提供了一个易于获取的多样化适应性环境。

在本研究中，受试者是塔尔萨 1000（T-1000）项目（Victor 等，2018）的一个子样本（N=177）。研究通过 16S rRNA 标记基因测序方法分析了 123 名药物滥用者和 54 名健康对照受试者的样本，进而明确他们的口腔菌群特征。药物滥用者与健康对照受试者在单峰距离（一种基于系统发育的 β 多样性测量方法）上有显著差异，但在 α 多样性上没有差异。利用机器学习方法，将微生物菌群特征与社会人口学变量相结合，即使在控制了吸烟或饮酒等外部因素后，也能以 87% ～ 92% 的准确率成功地对群体成员进行分类。此外，β 多样性相对较低的 SUDs 患者还出现了与其主要滥用药物相关的更高水平的负强化表现，比如他们报告了使用药物是因为出现与不使用药物相关的厌恶条件作用。综上所述，这些研究发现认为口腔微生物菌群可作为群体成员分类指标。然而，还需要做更多的工作来确定口腔微生物菌群是否能提示有关药物滥用严重程度或药物滥用复发风险。口腔微生物菌群的多样性与负强化过程决定药物滥用的程度有关，这一事实提供了与药物滥用严重程度有关的初步证据。之前的一些调查发现，负强化过程对于极端和长期的药物和酒精使用障碍非常重要（Koob，2013）。

4　阿尔兹海默病

阿尔兹海默病（AD）是导致痴呆症的最常见原因，影响着约 620 万 65 岁及以上的美国人（Alzheimer's Disease Facts and Figures，2021）。阿尔兹海默病的疾病症状进展缓慢，包括记忆力减退和认知能力受损（Kukull and Bowen，2002）。研究在尸检的 AD 患者大脑中发现了一些病理变化，包括活化的炎症细胞、细胞外 β- 淀粉样纤维斑块和神经纤维缠结（由神经元内高磷酸化微管相关蛋白 tau 组成）（Walsh and Selkoe，2004；Hardy and Selkoe，2002）。

肠道菌群研究的最新进展表明，微生物可能是该疾病的诱因，可调节固有免疫和神经免疫，进而影响大脑功能（Shen and Ji，2019；Kowalski and Mulak，2019）。

肠道细菌会影响血脑屏障（BBB）的完整性，影响神经发育、神经递质合成和小胶质细胞活性（Parker 等，2020），如图 7-3 所示，上述因素都会导致疾病的发生和发展。在细菌菌群失调（肠道有益微生物失衡）期间，细菌诱导的细胞因子、神经递质和某些细菌代谢产物能够穿过 BBB 引起神经炎症级联反应（Forlenza and Forlenza，2018）。事实上，研究者们早已在阿尔茨海默氏症患者大脑的淀粉样斑块中发现细菌脂多糖（Zhan 等，2018）。而淀粉样蛋白斑块的形成也与血液中脂多糖水平过高有关（Marizzoni 等，2020）。

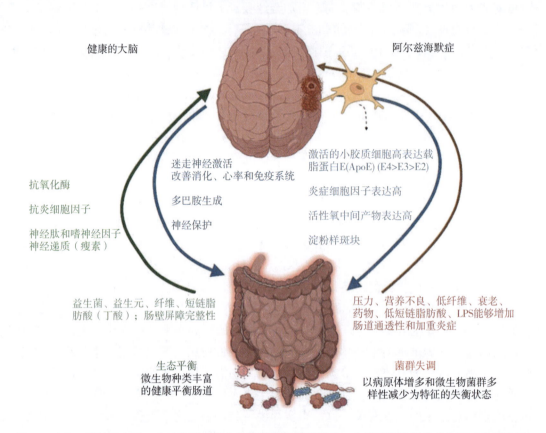

健康的大脑

阿尔兹海默症

迷走神经激活
改善消化、心率和免疫系统

多巴胺生成

神经保护

激活的小胶质细胞高表达载脂蛋白E(ApoE) (E4>E3>E2)

炎症细胞因子表达高

活性氧中间产物表达高

淀粉样斑块

抗氧化酶

抗炎细胞因子

神经肽和嗜神经因子
神经递质（瘦素）

益生菌、益生元、纤维、短链脂肪酸（丁酸）；肠壁屏障完整性

压力、营养不良、低纤维、衰老、药物、低短链脂肪酸、LPS能够增加肠道通透性和加重炎症

生态平衡
微生物种类丰富的健康平衡肠道

菌群失调
以病原体增多和微生物菌群多样性减少为特征的失衡状态

图 7-3　肠 – 脑轴示意图，表示菌群对阿尔兹海默病发病的影响。小胶质细胞活化参与了疾病的进展

微生物相关分子（如菌群失调导致的 LPS）的增加在固有免疫中起着关键作用，并能激活大脑中的常驻巨噬细胞——小胶质细胞的神经炎症途径。与有菌群的小鼠相比，无菌小鼠的小胶质细胞更不成熟，功能更弱，淀粉样蛋白负荷更低（Harach 等，2017）。乙酸是微生物菌群产生的一种短链脂肪酸，它能促进小胶质细胞的成熟，并能调节疾病的进展（Erny 等，2021）。

遗传因素也与阿尔兹海默病有关。其中一个具有功能多态性的分子是载脂蛋白 E4（APOE4），它参与脂质的运输和代谢，维持胆固醇的平衡，能够促成依赖于 β- 淀粉样蛋白的级联反应（de Chaves and Narayanaswami，2008）。在人体内，APOE 有三种不同的异构体（apoE2、apoE3 和 apoE4），APOE4 纯合子和杂合子罹患阿尔兹海默病和心血管疾病的风险会增加（Liu 等，2013）。

研究发现，不同 APOE 基因型的转基因小鼠具有显著不同的肠道细菌丰度。APOE4 动物的厚壁菌门优势度较低，而前鞭毛菌科和梭状芽孢杆菌水平较高（Tran 等，2019）。最近，

APOE4 也被确定为重症 2019 新型冠状病毒感染和 2019 新型冠状病毒后精神疲劳的风险因素（Magusali 等，2021；Kurki 等，2021）。目前还不清楚这些受试者是否患有微生物菌群失调；但其他研究指出微生物菌群的组成改变与 2019 新型冠状病毒患者的长期并发症有关（Liu 等，2022）。

饮食是微生物菌群最重要的调节因素之一。由于 ApoE4 携带者更容易出现高胆固醇水平，因此改变饮食习惯（如低胆固醇和高纤维饮食）可能会降低阿尔兹海默病的进展，同时调节微生物菌群（Fritsch 等，2021）。目前人们对 ApoE4 等位基因与人类微生物菌群失调之间的关系知之甚少。

随着预期寿命的延长，阿尔兹海默病患者的人数也将增加，给社会和医疗保健带来更大的压力。需要对不同种族群体的膳食干预、微生物菌群和 ApoE4 等位基因组合进行机制研究，以制定旨在阻碍阿兹海默症进展的直接干预措施。

5　自杀

自杀是导致死亡的主要原因之一，全球有超过 70 万人死于自杀（Stone 等，2021）。绝大多数死于自杀的人都患有可诊断的精神障碍，如抑郁症、躁郁症或精神分裂症（Nordentoft 等，2011）。还有多种其他风险因素导致自杀死亡，其中最主要的是自杀未遂史，其他已确定的风险因素包括身体虐待或性虐待史、冲动行为和攻击行为、伴有药物滥用以及绝望感。然而，基于临床因素仍然无法准确判断某个个体的自杀行为。

生物标记物与自杀行为之间的关联是近期研究的重点，尤其是免疫失调标志物。众所周知，炎症可诱发抑郁症状，然而，许多情绪障碍患者也有免疫激活的表现（Brundin 等，2017）。此外，许多患自身免疫病的人患抑郁症的风险也高（Ludvigsson 等，2011）。

有证据表明，炎症不仅可能与情绪障碍倾向有关，而且还与自杀倾向有关。研究发现，自杀未遂史与 IL–6 等促炎细胞因子的水平有关，这些细胞因子是参与免疫反应的细胞信号分子，可能是由犬尿氨酸途径的改变介导的（Black and Miller，2015；Bryleva and Brundin，2017）。胃肠道可能是这种免疫激活的最重要来源，正如研究中发现抑郁发作和自杀未遂者的胃肠道症状水平升高（Huang 等，2021），以及抑郁和自杀行为患者的胃肠道炎症标志物（如饮食酵母蛋白抗体）和细菌转位（"肠漏"）水平升高（Ohlsson 等，2019；Dickerson 等，2017）。此外，最近研究还发现了这一人群微生物菌群发生了改变。

有几项研究记录了抑郁症患者微生物菌群的改变（Sanada 等，2020）。然而，关于微生物菌群的改变与自杀行为之间关系的研究却很少。上述问题对治疗有重大意义，因为通过益生菌、益生元和其他免疫调控药物等干预措施可以改变微生物菌群。Dickerson 等人正在调查近期有自杀企图的住院精神病人、没有自杀企图的住院精神病人以及没有精神障碍的正常人的口腔、咽部和粪便的微生物菌群。在这项研究中，研究者们先从样本中提取 DNA，然后使用靶向细菌 16S RNA 基因的引物增殖微生物 DNA，并使用之前描述的方法进行高通量测序（Yolken 等，2021a）。在一项临时分析中，发现三组人群的微生物菌群的组成在 β 多样性方面存在显著差异。目前进一步的研究还正在进行中，研究将采用更大的样本，并增加血液免疫标记物和临床指标。同步进行的研究采用了元基因组测序，将针对微生物菌群中的病毒、真菌和原虫进行分析（Yolken 等，2021b）。

微生物菌群相关的自杀行为潜在治疗干预措施包括益生菌微生物，它们是乳酸杆菌和双歧杆菌等非致病性厌氧菌，研究已经证实它们能够调节人类的免疫反应并对健康有益（Noonan 等，2020）。据推测，益生菌在胃肠道中的作用是增强上皮屏障和竞争性排斥病原微生物。益生元是低聚糖或多糖淀粉，可促进肠道中有益菌的生长，可能是有治疗效果的（Berding and Cryan，2022）。这些补充剂可作为预防高危人群自杀行为的辅助疗法，但尚未在临床试验中进行过相关测试。其他潜在的干预措施包括同时含有益生元和益生菌成分的化合物，称为合生元（Hofmeister 等，2021）。粪便移植也可以调节微生物菌群，这种方法正应用于多种精神疾病研究（Chinna Meyyappan 等，2020）。因此，加深对胃肠道菌群作用的了解可能会为管理自杀行为和预防与自杀相关的严重发病率和死亡率带来新方法。

6 老年人的孤独感与智慧

孤独感或因主观上认为自己被社会孤立而产生的负面情绪已成为近几十年来的一个主要公共卫生问题（Cacioppo 和 Cacioppo，2018）。主观上的孤独感和客观上的社交隔离（即可测量的社会关系匮乏）与严重的身体和精神疾病、免疫系统减弱和过早死亡的高发率有关（National Academies of Sciences Engineering, and Medicine, Division of Behavioral and Social Sciences Education Health，2020）。老年人是美国人口中迅速增长的一个群体，他们的孤独感和社交隔离感尤其令人担忧。约有四分之一的 65 岁以上成年人表示他们处于社交隔离状态。有证据表明，2019 新型冠状病毒大流行加剧了老年人的孤独感，在大流行期间，居家和不居家的老年人都经历了更多的孤独感和社交隔离（Ankuda 等，2022）。因此，了解老年人孤独感的生物和社会决定因素是至关重要的。

Jeste 及其同事的研究表明，智慧应该是对抗长期孤独的一项重要干预措施。该研究小组发表的多项研究显示，孤独与智慧之间存在很强的负相关（Lee 等，2019）。虽然智慧在传统上被认为是一种与宗教或哲学相关的概念，但过去几十年的实证研究表明，智慧是一种可测量的人类特质，而且可能部分通过生物编码（Abdellaoui 等，2019）。智慧是多方面的，由情感、认知和反思几个维度来定义（Jeste and Lee，2019）。以亲社会行为和态度为特征的情感或同情心维度最能预测孤独感。

从微生物菌群的角度来看，孤独感和智慧的生物学基础尤为有趣。在过去几年中，有关肠道-免疫-脑轴的研究呈井喷式发展，肠道-免疫-脑轴是一个促进肠道微生物与神经系统之间信号传递的生物网络（Sherwin 等，2019）。除了微生物菌群与特定疾病之间的关系外，肠道-免疫-脑轴还引发了对微生物菌群与社会行为之间关系的研究。具体来说，微生物可能通过神经系统产生驱动社会行为的分子，和/或社会行为可能促进微生物向他人传播，如图7-4 所示（Morais 等，2021；Nguyen 等，2020）。虽然前一种模式的特征描述仅限于动物模型，但人们清楚地认识到，生活在一起的人拥有相同的肠道、皮肤、生殖器和口腔菌群（Song 等，2013）。尽管社会行为、大脑和微生物菌群之间关系令人困惑，但这方面的研究却在不断增加，表明了研究肠道菌群与孤独和智慧相关关系的必要性。

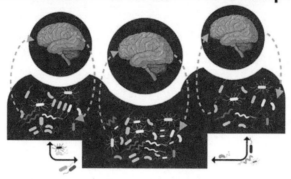

Microbiota and Social Relationships

图 7-4　菌群与社会关系。智慧和孤独与肠道菌群有关。据推测，微生物菌群与社会心理状态（如孤独或智慧）之间的关系是双向的（Morais 等，2021；Nguyen 等，2020）。具体来说，在社会环境中，个体之间可以共享微生物（用实线箭头表示）（或在社交隔离的情况下则不共享），个体的肠道菌群会影响他们与他人社交的意愿。因此提出假设：这些关系是由肠 - 脑轴介导的（虚线箭头所示）。

　　Nguyen 及其同事对从粪便样本中提取的 DNA 进行了 16S rRNA 增殖片段测序，研究对象是年龄在 28 岁至 97 岁之间、居住在社区的 184 名成年人（Nguyen 等，2021c）。这些受试者还完成了关于孤独感、智慧、同情心、社会支持和社会参与的有效自我报告量表。结果表明，智慧、同情心、社会支持和社会参与与个体内（α）多样性呈正相关，而孤独感则与 α 多样性呈负相关。此外，智慧是个体间（β）多样性存在差异的主要因素。这些探索性分析表明，肠道菌群与孤独和智慧之间可能存在双向关系。研究者们接下来需要采取最新的研究设计和分析技术进行进一步分析。

　　从研究设计的角度来看，这些初步研究发现存在一些局限性。研究对象存在偏倚，纳入对象是受过大学教育的非拉丁裔白人，因为这是取样地点的主要人口构成。此外，横断面分析没有考虑孤独感或肠道微生物多样性随时间迁移会产生的波动变化。在微生物菌群方面，分析只采用了 16S rRNA 增殖子测序方法，因此无法捕捉到除细菌和古细菌以外的微生物，自然也就无法在物种水平上识别特定的基因家族或微生物。此外，研究仅限于微生物菌群；虽然从肠 - 脑轴的角度来看，肠道菌群很有趣，但身体其他部位的菌群也可能与孤独感和 / 智慧存在有意思的关联。也就是说，皮肤和口腔菌群可能与这些特征存在有趣的关联，因为皮肤和口腔菌群在有经常接触的个体中重叠度高（Song 等，2013）。此外，我们没有收集社会接触数量的客观指标，而这些指标有助于区分孤独和社交隔离的概念。

　　日后的研究需要探讨肠道菌群与孤独和智慧的关系，从而明确孤独的生物学意义。也就是说，未来的研究需要从多个身体部位采集微生物菌群样本，并在不同人群中对孤独和智慧进行纵向研究，才能更好地了解微生物菌群与社交行为之间的关系，并有可能为这一新兴领域提供新的研究方向。

7 长寿

世界各地的预期寿命都在延长，特别是自二十世纪中期以来。尽管取得了这一稳步进展，但由于医疗质量、生活水平和其他环境因素的差异，以及人与人之间的遗传和其他个体差异，各国之间和国家内部的预期寿命仍存在很大差距（Peterson 等，2018）。预期寿命是指同一年出生的人的平均死亡年龄，而长寿则是指人口中特别长寿的成员。了解是什么使人们在年老时仍能保持健康并且长寿，这可能有助于制定适用于群体其他人的长寿策略。最近的研究发现微生物菌群组成与健康老龄化之间存在相关性。与年轻的同龄人相比，长寿者的肠道菌群中微生物的 α 多样性更高，短链脂肪酸（如丁酸）的产量也高，粪杆菌属、拟杆菌科和毛螺菌科的数量减少，但阿克曼菌的数量增加（Badal 等，2020）。相应地，肠道中嗜黏蛋白阿克曼菌（A. muciniphila）的减少可能会导致肠道黏膜变薄，从而削弱肠道屏障功能，有利于毒素和病原体的入侵（Zhang 等，2019）。多个不同的研究探讨了阿克曼菌的潜在作用，研究结果发现阿克曼菌的减少与微生物菌群的改变（Lopetuso 等，2020）以及阑尾炎和炎症性肠病的严重程度有关（Xu 等，2020），因此研究者们认为阿克曼菌可能可以作为菌群失调标志物。有趣的是，研究者们还发现 A. muciniphila 能延长小鼠的寿命（Cerro 等，2022）。

微生物菌群研究的一个局限性是某些地理位置缺乏代表性，例如中美洲，在那里开展的研究很少，而且没有一项研究纳入老年人群。哥斯达黎加的尼科亚半岛被列为长寿热点地区，俗称"蓝区"（Rosero-Bixby 等，2013）。与 2005 年前后的其他蓝区相比，尼科亚半岛 60 岁及以上男性的死亡率最低，接近另一蓝区的冲绳男性死亡率；哥斯达黎加地区的女性死亡率也很低，但略高于冲绳（Rosero-Bixby 等，2013）。因此，该地区为分析与健康老龄化相关的微生物菌群模式是否具有一定的普遍性提供了一个独特的机会。

Pinto 及其同事的初步数据表明，尼科亚半岛的百岁老人与他们的后代相比，α 微生物多样性更高。研究人员还检测到，与该国首都附近相同年龄段的人群相比，尼科亚半岛 80 岁以上老人体内的微生物丰富度有所增加。此外，在尼科亚人群队列研究中还发现了几种潜在的有益微生物，如阿克曼菌、双歧杆菌、克里斯滕森菌和粪杆菌。其中一些在蓝区百岁老人体内发现的大量细菌目前正在进行测试，准备用作下一代治疗益生菌。A. muciniphila 还被提议作为开发食品或药物补充剂的新型有益菌，通经证实 A. muciniphila 能够降低与肥胖、糖尿病、肝病和心血管疾病相关的代谢紊乱，对健康有益（Cani and de Vos，2017）。这些研究刚刚开始，为微生物菌群研究在治疗方面的潜在应用提供了希望。

8 讨论

本章的主题部分概述了正在进行的微生物菌群研究，这些研究主要和几种精神疾病和健康状况相关，能够为这一领域最终可能促成的评估和治疗新方法提供参考。为了实现将微生物菌群研究成果应用于临床治疗的目标，我们还面临着许多挑战。当前用于研究微生物菌群的方法多种多样，但都尚未标准化。研究的样本采集方法各不相同；例如，对自杀和药物滥用的研究侧重于采集口咽部微生物菌群，而其他领域的研究则侧重于采集肠道菌群。不同研究采用的微生物菌群测量方法也不尽相同，包括对 α 和 β 多样性的计算也不同。此外，在不同精神疾病中，出现了大量个别微生物丰度降低或增加的情况，而这些类群的鉴定是基于不同的研究方法。例如，在其他疾病的动物模型中发现了阿尔兹海默病相关类群；在精神分裂症中发现的类群多种多样，有些与其他精神疾病中发现的类群重叠。如果要将已发现的类群及其代谢物对应到在某一精神健康情况下发挥作用的病理生理通路上，我们仍任重道远。

我们还面临的许多其他挑战，包括需要考虑许多其他因素，这些因素可能影响微生物菌群成分，并混淆微生物菌群与精神疾病的关联。如前所述，这些因素包括饮食、抗生素使用和药物使用情况；与精神病人群更相关的因素包括吸烟、抗精神病药物和抗抑郁药物使用情况以及体力活动（Antinozzi 等，2022；Patangia 等，2022；Gill 等，2022）。此外，还需要考虑到不同地理位置和种族人群之间存在的显著差异（Gupta 等，2017）。

尽管存在这些方法上的挑战，但即便是在早期研究中就提出的微生物菌群假设也能在临床试验中得以检测。正如在自杀和长寿的章节提到的，研究者们已经提出将益生菌用于临床试验，但尚未开展对结果的检测。针对其他精神疾病的益生菌试验也已经开展（Nikolova 等，2021；Dickerson 等，2014，2018），但还需要进行更多的研究，以确定益生菌补充剂的最佳构成、益生菌对临床疾病的有效性以及对微生物菌群的中介效应。益生菌及相关产品（如益生元和合生元）的试验具有风险相对较低、成本低廉、受试者接受度高等优点（Zuccotti 等，2008）。此外，益生菌还可作为预防复发或防止症状加重以及减轻症状的干预措施（Dickerson 等，2018）。

未来针对精神疾病相关微生物菌群研究需要进一步完善样本采集、储存程序和数据分析方法的标准化，从而有助于复现结果。研究人员还可以共享样本、提取的 DNA 和测序数据，协调他们的研究。此外，系统地研究饮食和药物（包括精神疾病和躯体疾病）对研究人群中微生物菌群的潜在影响也是至关重要的一环。

尽管微生物菌群的研究仍处于起步阶段，但截至目前的研究表明微生物菌群在精神疾病和精神健康状况的发病机制中发挥了重要作用。目前干预措施已经能够调控生物菌群，改善临床状况。该研究为开发新的评估和治疗方法带来了巨大希望。

参考文献

Abdellaoui A, Sanchez-Roige S, Sealock J, Treur JL, Dennis J, Fontanillas P et al (2019) Phenomewide investigation of health outcomes associated with genetic predisposition to loneliness. Hum Mol Genet 28(22):3853–3865

Abdill RJ, Adamowicz EM, Blekhman R (2022) Public human microbiome data are dominated by highly developed countries. PLoS Biol 20(2):e3001536

Ahn J, Hayes RB (2021) Environmental influences on the human microbiome and implications for noncommunicable disease. Annu Rev Public Health 42:277–292

Akbarali HI, Dewey WL (2017) The gut-brain interaction in opioid tolerance. Curr Opin Pharmacol 37:126–130

(2021) Alzheimer's disease facts and figures. Alzheimers Dement 17(3):327–406

Angoa-Perez M, Kuhn DM (2021) Evidence for modulation of substance use disorders by the gut microbiome: hidden in plain sight. Pharmacol Rev 73(2):571–596

Ankuda CK, Kotwal A, Reckrey J, Harrison KL, Ornstein KA (2022) The experience of homebound older adults during the COVID-19 pandemic. J Gen Intern Med 37(5):1177–1182

Antinozzi M, Giffi M, Sini N, Gallè F, Valeriani F, De Vito C et al (2022) Cigarette smoking and human gut microbiota in healthy adults: a systematic review. Biomedicine 10(2)

Badal VD, Vaccariello ED, Murray ER, Yu KE, Knight R, Jeste DV et al (2020) The gut microbiome, aging, and longevity: a systematic review. Nutrients 12(12)

Banerjee S, Sindberg G, Wang F, Meng J, Sharma U, Zhang L et al (2016) Opioid-induced gut microbial disruption and bile dysregulation leads to gut barrier compromise and sustained systemic inflammation. Mucosal Immunol 9(6):1418–1428

Berding K, Cryan JF (2022) Microbiota-targeted interventions for mental health. Curr Opin Psychiatry 35(1):3–9

Black C, Miller BJ (2015) Meta-analysis of cytokines and chemokines in suicidality: distinguishing suicidal versus nonsuicidal patients. Biol Psychiatry 78(1):28–37

Brundin L, Bryleva EY, Thirtamara RK (2017) Role of inflammation in suicide: from mechanisms to treatment. Neuropsychopharmacology 42(1):271–283

Bryleva EY, Brundin L (2017) Kynurenine pathway metabolites and suicidality. Neuropharmacology 112(Pt B):324–330

Cacioppo JT, Cacioppo S (2018) The growing problem of loneliness. Lancet 391(10119):426

Cani PD, de Vos WM (2017) Next-generation beneficial microbes: the case of Akkermansia muciniphila. Front Microbiol 8:1765

Castro-Nallar E, Bendall ML, Pérez-Losada M, Sabuncyan S, Severance EG, Dickerson FB et al (2015) Composition, taxonomy and functional diversity of the oropharynx microbiome in individuals with schizophrenia and controls. PeerJ 3:e1140

Cerro ED, Lambea M, Félix J, Salazar N, Gueimonde M, De la Fuente M (2022) Daily ingestion of Akkermansia mucciniphila for one month promotes healthy aging and increases lifespan in old female mice. Biogerontology 23(1):35–52

Chinna Meyyappan A, Forth E, Wallace CJK, Milev R (2020) Effect of fecal microbiota transplant on symptoms of psychiatric disorders: a systematic review. BMC Psychiatry 20(1):299

de Chaves EP, Narayanaswami V (2008) Apolipoprotein E and cholesterol in aging and disease in the brain. Future Lipidol 3(5):505–530

Dickerson FB, Stallings C, Origoni A, Katsafanas E, Savage CL, Schweinfurth LA et al (2014) Effect of probiotic supplementation on schizophrenia symptoms and association with gastrointestinal functioning: a randomized, placebo-controlled trial. Prim Care Companion CNS Disord 16(1)

Dickerson F, Adamos M, Katsafanas E, Khushalani S, Origoni A, Savage C et al (2017) The association between immune markers and recent suicide attempts in patients with serious mental illness: a pilot study. Psychiatry Res 255:8–12

Dickerson F, Adamos M, Katsafanas E, Khushalani S, Origoni A, Savage C et al (2018) Adjunctive probiotic microorganisms to prevent rehospitalization in patients with acute mania: a randomized controlled trial. Bipolar Disord 20(7):614–621

Dickerson F, Katsafanas E, Origoni A, Squire A, Khushalani S, Newman T et al (2021) Exposure to Epstein Barr virus and cognitive functioning in individuals with schizophrenia. Schizophr Res 228:193–197

Dinan TG, Stilling RM, Stanton C, Cryan JF (2015) Collective unconscious: how gut microbes shape human behavior. J Psychiatr Res 63:1–9

Erny D, Dokalis N, Mezo C, Castoldi A, Mossad O, Staszewski O et al (2021) Microbiota-derived acetate enables the metabolic fitness of the brain innate immune system during health and disease. Cell Metab 33(11):2260–76 e7

Esvap E, Ulgen KO (2021) Advances in genome-scale metabolic modeling toward microbial community analysis of the human microbiome. ACS Synth Biol 10(9):2121–2137

Flores GE, Caporaso JG, Henley JB, Rideout JR, Domogala D, Chase J et al (2014) Temporal variability is a personalized feature of the human microbiome. Genome Biol 15(12):531

de JRD-PV, Forlenza AS, Forlenza OV (2018) Relevance of gutmicrobiota in cognition, behaviour and Alzheimer's disease. Pharmacol Res 136:29–34

Fritsch J, Garces L, Quintero MA, Pignac-Kobinger J, Santander AM, Fernandez I et al (2021) Low-fat, high-fiber diet reduces markers of inflammation and dysbiosis and improves quality of life in patients with ulcerative colitis. Clin Gastroenterol Hepatol 19(6):1189–99 e30

Fulcher JA, Hussain SK, Cook R, Li F, Tobin NH, Ragsdale A et al (2018) Effects of substance use and sex practices on the intestinal microbiome during HIV-1 infection. J Infect Dis 218(10): 1560–1570

Gill SR, Pop M, Deboy RT, Eckburg PB, Turnbaugh PJ, Samuel BS et al (2006) Metagenomic analysis of the human distal gut microbiome. Science 312(5778):1355–1359

Gill PA, Inniss S, Kumagai T, Rahman FZ, Smith AM (2022) The role of diet and gut microbiota in regulating gastrointestinal and inflammatory disease. Front Immunol 13:866059

Gupta VK, Paul S, Dutta C (2017) Geography, ethnicity or subsistence-specific variations in human microbiome composition and diversity. Front Microbiol 8:1162

Harach T, Marungruang N, Duthilleul N, Cheatham V, Mc Coy KD, Frisoni G et al (2017) Reduction of Abeta amyloid pathology in APPPS1 transgenic mice in the absence of gut microbiota. Sci Rep 7:41802

Hardy J, Selkoe DJ (2002) The amyloid hypothesis of Alzheimer's disease: progress and problems on the road to therapeutics. Science 297(5580):353–356

Hofford RS, Russo SJ, Kiraly DD (2018) Neuroimmune mechanisms of psychostimulant and opioid use disorders. Eur J Neurosci

Hofmeister M, Clement F, Patten S, Li J, Dowsett LE, Farkas B et al (2021) The effect of interventions targeting gut microbiota on depressive symptoms: a systematic review and meta-analysis. CMAJ Open 9(4):E1195–E1204

Huang J, Cai Y, Su Y, Zhang M, Shi Y, Zhu N et al (2021) Gastrointestinal symptoms during depressive episodes in 3256 patients with major depressive disorders: findings from the NSSD. J Affect Disord 286:27–32

Jauhar S, Johnstone M, McKenna PJ (2022) Schizophrenia. Lancet 399(10323):473–486

Jeste DV, Lee EE (2019) The emerging empirical science of wisdom: definition, measurement, neurobiology, longevity, and interventions. Harv Rev Psychiatry 27(3):127–140

Jin H, Mosweu I (2017) The societal cost of schizophrenia: a systematic review. Pharmacoeconomics 35(1):25–42

Khandaker GM, Cousins L, Deakin J, Lennox BR, Yolken R, Jones PB (2015) Inflammation and immunity in schizophrenia: implications for pathophysiology and treatment. Lancet Psychiatry 2(3):258–270

Koob GF (2013) Negative reinforcement in drug addiction: the darkness within. Curr Opin Neurobiol 23(4):559–563

Kosciolek T, Victor TA, Kuplicki R, Rossi M, Estaki M, Ackermann G et al (2021) Individuals with substance use disorders have a distinct oral microbiome pattern. Brain Behav Immun Health 15: 100271

Kowalski K, Mulak A (2019) Brain-gut-microbiota Axis in Alzheimer's disease. J Neurogastroenterol Motil 25(1):48–60

Kukull WA, Bowen JD (2002) Dementia epidemiology. Med Clin North Am 86(3):573–590

Kurki SN, Kantonen J, Kaivola K, Hokkanen L, Mayranpaa MI, Puttonen H et al (2021) APOE epsilon4 associates with increased risk of severe COVID-19, cerebral microhaemorrhages and post-COVID mental fatigue: a Finnish biobank, autopsy and clinical study. Acta Neuropathol Commun 9(1):199(2018) Global, regional, and national incidence, prevalence, and years lived with disability for 354 diseases and injuries for 195 countries and territories, 1990-2017: a systematic analysis for the Global Burden of Disease Study 2017. Lancet

392(10159):1789–1858

Lee K, Vuong HE, Nusbaum DJ, Hsiao EY, Evans CJ, Taylor AMW (2018) The gut microbiota mediates reward and sensory responses associated with regimen-selective morphine dependence. Neuropsychopharmacology 43(13):2606–2614

Lee EE, Depp C, Palmer BW, Glorioso D, Daly R, Liu J et al (2019) High prevalence and adverse health effects of loneliness in community-dwelling adults across the lifespan: role of wisdom as a protective factor. Int Psychogeriatr 31(10):1447–1462

Liang Y, Shi X, Shen Y, Huang Z, Wang J, Shao C et al (2022) Enhanced intestinal protein fermentation in schizophrenia. BMC Med 20(1):67

Liu CC, Liu CC, Kanekiyo T, Xu H, Bu G (2013) Apolipoprotein E and Alzheimer disease: risk, mechanisms and therapy. Nat Rev Neurol 9(2):106–118

Liu Q, Mak JWY, Su Q, Yeoh YK, Lui GC, Ng SSS et al (2022) Gut microbiota dynamics in a prospective cohort of patients with post-acute COVID-19 syndrome. Gut 71(3):544–552

Lopetuso LR, Quagliariello A, Schiavoni M, Petito V, Russo A, Reddel S et al (2020) Towards a disease-associated common trait of gut microbiota dysbiosis: the pivotal role of Akkermansia muciniphila. Dig Liver Dis 52(9):1002–1010

Lucerne KE, Kiraly DD (2021) The role of gut-immune-brain signaling in substance use disorders. Int Rev Neurobiol 157:311–370

Ludvigsson JF, Sellgren C, Runeson B, Långström N, Lichtenstein P (2011) Increased suicide risk in coeliac disease – a Swedish nationwide cohort study. Dig Liver Dis 43(8):616–622

Magusali N, Graham AC, Piers TM, Panichnantakul P, Yaman U, Shoai M et al (2021) A genetic link between risk for Alzheimer's disease and severe COVID-19 outcomes via the OAS1 gene. Brain 144(12):3727–3741

Marizzoni M, Cattaneo A, Mirabelli P, Festari C, Lopizzo N, Nicolosi V et al (2020) Short-chain fatty acids and lipopolysaccharide as mediators between gut dysbiosis and amyloid pathology in Alzheimer's disease. J Alzheimers Dis 78(2):683–697

Mitrea L, Nemeş SA, Szabo K, Teleky BE, Vodnar DC (2022) Guts imbalance imbalances the brain: a review of gut microbiota association with neurological and psychiatric disorders. Front Med (Lausanne) 9:813204

Morais LH, Schreiber HLT, Mazmanian SK (2021) The gut microbiota-brain axis in behaviour and brain disorders. Nat Rev Microbiol 19(4):241–255

Murray N, Al Khalaf S, Kaulmann D, Lonergan E, Cryan JF, Clarke G et al (2021) Compositional and functional alterations in the oral and gut microbiota in patients with psychosis or schizophrenia: a systematic review. HRB Open Res 4:108

National Academies of Sciences Engineering, and Medicine, Division of Behavioral and Social Sciences Education Health et al (2020) Social isolation and loneliness in older adults: opportunities for the health care system. National Academies Press (US) Copyright 2020 by the National Academy of Sciences, Washington. All rights reserved

Nguyen TT, Eyler LT, Jeste DV (2018) Systemic biomarkers of accelerated aging in schizophrenia: a critical review and future directions. Schizophr Bull 44(2):398–408

Nguyen TT, Lee EE, Daly RE, Wu TC, Tang Y, Tu X et al (2020) Predictors of loneliness by age decade: study of psychological and environmental factors in 2,843 community-dwelling Americans aged 20-69 years. J Clin Psychiatry 81(6)

Nguyen TT, Hathaway H, Kosciolek T, Knight R, Jeste DV (2021a) Gut microbiome in serious mental illnesses: a systematic review and critical evaluation. Schizophr Res 234:24–40

Nguyen TT, Kosciolek T, Daly RE, Vázquez-Baeza Y, Swafford A, Knight R et al (2021b) Gut microbiome in schizophrenia: altered functional pathways related to immune modulation and atherosclerotic risk. Brain Behav Immun 91:245–256

Nguyen TT, Zhang X, Wu TC, Liu J, Le C, Tu XM et al (2021c) Association of loneliness and wisdom with gut microbial diversity and composition: an exploratory study. Front Psych 12:648475

Nikolova VL, Cleare AJ, Young AH, Stone JM (2021) Updated review and meta-analysis of probiotics for the treatment of clinical depression: adjunctive vs. stand-alone treatment. J Clin Med 10(4)

Noonan S, Zaveri M, Macaninch E, Martyn K (2020) Food & mood: a review of supplementary prebiotic and probiotic interventions in the treatment of anxiety and depression in adults. BMJ Nutr Prev Health 3(2):351–362

Nordentoft M, Mortensen PB, Pedersen CB (2011) Absolute risk of suicide after first hospital contact in mental disorder. Arch Gen Psychiatry 68(10):1058–1064

Ohlsson L, Gustafsson A, Lavant E, Suneson K, Brundin L, Westrin Å et al (2019) Leaky gut biomarkers in depression and suicidal behavior. Acta Psychiatr Scand 139(2):185–193

Parker A, Fonseca S, Carding SR (2020) Gut microbes and metabolites as modulators of bloodbrain barrier integrity and brain health. Gut Microbes 11(2):135–157

Patangia DV, Anthony Ryan C, Dempsey E, Paul Ross R, Stanton C (2022) Impact of antibiotics on the human microbiome and consequences for host health. Microbiology 11(1):e1260

Peterson K, Anderson J, Boundy E, Ferguson L, McCleery E, Waldrip K (2018) Mortality disparities in racial/ethnic minority groups in the veterans health administration: an evidence review and map. Am J Public Health 108(3):e1–e11

Qi C, Wang P, Fu T, Lu M, Cai Y, Chen X et al (2021) A comprehensive review for gut microbes: technologies, interventions, metabolites and diseases. Brief Funct Genomics 20(1):42–60

Ren M, Lotfipour S (2020) The role of the gut microbiome in opioid use. Behav Pharmacol 31(2&3):113–121

Rosero-Bixby L, Dow WH, Rehkopf DH (2013) The Nicoya region of Costa Rica: a high longevity island for elderly males. Vienna Yearb Popul Res 11:109–136

Saha S, Chant D, McGrath J (2007) A systematic review of mortality in schizophrenia: is the differential mortality gap worsening over time? Arch Gen Psychiatry 64(10):1123–1131

Salavrakos M, Leclercq S, De Timary P, Dom G (2021) Microbiome and substances of abuse. Prog Neuropsychopharmacol Biol Psychiatry 105:110113

Sanada K, Nakajima S, Kurokawa S, Barceló-Soler A, Ikuse D, Hirata A et al (2020) Gut microbiota and major depressive disorder: a systematic review and meta-analysis. J Affect Disord 266:1–13

Sender R, Fuchs S, Milo R (2016) Revised estimates for the number of human and bacteria cells in the body. PLoS Biol 14(8):e1002533

Severance EG, Yolken RH, EatonWW(2014) Autoimmune diseases, gastrointestinal disorders and the microbiome in schizophrenia: more than a gut feeling. Schizophr Res

Severance EG, Prandovszky E, Castiglione J, Yolken RH (2015) Gastroenterology issues in schizophrenia: why the gut matters. Curr Psychiatry Rep 17(5):27

Shen L, Ji HF (2019) Associations between gut microbiota and Alzheimer's disease: current evidences and future therapeutic and diagnostic perspectives. J Alzheimers Dis 68(1):25–31

Sherwin E, Bordenstein SR, Quinn JL, Dinan TG, Cryan JF (2019) Microbiota and the social brain. Science 366:6465

Song SJ, Lauber C, Costello EK, Lozupone CA, Humphrey G, Berg-Lyons D et al (2013) Cohabiting family members share microbiota with one another and with their dogs. Elife 2: e00458

Stone DM, Jones CM, Mack KA (2021) Changes in suicide rates – United States, 2018-2019. MMWR Morb Mortal

Wkly Rep 70(8):261–268

Substance Abuse and Mental Health Services Administration (2019) Key substance use and mental health indicators in the United States: results from the 2018 National Survey on Drug Use and Health Rockville, MD: Center for Behavioral Health Statistics and Quality, Substance Abuse and Mental Health Services Administration

Tamanai-Shacoori Z, Smida I, Bousarghin L, Loreal O, Meuric V, Fong SB et al (2017) Roseburia spp.: a marker of health? Future Microbiol 12:157–170

Tang Q, Jin G, Wang G, Liu T, Liu X, Wang B et al (2020) Current sampling methods for gut microbiota: a call for more precise devices. Front Cell Infect Microbiol 10:151

Tran TTT, Corsini S, Kellingray L, Hegarty C, Le Gall G, Narbad A et al (2019) APOE genotype influences the gut microbiome structure and function in humans and mice: relevance for Alzheimer's disease pathophysiology. FASEB J:fj201900071R

van Erp TGM, Walton E, Hibar DP, Schmaal L, Jiang W, Glahn DC et al (2018) Cortical brain abnormalities in 4474 individuals with schizophrenia and 5098 control subjects via the enhancing neuro imaging genetics through meta analysis (ENIGMA) consortium. Biol Psychiatry 84(9):644–654

Victor TA, Khalsa SS, Simmons WK, Feinstein JS, Savitz J, Aupperle RL et al (2018) Tulsa 1000: a naturalistic study protocol for multilevel assessment and outcome prediction in a large psychiatric sample. BMJ Open 8(1):e016620

Walsh DM, Selkoe DJ (2004) Deciphering the molecular basis of memory failure in Alzheimer's disease. Neuron 44(1):181–193

Wang F, Roy S (2017) Gut homeostasis, microbial dysbiosis, and opioids. Toxicol Pathol 45(1): 150–156

Wang L, Christophersen CT, Sorich MJ, Gerber JP, Angley MT, Conlon MA (2013) Increased abundance of Sutterella spp. and Ruminococcus torques in feces of children with autism spectrum disorder. Mol Autism 4(1):42

Wang F, Meng J, Zhang L, Johnson T, Chen C, Roy S (2018) Morphine induces changes in the gut microbiome and metabolome in a morphine dependence model. Sci Rep 8(1):3596

Wensel CR, Pluznick JL, Salzberg SL, Sears CL (2022) Next-generation sequencing: insights to advance clinical investigations of the microbiome. J Clin Invest 132(7)

Xu Y, Xie Z, Wang H, Shen Z, Guo Y, Gao Y et al (2017) Bacterial diversity of intestinal microbiota in patients with substance use disorders revealed by 16S rRNA gene deep sequencing. Sci Rep 7(1):3628

Xu Y, Wang N, Tan HY, Li S, Zhang C, Feng Y (2020) Function of Akkermansia muciniphila in obesity: interactions with lipid metabolism, immune response and gut systems. Front Microbiol 11:219

Yolken R, Prandovszky E, Severance EG, Hatfield G, Dickerson F (2021a) The oropharyngeal microbiome is altered in individuals with schizophrenia and mania. Schizophr Res 234:51–57

Yolken RH, Kinnunen PM, Vapalahti O, Dickerson F, Suvisaari J, Chen O et al (2021b) Studying the virome in psychiatric disease. Schizophr Res 234:78–86

Zhan X, Stamova B, Sharp FR (2018) Lipopolysaccharide associates with amyloid plaques, neurons and oligodendrocytes in Alzheimer's disease brain: a review. Front Aging Neurosci 10:42

Zhang T, Li Q, Cheng L, Buch H, Zhang F (2019) Akkermansia muciniphila is a promising probiotic. J Microbial Biotechnol 12(6):1109–1125

Zhu F, Ju Y, Wang W, Wang Q, Guo R, Ma Q et al (2020) Metagenome-wide association of gut microbiome features for schizophrenia. Nat Commun 11(1):1612

Zuccotti GV, Meneghin F, Raimondi C, Dilillo D, Agostoni C, Riva E et al (2008) Probiotics in clinical practice: an overview. J Int Med Res 36(Suppl 1):1a–53a

第 8 章

免疫系统和微生物菌群对孤独症病因和孤独症患者胃肠道症状的影响

Amanda Kim、Corina R. Zisman 和 Calliope Holingue

目录

A. Kim
Department of Mental Health, Johns Hopkins Bloomberg School of Public Health, Baltimore, MD, USA

C. R. Zisman
Department of Psychology, Pennsylvania State University, University Park, PA, USA

C. Holingue(✉)
Department of Mental Health, Johns Hopkins Bloomberg School of Public Health, Baltimore, MD, USA

Center for Autism and Related Disorders, Kennedy Krieger Institute, Baltimore, MD, USA
e-mail: choling1@jhu.edu

【摘　要】孤独症谱系障碍是一种发育障碍，具有沟通和社会交往障碍、重复性和受限性的行为或兴趣等表现。与神经发育正常的人相比，孤独症患者更容易出现胃肠道（GI）症状，部分原因可能是微生物菌群失调引起的。在本文中，我们将介绍微生物菌群和免疫系统的相互作用对孤独症病因的影响。我们还总结了孤独症患者的微生物菌群与胃肠道症状及相关症状之间的联系。我们的研究指出，微生物干预措施（包括饮食、益生菌、抗生素和粪便移植）以及免疫调控疗法（如孕前、孕期和产后的细胞因子阻断）可能会影响孤独症患者的神经发育、行为和胃肠道健康。

【关键词】孤独症；病因；胃肠道；免疫；微生物菌群

1　目标

本文旨在实现两个目标。我们的第一个目标是为了更细致地介绍微生物菌群和免疫系统在神经发育和孤独症病因学方面的交叉或相互作用。大约 80% 的免疫系统位于肠黏膜内及其周围（Critchfield 等，2011），微生物菌群同时产生促炎和抗炎细胞因子（Heberling 等，2013）。肠道菌群和免疫系统都会影响神经发育过程（Doenyas，2018）。有关无菌小鼠的研究表明，肠道菌群定植能够调控基本的神经发育过程，包括神经发生、神经元分化和存活、髓鞘化、血脑屏障的形成和完整性、小胶质细胞的发育和成熟、神经营养因子和神经递质及其受体的表达、细胞凋亡和突触修剪（Sharon 等，2016）。此外，在生命早期定植多种菌群对适当的免疫调控和发育至关重要（Slattery 等，2016）。正如 Vuong 和 Hsiao 所述，肠道菌群与免疫系统之间存在双向作用（Vuong and Hsiao，2017）。因此，研究微生物菌群和免疫系统的相互作用在孤独症发病过程中的影响具有重要意义。有关微生物菌群和免疫系统与神经发育的相关性文献越来越多，已有多篇文献对此进行了精彩地综述（Vuong and Hsiao，2017；Careaga 等，2017；Meltzer and Van de Water，2017；Onore 等，2012；Gebrayel 等，2022；Saurman 等，2020；Davies 等，2021；Liu 等，2019）。然而，有关这些系统对孤独症病因的交叉影响的综述文章则少得多。值得注意的是，Paysour 等人（2019）就母体免疫激活和微生物菌群对孤独症相关疾病风险的相互作用进行了简明扼要的精彩综述。此外，Doenyas（2018）回顾了微生物菌群和炎症可能在发育过程中影响突触和连接神经元特性的共同机制，以及生命早期益生菌是如何调控神经发育的。

我们的第二个目标是总结孤独症患者的微生物菌群与胃肠道症状及相关症状之间的联系。胃肠道菌群是维持生理稳态的一个重要因素。它在代谢和维持免疫平衡方面发挥着重要作用，并可能通过神经、内分泌和免疫途径影响中枢神经系统（CNS）的活动（Sampson and Mazmanian，2015）。研究表明，孤独症儿童的微生物菌群与神经正常或非孤独症儿童的微生物菌群往往不同。然而，孤独症与非孤独症个体的微生物菌群变化在不同研究中并不一致，除了部分菌群在两组间有显著差异，包括普氏菌属、双歧杆菌、厚壁菌门和梭状芽孢杆菌群（包括产气荚膜梭状芽孢杆菌）（Ho 等，2020）。

造成这些研究不一致的原因有很多，包括样本量小、对照组不同、未能控制混杂因素以及实验和分析技术存在差异（Saurman 等，2020）。另外，还有一个重要的考虑因素：孤独症微生物菌群谱的异质性反映了孤独症患者的异质性，包括他们的胃肠道症状和饮食。Davies

等人进行的一项系统综述重点研究了微生物菌群如何改变孤独症患者胃肠道症状等临床表现。综述认为，微生物菌群失调可能会增加肠道通透性，导致更严重的胃肠道症状和全身炎症反应。Davies 等人的综述强调，未来的研究进一步明确改变肠道菌群对孤独症临床表现的确切影响程度（Davies 等，2021）。正如本章下文所述，微生物菌群研究正开始帮助我们更好地了解微生物菌群是如何影响胃肠道（GI）症状，益生元如何缓解这些胃肠道症状，以及粪便样本如何帮助我们进一步研究微生物菌群，包括孤独症患者的微生物菌群（Vuong and Hsiao，2017；Saurman 等，2020；Ho 等，2020）。

　　免疫系统的功能是抵御致病病原体的防御机制。免疫调控系统由促炎症和抗炎症信号组成；然而，调节失调的免疫系统在对病原体引发的生理变化做出反应时，可能会出现有害的炎症。过敏、哮喘和自身免疫性疾病都与免疫系统功能失调有关（Masi 等，2015）。越来越多的证据表明，孤独症与强烈的炎症状态有关（Croonenberghs 等，2002；Siniscalco 等，2018）。这种炎症状态通常与免疫系统功能失调有关（Brigida 等，2017）。越来越多的证据表明，一部分孤独症患者中存在某种形式的免疫系统失调（Croonenberghs 等，2002；Mead and Ashwood，2015）。把细胞免疫表型与不同的症状联系起来对于识别这部分孤独症患者至关重要，因为免疫功能失常是他们的行为症状和并发症的主要致病因素（Masi 等，2015；Gładysz 等，2018；Ashwood 等，2011；Inga Jácome 等，2016）。然而，迄今为止，大多数文献都侧重于探究免疫系统与孤独症主要特征之间的联系，即社交和沟通障碍（Ashwood 等，2011；Mostafa and Al-Ayadhi，2011；Grimaldi 等，2018；Emanuele 等，2010），这不在本文的讨论范围之内。

2　孤独症谱系障碍的背景

　　孤独症谱系障碍（孤独症）是一种发育障碍，表现为沟通和社会交往障碍、重复性和受限性的行为或兴趣（Americanpsychiatric Association D，Association AP 2013）。美国 3 ～ 17 岁儿童的孤独症累计患病率约为 2.8%（Xu 等，2019；Newschaffer 等，2007）。男性儿童的孤独症患病率明显更高，男女比例约为 4.2：1（Maenner 等，2021）。

　　人们对孤独症的病因还不甚了解。然而，各种生物和环境因素都与孤独症的发展有关。虽然孤独症是一种高度遗传性疾病，遗传率为 38% ～ 90%（Sandin 等，2017 年），但遗传过程仍不清楚，尽管研究者们已经发现并研究了 100 多个候选基因（Bacchelli and Maestrini，2006）。除病因遗传因素外，还有多种产前和围产期环境因素与孤独症病因有关，包括父母年龄、环境化学物质、空气污染、产前母体细菌或病毒感染以及产前母体用药（Lyall 等，2017）。虽然这些因素都被认为是孤独症的潜在病因，但这些研究大多是观察性的（即因果关系并不确定），而且从这些环境暴露到孤独症发展的途径大多是未知的（Lyall 等，2017）。为了解释病因学假说的异质性，研究人员开始全面评估基因与环境相互作用在孤独症中的潜在作用，并取得了一些较为理想的结果（Volk 等，2014；Schmidt 等，2011；Mazina 等，2015）。

　　与普通人群相比，孤独症患者出现生理疾病和精神疾病之类的并发症的比例更高（Croen 等，2015；Lai 等，2019）。最近的一项荟萃分析表明，与神经发育正常的人相比，孤独症患者更容易患有任何一种精神疾病，其中注意力缺陷多动障碍和焦虑症的发病率尤其高（Lai et al.）。除了更有可能出现精神健康问题外，孤独症患者出现生理疾病的风险也明显升高，包括自身免疫性疾病、胃肠道疾病、糖尿病、肥胖、癫痫发作、睡眠 – 觉醒障碍以及其他各种慢性疾病（Croen 等，2015）。尽管肠 – 脑轴可能与高并发症率有关，但可能导致高并发症率的潜在病因目前尚不清楚（Tye 等，2019）。

孤独症患者出现胃肠道症状的概率高于神经发育正常的人（Marler 等，2017）。有关文献综述发现，孤独症患者出现胃肠道症状（即腹泻、便秘等）的发病率中位数几乎为 47%（Holingue 等人，2018），这表明胃肠道症状在孤独症群体中高发，并带来严重不适（Holingue 等，2021）。胃肠道症状还被发现与重复行为和刻板印象有关，但我们认为这些行为是抵抗焦虑的表现（Chakraborty 等，2021）。治疗胃肠道症状的方法通常包括限制饮食和使用益生菌，这在部分孤独症患者中取得了一定程度的成功（Madra 等，2020）。

3 免疫系统和微生物菌群对孤独症病因的交叉影响

3.1 母体免疫激活与后代神经发育结果

孤独症和相关神经发育疾病的遗传和环境致病因素尚未完全阐明。然而，在过去的五十年中，越来越多的证据表明产前免疫环境是孤独症的重要致病因素（Careaga 等，2017；Estes and McAllister，2015；Fox-Edmiston and Van de Water，2015；Patterson，2011）。母体感染与孤独症相关的说法可追溯到 1964 年的风疹疫情，当时从未感染风疹人群患有孤独症和精神分裂症的发病率从不到 1% 上升到约 13% 和 20%（Estes and McAllister，2016；Patterson，2009）。随后对其他感染性病原体的研究也表明，精神疾病和神经发育疾病的发病率也有所上升，尽管有些研究未能重现上述关联性（Careaga 等，2017；Meltzer and Van de Water，2017；Estes and McAllister，2016）。在动物和人类研究中，细胞因子水平也与孤独症或相关神经发育结果广泛相关［见 Metzer 和 Van de Water 的精彩综述（Meltzer and Van de Water，2017）］。总之，这些不同的研究表明，母体对感染性病原体的应答反应比感染某种特定的病原体更为关键（Meltzer and Van de Water，2017）。

动物文献也提供了强有力的证据，证明母体免疫反应在神经发育疾病的发病过程中起着至关重要的作用。越来越多的动物研究证实了这种关联性，并阐明了母体免疫激活是如何改变后代神经发育过程的。此外，这些文献还表明，微生物和免疫干预措施有可能改变后代的神经发育过程和行为，本文下一部分将对此进行介绍。20 世纪 90 年代后期和 21 世纪初，研究人员发现，通过感染或促炎佐剂激活妊娠啮齿动物的母体免疫系统，会导致后代出现类似精神分裂症和孤独症的行为（Careaga 等，2017；Shi 等，2003；Fatemi 等，1998a，b，2000，2002）。MIA 模型包括直接感染（通过流感等感染性病原体）或给妊娠啮齿动物注射促炎佐剂（通常是双链 RNA 及其模拟物聚肌苷酸：聚胞苷酸［Poly（I：C）］）。因此，在后代中就能观察到免疫系统、神经发育和行为的变化（Meltzer and Van de Water，2017；Gilmore 等，2005；Meyer 等，2005；Urakubo 等，2001；Zuckerman and Weiner，2005），这些发现加深了我们对人类的精神疾病和神经发育疾病的认识。需要注意的是，在这篇文章中提及的 MIA 模型是建立在孤独症的疾病背景下的，但 MIA 与许多其他疾病都有关联。事实上，Careaga 等人已经明确地指出，产前免疫损伤可能是改变胎儿大脑发育轨迹的导火线，而由此产生的表型则取决于其他可能因素如遗传和环境因素（Careaga 等，2017；Harvey and Boksa，2012；Meyer 等，2011；Meyer，2014）。

在目前开展的开创性研究中，Shi 和同事（2003，2009 年）给妊娠小鼠（BALB/C 和 C57BL/6 品系）注射单剂量人流感病毒或 poly（I∶C）构建感染模型，结果观察到后代出现异常的行为反应，包括听觉惊吓反应中的前脉冲抑制缺陷、旷场实验和新物体测试中的探索行为缺陷以及小脑发育发生变化。Malkova 等人（2012）在这些研究的基础上，给妊娠的小鼠注射了三次 poly（I∶C）（使用的剂量是 Shi 及其同事所用剂量的四分之一），结果发现雄性后代的超声波发声率降低，总长度缩短，社会行为也发生了变化，这些变化和孤独症的症状相似，即交际能力降低和重复行为增加，具体测量方法包括隔离测试、三腔测试和埋弹珠测试［见 Kaidanovich-Beilin et al.（2011）］。此后，此类实验被多次复制和扩展（Careaga 等，2017；Meltzer and Van de Water，2017；Paysour 等，2019；Estes and McAllister，2016）。

随后的研究阐明了 MIA 导致后代发生这些改变的免疫学机制。值得注意的是，Choi 等人（2016）发现，通过向胎儿注射 IL-17α，或向妊娠母体注射 poly（I∶C）或 IL-6，能够激活胎儿大脑 IL-17α，导致后代出现 MIA 相关表型。此外，Lammert 等人（2018）证实，使用单克隆抗小鼠 IL-17α 中和抗体阻断 IL-17α 可防止 MIA 母亲的后代出现 MIA 相关结局（特别是在 Tac 小鼠中，下文将对此进行详细阐述）。

过去 5 年的研究逐渐显现这种免疫反应是如何影响暴露于 MIA 的后代的大脑的。例如，Yim 等人（2017）已经证明，MIA 导致的皮质异常主要位于初级躯体感觉皮质的发育不良区。事实上，激活该皮质区的锥体神经元可诱导野生型动物（即未暴露于 MIA 的动物）出现 与 MIA 相关的行为异常。此外，减少神经元的活化可挽救暴露于 MIA 的后代出现的这些表型。Kim 等人（2022）最近发现，IL-17α 会导致出生后幼稚 CD4+ T 细胞染色质发生改变，这可能有助于解释为什么在妊娠期间感染炎症的儿童患炎症性疾病和神经发育疾病的可能性增加。事实上，作者发现母体肠道菌群介导了 IL-17α 和染色质重塑之间的过程（Kim 等，2022）。

尽管妊娠期常出现 MIA 暴露，但就像孤独症这类神经发育疾病的发病率极低。因此，一定还有其他因素从中发挥作用。微生物菌群就是这样一个关键因素。

3.2 微生物菌群调节免疫系统对神经发育的影响

Hsiao 及其同事（Hsiao 等，2013a，b）最先证明了微生物菌群和免疫系统之间的相互作用影响了后代的精神状况。不出所料，该研究小组发现，以 poly（I∶C）为模型的 MIA 小鼠的后代出现行为异常。此外，后代的肠道完整性（即通透性）存在缺陷，肠道菌群也发生了改变（Hsiao 等，2013a）。然而，后代口服人类共生菌——脆弱拟杆菌（B. fragilis），可以纠正肠道通透性，改变微生物菌群组成，并改善交流、刻板、焦虑样和感觉运动行为缺陷（Hsiao 等，2013a）。本研究之所以使用 B. fragilis，是因为此前曾有研究表明它能纠正小鼠结肠炎模型中的胃肠道病理改变（Mazmanian 等，2008），并能保护多发性硬化症小鼠模型中的神经炎症（Ochoa-Repáraz 等，2010）。在另一篇论文中，Hsiao 等人（2013b）发现，MIA 后代的血清代谢组谱发生了改变。他们用一种已知在 MIA 模型中代谢增加，给予脆弱拟杆菌治疗会恢复的代谢物（4EPS）处理未经过试验的空白小鼠，会导致后代行为异常，这表明肠道细菌的代谢物可能是造成后代行为变化的原因。

2017 年，Kim 和同事（2017）开展的工作进一步证实了微生物菌群对这些后代结局的重要调控作用。如上所述，先前的研究表明，在妊娠啮齿动物中，Th17 辅助细胞产生的 IL-17α 会诱发后代的行为和皮质异常（Choi 等，2016）。然而，尚不清楚是否需要联合其他母体因素才会导致 MI 相关表型，也不清楚 MIA 如何引起 T 细胞活化及随后 IL-17α 表达升高。因此，Kim 等人在给野生型 C57BL/6 小鼠注射生理盐水或 poly（I：C）前用万古霉素（一种广谱抗生素）进行处理。用万古霉素对注射了 poly（I：C）的母鼠进行预处理，能够防止暴露于 MIA 的后代出现行为异常。此外，后代也不会出现皮质斑块。研究小组发现，万古霉素治疗会导致妊娠啮齿动物小肠 Th17 细胞比例下降，母体血浆中的 IL-17α 水平也随之下降。这表明万古霉素会影响共生细菌，特别是分节丝状菌，而分节丝状菌对后代的 MIA 相关反应至关重要。

Kim 等人（2017 年）还有一项重要研究发现，母体小肠中存在的分节丝状菌和 poly（I：C）的免疫效应能在妊娠期间，而不是在产后哺乳期间发挥作用，影响后代出现与 MIA 相关的行为表型。总之，当母亲体内的 IL-17α 信号强烈时，妊娠啮齿动物体内的微生物特异性肠道 Th17 细胞足以引起后代神经发育异常。因此，女性的微生物菌群能促进 Th17 细胞过度分化，而在妊娠期间有炎症暴露的女性可能更容易生下孤独症儿童（Kim 等，2017）。Th17 细胞是 CD4+ T 细胞的一个亚群，在人类抵抗细胞外细菌和真菌的免疫应答中起重要作用，在维持肠道稳态中扮演重要角色，并与炎症和自身免疫性疾病有关（Choi 等，2016；Wilke 等，2011；Osokine and Erlebacher，2017）。

Lammert 等人（2018 年）也发表了研究工作，支持微生物菌群和免疫系统的联合效应对神经发育过程至关重要的观点。为此，Lammert 及其同事探究了杰克逊实验室（Jax）的 C57BL/6 小鼠与 Taconic Biosciences（Tac）的 C57BL/6 小鼠之间肠道微生物谱的既定差异以及随后的免疫反应差异（Kim 等，2017；Ivanov 等，2009；Sivan 等，2015）。具体来说，Tac 小鼠的 T 细胞反应偏向于共生分节丝状菌产生的 IL-17α（Ivanov 等，2009）。首先，Lammert 及其同事用 poly（I：C）或生理盐水（对照组）处理 C57BL/6 Jax 和 Tac 小鼠。注射 poly（I：C）会导致 Tac 小鼠后代出现 MIA 相关结果，但不会导致 Jax 小鼠后代出现 MIA 相关结果。根据孤独症 MIA 模型，Tac 小鼠后代的超声波发声频率降低，发声时间缩短，不喜欢新的小鼠而喜欢新物体，埋大理石的行为增加，这些都代表了社交和交流障碍以及重复行为。作者对它们进行了粪便移植实验，进一步明确这些 MIA 诱导的差异是由于 Tac 小鼠和 Jax 小鼠之间的菌群差异还是基因漂移造成的。他们在 MIA 诱导前将 Jax 小鼠与 Tac 小鼠合笼饲养至少 2 周。这些同笼饲养的 Jax 小鼠后代表现出与 Tac 小鼠相同的神经发育改变。不出所料，常规饲养的 Jax 小鼠则没有这种变化。研究人员证实，同笼饲养会引起同笼的 Jax 小鼠体内出现分节丝状菌定殖，与 Tac 小鼠体内分节丝状菌水平相似。综上所述，这表明在暴露于 MIA 的情况下，产前微生物菌群环境对神经发育结局至关重要。最后，Lammert 及其同事发现，在注射 poly（I：C）后，同笼 Jax 母鼠菌群组成的变化也会导致 Il-17α 的分泌增加，这表明在暴露于 MIA 时，母体菌群可能会影响炎性细胞因子的产生。因此，在妊娠期间阻断暴露于 MIA 的母亲体内的 IL-17α 可防止 Tac 和同笼饲养的 Jax 后代出现神经发育异常（Lammert 等，2018）。

最近，基于上述现存文献和相关研究（Tanabe 等，2008），Wang 及其同事（Wang 等，2019）提出假设，在妊娠期间口服益生菌可能能够减轻 MIA 后代神经发育异常。研究人员发现，使用益生菌复合物（含有双歧杆菌、婴儿双歧杆菌、瑞士乳杆菌、果寡糖和麦芽糊精）可预防 MIA 诱发的后代孤独症样行为。此外，还能预防母体血清和胎儿大脑中通常与 MIA 相关的 IL-6 和 IL-17α 水平升高。成年后代前额叶皮层中的小清蛋白阳性（PV+）神经元丢失和 γ- 氨基丁酸（GABA）水平下降也得到了预防。有趣的是，暴露于 MIA 的母体后代存在的行为障碍在出生后与口服益生菌治疗的母体交叉寄养后得到了轻微改善，但并非完全改善（Wang 等，2019）。

上述动物研究说明在母体免疫激活和微生物菌群的背景下，有多个关键时间窗口（孕前、孕期和后代生命早期）与疾病病因和干预相关。Lammert 等人（2018）的研究表明，孕前菌群移植可以影响暴露于 MIA 的母体后代的神经发育。Wang 等人（2019）证明，孕期菌群干预（如口服益生菌）有可能调节后代与 MIA 相关的结果。产后期间的交叉寄养能够轻微改善神经发育结果。此外，Kim 等人（2017）发现，在妊娠期而非产后哺乳期，母体小肠中定植的分节丝状菌和产生的促炎刺激，才会引起后代中产生与 MIA 相关的行为表型。然而，Hsiao 和同事（2013a，b）的研究表明，口服脆弱拟杆菌治疗 MIA 后代，可以纠正肠道通透性，改变微生物菌群，改善行为缺陷。此外，用细菌代谢物 4EPS 处理未经实验的空白小鼠也会导致行为异常，而 4EPS 在 MIA 中表达升高，用脆弱杆菌能够抑制其表达。我们还需要更多的研究来了解 MIA 和其他暴露的时间如何影响后代结果的异质性。

3.3　MIA 模型中涉及的其他潜在因素

正如 Comer，2020 所指出的，MIA 是精神分裂症和孤独症的一个风险因素，但在这两种疾病中观察到的一些神经学特征似乎是相反的。精神分裂症的特点是灰质大量缺失，导致海马前部和前额叶皮层之间的连接性降低（Blessing 等，2020；Comer 等，2020；Vita 等，2012），而孤独症似乎与连接性过强有关（Comer 等，2020；Supekar 等，2013）。鉴于神经发育对 MIA 应答存在异质性，一定还有其他因素在其中发挥作用。

Meyer 于 2019 年就此主题撰写了一篇精彩的综述（Meyer，2019）。影响神经发育的潜在因素包括感染性病原体的特异性、免疫介质、MIA 的强度、MIA 的时间、母体饮食（另见 Ruskin 等，2017；Vuillermot 等，2017）、妊娠糖尿病、母体压力、母体免疫系统、以及产后因素、家族史和遗传背景（Meyer，2019）。Osokine 和 Erebach 还指出，胎盘是 Il-17α 从母体血浆（由 Th17 细胞产生）进入胎儿大脑的潜在调节器（Osokine and Erlebacher，2017）。值得注意的是，Tsukada 及其同事对胎盘相关的分子机制进行了细致的回顾，这些机制是研究 MIA 神经发育状况模型的基础（Tsukada 等，2019）。在 MIA 动物模型中，许多重要实验因素可能会影响 MIA 反应，包括免疫原生产、免疫原给药时间、剂量、给药途径、饲养条件、换笼时间和所用小鼠品系的差异（Comer 等，2020；Careaga 等，2018；Kentner 等，2019；Kowash 等，2019）。

性别也可能是 MIA 神经发育联系的一个重要调节因素。事实上，现在越来越多的研究强调了 MIA 对啮齿动物后代神经发育、神经病理学和行为结果的影响具有性别依赖性（Ruskin 等，2017；Xuan and Hampson，2014；Haida 等，2019）。我们诚邀读者阅读 Ardalan 等（2019）在这一相关主题所作的优秀综述。因为在人类研究中，性别通常与包括孤独症在内的神经发育疾病的发病率、发病年龄和进展有关，因此性别可能严重影响 MIA 对后代的精神状态的改变（Baron-Cohen 等，2011）。此外，动物和人类研究也开始更广泛地将性别与微生物菌群和

肠 – 脑轴联系起来（见 Kim 等，2020；Holingue 等，2020a）。总之，这表明性别以及与性别相关的生物学相关因素可能是免疫系统、微生物菌群和后代神经发育及行为结果之间相互作用的关键因素。

我们将简要阐述可能导致 MIA 反应异质性的一个因素：遗传。孤独症具有很强的遗传和环境基础，遗传因素和环境因素之间的相互作用对于阐明孤独症等疾病的病因至关重要（Newschaffer 等，2007；Lyall 等，2017；Chaste and Leboyer，2022；Newschaffer 等，2002；Abrahams and Geschwind，2008；Nardone and Elliott，2016）。Mazina 和同事（2015）开展的流行病学研究发现，在孤独症数据库（Simons Simplex Collection）中有 1971 名孤独症儿童，他们的拷贝数变异和孕期母体感染史与孤独症症状之间存在显著的交互作用，即同时存在拷贝数变异和母体感染史的个体具有更高的社会交流障碍和重复 / 限制行为。而且在该样本中，拷贝数变异和产前感染对认知和适应功能没有明显的交互作用，因此作者认为这种交互作用的影响是针对孤独症而非整体神经发育（Mazina 等，2015），但这还需要进一步研究。

同样，Schwarter 等人（2013）发现，品系（C57BL/6J 与 BTBR T+ tf/J）不同也会改变 MIA 对小鼠后代的影响。在社交方式、超声波发声、重复梳理和大理石埋藏行为中发现了品系特异性相互作用。此外，研究者仅在 BTBR 小鼠中观察到了适应性免疫系统的持续失调，表明这种免疫失调可能介导了品系与 MIA 诱导的后代结果之间的联系。然而，另一种解释是 Disrupted in Schizophrenia 1（Disc1）基因可能参与其中，因为 BTBR 小鼠是 Disc1 基因缺陷的一种近交系小鼠。事实上，先前的研究表明，暴露于 MIA 的母鼠所生的具有 Disc1 基因突变形式的转基因小鼠，它们会出现焦虑、抑郁、社会行为缺陷、精神分裂症相关行为等症状加重，细胞因子谱也会发生变化（Abazyan 等，2010；Lipina 等，2013）。

此外，Morais 等人（2018）发现，NIH 瑞士小鼠与 C57BL6/J 小鼠体内的 MIA 对后代有不同的影响，特别是焦虑和抑郁样症状、压力下的内分泌反应和肠道通透性，以及下丘脑中血管加压素受体 1a mRNA 的表达。这凸显了遗传背景在 MIA 中对后代结果的重要性。当前研究还不清楚遗传背景与 MIA 相互作用的确切机制，但作者认为下丘脑 Avpr1a（编码一种精氨酸加压素受体的蛋白质）可能是部分原因；还需要进一步研究 MIA 模型中的 AVP 信号转导。导致这些品系差异的其他可能因素包括肠道通透性和微生物菌群组成部分，特别是需要考虑到 Kim 等人（2017）既往报告的研究结果。最后，肠道微生物菌群产物和炎性细胞因子可能会直接影响宿主的基因表达，尽管这已在癌症研究中得到证实，但在孤独症研究中却未得到证实（Hullar and Fu，2014）。因此，从生物学角度来说，微生物菌群代谢产物和细胞因子可能会影响孤独症易感基因的表达，这对我们理解基因与环境的相互作用具有重要意义（Doenyas，2018）。

4 微生物菌群 / 微生物干预措施与孤独症胃肠道症状之间的联系

4.1 微生物菌群组成与胃肠道症状相关联的观察性研究

虽然迄今为止大多数研究都集中于与孤独症本身相关的微生物菌群差异，但越来越多的文献强调了微生物菌群的组成和多样性与孤独症患者的表型存在相关性。本节介绍了微生物菌群与胃肠道症状之间存在相关性的数据，但我们也在相同研究中发现了行为变化。

Strati 等人描述了 40 名孤独症患者和 40 名神经发育正常的人肠道菌群中细菌和真菌的特点。除了发现两组人的菌群差异外，作者还发现，与神经发育正常的人相比，孤独症患者的便秘与不同的细菌模式有关。具体来说，有便秘的孤独症患者比没有便秘的非孤独症人群含有更高的大肠埃希菌 / 志贺氏杆菌和梭菌群 XVIII 水平（Strati 等，2017）。

接下来，Kong 等人研究了 20 名孤独症患者和作为对照的 19 名神经发育正常的家庭成员。事实上，他们发现了微生物菌群与孤独症患者过敏、腹痛和异常饮食习惯之间的联系（Kong 等，2019）。这些研究（Strati 等，2017；Kong 等，2019）为使用微生物菌群作为孤独症成人并发症（尤其是胃肠道疾病）的标记物提供了初步证据。

在动物模型中，共生梭菌与肠黏膜相互作用，调节血清素能通路（Reigstad 等，2015；Yano 等，2015）。因此，Luna 及其同事评估了直肠活检标本和血液中的微生物菌群 – 神经免疫图谱在以下群体中是否存在差异：患有功能性胃肠道疾病的孤独症儿童、患有功能性胃肠道疾病的神经发育正常儿童以及无腹痛的神经发育正常儿童。作者发现，在患有功能性胃肠道疾病的孤独症儿童体内，几种与黏膜相关的梭状芽孢杆菌明显增多，而多雷氏菌、布劳特氏菌和萨特氏菌则有所减少。此外，按腹痛进行分层分析，该组中的多种微生物与细胞因子（即 IL-6、IL-1、IL-17α 和干扰素 –γ）显著相关。在患有功能性胃肠道疾病的孤独症儿童中，粪便黏膜活检标本中的 IL-6 和色氨酸释放量最高，而在患有功能性胃肠道疾病的广大儿童群体中，血清素能代谢物有所增加。最后，促炎细胞因子与色氨酸和血清素以及既往研究发现几种与孤独症相关的梭状芽孢杆菌类群显著相关。总之，本研究发现了患有功能性胃肠道疾病的孤独症儿童黏膜的菌群特点与细胞因子和色氨酸稳态相关。

鉴于微生物菌群与许多环境因素之间存在密切联系，把潜在的混杂因素纳入考虑是至关重要的。Yap 等人（2021）最近发表了一项研究包括 247 名儿童（2 ～ 17 岁），其中包括 99 名孤独症儿童、51 名配对的非孤独症兄弟姐妹和 97 名无亲属关系的非孤独症儿童。在这项大型元基因组学研究中，作者发现孤独症本身与肠道菌群并无密切联系。事实上，只有一个分类群（Romboutsia timonensis）与孤独症有关。然而，研究发现微生物菌群与饮食习惯、粪便稠度和年龄之间存在密切联系。鉴于兴趣狭窄（孤独症的核心特征之一）与饮食缺乏多样性有关，微生物菌群缺乏多样性与饮食缺乏多样性之间的联系尤其值得注意。这强调了调整混杂因素的重要性，并表明孤独症患者的微生物差异可能是由饮食驱动的（Yap 等，2021）。

4.2　将微生物菌群与胃肠道症状联系起来的实验研究

除了观察性研究之外，实验研究也表示微生物菌群调控与孤独症患者的并发症（尤其是胃肠道症状）之间存在令人信服的关联性。Inoue 等人进行了一项研究，主要研究内容是让一组患有便秘的孤独症儿童使用从水解瓜尔豆胶中提取的益生膳食水溶性纤维。研究发现，这种益生元能显著增加每周的排便次数，并改变肠道菌群。这项研究表明，向患有便秘的孤独症儿童补充部分水解瓜尔豆胶可改善便秘以及与肠道菌群失调相关的症状（Inoue 等，2019）。

Grimaldi 等人调查了孤独症儿童使用排除饮食（无麸质和无酪蛋白）和为期 6 周的益生元干预（半乳糖低聚糖含量 Bimuno®）的情况。在进行排除饮食后，儿童的腹痛和肠蠕动评分明显降低，微生物菌群的组成也发生了变化，即双歧杆菌和韦荣球菌科的含量降低，而普氏粪杆菌和拟杆菌的含量升高。细菌数量与粪便氨基酸之间也存在显著相关性。在排除性饮食后进行益生元干预，机体出现诸多改变：毛螺菌科、粪便和尿液代谢物的显著增加，并且通过《孤独症治疗评估表》进行评估后，反社会行为得到改善（Grimaldi 等，2018）。

Arnold 等人（2019）开展的另一项研究使用了 Visbiome（一种含有乳酸杆菌和双歧杆菌的益生菌）进行了一项随机试点试验。研究发现 Visbiome 配方有益于改善有胃肠道症状的孤独症儿童的健康状况。结果显示，与安慰剂组相比，益生菌组的胃肠道症状明显改善。Sanctuary 等人也进行了一项研究，评估益生菌（双歧杆菌）与牛初乳产品（一种益生元低聚糖）结合使用的耐受性。研究发现，该研究临床队列中的受试者对联合治疗的耐受性良好，同时出现胃肠道症状的频率有所降低，非典型行为的发生率也有所降低（Sanctuary 等，2019）。

最后，Kang 等人在一个小型孤独症儿童临床队列中，开展了肠道菌群移植（MTT）对肠道菌群组成以及胃肠道和孤独症症状的影响（Kang 等，2017）的研究。MTT 包括为期 2 周的抗生素治疗、肠道清洁和长期的粪便菌群移植。干预结束时，胃肠道症状评分量表的得分下降了约 80%。MTT 的评估结果表明，MTT 干预后总体细菌多样性以及双歧杆菌、普雷沃特氏菌和脱硫弧菌的丰度均有所增加。Kang 等人在 MTT 结束 2 年后对该队列进行了随访评估（Kang 等，2019），发现即使在治疗结束后，胃肠道症状的改善（以及孤独症相关症状的改变）仍得以保持。这些发现证明了 MTT 是治疗孤独症儿童胃肠道症状的潜在有效干预措施。本研究的一个主要局限是缺乏安慰剂对照组。有必要进行随机、盲法、安慰剂对照试验，进一步确认这些疗法对胃肠道症状的影响（Kang 等，2017，2019）。

5　结论

5.1　注意事项和考虑因素

在解释本文所回顾的文献时，需要重点注意几个注意事项和考虑因素。首先，有关孤独症病因的研究大多是动物模型。研究微生物、免疫和其他因素对神经发育的交叉影响在人类身上要比在动物身上困难得多。因此，MIA 模型为在受控环境中研究产前免疫挑战的影响提供了机会，而这在人类身上是无法进行研究的。MIA 模型的构建目的是培养出一种动物，其行为变化与所研究疾病或状况的核心特征有关，在本例中就是复刻类似人类孤独症的主要特征表现——社交行为和交流、重复行为或兴趣狭窄等早发性缺陷（Careaga 等，2017；Americanpsychiatric Association D，Association AP，2013；Silverman 等，2010）。然而，这些模型也存在局限性，包括对建构效度（即模型与人类的病因相关性）、表面效度（即模型结果测量与人类特征的相似性）和预测效度（即模型对用于人类的治疗药物的反应）的担忧（Careaga 等，2017；Patterson，2011；Nestler and Hyman，2010；Tordjman 等，2007；Willner，1984）。Careaga 等人对这些问题进行了精彩的综述（Careaga 等，2017）。

其次，必须考虑孤独症病因和表型的复杂性和异质性。例如，在孤独症病因相关研究中，微生物菌群对免疫反应的改变很可能不是免疫系统和微生物菌群相互作用影响后代结果的唯一机制。例如，Foley 等人的研究表明，产前短暂暴露于高水平的菌群产物（PPA/LPS）可诱发大鼠后代长达一生的社会行为改变（Foley 等，2014）。重要的是，免疫系统是可能介导这些菌群产物对后代产生影响的众多系统之一。其他机制还包括神经递质合成 / 释放、G- 偶联受体激活、氧化应激、脂质谱改变、线粒体功能障碍和表观遗传学改变。很重要的一点是，既往研究已经发现上述机制都与包括孤独症在内的神经发育疾病有关（Foley 等，2014；Frye 等，2013；Inoue 等，2012；MacFabe，2012，2013）。

此外，母体免疫激活除了引发后代的免疫反应外，还可通过其他机制（如氧化应激、基因表达等）产生影响（Doenyas，2018）。同样，除了母体免疫激活之外，可能还有其他与免疫相关的过程在孤独症的发病过程中发挥作用。值得注意的是，动物和人类研究都表示，孤独症可能存在一个独特的、由母体自身抗体诱发的疾病亚组［详见 Metzer and Van de Water（2017）］。

我们还注意到，虽然微生物菌群在减少孤独症患者并发症负担方面具有潜力，相关研究引起了广泛的兴奋和兴趣，但作为一个研究领域，我们必须率先了解微生物干预措施的有效性和安全性（Daliri 等，2018；Harrington 等，2021）。

5.2　意义

首先，就孤独症的病因而言，动物研究表明，母体和生命早期微生物菌群的相互作用可能会影响后代神经发育的结果，尤其是在母体免疫激活的情况下。事实上，Holingue 等人发现在妊娠期间接受抗生素治疗的妇女在妊娠中期感染流感病毒与孤独症无关，然而接受抗生素治疗的妇女在妊娠中期感染流感病毒与儿童孤独症患病率增加有关，即使在纠正了儿童性别、分娩年份、母亲年龄、胎龄、剖宫产和低出生体重等因素之后，结果仍是如此。尽管这一发现还需要重复研究，但它表明抗生素的使用可能会改变母体免疫激活对儿童孤独症患病率的影响（Holingue 等，2020b）。

其次，饮食和胃肠道症状 / 粪便模式都与微生物菌群的组成有关。事实上，正如 Yap 及其同事所讨论的，这些因素可能是在其他孤独症文献中发现的微生物菌群差异的驱动因素（Yap 等，2021）。然而，我们注意到，在对饮食和胃肠道症状进行调整后，并不会降低母体或婴儿肠道菌群在孤独症发病过程中的影响。此外，这还可能与微生物菌群在胃肠道症状发病机制中的作用有关。

由于相关文献稀缺，我们无法综合论述微生物菌群和免疫系统对孤独症患者表型的共同影响。然而，了解这些系统对表型异质性和病因发展过程的交叉影响至关重要。我们需要更多的原创性研究进一步阐明孤独症患者微生物菌群和免疫系统之间的相互作用。由于孤独症患者的表型变异范围很广，因此需要对微生物菌群、代谢组学、免疫学、遗传学和其他环境因素的整合进行更全面的评估。这对孤独症并发症的预测、病因和治疗都有重要意义。总之，在孕前、孕期和产后期间实施包括饮食、益生菌、抗生素和粪便移植在内的微生物菌群干预措施，以及细胞因子阻断等免疫调控疗法可能会影响孤独症患者的神经发育、行为和胃肠道健康。

参考文献

Abazyan B, Nomura J, Kannan G et al (2010) Prenatal interaction of mutant DISC1 and immune activation produces adult psychopathology. Biol Psychiatry 68(12):1172–1181

Abrahams BS, Geschwind DH (2008) Advances in autism genetics: on the threshold of a new neurobiology. Nat Rev Genet 9(5):341–355

American Psychiatric Association D, Association AP (2013) Diagnostic and statistical manual of mental disorders: DSM-5, vol 5. American Psychiatric Association, Washington

Ardalan M, Chumak T, Vexler Z, Mallard C (2019) Sex-dependent effects of perinatal inflammation on the brain: implication for neuro-psychiatric disorders. Int J Mol Sci 20(9):2270

Arnold LE, Luna RA, Williams K et al (2019) Probiotics for gastrointestinal symptoms and quality of life in autism: a placebo-controlled pilot trial. J Child Adolesc Psychopharmacol 29(9): 659–669

Ashwood P, Krakowiak P, Hertz-Picciotto I, Hansen R, Pessah I, Van de Water J (2011) Elevated plasma cytokines in autism spectrum disorders provide evidence of immune dysfunction and are associated with impaired behavioral outcome. Brain Behav Immun 25(1):40–45

Bacchelli E, Maestrini E (2006) Autism spectrum disorders: molecular genetic advances. Wiley Online Library, pp 13–23

Baron-Cohen S, Lombardo MV, Auyeung B, Ashwin E, Chakrabarti B, Knickmeyer R (2011) Why are autism spectrum conditions more prevalent in males? PLoS Biol 9(6):e1001081

Blessing EM, Murty VP, Zeng B, Wang J, Davachi L, Goff DC (2020) Anterior hippocampal–cortical functional connectivity distinguishes antipsychotic naïve first-episode psychosis patients from controls and may predict response to second-generation antipsychotic treatment. Schizophr Bull 46(3):680–689

Brigida AL, Schultz S, Cascone M, Antonucci N, Siniscalco D (2017) Endocannabinod signal dysregulation in autism spectrum disorders: a correlation link between inflammatory state and neuro-immune alterations. Int J Mol Sci 18(7):1425

Careaga M, Murai T, Bauman MD (2017) Maternal immune activation and autism spectrum disorder: from rodents to nonhuman and human primates. Biol Psychiatry 81(5):391–401

Careaga M, Taylor SL, Chang C et al (2018) Variability in PolyIC induced immune response: implications for preclinical maternal immune activation models. J Neuroimmunol 323:87–93

Chakraborty P, Carpenter KL, Major S et al (2021) Gastrointestinal problems are associated with increased repetitive behaviors but not social communication difficulties in young children with autism spectrum disorders. Autism 25(2):405–415

Chaste P, Leboyer M (2022) Autism risk factors: genes, environment, and gene-environment interactions. Dialogues Clin Neurosci

Choi GB, Yim YS, Wong H et al (2016) The maternal interleukin-17a pathway in mice promotes autism-like phenotypes in offspring. Science 351(6276):933–939

Comer AL, Carrier M, Tremblay M-È, Cruz-Martín A (2020) The inflamed brain in schizophrenia: the convergence of genetic and environmental risk factors that lead to uncontrolled neuroinflammation. Front Cell Neurosci 274

Critchfield JW, Van Hemert S, Ash M, Mulder L, Ashwood P (2011) The potential role of probiotics in the management of childhood autism spectrum disorders. Gastroenterol Res Pract 2011

Croen LA, Zerbo O, Qian Y et al (2015) The health status of adults on the autism spectrum. Autism 19(7):814–823

Croonenberghs J, Bosmans E, Deboutte D, Kenis G, MaesM(2002) Activation of the inflammatory response system in autism. Neuropsychobiology 45(1):1–6

Daliri EB-M, Tango CN, Lee BH, Oh D-H (2018) Human microbiome restoration and safety. Int J Med Microbiol 308(5):487–497

Davies C, Mishra D, Eshraghi RS et al (2021) Altering the gut microbiome to potentially modulate behavioral manifestations in autism spectrum disorders: a systematic review. Neurosci Biobehav Rev 128:549–557

Doenyas C (2018) Gut microbiota, inflammation, and probiotics on neural development in autism spectrum disorder. Neuroscience 374:271–286

Emanuele E, Orsi P, Boso M et al (2010) Low-grade endotoxemia in patients with severe autism. Neurosci Lett 471(3):162–165

Estes ML, McAllister AK (2015) Immune mediators in the brain and peripheral tissues in autism spectrum disorder. Nat Rev Neurosci 16(8):469–486

Estes ML, McAllister AK (2016) Maternal immune activation: implications for neuropsychiatric disorders. Science 353(6301):772–777

Fatemi SH, Sidwell R, Akhter P et al (1998a) Human influenza viral infection in utero increases nNOS expression in hippocampi of neonatal mice. Synapse 29(1):84–88

Fatemi SH, Sidwell R, Kist D et al (1998b) Differential expression of synaptosome-associated protein 25 kDa [SNAP-25] in hippocampi of neonatal mice following exposure to human influenza virus in utero. Brain Res 800(1):1–9

Fatemi SH, Cuadra AE, El-Fakahany EE, Sidwell RW, Thuras P (2000) Prenatal viral infection causes alterations in nNOS expression in developing mouse brains. Neuroreport 11(7): 1493–1496

Fatemi SH, Earle J, Kanodia R et al (2002) Prenatal viral infection leads to pyramidal cell atrophy and macrocephaly in adulthood: implications for genesis of autism and schizophrenia. Cell Mol Neurobiol 22(1):25–33

Foley KA, MacFabe DF, Vaz A, Ossenkopp K-P, KavaliersM(2014) Sexually dimorphic effects of prenatal exposure to propionic acid and lipopolysaccharide on social behavior in neonatal, adolescent, and adult rats: implications for autism spectrum disorders. Int J Dev Neurosci 39: 68–78

Fox-Edmiston E, Van de Water J (2015) Maternal anti-fetal brain IgG autoantibodies and autism spectrum disorder: current knowledge and its implications for potential therapeutics. CNS Drugs 29(9):715–724

Frye RE, Melnyk S, MacFabe DF (2013) Unique acyl-carnitine profiles are potential biomarkers for acquired mitochondrial disease in autism spectrum disorder. Transl Psychiatry 3(1):e220–e220

Gebrayel P, Nicco C, Al Khodor S et al (2022) Microbiota medicine: towards clinical revolution. J Transl Med 20(1):1–20

Gilmore JH, Jarskog LF, Vadlamudi S (2005) Maternal poly I: C exposure during pregnancy regulates TNFα, BDNF, and NGF expression in neonatal brain and the maternal–fetal unit of the rat. J Neuroimmunol 159(1–2):106–112

Gładysz D, Krzywdzińska A, Hozyasz KK (2018) Immune abnormalities in autism spectrum disorder – could they hold promise for causative treatment? Mol Neurobiol 55(8):6387–6435

Grimaldi R, Gibson GR, Vulevic J et al (2018) A prebiotic intervention study in children with autism spectrum disorders (ASDs). Microbiome 6(1):1–13

Haida O, Al Sagheer T, Balbous A et al (2019) Sex-dependent behavioral deficits and neuropathology in a maternal immune activation model of autism. Transl Psychiatry 9(1):1–12

Harrington V, Lau L, Seddu K, Suez J (2021) Ecology and medicine converge at the microbiomehost interface. Msystems 6(4):e00756–e00721

Harvey L, Boksa P (2012) Prenatal and postnatal animal models of immune activation: relevance to a range of neurodevelopmental disorders. Dev Neurobiol 72(10):1335–1348

Heberling CA, Dhurjati PS, SasserM(2013) Hypothesis for a systems connectivity model of autism spectrum disorder pathogenesis: links to gut bacteria, oxidative stress, and intestinal permeability. Med Hypotheses 80(3):264–270

Ho LKH, Tong VJW, Syn N et al (2020) Gut microbiota changes in children with autism spectrum disorder: a systematic review. Gut Pathogens 12(1):1–18

Holingue C, Newill C, Lee LC, Pasricha PJ, Daniele FM (2018) Gastrointestinal symptoms in autism spectrum disorder: a review of the literature on ascertainment and prevalence. Autism Res 11(1):24–36

Holingue C, Budavari AC, Rodriguez KM, Zisman CR, Windheim G, Fallin MD (2020a) Sex differences in the gut-brain axis: implications for mental health. Curr Psychiatry Rep 22(12):83. https://doi.org/10.1007/s11920-020-01202-y

Holingue C, Brucato M, Ladd-Acosta C et al (2020b) Interaction between maternal immune activation and antibiotic use during pregnancy and child risk of autism spectrum disorder. Autism Res 13(12):2230–2241

Holingue C, Poku O, Pfeiffer D, Murray S, Fallin MD (2021) Gastrointestinal concerns in children with autism spectrum disorder: a qualitative study of family experiences. Autism:13623613211062667

Hsiao EY, McBride SW, Hsien S et al (2013a) Microbiota modulate behavioral and physiological abnormalities associated with neurodevelopmental disorders. Cell 155(7):1451–1463

Hsiao EY, McBride SW, Hsien S et al (2013b) The microbiota modulates gut physiology and behavioral abnormalities associated with autism. Cell 155(7):1451

Hullar MA, Fu BC (2014) Diet, the gut microbiome, and epigenetics. Cancer J 20(3):170

Inga Jácome MC, Morales Chacòn LM, Vera Cuesta H et al (2016) Peripheral inflammatory markers contributing to comorbidities in autism. Behav Sci 6(4):29

Inoue D, Kimura I, Wakabayashi M et al (2012) Short-chain fatty acid receptor GPR41-mediated activation of sympathetic neurons involves synapsin 2b phosphorylation. FEBS Lett 586(10):1547–1554

Inoue R, Sakaue Y, Kawada Y et al (2019) Dietary supplementation with partially hydrolyzed guar gum helps improve constipation and gut dysbiosis symptoms and behavioral irritability in children with autism spectrum disorder. J Clin Biochem Nutr 64(3):217–223

Ivanov II, Atarashi K, Manel N et al (2009) Induction of intestinal Th17 cells by segmented filamentous bacteria. Cell 139(3):485–498

Kaidanovich-Beilin O, Lipina T, Vukobradovic I, Roder J, Woodgett JR (2011) Assessment of social interaction behaviors. J Vis Exp (48):e2473

Kang D-W, Adams JB, Gregory AC et al (2017) Microbiota transfer therapy alters gut ecosystem and improves gastrointestinal and autism symptoms: an open-label study. Microbiome 5(1):1–16

Kang D-W, Adams JB, Coleman DM et al (2019) Long-term benefit of microbiota transfer therapy on autism symptoms and gut microbiota. Sci Rep 9(1):1–9

Kentner AC, Bilbo SD, Brown AS et al (2019) Maternal immune activation: reporting guidelines to improve the rigor, reproducibility, and transparency of the model. Neuropsychopharmacology 44(2):245–258

Kim S, Kim H, Yim YS et al (2017) Maternal gut bacteria promote neurodevelopmental abnormalities in mouse offspring. Nature 549(7673):528–532

Kim YS, Unno T, Kim B-Y, Park M-S (2020) Sex differences in gut microbiota. World J Men's Health 38(1):48–60

Kim E, Paik D, Ramirez RN et al (2022) Maternal gut bacteria drive intestinal inflammation in offspring with neurodevelopmental disorders by altering the chromatin landscape of CD4+ T cells. Immunity 55(1):145–158.e7

Kong X, Liu J, Cetinbas M et al (2019) New and preliminary evidence on altered oral and gut microbiota in individuals with autism spectrum disorder (ASD): implications for ASD diagnosis and subtyping based on microbial biomarkers. Nutrients 11(9):2128

Kowash H, Potter H, Edye M et al (2019) Poly (I: C) source, molecular weight and endotoxin contamination affect dam and prenatal outcomes, implications for models of maternal immune activation. Brain Behav Immun 82:160–166

Lai M-C, Kassee C, Besney R et al (2019) Prevalence of co-occurring mental health diagnoses in the autism population: a systematic review and meta-analysis. Lancet Psychiatry 6(10):819–829

Lammert CR, Frost EL, Bolte AC et al (2018) Cutting edge: critical roles for microbiota-mediated regulation of the immune system in a prenatal immune activation model of autism. J Immunol 201(3):845–850

Lipina TV, Zai C, Hlousek D, Roder JC, Wong AH (2013) Maternal immune activation during gestation interacts with Disc1 point mutation to exacerbate schizophrenia-related behaviors in mice. J Neurosci 33(18):7654–7666

Liu F, Li J, Wu F, Zheng H, Peng Q, Zhou H (2019) Altered composition and function of intestinal microbiota in autism spectrum disorders: a systematic review. Transl Psychiatry 9(1):1–13

Lyall K, Croen L, Daniels J et al (2017) The changing epidemiology of autism spectrum disorders. Annu Rev Public Health 38:81–102

MacFabe DF (2012) Short-chain fatty acid fermentation products of the gut microbiome: implications in autism spectrum disorders. Microb Ecol Health Dis 23(1):19260

MacFabe D (2013) Autism: metabolism, mitochondria, and the microbiome. Global Adv Health Med 2(6):52–66

Madra M, Ringel R, Margolis KG (2020) Gastrointestinal issues and autism spectrum disorder. Child Adolesc Psychiatr Clin N Am 29(3):501–513

Maenner MJ, Shaw KA, Bakian AV et al (2021) Prevalence and characteristics of autism spectrum disorder among children aged 8 years – autism and developmental disabilities monitoring network, 11 sites, United States, 2018. MMWR Surveill Summ 70(11):1

Malkova NV, Collin ZY, Hsiao EY, Moore MJ, Patterson PH (2012) Maternal immune activation yields offspring displaying mouse versions of the three core symptoms of autism. Brain Behav Immun 26(4):607–616

Marler S, Ferguson BJ, Lee EB et al (2017) Association of rigid-compulsive behavior with functional constipation in autism spectrum disorder. J Autism Dev Disord 47(6):1673–1681

Masi A, Quintana D, Glozier N, Lloyd A, Hickie I, Guastella A (2015) Cytokine aberrations in autism spectrum disorder: a systematic review and meta-analysis. Mol Psychiatry 20(4): 440–446

Mazina V, Gerdts J, Trinh S et al (2015) Epigenetics of autism-related impairment: copy number variation and maternal infection. J Dev Behav Pediatr 36(2):61–67

Mazmanian SK, Round JL, Kasper DL (2008) A microbial symbiosis factor prevents intestinal inflammatory disease. Nature 453(7195):620–625

Mead J, Ashwood P (2015) Evidence supporting an altered immune response in ASD. Immunol Lett 163(1):49–55

Meltzer A, Van de Water J (2017) The role of the immune system in autism spectrum disorder. Neuropsychopharmacology 42(1):284–298

Meyer U (2014) Prenatal poly (i: C) exposure and other developmental immune activation models in rodent systems. Biol Psychiatry 75(4):307–315

Meyer U (2019) Neurodevelopmental resilience and susceptibility to maternal immune activation. Trends Neurosci 42(11):793–806

Meyer U, Feldon J, Schedlowski M, Yee BK (2005) Towards an immuno-precipitated neurodevelopmental animal model of schizophrenia. Neurosci Biobehav Rev 29(6):913–947

Meyer U, Feldon J, Dammann O (2011) Schizophrenia and autism: both shared and disorderspecific pathogenesis via perinatal inflammation? Pediatr Res 69(8):26–33

Morais LH, Felice D, Golubeva AV, Moloney G, Dinan TG, Cryan JF (2018) Strain differences in the susceptibility to the gut–brain axis and neurobehavioural alterations induced by maternal immune activation in mice. Behav Pharmacol 29(2):181–198

Mostafa GA, Al-Ayadhi LY (2011) Increased serum levels of anti-ganglioside M1 auto-antibodies in autistic children: relation to the disease severity. J Neuroinflammation 8(1):1–6

Nardone S, Elliott E (2016) The interaction between the immune system and epigenetics in the etiology of autism spectrum disorders. Front Neurosci 329

Nestler EJ, Hyman SE (2010) Animal models of neuropsychiatric disorders. Nat Neurosci 13(10): 1161–1169

Newschaffer CJ, Fallin D, Lee NL (2002) Heritable and nonheritable risk factors for autism spectrum disorders. Epidemiol Rev 24(2):137–153

Newschaffer CJ, Croen LA, Daniels J et al (2007) The epidemiology of autism spectrum disorders. Annu Rev Public Health 28:235–258. https://doi.org/10.1146/annurev.publhealth.28.021406. 144007

Ochoa-Repáraz J, Mielcarz DW, Ditrio LE et al (2010) Central nervous system demyelinating disease protection by the human commensal Bacteroides fragilis depends on polysaccharide a expression. J Immunol 185(7):4101–4108

Onore C, Careaga M, Ashwood P (2012) The role of immune dysfunction in the pathophysiology of autism. Brain Behav Immun 26(3):383–392

Osokine I, Erlebacher A (2017) Inflammation and autism: from maternal gut to fetal brain. Trends Mol Med 23(12):1070–1071

Patterson PH (2009) Immune involvement in schizophrenia and autism: etiology, pathology and animal models. Behav Brain Res 204(2):313–321

Patterson PH (2011) Maternal infection and immune involvement in autism. Trends Mol Med 17(7):389–394

Paysour MJ, Bolte AC, Lukens JR (2019) Crosstalk between the microbiome and gestational immunity in autism-related disorders. DNA Cell Biol 38(5):405–409

Reigstad CS, Salmonson CE, Rainey JF III et al (2015) Gut microbes promote colonic serotonin production through an effect of short-chain fatty acids on enterochromaffin cells. FASEB J 29(4):1395–1403

Ruskin DN, Murphy MI, Slade SL, Masino SA (2017) Ketogenic diet improves behaviors in a maternal immune activation model of autism spectrum disorder. PLoS One 12(2):e0171643

Sampson TR, Mazmanian SK (2015) Control of brain development, function, and behavior by the microbiome. Cell Host Microbe 17(5):565–576

Sanctuary MR, Kain JN, Chen SY et al (2019) Pilot study of probiotic/colostrum supplementation on gut function in children with autism and gastrointestinal symptoms. PLoS One 14(1): e0210064

Sandin S, Lichtenstein P, Kuja-Halkola R, Hultman C, Larsson H, Reichenberg A (2017) The heritability of autism spectrum disorder. JAMA 318(12):1182–1184

Saurman V, Margolis KG, Luna RA (2020) Autism spectrum disorder as a brain-gut-microbiome axis disorder. Dig Dis Sci 65(3):818–828

Schmidt RJ, Hansen RL, Hartiala J et al (2011) Prenatal vitamins, one-carbon metabolism gene variants, and risk for autism. Epidemiology 22(4):476

Schwartzer J, Careaga M, Onore C, Rushakoff J, Berman RF, Ashwood P (2013) Maternal immune activation and strain specific interactions in the development of autism-like behaviors in mice. Transl Psychiatry 3(3):e240

Sharon G, Sampson TR, Geschwind DH, Mazmanian SK (2016) The central nervous system and the gut microbiome. Cell 167(4):915–932

Shi L, Fatemi SH, Sidwell RW, Patterson PH (2003) Maternal influenza infection causes marked behavioral and pharmacological changes in the offspring. J Neurosci 23(1):297–302

Shi L, Smith SE, Malkova N, Tse D, Su Y, Patterson PH (2009) Activation of the maternal immune system alters cerebellar development in the offspring. Brain Behav Immun 23(1):116–123

Shin Yim Y, Park A, Berrios J et al (2017) Reversing behavioural abnormalities in mice exposed to maternal inflammation. Nature 549(7673):482–487

Silverman JL, Yang M, Lord C, Crawley JN (2010) Behavioural phenotyping assays for mouse models of autism. Nat

Rev Neurosci 11(7):490–502

Siniscalco D, Schultz S, Brigida AL, Antonucci N (2018) Inflammation and neuro-immune dysregulations in autism spectrum disorders. Pharmaceuticals 11(2):56

Sivan A, Corrales L, Hubert N et al (2015) Commensal bifidobacterium promotes antitumor immunity and facilitates anti–PD-L1 efficacy. Science 350(6264):1084–1089

Slattery J, MacFabe DF, Frye RE (2016) The significance of the enteric microbiome on the development of childhood disease: a review of prebiotic and probiotic therapies in disorders of childhood. Clin Med Insights Pediatr 10:91–107. https://doi.org/10.4137/CMPed.S38338

Strati F, Cavalieri D, Albanese D et al (2017) New evidences on the altered gut microbiota in autism spectrum disorders. Microbiome 5(1):1–11

Supekar K, Uddin LQ, Khouzam A et al (2013) Brain hyperconnectivity in children with autism and its links to social deficits. Cell Rep 5(3):738–747

Tanabe S, Kinuta Y, Saito Y (2008) Bifidobacterium infantis suppresses proinflammatory interleukin-17 production in murine splenocytes and dextran sodium sulfate-induced intestinal inflammation. Int J Mol Med 22(2):181–185

Tordjman S, Drapier D, Bonnot O et al (2007) Animal models relevant to schizophrenia and autism: validity and limitations. Behav Genet 37(1):61–78

Tsukada T, Shimada H, Sakata-Haga H, Iizuka H, Hatta T (2019) Molecular mechanisms underlying the models of neurodevelopmental disorders in maternal immune activation relevant to the placenta. Congenit Anom 59(3):81–87

Tye C, Runicles AK, Whitehouse AJ, Alvares GA (2019) Characterizing the interplay between autism spectrum disorder and comorbid medical conditions: an integrative review. Front Psych 751

Urakubo A, Jarskog LF, Lieberman JA, Gilmore JH (2001) Prenatal exposure to maternal infection alters cytokine expression in the placenta, amniotic fluid, and fetal brain. Schizophr Res 47(1): 27–36

Vita A, De Peri L, Deste G, Sacchetti E (2012) Progressive loss of cortical gray matter in schizophrenia: a meta-analysis and meta-regression of longitudinal MRI studies. Transl Psychiatry 2(11):e190–e190

Volk HE, Kerin T, Lurmann F, Hertz-Picciotto I, McConnell R, Campbell DB (2014) Brief report: autism spectrum disorder: interaction of air pollution with the MET receptor tyrosine kinase gene. Epidemiology:44–47

Vuillermot S, Luan W, Meyer U, Eyles D (2017) Vitamin D treatment during pregnancy prevents autism-related phenotypes in a mouse model of maternal immune activation. Mol Autism 8(1): 1–13

Vuong HE, Hsiao EY (2017) Emerging roles for the gut microbiome in autism spectrum disorder. Biol Psychiatry 81(5):411–423

Wang X, Yang J, Zhang H, Yu J, Yao Z (2019) Oral probiotic administration during pregnancy prevents autism-related behaviors in offspring induced by maternal immune activation via antiinflammation in mice. Autism Res 12(4):576–588

Wilke CM, Bishop K, Fox D, Zou W (2011) Deciphering the role of Th17 cells in human disease. Trends Immunol 32(12):603–611

Willner P (1984) The validity of animal models of depression. Psychopharmacology (Berl) 83(1): 1–16

Xu G, Strathearn L, Liu B et al (2019) Prevalence and treatment patterns of autism spectrum disorder in the United States, 2016. JAMA Pediatr 173(2):153–159

Xuan IC, Hampson DR (2014) Gender-dependent effects of maternal immune activation on the behavior of mouse offspring. PLoS One 9(8):e104433

Yano JM, Yu K, Donaldson GP et al (2015) Indigenous bacteria from the gut microbiota regulate host serotonin biosynthesis. Cell 161(2):264–276

Yap CX, Henders AK, Alvares GA et al (2021) Autism-related dietary preferences mediate autismgut microbiome associations. Cell 184(24):5916–5931.e17

Zuckerman L, Weiner I (2005) Maternal immune activation leads to behavioral and pharmacological changes in the adult offspring. J Psychiatr Res 39(3):311–323

第 9 章

真菌在精神健康中发挥的作用：是微生物菌群的搅局者还是功能修复者？

Emily G. Severance

目录

【摘　要】在精神健康领域，肠 – 脑轴和相关途径代表了胃肠道（GI）微生物及其基因产物和代谢物进入和影响中枢神经系统（CNS）的假定机制。这些围绕胃肠道开展的研究主要针对细菌，而真菌等其他菌群成员的研究还存在很大的信息空白。真菌是一个复杂且功能多样的菌群界中的一部分，真菌与宿主的相互作用可能是致命的，也可能是有益的。真菌感染的发病率和死亡率高，真菌能迅速将健康的菌群变成炎症、肠道通透性和菌群失调的有毒循环。真菌共生体也是重要的人类共生体，能为宿主提供丰富的生理功能，如保护肠道免受损伤、维持上皮结构完整性、促进免疫系统发育和调节等。从真菌中提取的治疗化合物包括

E. G. Severance(✉)

Stanley Division of Developmental Neurovirology, Department of Pediatrics, Johns Hopkins
University School of Medicine, Baltimore, MD, USA

e-mail: eseverance@jhmi.edu

抗生素、益生菌和抗抑郁药，前景广阔。本文旨在阐明真菌的多种特性，加深对真菌特点的了解能够全面提高我们对精神疾病作用机制的认识。目前我们可以通过饮食、益生菌、益生元和其他策略来治疗肠道及其复杂的生态系统，但必须认识到，这些干预措施的成功主要取决于我们对微生物菌群中真菌和其他非细菌成分的作用有了更准确的认知。

【关键词】真菌；感染；微生物菌群；真菌菌群；精神病学；酵母

1 引言

1.1 微生物菌群和肠 – 脑轴

人类体内存在一群相互作用的微生物，它们来自不同的高阶分类群和界：古生菌、细菌、真菌、原虫和病毒。这些微生物编码了数百万个独特的非人类基因，组成了一个巨大的生物功能集合体，也就是微生物菌群（Gilbert 等，2018）。微生物菌群在胃肠道中最为丰富，积极参与宿主的基本活动，如食物消化，维生素和氨基酸合成，营养吸收、代谢，纤维发酵，免疫系统发育、成熟和保护以及激素产生和调节（Dinan and Cryan，2017；El Aidy 等，2014）。下一代基因组测序计划与转录组学、蛋白质组学和代谢组学相结合，揭示了其中许多微生物的分类学特征和相对组成、微生物表达的基因产物的不同功能，以及这些基因和微生物在人类宿主体内相互作用的预测代谢途径（Gilbert 等，2018）。驻留菌群能够调控肠 – 脑轴及其中包含的新型分子和细胞通路，使得微生物菌群成为治疗许多疾病（包括复杂的脑部疾病）的潜在治疗方法，而这一潜力尚未被开发。

肠 – 脑轴通常被认为是连接中枢神经系统与肠道神经系统的双向信号通路，从而将外周肠道功能与中枢神经系统的生化和认知功能联系起来。肠 – 脑轴通过迷走神经和其他脊髓传入和传出神经直接联系起来（Dinan and Cryan，2017；Erny 等，2015）。某些神经递质（如血清素）主要存在于胃肠道中，据估计，人体 95% 的神经递质都是在胃肠道中产生的。虽然血清素是肠道分泌的，具有信号传递和其他有益的功能，但这种神经递质也可能对胃肠道炎症造成负面影响。人体其余的 5% 血清素产自大脑，关于血清素能够影响情绪的研究由来已久，研究者发现血清素不足与抑郁和焦虑有关（Banskota 等，2019）。短链脂肪酸（SCFAs），如乙酸盐、丙酸盐和丁酸盐，是微生物发酵膳食纤维的产物，对宿主的胃肠道、代谢和免疫也有广泛的积极影响。这些化合物可以穿过血脑屏障（BBB），实验模型和临床研究也证实，它们在减轻压力方面可能具有良好的治疗作用（Gonz á lez-Bosch 等，2021；Joseph 等，2017；Dalile 等，2019）。实际上，肠 – 脑轴更可能是一个复杂、多向的网络，能够把许多其他系统，如循环系统、内分泌系统和免疫系统整合在一起（Dinan and Cryan，2017；Boem and Amedei，2019；Powell 等，2017）。

1.2 炎症、菌群失调和精神病微生物菌群

暴露于任何环境压力都可能使菌群失去平衡，导致疾病状态。研究者们正在对精神疾病中普遍存在的并发低度炎症进行重新严格研究，他们发现这种炎症与肠 – 脑轴失衡有关（Severance 等，2012，2014，2020；Frank 等，2021；Maes 等，2012；Nguyen 等，2019；

Ohlsson 等，2019）。菌群失调会助长致病性、促炎性循环，导致血液 - 肠道和血液 - 脑内皮屏障受损，肠道渗漏以及大脑暴露于各种循环的肠道微生物毒素、代谢物和系统循环免疫因子中。大脑胶质细胞被激活后，能够标记和清除异物，引起大脑结构改变和神经传导故障（Severance and Yolken，2020a）。肠道、血液循环和大脑中补体系统等经典免疫途径成分的冗余性调和了肠道炎症引起的大脑突触修剪异常等后果（Severance and Yolken，2020b；Severance 等，2018，2021；Nimgaonkar 等，2017）。

微生物菌群的破坏可以通过与疾病相关的微生物菌群含量变化得以证明。目前对精神疾病的微生物菌群研究继续记录了疾病组和对照组两者主要的细菌类群和预测代谢途径差异，以及接受人 - 鼠微生物菌群移植实验的啮齿动物的大脑生化和行为变化（Li 等，2020；Castro-Nallar 等，2015；Dickerson 等，2017；Yolken 等，2015；Shen 等，2018；Xu 等，2019；Zheng 等，2019；Zhu 等，2019，2020；Vindegaard 等，2019；Nguyen 等，2021）。益生菌、饮食改变和其他胃肠道辅助治疗可适度改善精神、认知和其他症状，这表明这些菌群失调可能是可以纠正的（Severance 等，2018；Minichino 等，2020；Dickerson 等，2014，2018；Tomasik 等，2015；Ghannoum 等，2021）。因此，确定这种炎症的来源对于设计有效的治疗方法至关重要。有些人推测，任何与精神障碍并发的肠道疾病都可能只是药物治疗所引起的；然而，在未用药的首发病例 - 对照队列和美国军队的研究表明，在症状发作之前和用药之前就可以检测到与肠道相关的免疫改变（Li 等，2013；Weber 等，2018）。

微生物菌群的研究是一个新兴领域，尽管我们对微生物菌群的了解正以前所未有的速度扩展，但这一新生事物在分类学上的重点关注对象过于狭隘。微生物菌群的大多数研究都集中于细菌，虽然真菌等其他生物对驻留共生生物的界内和界外动态平衡的影响不亚于细菌，但在真菌等方面的研究却非常少（Ghannoum 等，2010；Suhr and Hallen-Adams，2015；Enaud 等，2018；Musumeci 等，2022；Forbes 等，2018）。

2　真菌基础概述

真菌属于真核生物类群的真菌界，包括微观的酵母菌和孢子以及一些宏观生物（某些霉菌、蘑菇）。真菌的分类依据是含有几个质的细胞壁、菌丝状的丝状生长结构、获取碳的异养方式，作为有机物分解者和环境营养循环者发挥生态作用（Baron，1996；Buckley，2008）。人类使用真菌的历史已有 5000 多年，真菌的特点和产品有多种使用途径，包括饮食、医疗和宗教用途（Buckley，2008；Chang and Buswell，2022）。例如，蘑菇是直接的食物来源，而其他真菌则用于与食物有关的过程，如面包发酵和啤酒发酵（真菌均为酿酒酵母，又称面包酵母和酿酒酵母）（Buckley，2008；Legras 等，2007）。食用蘑菇不可避免地导致人们发现某些种类的蘑菇具有致幻性质。史前和后来的文化中，栽培蘑菇是为了获得精神上的帮助，现在已知的一种活性迷幻剂成分是裸盖菇碱，目前正在研究这种化学物质的抗抑郁作用（Hodge 等，2022；Nichols，2020）。青霉菌属的真菌不仅能为蓝纹奶酪提供活性成分，而且这些菌种还具有重要的医学价值，因为它们产生了第一种现代抗生素——青霉素（Buckley，2008；Banjara 等，2015）。布拉酵母菌是另一种酵母菌，通常用于制备益生菌制剂，其目的是维持肠道菌群平衡（Ghannoum 等，2021；Musumeci 等，2022）。

3 致病真菌

因此，一方面，真菌有益于人体健康的说法由来已久；另一方面，真菌作为存在于人体中的定植者，既安静又猖狂，在健康状态下充当共生体，而在疾病时则成为强大的病原体（Baron，1996；Chin 等，2020；MacAlpine 等，2022）。真菌疾病是导致发病率和死亡率的主要原因，每年的相关医疗费用估计超过 70 亿美元（CDC 2022）。在免疫功能正常的健康人体内，可以从平衡的菌群稳态中看出真菌与细菌之间的相互作用是稳定的；然而，在细菌菌群失调或使用抗生素导致细菌耗竭时，就会有可能出现致病性的真菌感染（MacAlpine 等，2022；Kim and Sudbery，2011；CDC 2019）。

有关真菌对抗生素的反应研究让人们看到了细菌与真菌的动态变化，以及细菌性菌群失调是如何引起白念珠菌等机会性病原体的优势和过度生长（Forbes 等，2018；Underhill and Braun，2022）。白念珠菌是研究最为深入的人类真菌共生菌，是一种二倍体、多态酵母菌，定植于黏膜表面，包括人类呼吸道、胃肠道和泌尿生殖道（Ghannoum 等，2010；Suhr and Hallen-Adams，2015）。白念珠菌的致病性不一，它能够引起口腔、咽喉和生殖道局部感染，甚至引起循环系统、骨骼和大脑的全身侵袭性念珠菌病，严重程度不一（Kim and Sudbery，2011）。多种因素引起了人们对念珠菌等真菌疾病，尤其是新出现的耳道假丝酵母菌感染情况感到担忧，这些因素包括真菌的生物膜增加、耐药性增强以及免疫功能低下和易感人群（如 2019 新型冠状病毒患者）数量的增加（CDC 2019，2022；Pappas 等，2018；Pristov and Ghannoum，2019）。

表 9-1 列出了许多可能导致人类疾病的常见真菌属。通过 DNA 测序和细胞培养的研究，可以构建特定解剖部位的真菌类群，并证明几乎所有黏膜表面和皮肤都存在真菌。在对健康人口腔真菌菌群的调查中发现，念珠菌属、枝孢霉属、短梗霉属、酵母目、曲霉属、镰刀菌是最常见的真菌属（Ghannoum 等，2010）。在皮肤研究中，马拉色菌属是健康和患病皮肤真菌菌群的优势真菌（Abdillah and Ranque，2021）。在肺部真菌疾病中，最常见的分离菌群是白念珠菌以及曲霉属、青霉属、隐球菌属和欧文菌属，而健康人的肺主要是曲霉属和其他环境来源的真菌，这部分结果在不同研究中结果存在部分差异（Forbes 等，2018；Nguyen 等，2015）；

表 9-1　与人类疾病和病症有关的常见真菌分类群

真菌	真菌疾病或病症	可能发挥的作用 / 威胁
烟曲霉	曲霉病，呼吸道	机会性 / 环境
皮炎芽生霉菌	芽生菌病，呼吸道	社区 / 环境
白念珠菌	念珠菌血症、口腔、咽喉、胃肠道、阴道	机会性 / 医院
耳道假丝酵母菌	念珠菌血症	机会性 / 医院
光滑念珠菌	胃肠道	机会性
球孢子菌	球孢子菌病（山谷热），呼吸道	社区 / 环境

续表

真菌	真菌疾病或病症	可能发挥的作用 / 威胁
新型隐球菌	隐球菌病，呼吸道	社区 / 环境
组织胞浆菌	组织胞浆菌病，呼吸道	社区 / 环境
马拉色菌	皮肤，胃肠道	食物
耶氏肺孢子菌	肺炎囊虫肺炎，呼吸道	机会性
酿酒酵母	胃肠道	食物

有关胃肠道真菌菌群的研究提出了一个有趣的问题，即某种真菌是宿主的活性定植菌，还是只是饮食和消化过程的一部分。例如，对粪便真菌菌群的调查不仅发现了已知的人类共生真菌（念珠菌、隐球菌、马拉色菌和丝孢酵母菌），还发现了环境真菌（枝孢菌）和食物相关真菌（汉逊德巴利酵母、罗克福青霉）（Enaud 等，2018）。因此，呼吸道真菌菌群也可能因摄入多种来源的环境真菌（共生真菌）而变得混乱。总的来说，哺乳动物胃肠道可能含有多达 50 种或更多不同的真菌属，其中最常见的是念珠菌、酵母菌和梭菌（Underhill and Iliev，2014）。尽管不同研究的真菌丰度的相对顺序会有所变化，但念珠菌和酵母菌往往在肠道真菌菌群中占主导地位，正如我们提到的，这一点非常有趣，因为白念珠菌是一种真菌共生菌，而酿酒酵母则是通过摄食获得的。酿酒酵母、汉逊德巴利酵母、罗克福青霉等外部来源的膳食酵母菌在免疫功能正常的宿主肠道中的定植程度尚不清楚（Enaud 等，2018；Hallen-Adams and Suhr，2017）。酿酒酵母抗体还被用作胃肠道炎症的生物标记物，它能帮助诊断克罗恩病，同时有助于我们了解其他炎症性肠病及相关疾病（包括溃疡性结肠炎和肠易激综合征）的真菌成分（Cimick á 等，2022；Gao and Zhang，2021；Torres 等，2020）。

4 精神病微生物菌群

4.1 DNA 测序

明确微生物菌群在人类疾病中的因果作用是一项挑战。迄今为止的研究采用了多种不同的方法，通常包括直接对黏膜样本进行高通量测序（HTS），或使用抗体免疫测定法间接测量暴露情况。高通量测序研究非常有价值，因为它们不需要事先了解要靶向的菌群物种。HTS有两种主要类型：一种是 PCR 增殖特定分类群中的保守位点（如细菌的 16S rRNA 或真菌的ITS rRNA）；第二种称为元基因组测序，能够检测出每个样本中 DNA 的序列。捕获的序列通过生物信息学算法进行分析，旨在描述特定类群或群落多样性模式的群间差异（Jovel 等，2016）。这些测序数据反过来又能指导转化研究的方向，这些转化研究将在无菌和菌群移植动物模型中进一步明确特定类群或类群的功能相关性。

在精神疾病临床队列研究中，采用真菌微生物菌群测序的研究很少，而且纳入的样本量普遍较少。在精神病微生物菌群领域中，其中一个最早开展 HTS 的是口咽样本的元基因组学研究，该研究发现，与对照组相比，精神分裂症患者的细菌类群发生了许多变化，而且都柏林假丝酵母菌的丰度升高（Castro- Nallar 等，2015）。在一项粪便真菌菌群研究中，与对照组相比，菌群改变呈发散式，抑郁症患者的念珠菌属含量也有所升高，而青霉属的含量则相应减少。为了明确所获得的 DNA 序列的功能相关性，研究者们进行了扩展通路分析，发现细菌与真菌关联的网络被打乱了（Jiang 等，2020）。在另一项粪便真菌菌群研究中，与对照组相比，未服药的初次发病的精神分裂症人群中真菌——毛壳菌的含量更高。这种真菌主要是一种环境菌，存在于土壤、空气和植物碎屑中，但也存在于免疫功能低下者的严重伤口和感染中。这项研究还发现了一种不同的土壤霉菌——木霉属的含量变化，但与对照组相比，这一次精神分裂症患者体内的木霉属含量较低。这种真菌属通常是植物的机会性共生菌，但有趣的是，其中这种真菌属也包括常见的家庭霉菌种——长枝木霉。这种霉菌能产生干扰人体离子通道功能的有毒的小蛋白肽。根据这项研究的序列进行通路预测，发现细菌与真菌关联网络存在显著富集（Zhang 等，2020）。

4.2 免疫测定

我们对精神疾病真菌菌群的了解主要来自血液生物标记物的研究，这些研究显示了真菌类群感染增加以及某些已知侵袭性机会病原体（如白念珠菌）的优势定植。在一项针对精神分裂症患者、情绪障碍患者和对照组的研究中，白念珠菌抗体水平在男性精神分裂症患者中较高，且与男性精神分裂症患者和女性双相情感障碍患者的胃肠道紊乱有关，并与女性精神分裂症患者和双相情感障碍患者的认知功能缺陷有关。在一组未服用抗精神病药物和接受药物治疗的患者中，白念珠菌抗体水平与药物治疗效果无关（Severance 等，2016）。在对食用酵母菌的研究中，与非精神疾病对照组相比，精神分裂症双相情感障碍患者的酿酒酵母抗体明显升高。抗体水平与双相情感障碍的药物治疗无关，但在精神分裂症患者中，未服用抗精神病药物的个体抗体水平升高，这表明此类药物可能具有免疫抑制作用（Severance 等，2012）。在精神分裂症和双相情感障碍中，抗酵母菌抗体与食物抗原抗体相关，而在双相情感障碍中，抗酵母菌抗体也与胃肠道症状相关。这些念珠菌和酵母菌数据表明，与真菌有关的炎症和菌群失调是精神分裂症和双相情感障碍的合并症，因此使用肠道菌群调节剂（如益生菌）进行治疗可能是有益的辅助疗法。由于真菌类群可能是菌群失调的一部分，因此在进行菌群调节疗法的研究中应增加抗真菌治疗的内容。

4.3 改变真菌菌群

在一项针对 65 名门诊精神分裂症患者的安慰剂对照临床试验中，与接受安慰剂治疗相比，益生菌治疗可改善胃肠道功能（Dickerson 等，2014）。后续的蛋白质组学研究结果显示，免疫相关蛋白质也发生了相应的变化，说明益生菌能够介导胃肠道上皮和免疫病理改善（Tomasik 等，2015）。该研究小组随后研究了益生菌对胃肠道和精神症状的改善作用是否取决于白念珠菌是功能性还是功能失调微生物菌群的活跃成员（Severance 等，2017）。在为期 14 周的研究中，男性的益生菌治疗能显著降低白念珠菌抗体，但不能降低抗酵母菌抗体。接受安慰剂治疗的白念珠菌血清阳性患者出现肠道不适的报告最多。只有白念珠菌血清反应呈阴性的患者在接受益生菌治疗后精神症状才有改善趋势。为了进一步研究这种关联，作者在一个由

384 名男性精神分裂症患者组成的更大队列中发现，白念珠菌血清阳性与精神症状恶化有关。在一项关于溃疡性结肠炎粪便菌群移植（FMT）的研究中，FMT 前白念珠菌占优势有助于识别对 FMT 有应答的患者，FMT 后白念珠菌含量低与疾病严重程度的改善有关（Leonardi 等，2020）。

5　真菌与中枢神经系统

在本书的前一章中，我介绍了补体系统作为一种免疫途径，通过它肠道菌群的不稳定性、炎症和肠道中的菌群失调可能会导致中枢神经系统中突触修剪异常。在一项关于精神分裂症补体 C4 基因的研究中，白念珠菌被认为与精神分裂症有关，该研究旨在确定某些 C4 单倍型是否会增加个体感染与精神分裂症相关的病原体和其他微生物的风险（Severance 等，2021）。该研究发现，精神分裂患者的 C4 单倍群与微生物标记物有广泛关联，而在对照组中则关联性很少。虽然弓形虫（一种通过胃肠道进入哺乳动物宿主体内的原虫寄生虫）感染与精神分裂症的特定 C4 单倍型的关联性最强，但白念珠菌也与精神分裂症的 C4 单倍型（C4A-singlet）有显著关联。

真菌还可能通过其他途径直接或间接导致神经病变。这确实是一个重要的话题，因为中枢神经系统真菌感染的发病率正在上升，即使在免疫功能正常的人群中也是如此（Kably 等，2022）。真菌感染对大脑的侵袭需要引起免疫系统较弱人群的特别关注，因为白念珠菌、新型隐球菌和烟曲霉等真菌被认为可以穿过血脑屏障（BBB）并启动驻留神经胶质细胞的免疫反应（Snarr 等，2020）。在对阿尔兹海默病、肌萎缩侧索硬化症和帕金森病的尸检研究中，在脑脊液或脑组织样本中发现了包括链格孢属、葡萄孢属、念珠菌属、枝孢菌属、镰刀菌属和马拉色菌属在内的真菌（Pisa 等，2015；Alonso 等，2015a，b；Phuna and Madhavan，2022）。研究者们提出了多种促进阿尔兹海默病斑块形成的机制假设，念珠菌属可能与淀粉样前体蛋白一起形成真菌胶质肉芽肿，而马拉色菌属则可能通过激活辅助 T 细胞 1 和 17 进一步扩散神经炎症（Phuna and Madhavan，2022）。作者在小鼠模型中诱导了一种低度念珠菌血症，研究结果进一步揭示了中枢神经系统的致病机制。在这种实验环境下，白念珠菌可迅速穿过 BBB 并引起短暂的脑炎，这种脑炎与短期记忆障碍、淀粉样蛋白沉积、细胞因子产生和小胶质细胞活化有关（Wu 等，2019）。

酵母菌和其他真菌也可能通过间接机制对中枢神经系统产生影响。白念珠菌会产生一系列有毒的分解产物和生物活性肽，它们能够穿越血肠屏障和血脑屏障，激活与神经元功能相关的凋亡途径（Semon，2014），还能产生神经递质，包括去甲肾上腺素（由酵母菌产生）和血清素（由念珠菌产生）（Dinan 等，2014）。细胞外囊泡研究是一个新兴领域，细胞外囊泡有关念珠菌的实验研究表明，这些囊泡可能为真菌产物（如毒力因子、膜相关蛋白和细胞质蛋白以及分泌因子）提供了一种运输机制（Karkowska-Kuleta 等，2020）。在酿酒酵母、新型隐球菌、共生分枝杆菌等真菌中也研究了这种真菌间和真菌与宿主间的交流模式（de Toledo 等，2019）。这些细胞外囊泡还能穿过血脑屏障并激活小胶质细胞和星形胶质细胞，有趣的是，在健康状态下它们还能帮助神经元发挥功能，但在压力环境下，它们会产生大脑氧化和炎症信号对神经元造成损伤（Kaur 等，2021）。

某些精神疾病可能源于神经发育异常，而我们尚未发现真菌感染在这方面可能发挥的作用。大量文献资料表明，妊娠期间受到感染并导致免疫系统激活，会使动物后代更易出现生化和行为脑部病变，而人类后代对精神疾病更易感（Severance and Yolken，2020a；Khambadkone 等，2020；Estes and McAllister，2016；Knuesel 等，2014；Khandaker 等，2013；Patterson，2011；Brown 等，2009；Buka 等，2008）。产前白念珠菌真菌感染对孕期的影响程度尚未研究清楚，可能有直接影响（如早产），也可能对产后后代的长期精神状态造成影响。由于许多病原体与精神分裂症等疾病的神经发育病因有关，因此在妊娠期间接触酵母病原体可能会给某些人带来患病风险。例如，母体感染酵母菌与儿童癫痫风险增加有关（Andersen 等，2012）。真菌相关的神经发育中断还可能通过其他非免疫途径导致精神分裂症等疾病。例如，胎儿发育过程中不受调控的细胞凋亡可能会产生广泛的细胞和其他结构性及功能性大脑缺陷，尤其会是对突触病变造成重创（Semon，2014；Glantz 等，2006；Margolis 等，1994）。如前所述，白念珠菌和某些食物（如麦芽、可可和啤酒）会产生具有生物活性的环状二肽，而这类肽在实验性癌症模型中被发现能够激活细胞凋亡通路（Brauns 等，2004）。因此，在关键的神经发育时间点上异常地激活细胞凋亡通路可能会导致与精神分裂症同类型的突触病变（Semon，2014）。

6　结论

真菌在功能上极其多样化，并给宿主带来了众多益处和挑战，如图 9-1 所示。我们仍然无法确切地了解是什么情况导致某一特定的真菌物种在菌群中从具有正常功能的一员转变为具有强致病性的病原体。理论上，任何一种常见的环境因素，如抗生素治疗、毒素或其他压力源，都会引起这种转变，但宿主的自然变异确保了每个个体对某种环境因素的极端应答并不总适用于另一种环境因素刺激。而且更有挑战性的是，精神分裂症和情绪障碍等疾病在病因学、诊断学和病理生理学上已经具有高度的异质性，并且患病人群受到的社会经济、生活方式和其他环境因素影响均不同。因此，目前影响所有微生物菌群研究（无论是何种分类群）的限制因素是这些高度异质化的外驱力，它们将人体结构和功能塑造成极具个性化的形式，以及小样本量和非标准化研究设计等实验缺陷。这些技术缺陷使得我们无法对精神疾病所特有的菌群改变作出因果关系大于相关关系的定论。然而，即使对于一个新兴领域来说，本文所报告的测序和抗体研究也有力地支持了真菌感染与精神疾病以及相关的假定机制存在相关性。尽管研究尚处于早期阶段，但我们有理由开始制定和测试治疗计划，这些计划可能会包括未来如何识别和控制含有真菌成分的严重菌群失调。

抗真菌药物开发本身面临着许多挑战，尤其是考虑到念珠菌耐药菌株的增加和念珠菌感染的普遍上升（Pappas 等，2018）。抗真菌药物分为多种机制类型，包括麦角甾醇合成抑制剂、真菌 RNA 生物合成抑制剂、细胞壁生物合成抑制剂和真菌膜甾醇调节抑制剂（Burchacka 等，2022）。目前治疗念珠菌病最有效的药物是针对真菌细胞壁的棘白菌素类和干扰真菌膜中麦角固醇的唑类。正在积极研发的更广谱抗真菌治疗类别包括抗菌肽、联合疗法、免疫疗法、金属和纳米粒子、天然化合物和再利用药物（Bandara and Samaranayake，2022）。一个很有意思的治疗相关领域是针对白念珠菌通过生长状态的相互转换能够自我调节毒力，这一过程被称为"芽生 – 菌丝转换（BHT）"。BHT 是由环境变量触发的，如营养物质的可用性、高温、pH 值和其他压力因素都能触发 BHT。控制 BHT 的信号装置是一个很有前景的系统，它有许多可能的靶点，抑制这些靶点会产生强大的抗真菌作用。有趣的是，目前治疗精神分裂症的一线药物氯氮平就是一种 BHT 抑制剂（Midkiff 等，2011）。使用检查点抑制剂治疗侵袭性真菌感染是未来的一项潜在治疗手段（Mellinghoff 等，2022）。

真菌对宿主的益处	真菌对宿主的挑战
●食品来源和食品加工 　·蘑菇、蓝纹奶酪（青霉） 　·啤酒酵母和面包酵母（酿酒酵母） ●治疗药物来源 　·抗生素（青霉） 　·益生菌（S. 布拉氏酵母菌） 　·抗抑郁药（茜草素） ●帮助肠道菌群发挥功能 　·保护微生物多样性 　·维护胃肠道健康 　·发展免疫系统	●共生菌转为致病菌（念珠菌） ●环境致病菌（隐球菌） ●源自饮食的致病菌的作用不明确（酿酒酵母） ●感染范围从轻微感染到全身感染 　·循环系统 　·骨骼 　·大脑 ●中枢神经系统感染呈上升趋势 ●耐药性呈上升趋势

精神病学中的真菌问题

●念珠菌和膳食酵母菌与精神疾病有关
●真菌种类和产物可直接穿过血脑屏障
●真菌过度生长导致菌群失调、炎症、大脑侵袭的恶性循环
●真菌病原体与补体通路激活有关
●妊娠期间接触可能对神经发育造成影响的真菌

图 9-1　真菌和真菌菌群在精神健康中的作用多种多样。真菌和真菌菌群的多种功能对人类的健康和疾病都有促进作用。真菌对宿主的益处包括真菌种类和产品可作为食物和药物来源，以及在健康状况良好时能维持肠道菌群的正常运转。在人体免疫力下降、菌群失衡以及缺乏治疗这些感染的有效药物的情况下，人体宿主体内的真菌就会带来严峻挑战。在精神疾病方面，真菌物种可以提供潜在的治疗方法，如益生菌和抗抑郁化合物。在严重菌群失调和强致病性真菌能够进入大脑的情况下，宿主所面临的挑战可能并不能超过了真菌带来的益处。

这一研究领域横跨微生物学、神经科学和免疫学等学科，整合了指导肠 – 脑轴的多种分子和细胞途径，为未来治疗精神健康问题带来了希望。与试图纠正复杂的发育障碍的神经回路或由 DNA 设计的不可消除的缺陷不同，微生物菌群具有很强的可塑性，能够通过饮食、益生菌、益生元和 FMT 等干预措施进行调整。此外，改变微生物菌群的治疗方法实际上是改变了真菌的动态变化（Ghannoum 等，2021；Severance 等，2017；Leonardi 等，2020）。微生物菌群中其他非细菌成分的界内关系和相对作用对未来的研究至关重要，这些研究将不可避免地影响整个微生物菌群和其中包含的所有类群。

参考文献

Abdillah A, Ranque S (2021) Chronic diseases associated with Malassezia yeast. J Fungi (Basel) 7(10). https://doi. org/10.3390/jof7100855

Alonso R, Pisa D, Rabano A, Rodal I, Carrasco L (2015a) Cerebrospinal fluid from Alzheimer's disease patients contains fungal proteins and DNA. J Alzheimers Dis 47(4):873–876. https://doi. org/10.3233/JAD-150382

Alonso R, Pisa D, Marina AI, Morato E, Rabano A, Rodal I et al (2015b) Evidence for fungal infection in cerebrospinal fluid and brain tissue from patients with amyotrophic lateral sclerosis. Int J Biol Sci 11(5):546–558. https://doi.org/10.7150/ijbs.11084

Andersen ML, Tufik S, Colombo AL, Cavalheiro EA, Cysneiros RM, Scorza FA (2012) Sudden unexpected death in children with epilepsy: the many faces of fungal pathogenicity. Med Hypotheses 79(2):127–128. https://doi. org/10.1016/j.mehy.2012.03.015

Bandara N, Samaranayake L (2022) Emerging and future strategies in the Management of Recalcitrant Candida Auris. Med Mycol. https://doi.org/10.1093/mmy/myac008

Banjara N, Suhr MJ, Hallen-Adams HE (2015) Diversity of yeast and mold species from a variety of cheese types. Curr Microbiol 70(6):792–800. https://doi.org/10.1007/s00284-015-0790-1

Banskota S, Ghia JE, Khan WI (2019) Serotonin in the gut: blessing or a curse. Biochimie 161:56–64. https://doi. org/10.1016/j.biochi.2018.06.008

Baron S (1996) Medical microbiology, 4th edn. University of Texas Medical Branch at Galveston, Galveston

Boem F, Amedei A (2019) Healthy axis: towards an integrated view of the gut-brain health. World J Gastroenterol 25(29):3838–3841. https://doi.org/10.3748/wjg.v25.i29.3838

Brauns SC, Milne P, Naudé R, Van de Venter M (2004) Selected cyclic dipeptides inhibit cancer cell growth and induce apoptosis in HT-29 colon cancer cells. Anticancer Res 24(3a):1713–1719

Brown AS, Vinogradov S, Kremen WS, Poole JH, Deicken RF, Penner JD et al (2009) Prenatal exposure to maternal infection and executive dysfunction in adult schizophrenia. Am J Psychiatry 166(6):683–690. https://doi. org/10.1176/appi.ajp.2008.08010089

Buckley M (2008) The fungal kingdom: diverse and essential roles in earth's ecosystem. American Academy of Microbiology, Washington

Buka SL, Cannon TD, Torrey EF, Yolken RH (2008) Collaborative study group on the perinatal origins of severe psychiatric D. Maternal exposure to herpes simplex virus and risk of psychosis among adult offspring. Biol Psychiatry 63(8):809–815. https://doi.org/10.1016/j.biopsych. 2007.09.022

Burchacka E, Pięta P, Łupicka-Słowik A (2022) Recent advances in fungal serine protease inhibitors. Biomed Pharmacother 146:112523. https://doi.org/10.1016/j.biopha.2021.112523

Castro-Nallar E, Bendall ML, Perez-Losada M, Sabuncyan S, Severance EG, Dickerson FB et al (2015) Composition, taxonomy and functional diversity of the oropharynx microbiome in individuals with schizophrenia and controls. PeerJ 3:e1140. https://doi.org/10.7717/peerj.1140

CDC (2019) Antibiotic resistant threats in the United States, 2019. U.S. Department of Health and Human Services, Atlanta

CDC (2022) Burden of fungal diseases in the United States. https://www.cdc.gov/fungal/cdc-andfungal/burden.html

Chang S, Buswell J (2022) Medicinal mushrooms: past, present and future. Adv Biochem Eng Biotechnol. https://doi. org/10.1007/10_2021_197

Chin VK, Yong VC, Chong PP, Amin Nordin S, Basir R, Abdullah M (2020) Mycobiome in the gut: a multiperspective review. Mediators Inflamm 2020:9560684. https://doi.org/10.1155/2020/9560684

Cimická J, Riegert J, Kavková M, Černá K (2022) Intestinal mycobiome associated with diagnosis of inflammatory bowel disease based on tissue biopsies. Med Mycol 60(1). https://doi.org/10.1093/mmy/myab076

Dalile B, Van Oudenhove L, Vervliet B, Verbeke K (2019) The role of short-chain fatty acids in microbiota-gut-brain communication. Nat Rev Gastroenterol Hepatol 16(8):461–478. https://doi.org/10.1038/s41575-019-0157-3

de Toledo MS, Szwarc P, Goldenberg S, Alves LR (2019) Extracellular vesicles in fungi: composition and functions. Curr Top Microbiol Immunol 422:45–59. https://doi.org/10.1007/82_2018_141

Dickerson FB, Stallings C, Origoni A, Katsafanas E, Savage CL, Schweinfurth LA et al (2014)Effect of probiotic supplementation on schizophrenia symptoms and association with gastrointestinal functioning: a randomized, placebo-controlled trial. Prim Care Companion CNS Disord 16(1). https://doi.org/10.4088/PCC.13m01579

Dickerson F, Severance E, Yolken R (2017) The microbiome, immunity, and schizophrenia and bipolar disorder. Brain Behav Immun 62:46–52. https://doi.org/10.1016/j.bbi.2016.12.010

Dickerson F, Adamos M, Katsafanas E, Khushalani S, Origoni A, Savage C et al (2018) Adjunctive probiotic microorganisms to prevent rehospitalization in patients with acute mania: a randomized controlled trial. Bipolar Disord 20(7):614–621. https://doi.org/10.1111/bdi.12652

Dinan TG, Cryan JF (2017) The microbiome-gut-brain axis in health and disease. Gastroenterol Clin North Am 46(1):77–89. https://doi.org/10.1016/j.gtc.2016.09.007

Dinan TG, Borre YE, Cryan JF (2014) Genomics of schizophrenia: time to consider the gut microbiome? Mol Psychiatry 19(12):1252–1257. https://doi.org/10.1038/mp.2014.93

El Aidy S, Dinan TG, Cryan JF (2014) Immune modulation of the brain-gut-microbe axis. Front Microbiol 5:146. https://doi.org/10.3389/fmicb.2014.00146

Enaud R, Vandenborght LE, Coron N, Bazin T, Prevel R, Schaeverbeke T et al (2018) The mycobiome: a neglected component in the microbiota-gut-brain axis. Microorganisms 6(1).https://doi.org/10.3390/microorganisms6010022

Erny D, Hrabe de Angelis AL, Jaitin D, Wieghofer P, Staszewski O, David E et al (2015) Host microbiota constantly control maturation and function of microglia in the CNS. Nat Neurosci 18(7):965–977. https://doi.org/10.1038/nn.4030

Estes ML, McAllister AK (2016) Maternal immune activation: implications for neuropsychiatric disorders. Science 353(6301):772–777. https://doi.org/10.1126/science.aag3194

Forbes JD, Bernstein CN, Tremlett H, Van Domselaar G, Knox NC (2018) A fungal world: could the gut mycobiome be involved in neurological disease? Front Microbiol 9:3249. https://doi.org/10.3389/fmicb.2018.03249

Frank P, Jokela M, Batty GD, Cadar D, Steptoe A, Kivimäki M (2021) Association between systemic inflammation and individual symptoms of depression: a pooled analysis of 15 population-based cohort studies. Am J Psychiatry. https://doi.org/10.1176/appi.ajp.2021.20121776

Gao X, Zhang Y (2021) Serological markers facilitate the diagnosis of Crohn's disease. Postgrad Med 133(3):286–290. https://doi.org/10.1080/00325481.2021.1873649

Ghannoum MA, Jurevic RJ, Mukherjee PK, Cui F, Sikaroodi M, Naqvi A et al (2010) Characterization of the oral fungal microbiome (mycobiome) in healthy individuals. PLoS Pathog 6(1):e1000713. https://doi.org/10.1371/journal.ppat.1000713

Ghannoum MA, McCormick TS, Retuerto M, Bebek G, Cousineau S, Hartman L et al (2021) Evaluation of microbiome alterations following consumption of BIOHM, a novel probiotic. Curr Issues Mol Biol 43(3):2135–2146. https://doi.org/10.3390/cimb43030148

Gilbert JA, Blaser MJ, Caporaso JG, Jansson JK, Lynch SV, Knight R (2018) Current understanding of the human microbiome. Nat Med 24(4):392–400. https://doi.org/10.1038/nm.4517

Glantz LA, Gilmore JH, Lieberman JA, Jarskog LF (2006) Apoptotic mechanisms and the synaptic pathology of schizophrenia. Schizophr Res 81(1):47–63. https://doi.org/10.1016/j.schres.2005.08.014

González-Bosch C, Boorman E, Zunszain PA, Mann GE (2021) Short-chain fatty acids as modulators of redox signaling in health and disease. Redox Biol 47:102165. https://doi.org/10.1016/j.redox.2021.102165

Hallen-Adams HE, Suhr MJ (2017) Fungi in the healthy human gastrointestinal tract. Virulence 8(3):352–358. https://doi.org/10.1080/21505594.2016.1247140

Hodge AT, Sukpraprut-Braaten S, Narlesky M, Strayhan RC (2022) The use of psilocybin in the treatment of psychiatric disorders with attention to relative safety profile: a systematic review. J Psychoactive Drugs:1–11. https://doi.org/10.1080/02791072.2022.2044096

Jiang HY, Pan LY, Zhang X, Zhang Z, Zhou YY, Ruan B (2020) Altered gut bacterial-fungal interkingdom networks in patients with current depressive episode. Brain Behav 10(8):e01677.https://doi.org/10.1002/brb3.1677

Joseph J, Depp C, Shih PB, Cadenhead KS, Schmid-Schonbein G (2017) Modified Mediterranean diet for enrichment of short chain fatty acids: potential adjunctive therapeutic to target immune and metabolic dysfunction in schizophrenia? Front Neurosci 11:155. https://doi.org/10.3389/fnins.2017.00155

Jovel J, Patterson J, Wang W, Hotte N, O'Keefe S, Mitchel T et al (2016) Characterization of the gut microbiome using 16S or shotgun metagenomics. Front Microbiol 7:459. https://doi.org/10.3389/fmicb.2016.00459

Kably B, Launay M, Derobertmasure A, Lefeuvre S, Dannaoui E, Billaud EM (2022) Antifungal drugs TDM: trends and update. Ther Drug Monit 44(1):166–197. https://doi.org/10.1097/ftd.0000000000000952

Karkowska-Kuleta J, Kulig K, Karnas E, Zuba-Surma E, Woznicka O, Pyza E et al (2020) Characteristics of extracellular vesicles released by the pathogenic yeast-like fungi Candida glabrata, Candida parapsilosis and Candida tropicalis. Cell 9(7). https://doi.org/10.3390/cells9071722

Kaur S, Verma H, Dhiman M, Tell G, Gigli GL, Janes F et al (2021) Brain exosomes: friend or foe in Alzheimer's disease? Mol Neurobiol 58(12):6610–6624. https://doi.org/10.1007/s12035-021-02547-y

Khambadkone SG, Cordner ZA, Tamashiro KLK (2020) Maternal stressors and the developmental origins of neuropsychiatric risk. Front Neuroendocrinol 57:100834. https://doi.org/10.1016/j.yfrne.2020.100834

Khandaker GM, Zimbron J, Lewis G, Jones PB (2013) Prenatal maternal infection, neurodevelopment and adult schizophrenia: a systematic review of population-based studies.Psychol Med 43(2):239–257. https://doi.org/10.1017/S0033291712000736

Kim J, Sudbery P (2011) Candida albicans, a major human fungal pathogen. J Microbiol 49(2): 171–177. https://doi.org/10.1007/s12275-011-1064-7

Knuesel I, Chicha L, Britschgi M, Schobel SA, Bodmer M, Hellings JA et al (2014) Maternal immune activation and abnormal brain development across CNS disorders. Nat Rev Neurol 10(11):643–660. https://doi.org/10.1038/nrneurol.2014.187

Legras JL, Merdinoglu D, Cornuet JM, Karst F (2007) Bread, beer and wine: saccharomyces cerevisiae diversity reflects human history. Mol Ecol 16(10):2091–2102. https://doi.org/10.1111/j.1365-294X.2007.03266.x

Leonardi I, Paramsothy S, Doron I, Semon A, Kaakoush NO, Clemente JC et al (2020) Fungal trans-kingdom dynamics linked to responsiveness to Fecal microbiota transplantation (FMT)therapy in ulcerative colitis. Cell Host Microbe 27(5):823–9.e3. https://doi.org/10.1016/j.chom.2020.03.006

Li Y, Weber NS, Fisher JA, Yolken RH, Cowan DN, Larsen RA et al (2013) Association between antibodies to multiple infectious and food antigens and new onset schizophrenia among US military personnel. Schizophr Res 151(1–3):36–42. https://doi.org/10.1016/j.schres.2013. 10.004

Li SJ, Zhuo M, Huang X, Huang YY, Zhou J, Xiong DS et al (2020) Altered gut microbiota associated with symptom severity in schizophrenia. PeerJ 8. https://doi.org/10.7717/peeej.9574

MacAlpine J, Robbins N, Cowen LE (2022) Bacterial-fungal interactions and their impact on microbial pathogenesis. Mol Ecol. https://doi.org/10.1111/mec.16411

Maes M, Kubera M, Leunis JC, Berk M, Geffard M, Bosmans E (2012) In depression, bacterial translocation may drive inflammatory responses, oxidative and nitrosative stress (O&NS), and autoimmune responses directed against O&NS-damaged neoepitopes. Acta Psychiatr Scand 127(5):344–354. https://doi.org/10.1111/j.1600-0447.2012.01908.x

Margolis RL, Chuang DM, Post RM (1994) Programmed cell death: implications for neuropsychiatric disorders. Biol Psychiatry 35(12):946–956. https://doi.org/10.1016/0006-3223(94)91241-6

Mellinghoff SC, Thelen M, Bruns C, Garcia-Marquez M, Hartmann P, Lammertz T et al (2022) T-cells of invasive candidiasis patients show patterns of T-cell-exhaustion suggesting checkpoint blockade as treatment option. J Infect 84(2):237–247. https://doi.org/10.1016/j.jinf.2021.12.009

Midkiff J, Borochoff-Porte N, White D, Johnson DI (2011) Small molecule inhibitors of the Candida albicans budded-to-hyphal transition act through multiple signaling pathways. PLoS One 6(9):e25395. https://doi.org/10.1371/journal.pone.0025395

Minichino A, Brondino N, Solmi M, Del Giovane C, Fusar-Poli P, Burnet P et al (2020) The gut-microbiome as a target for the treatment of schizophrenia: a systematic review and metaanalysis of randomised controlled trials of add-on strategies. Schizophr Res. https://doi.org/10.1016/j.schres.2020.02.012

Musumeci S, Coen M, Leidi A, Schrenzel J (2022) The human gut mycobiome and the specific role of Candida albicans: where do we stand, as clinicians? Clin Microbiol Infect 28(1):58–63. https://doi.org/10.1016/j.cmi.2021.07.034

Nguyen LD, Viscogliosi E, Delhaes L (2015) The lung mycobiome: an emerging field of the human respiratory microbiome. Front Microbiol 6:89. https://doi.org/10.3389/fmicb.2015.00089

Nguyen TT, Hathaway H, Kosciolek T, Knight R, Jeste DV (2019) Gut microbiome in serious mental illnesses: a systematic review and critical evaluation. Schizophr Res. https://doi.org/10.1016/j.schres.2019.08.026

Nguyen TT, Kosciolek T, Daly RE, Vázquez-Baeza Y, Swafford A, Knight R et al (2021) Gut microbiome in schizophrenia: altered functional pathways related to immune modulation and atherosclerotic risk. Brain Behav Immun 91:245–256. https://doi.org/10.1016/j.bbi.2020. 10.003

Nichols DE (2020) Psilocybin: from ancient magic to modern medicine. J Antibiot 73(10):679–686. https://doi.org/10.1038/s41429-020-0311-8

Nimgaonkar VL, Prasad KM, Chowdari KV, Severance EG, Yolken RH (2017) The complement system: a gateway to gene-environment interactions in schizophrenia pathogenesis. Mol Psychiatry 22(11):1554–1561. https://doi.org/10.1038/mp.2017.151

Ohlsson L, Gustafsson A, Lavant E, Suneson K, Brundin L, Westrin Å et al (2019) Leaky gut biomarkers in depression and suicidal behavior. Acta Psychiatr Scand 139(2):185–193. https://doi.org/10.1111/acps.12978

Pappas PG, Lionakis MS, Arendrup MC, Ostrosky-Zeichner L, Kullberg BJ (2018) Invasive candidiasis. Nat Rev Dis Primers 4:18026. https://doi.org/10.1038/nrdp.2018.26

Patterson PH (2011) Maternal infection and immune involvement in autism. Trends Mol Med 17(7):389–394. https://doi.org/10.1016/j.molmed.2011.03.001

Phuna ZX, Madhavan P (2022) A closer look at the mycobiome in Alzheimer's disease: fungal species, pathogenesis and transmission. Eur J Neurosci. https://doi.org/10.1111/ejn.15599

Pisa D, Alonso R, Rabano A, Rodal I, Carrasco L (2015) Different brain regions are infected with fungi in Alzheimer's disease. Sci Rep 5:15015. https://doi.org/10.1038/srep15015

Powell N, Walker MM, Talley NJ (2017) The mucosal immune system: master regulator of bidirectional gut-brain communications. Nat Rev Gastroenterol Hepatol 14(3):143–159. https://doi.org/10.1038/nrgastro.2016.191

Pristov KE, Ghannoum MA (2019) Resistance of Candida to azoles and echinocandins worldwide. Clin Microbiol Infect 25(7):792–798. https://doi.org/10.1016/j.cmi.2019.03.028

Semon BA (2014) Dietary cyclic dipeptides, apoptosis and psychiatric disorders: a hypothesis. Med Hypotheses 82(6):740–743. https://doi.org/10.1016/j.mehy.2014.03.016

Severance EG, Yolken RH (2020a) From infection to the microbiome: an evolving role of microbes in schizophrenia. Curr Top Behav Neurosci 44:67–84. https://doi.org/10.1007/7854_2018_84

Severance EG, Yolken RH (2020b) Deciphering microbiome and neuroactive immune gene interactions in schizophrenia. Neurobiol Dis 135:104331. https://doi.org/10.1016/j.nbd.2018.11.016

Severance EG, Alaedini A, Yang S, Halling M, Gressitt KL, Stallings CR et al (2012) Gastrointestinal inflammation and associated immune activation in schizophrenia. Schizophr Res 138(1):48–53. https://doi.org/10.1016/j.schres.2012.02.025

Severance EG, Gressitt KL, Yang S, Stallings CR, Origoni AE, Vaughan C et al (2014) Seroreactive marker for inflammatory bowel disease and associations with antibodies to dietary proteins in bipolar disorder. Bipolar Disord 16(3):230–240. https://doi.org/10.1111/bdi.12159

Severance EG, Gressitt KL, Stallings CR, Katsafanas E, Schweinfurth LA, Savage CL et al (2016) Candida albicans exposures, sex specificity and cognitive deficits in schizophrenia and bipolar disorder. NPJ Schizophr 2:16018. https://doi.org/10.1038/npjschz.2016.18

Severance EG, Gressitt KL, Stallings CR, Katsafanas E, Schweinfurth LA, Savage CLG et al (2017) Probiotic normalization of Candida albicans in schizophrenia: a randomized, placebocontrolled, longitudinal pilot study. Brain Behav Immun 62:41–45. https://doi.org/10.1016/j.bbi.2016.11.019

Severance EG, Dickerson FB, Yolken RH (2018) Autoimmune phenotypes in schizophrenia reveal novel treatment targets. Pharmacol Ther. https://doi.org/10.1016/j.pharmthera.2018.05.005

Severance EG, Dickerson F, Yolken RH (2020) Complex gastrointestinal and endocrine sources of inflammation in schizophrenia. Front Psych 11:549. https://doi.org/10.3389/fpsyt.2020.00549

Severance EG, Leister F, Lea A, Yang S, Dickerson F, Yolken RH (2021) Complement C4 associations with altered microbial biomarkers exemplify gene-by-environment interactions in schizophrenia. Schizophr Res. https://doi.org/10.1016/j.schres.2021.02.001

Shen Y, Xu J, Li Z, Huang Y, Yuan Y, Wang J et al (2018) Analysis of gut microbiota diversity and auxiliary diagnosis as a biomarker in patients with schizophrenia: a cross-sectional study. Schizophr Res. https://doi.org/10.1016/j.schres.2018.01.002

Snarr BD, Drummond RA, Lionakis MS (2020) It's all in your head: antifungal immunity in the brain. Curr Opin Microbiol 58:41–46. https://doi.org/10.1016/j.mib.2020.07.011

Suhr MJ, Hallen-Adams HE (2015) The human gut mycobiome: pitfalls and potentials-a mycologist's perspective. Mycologia. https://doi.org/10.3852/15-147

Tomasik J, Yolken RH, Bahn S, Dickerson FB (2015) Immunomodulatory effects of probiotic supplementation in schizophrenia patients: a randomized, placebo-controlled trial. Biomark Insights 10:47–54. https://doi.org/10.4137/BMI.S22007

Torres J, Petralia F, Sato T, Wang P, Telesco SE, Choung RS et al (2020) Serum biomarkers identify patients who will develop inflammatory bowel diseases up to 5 years before diagnosis. Gastroenterology 159(1):96–104. https://doi.org/10.1053/j.gastro.2020.03.007

Underhill DM, Braun J (2022) Fungal microbiome in inflammatory bowel disease: a critical assessment. J Clin Invest 132(5). https://doi.org/10.1172/jci155786

Underhill DM, Iliev ID (2014) The mycobiota: interactions between commensal fungi and the host immune system. Nat Rev Immunol 14(6):405–416. https://doi.org/10.1038/nri3684

Vindegaard N, Speyer H, Nordentoft M, Rasmussen S, Benros ME (2019) Gut microbial changes of patients with psychotic and affective disorders: a systematic review. Schizophr Res. https://doi.org/10.1016/j.schres.2019.12.014

Weber NS, Gressitt KL, Cowan DN, Niebuhr DW, Yolken RH, Severance EG (2018) Monocyte activation detected prior to a diagnosis of schizophrenia in the US military new onset psychosis project (MNOPP). Schizophr Res. https://doi.org/10.1016/j.schres.2017.12.016

Wu Y, Du S, Johnson JL, Tung HY, Landers CT, Liu Y et al (2019) Microglia and amyloid precursor protein coordinate control of transient Candida cerebritis with memory deficits. Nat Commun 10(1):58. https://doi.org/10.1038/s41467-018-07991-4

Xu R, Wu B, Liang J, He F, Gu W, Li K et al (2019) Altered gut microbiota and mucosal immunity in patients with schizophrenia. Brain Behav Immun. https://doi.org/10.1016/j.bbi.2019.06.039

Yolken RH, Severance EG, Sabunciyan S, Gressitt KL, Chen O, Stallings C et al (2015) Metagenomic sequencing indicates that the oropharyngeal Phageome of individuals with schizophrenia differs from that of controls. Schizophr Bull 41(5):1153–1161. https://doi.org/10.1093/schbul/sbu197

Zhang X, Pan LY, Zhang Z, Zhou YY, Jiang HY, Ruan B (2020) Analysis of gut mycobiota in firstepisode, drug-naïve Chinese patients with schizophrenia: a pilot study. Behav Brain Res 379:112374. https://doi.org/10.1016/j.bbr.2019.112374

Zheng P, Zeng B, Liu M, Chen J, Pan J, Han Y et al (2019) The gut microbiome from patients with schizophrenia modulates the glutamate-glutamine-GABA cycle and schizophrenia-relevant behaviors in mice. Sci Adv 5(2). https://doi.org/10.1126/sciadv.aau8317

Zhu F, Guo R, Wang W, Ju Y, Wang Q, Ma Q et al (2019) Transplantation of microbiota from drugfree patients with schizophrenia causes schizophrenia-like abnormal behaviors and dysregulated kynurenine metabolism in mice. Mol Psychiatry. https://doi.org/10.1038/s41380-019-0475-4

Zhu F, Ju Y, Wang W, Wang Q, Guo R, Ma Q et al (2020) Metagenome-wide association of gut microbiome features for schizophrenia. Nat Commun 11(1):1612. https://doi.org/10.1038/s41467-020-15457-9

第 10 章

巨细胞病毒对免疫系统的影响：对衰老和精神健康的影响

Bart N. Ford 和 Jonathan Savitz

目录

B. N. Ford(✉)
Department of Pharmacology and Physiology, Oklahoma State University Center for Health
Sciences, Tulsa, OK, USA
e−mail: bart.ford@okstate.edu

J. Savitz
Laureate Institute for Brain Research, Tulsa, OK, USA

Oxley College of Health Sciences, The University of Tulsa, Tulsa, OK, USA

【摘　要】人类巨细胞病毒（HCMV）是免疫系统的一个主要调节器，能够引起 T 淋巴细胞、巨噬细胞和自然杀伤细胞发生长期改变。也许正是由于这种免疫调控能力，HCMV 感染可能导致一系列损伤，包括加速免疫衰老（过早死亡、免疫衰老相关标记物表达增加、端粒缩短、表观遗传"时钟"加速）、降低疫苗免疫原性、更易感染传染病（如肺结核）或传染病相关病症（如艾滋病毒）。鉴于 HCMV 与人类长期共同进化，或许这并不让人觉得奇怪，HCMV 也对人体有益，如疫苗反应性增强、对感染的异源保护以及能避免白血病复发。在此，我们将对这些文献进行综述。最后，我们将重点关注 HCMV 的另一种弊端，即最新文献表明，HCMV 在精神疾病（尤其是抑郁症和精神分裂症）中扮演着病理生理角色。众所周知，心理压力和炎症是精神疾病的风险因素，也是再激活 HCMV 的易感因素，我们将从这两个因素来讨论这些文献。

【关键词】衰老；巨细胞病毒；免疫；免疫衰老；炎症；精神疾病；压力；疫苗

1　引言

人类巨细胞病毒（HCMV）是一种 β- 疱疹病毒，可造成终身感染，并显著改变宿主免疫系统的结构。HCMV 的线性双链 DNA 基因组大小约 235 kB，被包装在二十面体的衣壳中，周围有一层外膜基质，并被一层含有病毒糖蛋白的脂质包膜所包裹（Liu and Zhou，2011）。HCMV 基因组分为独特的长（UL）区和独特的短（US）区，两侧为重复区（Van Damme and Van Loock，2014）。血清学研究估计 HCMV 的全球患病率为 83%（95% CI：78 ～ 88），但血清阳性率因地区而异（Zuhair 等，2019）。感染风险随年龄增长而增加。据估计，6 ～ 11 岁美国儿童血清反应阳性率占 36.3%，而 80 岁以上成年人血清反应阳性率占 90.8%（Staras 等，2006）。在基于人群研究中，导致血清阳性率差异的其他主要因素包括性别、种族 / 民族、社会经济状况、艾滋病病毒感染状况和日托出席率（Dowd 等，2009；Bate 等，2010；Lachmann 等，2018；Hoehl 等，2020）。

先天性感染可导致疾病或终身残疾，其中最典型的是神经发育迟缓、小脑畸形和听力障碍（Kenneson and Cannon，2007；Crough and Khanna，2009）。HCMV 感染可能是实体器官和造血干细胞（HPC）移植后并发症的最重要的致病因素（Harvala 等，2013；Selvey 等，2017）。即使进行了预防性抗病毒治疗，移植后的个体仍然处于免疫功能低下状态，导致原发感染、再感染或潜伏感染再激活，从而引起 HCMV 病毒血症。因此，HCMV 感染可导致移植受者出现肺炎、胃肠道疾病、肝炎、视网膜炎、脑炎、肾炎、膀胱炎、心肌炎、胰腺炎和其他终末器官疾病（Ljungman 等，2017）。人类免疫缺陷病毒（HIV）感染者合并感染 HCMV 后，也会出现类似的并发症（Gianella and Letendre，2016），并更快地进展为艾滋病（Webster 等，1989；Detels 等，1994）。因此，HCMV 被认为是一个重要的公共卫生问题，目前有几种疫苗正在研发中（Gugliesi 等，2020）。

然而，HCMV 感染往往不被人们注意。在免疫功能正常的成年人中，原发感染 HCMV 会出现低热，或根本不发热。这并不意味着 HCMV 对大多数人而言是无害的。由于隐性感染，潜伏的病毒会周期性地再激活，并在免疫效应细胞的持续监控和作用下得到控制，因此随着时间的推移会产生不良后果（Walter 等，1995；Lim 等，2020）。HCMV 已进化出大量免疫逃逸策略，其中就像指挥家指挥管弦乐队一样，病毒基因产物会操纵宿主基因组和微环境（Dell'Oste 等，2020）。这种相互作用会对宿主 T 细胞、自然杀伤（NK）细胞、单核细胞 / 巨噬细胞和树突状细胞（DC）的表型构成产生长期影响。特别是，HCMV 与抗原特异性晚分化细胞的蓄积有关，而是抗原特异性晚分化细胞是高龄的标志（Rölle and Brodin，2016；Pangrazzi and Weinberger，2020；Ford 等，2020）。

在本章中，我们将讨论 HCMV 如何在初始感染、溶解复制和潜伏期推翻和影响免疫系统，并阐述其对免疫系统的长期影响。然后，我们将讨论 HCMV 对免疫衰老、疫苗反应和疾病易感性的一些临床影响。最后，我们将简要讨论 HCMV 与精神疾病之间潜在的双向相互作用。也就是说，有证据表明，心理压力和精神健康因素会改变适应性免疫系统的功能，从而导致对感染的易感性增加和对 HCMV 的控制能力减弱，也有证据表明，HCMV 可能是多种精神疾病的诱因。

2 HCMV 感染

2.1 传播

除组织移植和胎盘传播外，HCMV 最常见的传播方式是体液传播。已知学龄前（0 ～ 6 岁）的婴幼儿唾液和尿液中的病毒检出率很高（Murph 等，1986；Noyola 等，2005；Cannon 等，2011；Watanabe 等，2019；Alain 等，2020）。因此，上日托班会增加 HCMV 感染风险（Adler，1985）。上日托班的儿童 HCMV 病毒检出率（51.9%）高于寻求紧急医疗护理的儿童（21.7%），日托班人数与病毒检出率呈正相关（Grosjean 等，2014）。这表明，近距离接触能够增加 HCMV 病毒检出率，而日托中心则是 HCMV 感染的重要传染源（Pass 等，1990）。性接触是 HCMV 传播的另外一个途径，因为精液和宫颈黏液中能够检出 HCMV（Handsfield 等，1985；Yang 等，1995）。一些研究发现性活动增加与 HCMV 血清阳性之间存在关联（Fowler andpass，2006；Staras 等，2008；Dowd 等，2009），但并非所有研究都得出了一致结果（Foxworth 等，2014；Patrick 等，2014）。性活动会增加 HCMV 感染风险可能是女性特有的（Staras 等，2008；Dowd 等，2009）。整体而言，女性 HCMV 的血清阳性率更高。在全球范围内，女性与男性的 HCMV 感染率比为 1.13（95% CI：1.11 ～ 1.14）（Cannon 等，2010）。HCMV 也有可能通过飞沫传播。实验室分析表明，HCMV AD169 株在干燥、不吸水的表面上可存活 1 ～ 3 小时，在潮湿、吸水的表面（包括饼干等食物）上可存活长达 6 小时，甚至更长（Stowell 等，2012）。

HCMV 在人手上可存活数分钟，并可转移到物体表现，但存活率较低（Stowell 等，2014）。

2.2　细胞趋向性、病毒进入和初始免疫激活

HCMV 可感染多种类型的细胞（Myerson 等，1984；Sinzger 等，2008）。HCMV 主要感染的靶细胞是成纤维细胞、上皮细胞、内皮细胞和平滑肌细胞，并且白细胞、神经元和脑周细胞等其他类型的细胞也是易感细胞（Sinzger 等，2008；Alcendor 等，2012）。髓系祖细胞 $CD34^+$ 造血干细胞、$CD14^+$ 单核细胞和巨噬细胞在 HCMV 潜伏 / 再激活周期和病毒传播（见下文）中发挥非常重要的作用（Min 等，2020）。病毒包膜蛋白可根据组织类型利用各种宿主细胞蛋白进入宿主细胞（Compton 等，1993；Gredmark 等，2004；Vanarsdall and Johnson，2012；Farrell and Stevenson，2019；Stein 等，2019；Gerna 等，2019；Elste 等，2020；Murray 等，2020）。HCMV 进入细胞依赖糖蛋白复合物，这些糖蛋白复合物可形成附着和融合受体，促进包膜与细胞膜融合（Isaacson 等，2008）。重要的是，宿主细胞的免疫反应是由这些最初的相互作用触发的（Boyle 等，1999；Song 等，2001）。在细胞进入后数小时内，免疫调控转录因子、核因子 κB（NFκB）、特异性蛋白 1（SP1）和磷脂酰肌醇 -3 激酶（PI3K）会被激活（Zhu 等，1998；Simmen 等，2001；Browne 等，2001）。

2.3　HCMV 的生命周期

HCMV 的复制周期与其他 β- 疱疹病毒一样，具有基因表达的三个阶段：立即早期（IE）、早期（E）和晚期（L）（Ye 等，2020）。进入细胞后，病毒外壳蛋白会促进病毒基因组转入细胞核，并刺激 IE 基因转录（Kalejta，2008）。IE 基因能够为病毒基因组复制和病毒组装准备细胞环境。一些 IE 基因产物和外膜蛋白会阻止细胞凋亡和抗病毒干扰素（IFN）反应（Stinski and Meier，2011）。IE86 通过稳定 p53 使细胞周期处于有利于基因组复制的 G1/S 过渡阶段（Stinski and Meier，2011）。E 基因在感染后大约 8 小时表达。这些基因产物通过调节对细胞 DNA 合成的控制和改变免疫反应，继续为病毒复制创造有利环境。其他 E 期基因直接参与 HCMV 基因组的复制（White and Spector，2011）。L 期基因控制病毒外壳的形成、病毒 DNA 的包装以及新病毒的最终排出（Anders 等，2011）。

与疱疹病毒家族的其他成员一样，HCMV 永远不会被免疫系统完全清除，但通常会通过建立非病毒潜伏期而持续终身感染。最初感染的上皮细胞和内皮细胞会上调细胞黏附分子并下调紧密连接分子，从而促进单核细胞的迁移（Bentz 等，2006）。在迁移过程中，单核细胞自身也会受到感染，从而将病毒传播到身体的各个器官（Myerson 等，1984；Bentz 等，2006）。当 HCMV 到达骨髓中的 $CD34^+$ 造血干细胞时，一个主要的终生感染库就建立起来了（Goodrum 等，2012）。$CD34^+$ 造血干细胞及其被感染的髓系后代不会产生溶解性感染，而是处于潜伏期（Zhu 等，2018）。外周单核细胞 / 树突状细胞激活能够触发 HCMV 复制，病毒之后会传播到其他组织（Hargett and Shenk，2010；Reeves and Sinclair，2013）。

在潜伏期，HCMV 通过选择性基因表达主动逃逸免疫监测，但不会进行病毒复制（Reeves and Sinclair，2010）。除了免疫逃逸，潜伏期相关基因还能抑制细胞凋亡（Poole 等，2015）、抑制细胞内信号通路（Smith 等，2021）以及下调复制期 HCMV 基因表达（Ye 等，2020）。主要立即早期启动子（MIEP）在表观遗传学上被沉默，停止了启动复制周期的主

要 IE 基因的强势表达（Reeves and Sinclair，2010；Groves 等，2021）。当 MIEP 或其他主要的 IE 启动子区域被再激活时，复制周期也会被再激活，进而导致病毒的繁殖和传播（Collins-McMillen 等，2020）。

3 宿主细胞免疫逃逸

本节我们将研究 HCMV 所采用的几种免疫逃逸分子机制，重点关注那些已知的在精神压力下被独立干扰的免疫逃逸过程。在后面的章节中，我们将提供一些数据，表明与压力相关的心理障碍可能会通过与 HCMV 免疫逃逸协同作用，增加对 HCMV 感染和 / 或病理改变的易感性。

3.1 HCMV 破坏 Toll 样受体

HCMV 包膜蛋白初次接触宿主细胞时会刺激宿主细胞产生固有免疫反应。Toll 样受体（TLR）是跨膜模式识别受体，能够检测微生物相关分子。结合的 TLR 能够启动免疫反应信号通路，如促炎转录因子 NFκB 和激活蛋白（AP）–1 或抗病毒 I 型干扰素（IFN）反应基因（Barbalat 等，2009；Oliveira-Nascimento 等，2012）。TLR–1/TLR–2 异源二聚体是 HCMV 的主要病原相关分子模式（PAMP）传感器，能够识别 gB 和 gH 糖蛋白，并通过 CD14 表达得到增强（Compton 等，2003；Boehme 等，2006）。TLR–3 能够检测 RNA 和 DNA 病毒产生的双链 RNA，TLR–4 可检测脂多糖和其他糖蛋白（Park 等，2019）。HCMV 病毒基因产物能以多种方式破坏 TLR 活性。HCMV microRNA miR-UL112-3p 能够下调 TLR–2 的表达（Landais t al. 2015）。病毒蛋白 US7 和 US8 能够阻断 TLR–3 和 TLR–4 信号传导（Park 等，2019）。US7 通过将 TLR–3 和 TLR–4 与 Derlin-1 和 Sec61β 结合，促进泛素化和蛋白酶体降解（Park 等，2019）。US8 阻止伴侣蛋白 UNC93B1 与 TLR–3 相互作用，并靶向 TLR–4 通过溶酶体途径降解（Park 等，2019）。在抑郁症（MDD）患者中，TLRs 3、4、5 和 7 表达过高，而 TLRs 1 和 6 表达过低（Hung 等，2014）。由于 TLR–1/2 复合物能够启动对 HCMV 的抗病毒应答，因此一部分 MDD 患者可能在细胞水平上对 HCMV 更易感。然而，据我们所知，这种可能性尚未得到实验验证。

3.2 HCMV 干扰干扰素发挥作用

最主要的抗病毒分子防御机制是 I 型 IFN 反应，其中主要的效应分子 IFNα 和 IFNβ，它们会刺激各种 IFN 刺激基因（ISGs）的表达（Boyle 等，1999；Boehme 等，2004；Netterwald 等，2004）。许多模式识别受体（PRRs）通过各种信号级联诱导这种干扰素反应，这些级联反应的核心分子是 IFN 反应因子（IRF）3 和 IRF7 上，但其他 IRF 也能促进 I 型干扰素反应（McNab 等，2015）。IRF3 促进 IFNB 和 IFNA4 的转录，从而上调 IRF7。IRF7 能够促进第二波 IFNα 的产生，给予 IRF3 正反馈（McNab 等，2015）。IFNα 和 IFNβ 能够与异源二聚体受体复合物 IFNAR1/IFNAR2 结合。典型的激活途径是利用 Janus 激酶（JAK）1 和信号转导分子酪氨酸激酶（TYK）2 磷酸化和转录激活因子（STAT）1/STAT2 二聚体，但也可能诱导其他 STAT（信号转导和转录激活因子）分子、多种丝裂原活化蛋白激酶（MAPK）途径和 / 或 pI3K：mTOR 途径。最终结果是数百种 ISGs 上调，这些 ISGs 能够发挥抗病毒效应功能，也能参与其他细胞对感染的反应应答。

HCMV 是一种强效的 I 型 IFN 刺激因子，但它有许多方法来保护自己免受这种反应的影响。胞质 DNA 能够激活环磷酸鸟苷 – 腺苷单磷酸（cGAMP）合成酶（cGAS）。cGAMP 能与 IFN 基因刺激因子（STING）结合，STING 会招募 TANK 结合激酶 1（TBK1）和 IRF3。TBK1 和 IRF3 的磷酸化会诱导 I 型 IFN 反应（Paijo 等，2016）。cGAS–STING 轴是 HCMV 的关键传感器和 IFNα/β 的激活剂。HCMV 蛋白 UL31 能直接与 cGAS 相互作用并使 DNA 与之解离（Huang 等，2018）。UL83 还能阻止 cGAS 与 STING 相互作用（Biolatti 等，2018b）。UL82（pp71）和 US9 与 STING 结合并破坏其与 TBK1 和 IRF3 形成活化复合物的能力（Fu 等，2017；Choi 等，2018）。IFNα/β 的表达也会被 UL83（pp65）削弱，后者会破坏 IRF3 和 IRF1 的核转位（Browne and Shenk，2003；Abate 等，2004；Marshall and Geballe，2009；Biolatti 等，2018a）。IFNγ 诱导蛋白 16（IFI16）是另一种细胞膜 DNA 传感器，它可以二聚化并启动对 HCMV 的 IFN 型反应（Gariano et al. 20）。当 UL83 与 IFI16 结合时，它会与 NFκB 相互作用，启动 MIEP 的转录（Biolatti 等，2018a）。同时，UL44 会抑制 IRF3 和 NFκB 与抗病毒基因启动子区域的结合（Fu 等，2019）。与精神健康有关的是，多种类型的压力相关因素——包括社交隔离、创伤后压力和幸福感等——都与"对逆境的保守转录反应"有关，其特点是炎症基因过度表达，I 型 IFN 基因表达不足（Cole 等，2015；Kohrt 等，2016；Boyle 等，2019）。因此，逆境相关的抗病毒免疫抑制可能会增强 HCMV 的免疫逃逸能力。

3.3　HCMV 编码具有免疫抑制能力的 IL–10 同源物

UL111A 是一种 HCMV 病毒基因，在溶解期和潜伏期均有表达。对 UL111A 转录本的交替剪接形成了几种人源 IL–10（cmvIL–10）的不同同分异构体（Poole 等，2020）。IL–10 是一种细胞因子，能对免疫激活提供调控反馈。在 HCMV 感染过程中，IL–10 的一个重要功能是通过下调主要组织相容性复合体（MHC）、共刺激细胞表面分子和促炎细胞因子［IFNγ、肿瘤坏死因子（TNF）、IL–1β、IL–6］的表达来抑制抗原递呈细胞（APC）（包括单核细胞、巨噬细胞和树突状细胞）的活性（Mittal and Roche，2015）。cmvIL–10 与 IL–10 受体的结合亲和力与人源 IL–10 相同，从而激活 Jak1–STAT3 通路，最终产生抗炎作用。在体外，cmvIL–10 可阻止脂多糖诱导的树突状细胞活化（Chang 等，2009），阻断单核细胞中的 NFκB 信号传导（Nachtwey and Spencer，2008），并抑制外周血单核细胞的增殖（Spencer 等，2002）。一项关于恒河猴的研究发现，cmvIL–10（恒河猴 CMV 株）对初次免疫应答的程度和动力学有深远影响，并对体液和 T 细胞记忆反应产生长期影响（Chang and Barry，2010）。

3.4　HCMV 抑制 MHC 表达和抗原递呈

HCMV 病毒免疫主要由 CD4+ 和 CD8+ T 细胞介导。细胞毒性 CD8+ T 细胞能识别 MHC I 类分子递呈的病毒肽，并启动杀死感染细胞的程序。辅助性 CD4+ T 细胞能识别通过抗原递呈细胞（APC）（主要是单核细胞 / 巨噬细胞、DC 和 B 细胞）介导的 MHC II 类分子递呈的病毒肽。早期 T 细胞逃逸策略是通过启动病毒包膜蛋白与细胞表面分子的结合阻断 MHC–I 类分子的表达（Song 等，2001）。IE 基因 US3 编码一种驻留在内质网（ER）的糖蛋白，可将负载蛋白的 MHC–I 类分子保留在 ER 中（Ahn 等，1996）。早期基因 US2 和 US11 介导蛋白酶体对 MHC-I 类重链的降解，而 US6 则干扰 ER 管腔中与抗原加工（TAP）相关的转运体对肽的负载（Wiertz 等，1996；Jones and Sun，1997；Ahn 等，1997）。US2 还能启动人类白细胞抗原（HLA）-DRα 和 DMα（两种重要的 MHC-Ⅱ蛋白）的降解（Tomazin 等，1999）。US3 与 HLA-DR 结合，能够阻止恒定链的附着，并阻止 MHC-Ⅱ类复合物的组装（Hegde 等，2002）。Ⅱ型 IFN（IFNγ）甚至能够通过上调 MHC Ⅱ类反式激活因子基因（CIITA），在非抗原递呈细胞（如成纤维细胞和上皮细胞）中也能促进 MHC-Ⅱ类的表达（Lim 等，2020）。独立于 US2 和 US3，HCMV 能够抑制 CⅡTA 在朗格汉斯细胞和骨髓祖细胞系中的表达，从而降低 HLA-DR 的转录水平（Lee 等，2011；Sandhu and Buchkovich，2020）。UL23 与 N-myc 互作蛋白的结合和 STAT 激活因子核转位被阻断，能够进一步抑制 INFγ 介导的基因表达（Feng 等，2018）。

心理压力可通过长期激活下丘脑-垂体-肾上腺（HPA）轴分泌过多糖皮质激素为 HCMV 感染创造有利环境。糖皮质激素信号对炎症和细胞免疫反应有负性调控作用，部分通过下调 MHC Ⅱ类的表达，以及上调免疫细胞中 IL-10 基因的表达水平（Celada 等，1993；Spencer and Deak，2017；Shimba and Ikuta，2020）。此外，下丘脑和垂体还能分泌产生 IL-10，而 IL-10 能够促进促肾上腺皮质激素释放因子和促肾上腺皮质激素的分泌（Smith 等，1999）。因此，压力可能会通过 cmvIL-10 和人源 IL-10 的协同功能以及抑制 MHC Ⅱ类分子的表达引起 HCMV 病理改变，但这一模型还需要更多的研究来验证。

4 对免疫系统的影响

对于一种本应无害的病毒来说，HCMV 感染对免疫系统的影响是显著的，它能够在血管系统中驱动目前已知在微生物中最大的抗原特异性免疫反应（Klenerman and Oxenius，2016；Moss，2019）。这种影响的部分原因可能是病毒采用了一连串免疫逃逸策略，从而与宿主产生了复杂的相互作用。Davis 及其同事的双胞胎研究清楚地展现了 HCMV 对免疫系统的影响，他们研究了免疫系统中 204 个不同参数的非遗传变异性来源（Brodin 等，2015）。值得注意的是，他们发现相对年轻的同卵双胞胎感染 HCMV 后明显不一致，50% 以上测量参数的相关性大大降低，尤其是效应 CD8$^+$ 和 γ-δ T 细胞的频率、IL-6 和 IL-10 的血清浓度以及细胞信号对 IL-6 和 IL-10 刺激的反应（Brodin 等，2015）。

通常情况下，HCMV 感染会导致 HCMV 特异性效应记忆 CD8$^+$ 和 CD4$^+$ T 细胞的增殖，同时伴随幼稚 T 细胞的减少。事实上，根据潜伏感染的持续时间，多达 10% 的效应记忆 CD4$^+$ 细胞和 50% 的效应记忆 CD8$^+$ 细胞会成为 HCMV 抗原的靶细胞，这种现象被称为"记忆膨胀"（Khan 等，2004；Almanzar 等，2005；Sylwester 等，2005；Klenerman and Oxenius，2016）。这些 HCMV 特异性 T 细胞表现出在细胞衰老过程中经常观察到的特征，如共刺激受体 CD27 和 CD28 表达减少，CD57、KLRG1 和 CD45RA 表达增加（Herndler-Brandstetter 等，2012；Klenerman and Oxenius，2016；Ford 等，2020）。HCMV 特异性 CD28$^-$ CD4$^+$ 细胞能够分泌 IFNγ 和 TNF，被认为具有细胞毒性，因为它们表达颗粒酶 B 和穿孔素。然而，它们缺乏次级淋巴器官归巢分子（如 CCR7 和 CD62L），这表明它们在感染部位直接发挥作用（Pawelec 等，2005；van den Berg 等，2019a）。最近的研究还表明，约有三分之一的 HCMV 特异性 CD4$^+$ 细胞表达程序性细胞死亡蛋白（PD-1）受体，这是"耗竭"的标记物（Parry 等，2021）。这些细胞保留了强大的细胞毒活性，但在接触抗原后分泌的辅助性 T 细胞 1 型（Th1）细胞因子较少（Parry 等，2021）。HCMV 特异性 CD8$^+$ 细胞被认为是完全分化的，具有很高的细胞毒性潜能，能表达颗粒酶 B 和穿孔素（Appay 等，2002；van den Berg 等，2019a）。和 CD4$^+$ 细胞一样，他们可能是淋巴器官归巢分子标记物呈阴性（van den Berg 等，2019a）。

HCMV 感染也会影响 NK 细胞的表型。非经典的 MHC I 类分子 HLA-E 在正常细胞表面的表达量很低（Iwaszko and Bogunia-Kubik，2011）。HCMV 与 NK 细胞受体 NKG2A 相互作用，产生抑制信号，阻断细胞毒性活性。肿瘤细胞系 K562 不表达 HLA-E（Garson 等，1985），如果 HLA-E 表达缺失，则抑制信号丧失会使天平向 NK 细胞介导的杀伤倾斜。相反，当 HLA-E 过度表达时，HLA-E 与激活受体 NKG2C 的结合增加，也会启动 NK 细胞的细胞毒性（Wada 等，2004）。感染 HCMV 的细胞会出现 HLA-E 过表达（Prod'homme 等，2012；Rölle 等，2014）。与这一现象相一致的是，HCMV 感染也与记忆样 NKG2C$^+$ CD57$^+$ Fc ε RIγ$^-$ NK 细胞的增殖有关，这种特化的细胞亚群具有抗体依赖性细胞毒性，同时能够释放 IFNγ 等促炎细胞因子（Rölle and Brodin，2016；Semmes 等，2020）。NKG2C 通常只在少数 NK 细胞上表达，这些细胞可能会发生克隆增殖，类似于 HCMV 感染期间在淋巴细胞中观察到的典型情况。据推测，由于 IFNγ 位点发生表观遗传重塑，这些细胞可通过产生大量 IFNγ 来启动免疫系统并抵御 HCMV 及其他病毒感染（Luetke-Eversloh 等，2014；Rölle and Brodin，2016；Semmes 等，2020）。

髓系细胞在 HCMV 的潜伏、再激活和内部传播中发挥着特殊作用（Min 等，2020）。CD34$^+$ 造血细胞（HPCs）是 CD14$^+$ 单核细胞的骨髓驻留祖细胞。经典的 CD14$^+$ CD16$^-$ 单核细胞在血液中循环的半衰期约为 1.6 天，但非经典（CD14lo CD16$^+$）和中间（CD14$^+$ CD16$^+$）单核细胞的寿命更长，为 4 ~ 7 天（Patel 等，2017a）。外源性病原体刺激和 / 或内源性细胞因子信号能启动单核细胞向巨噬细胞或树突状细胞分化（Goudot 等，2017）。单核细胞寿命短是 HCMV 的一个"问题"，因此病毒通过阻止细胞凋亡以及促进其分化为寿命更长的巨噬细胞来延长这些细胞的寿命，从而支持病毒复制（Stevenson 等，2014）。HCMV 还会在 CD34$^+$ HPC 细胞中形成潜伏感染（Zhuravskaya 等，1997；Streblow and Nelson，2003；Wills 等，2015；Collins-McMillen 等，2018）。来自这些感染祖细胞的 CD14$^+$ 单核细胞在血液中循环并浸润组织，将病毒散布到全身，包括脑实质（Kosugi 等，2002；Bentz 等，2006）。当单核细胞被激活并分化成巨噬细胞或树突状细胞时，HCMV 会被再激活并进入其生命周期的溶解阶段。

巨噬细胞可被分为 M1（经典的，IFNγ 激活的）和 M2（替代的，IL-4 激活的）亚型。M1 类极化巨噬细胞具有很高的吞噬能力，能够分泌 IL-6、IL-12、IFNγ 和 TNF 等促炎因子，诱导 Th1 免疫反应和促进补体介导的吞噬过程（Nikitina 等，2018）。相反，M2 巨噬细胞能通过分泌 IL-4 和 IL-10 等细胞因子促进 Th2 免疫应答，在维持稳态和细胞修复过程中发挥更大作用。HCMV 已经进化到能够改变被感染巨噬细胞的生物功能，促进巨噬细胞发生有益于病毒生命周期的改变。研究发现 HCMV 能对巨噬细胞进行重编程，使其同时表达 M1 和 M2 相关基因，但 HCMV 感染的表型谱上更接近于 M1 促炎表型（Stevenson 等，2014）。虽然类 M1 表型有利于通过炎症传播病毒，但类 M2 基因的表达会削弱宿主抗病毒应答（Stevenson 等，

2014；Nikitina 等，2018）。

Moss 推测，与 HCMV 感染同时出现的记忆性炎症会上调 Th1 CD4$^+$ 和 CD8$^+$ 炎症反应，从而提高机体对感染刺激的炎症反应能力，并调节机体对异源抗原的免疫反应能力（Moss，2019）。虽然在生命早期某些情况下，这种对炎症反应的偏好可能有利于进化，但随着个体年龄的增长，这种偏好可能会适得其反，因为它会加剧"炎症衰老"（Moss，2019）。如下文所述，HCMV 感染的疫苗免疫原性和疾病易感性的相关文献对这种"平衡选择"模式作了一个大概阐述。

5 临床意义

5.1 衰老与免疫衰老

有关老年群体的纵向研究引出了免疫风险表型（IRP）的概念，这是一组能够预测未来死亡率的免疫参数（Ferguson 等，1995；Pawelec 等，2001；Wikby 等，2005）。IRP 的主要特征是 CD8$^+$ 细胞水平高于 CD4$^+$ 细胞，导致 CD4$^+$/CD8$^+$ 细胞比例倒置以及有丝分裂原刺激的淋巴增生反应减弱（Effros，2004；Pawelec 等，2005）。人们很快就发现，HCMV 感染者更有可能出现 IRP，因此，八旬老人和九旬老人出现 HCMV 血清学阳性提示他们会更早死亡（Olsson 等，2000；Wikby 等，2002）。此后，其他一些研究也证实，HCMV 阳性的老年人比血清阴性的老年人死亡更早，风险比约为 1.2 ～ 1.4（Strandberg 等，2009；Wang 等，2010；Roberts 等，2010；Simanek 等，2011；Gkrania-Klotsas 等，2013；Savva 等，2013）。心血管疾病导致的死亡可能是引起老年人感染 HCMV 后过早死亡的原因之一——一项前瞻性研究的荟萃分析计算出，HCMV 感染的风险比为 1.30（Wang 等，2017）。

炎症可能是引起 HCMV 感染与死亡风险相挂钩的原因。据报道，在一项针对拉美老年人群的研究中，循环 IL-6 和 TNF 浓度的综合测量指标介导了抗 HCMV 免疫球蛋白 G（IgG）抗体滴度与心血管疾病风险的关联性（Roberts 等，2010）。此外，在 HCMV/HIV 双重感染情况下，表达血管内皮归巢标记物 CX3CR1 的细胞毒性 CD57$^+$CD28$^-$ CD4$^+$ 细胞出现蓄积，提示心血管疾病的发生（Chen 等，2020）。然而，也有一些阴性的研究结果，纳入五个纵向队列的荟萃分析并未发现 HCMV 与全因或心血管疾病死亡率之间存在显著关系（Chen 等，2021）。而在本研究中，IgG 抗体滴度处于最高四分位数的个体与血清阴性对照组（HR 1.13）和血清阳性抗体处于最低四分位数的个体（HR 1.18）相比，死亡率确实没有出现显著性增加趋势，这一结果与之前研究中报告的较小效应量一致。HCMV 与死亡风险相关性的强度可能取决于统计调整的严格程度，因为 Chen 等人的文章中使用的模型纳入了多个参数，包括年龄和性别以及受教育程度、体重指数（BMI）、吸烟状况、合并症数量和 C 反应蛋白（CRP）。

除了与 IRPs 和死亡风险有关外，还有间接证据表明 HCMV 与免疫衰老有关。端粒是染色体末端的保护性核苷酸序列，已被证实会随着年龄的增长而缩短，这种缩短与加速的细胞衰老、死亡风险和与年龄相关的疾病有关（Aubert and Lansdorp，2008）。多项研究报告了 HCMV 感染与白细胞端粒长度缩短之间的横断面关联（Spyridopoulos 等，2009；Rizzo 等，2013；Aiello 等，2017；Lin 等，2021）。此外，在 Whitehall 研究中，53 ～ 76 岁的健康 HCMV 阳性受试者在

3 年的随访中端粒长度的减少幅度大于 HCMV 阴性个体（Dowd 等，2017）。尽管其他病原体也可能影响端粒长度，但 HCMV 的影响力最大。Aiello 及其同事从美国国家健康与营养调查（NHANES）中抽取了大量 20 ～ 49 岁的样本（n=1708 人），研究了慢性病原体感染与端粒长度之间的联系（Noppert 等，2020）。HCMV、单纯疱疹病毒 1 型（HSV-1）和幽门螺杆菌血清阳性者的端粒长度显著短于病原体载量低的对照组。HCMV 导致白细胞端粒缩短的机制尚不清楚。目前已知的是，已分化的淋巴细胞往往会丧失增加端粒酶表达的能力（Valenzuela and Effros，2002），而如上所述，HCMV 感染与高度分化的 T 细胞的显著克隆增殖有关。事实上，肾移植患者出现原发性 HCMV 感染后，他们的淋巴细胞端粒长度会突然的持续下降（van de Berg 等，2010）。

其他各种类型的衰老指数或"时钟"也已被开发出来。Hurme 及其同事利用甲基化时钟，研究了九旬老者和年轻对照组中表观遗传衰老与 HCMV 感染之间的关联（Kananen 等，2015）。在两个样本组中，HCMV 阳性的受试者的表观遗传年龄都较大，在年轻样本组中相对增加了 2.5 年，而在老年样本组中增加了 6 年。最近的一项研究利用外周血单核细胞（PMBC）中长链脂肪酸延长酶（ELOVL2）基因周围的甲基化标记物，在 60 ～ 90 岁的样本中获得了表观遗传老化指数，发现 HCMV 阳性受试者的表观遗传年龄（65 岁）明显大于 HCMV 阴性个体（59 岁）（Poloni 等，2021）。实际上，HCMV 对 ELOVL2 甲基化水平的影响此前已有报道（Bacalini 等，2017），但这些作者认为 ELOVL2 的甲基化是细胞复制的替代标志物，而且在他们的样本中未能检测到与寿命或死亡率的相关性。

5.2 疫苗反应

疫苗免疫原性在老年人中趋于下降（Goodwin 等，2006；Sasaki 等，2011）。此外，由于纯合突变导致机体的 T 细胞无法表达主要共刺激 CD28 受体，则机体对白喉、破伤风和人类乳头瘤病毒疫苗的反应较差（Béziat 等，2021），而 CD57+CD28- 淋巴细胞比例较高与老年人接种流感疫苗后抗体滴度降低有关（Trzonkowski 等，2003）。因此，如果 HCMV 确实加速了免疫系统的衰老，并导致 CD28- 细胞的增殖，那么按理说 HCMV 血清检测阳性人群就会出现疫苗效力下降。总的来看，文献资料表明，上述两组的相关性较弱。大多数文献都侧重于流感疫苗。最近对 13 项此类研究进行的荟萃分析表明，HCMV 感染产生的 IgG 滴度的负面影响没有显著性差异（pooled OR 为 0.65），尽管结果不尽相同，且有研究数据存在发表偏倚（van den Berg 等，2019b）。接种疫苗后，HCMV 抗体水平与流感抗体水平之间也存在微弱的负相关，正如作者所指出的，这可能是随着时间的推移，多次 HCMV 的应答再激活对疫苗反应的累积效应，也可能是 HCMV 滴度随年龄增长而平均增加所导致的伪关联（van den Berg 等，2019b）。

然而，其他研究 HCMV 诱导的记忆膨胀会造成 T 细胞多样性受损的假设提出了质疑（Lindau 等，2019），并推测对流感疫苗接种有反应的 B 细胞系比例甚至可能增加（de Bourcy 等，2017）。与这些数据相一致，Davis 及其同事认为，HCMV 会以年龄依赖的方式增强流感疫苗的免疫原性（Furman 等，2015）。虽然在 61 ～ 80 岁的老年人中未观察到 HCMV 的显著影响，但在年轻受试者（20 ～ 30 岁）中，HCMV 感染与 IL-13 和 IFNγ 表达水平升高、CD8+pSTAT1 和 pSTAT3 对 IL-6 的较高反应以及接种三价灭活流感疫苗后出现较高的流感抗体滴度有关

（Furman 等，2015）。

至于其他类型的疫苗，数据也不尽相同。在健康人群和年龄超过 65 岁的慢性肾病患者中，HCMV 血清阳性与实验性埃博拉疫苗（Bowyer 等，2020 年）以及肺炎球菌疫苗（pneumovax23）的疫苗反应呈负相关。另一项研究表明，HCMV 血清阳性的健康受试者在接种丙型肝炎病毒（HCV）和艾滋病病毒（HIV）双联实验疫苗一周后，NK 细胞分泌的 IFNγ 减少，表明疫苗诱导的 Th1 反应减弱（Woods 等，2021）。相比之下，先天感染 HCMV 的婴儿、出生后感染 HCMV 的婴儿和未感染 HCMV 的婴儿在 7 个月大时对 DTaP–Hib–HBV 疫苗的体液免疫反应相似（Pathirana 等，2021）。另一项研究报告称，虽然 HCMV 阳性个体的 CD4$^+$ 和 CD8$^+$ 细胞末期分化程度更高，其 NK 细胞的活化程度也有所降低，但他们对 ChAdOx1 SARS CoV–2 疫苗产生的 T 细胞反应正常（Sharpe 等，2022）。同样，在接种带状疱疹减毒活疫苗（Zostavax）的肺移植等待患者中，HCMV 血清阳性与 CD28$^-$ T 细胞频率增加有关，但疫苗免疫原性并未改变（Wang 等，2021）。

5.3 疾病易感性

随着年龄的增长，初始 T 细胞生成减少，记忆 T 细胞就会增殖进行补充（Pawelec 等，2009；Palmer，2013）。反复的病毒激活会导致晚分化的 HCMV 特异性记忆细胞的寡克隆增殖（Ford 等，2020）。因此，在 HCMV 阳性的个体中，T 细胞群会更专注于控制 HCMV，而由于初始细胞的丧失或为了维持抗 HCMV 克隆而牺牲了对其他病原体的记忆细胞，T 细胞群对新型病原体的反应能力可能会降低（Pawelec 等，2001）。下面，我们总结了一些证据，表明 HCMV 感染可能会损害对其他感染性病原体的免疫力。然而，这种现象是否与记忆膨胀和初始 T 细胞减少有关，目前仍不清楚。

30 多年前，研究已经证实 HCMV 血清阳性会对艾滋病病毒感染的自然史和艾滋病病毒阳性患者的存活率产生负面影响（Webster 等，1989）。此后，多项研究证实，HCMV 抗体水平升高与艾滋病病毒疾病进展有关（Sinicco 等，1997；Kovacs 等，1999；Robain 等，2001；Deayton 等，2004；Patel 等，2017b；Isnard 等，2021）。这一现象的机制之一可能与炎症通路的激活有关。在艾滋病毒感染者中，HCMV IgG 滴度与艾滋病病毒携带者的 sCD14 和 CRP 浓度呈正相关（Patel 等，2017b）。这些数据可能解释了为什么 HCMV 感染是艾滋病病毒感染者发生炎症相关疾病合并症的既定风险因素（Lichtner 等，2015；Schnittman and Hunt，2021）。另一种可能性是 HCMV 可直接反式激活艾滋病病毒基因表达——例如，MIEP 编码的基因之一能够激活艾滋病病毒长末端重复序列（LTR），该序列编码艾滋病病毒转录启动子（Ho 等，1990；Nardiello 等，1994；Yurochko 等，1999）。还有人认为，HCMV 并不直接致病，而是会损害 CD4$^+$ 细胞的功能，这也解释了为什么在 HCMV 血清转换者中，CD4$^+$ 细胞计数越高，艾滋病发生率越高（Deayton 等，2004）。

这里还有其他一些例子表明，HCMV 会对感染性病原体的免疫反应产生负面影响。在儿童和成人中，对 HCMV 的抗病毒免疫反应可能会破坏对结核病（TB）的免疫反应，从而增加患结核病的风险（Müller 等，2019；Stockdale 等，2020；Martinez 等，2021；Olbrich 等，2021）。同样，HCMV 感染与 EBV 感染引起的免疫力下降有关（Müller 等，2019；Stockdale 等，2020；Martinez 等，2021；Olbrich 等，2021）。此外，多项研究表明，脓毒症重症患者的 HCMV 再激活与通气时间和死亡率增加有关（Kalil，2008；Kalil and Florescu，2011；Imlay and Limaye，2020）。尽管最近一项使用更昔洛韦的临床试验并未显示出对 IL-6 这一主要结果的显著影响，但更昔洛韦治疗组在一些探索性结果上优于安慰剂组，比如无呼吸机天数增加，机械通气时间缩短（Limaye 等，2017）。

相反，有新证据证实，在某些情况下，HCMV 可能具有保护作用。一项研究跟踪记录了 200 多名运动员的冬训情况，结果发现与 HCMV 血清反应阴性的运动员相比，HCMV 血清反应阳性的运动员上呼吸道感染症状较少（He 等，2013）。在该队列中 21% 的 HCMV 和 EBV 双阳性运动员中，这种效果更为明显。作者认为，其机制可能与 HCMV 在运动过程中增加了 CD8⁺ 细胞的动员有关，改善了免疫监控（He 等，2013）。关于非传染性疾病，有初步证据表明，HCMV 感染可防止白血病患者复发（Lönnqvist 等，1986；Behrendt 等，2009；Elmaagacli 等，2011；Ito 等，2013；Turki 等，2022）。这一假定现象的机制尚不清楚，但有人提出，这可能与 HCMV 诱导的 NKG2C⁺ NK 细胞启动有关（Rölle and Brodin，2016）。

早在 2019 新型冠状病毒大流行期间，就有人认为 HCMV 可能会加重 2019 新型冠状病毒感染（Kadambari 等，2020）。2019 新型冠状病毒重症患者接受免疫抑制疗法是机会性感染（包括 HCMV）的风险因素之一（Abdoli 等，2021）。多份重症 2019 新型冠状病毒患者的病例报告中都描述了与 HCMV 相关的并发症（Oualim 等，2020；Molaei 等，2021；Gozzi-Silva 等，2021；Maillet 等，2021；Amundson 等，2021；Amiya 等，2021；Shaikh 等，2021）。在 232 例 2019 新型冠状病毒患者中，住院与 HCMV 和单纯疱疹病毒（HSV）血清阳性率增加有关，尽管这种关联可能受到人口统计学差异的影响（Shrock 等，2020）。相反，在一项回顾性研究中纳入了 246 名 2019 新型冠状病毒患者和 738 名配对对照，纠正年龄、种族和性别差异后，HCMV 血清阳性与 2019 新型冠状病毒感染风险增加相关（OR=1.7，95% CI：1.24 ~ 2.33，P=0.001），也和住院风险增加有关（OR=2.63，95% CI：1.37 - 5.35，P=0.005）（Alanio 等人，2022）。同样，在 38 名接受机械通气的 2019 新型冠状病毒患者中，有 18 人在住院期间再激活了 HSV 和 / 或 HCMV 病毒血症，而再激活与通气时间延长（中位数 9 vs. 23 天）有关（Le Balc'h 等，2020）。一项针对 2019 新型冠状病毒重症监护患者的类似研究发现，住院时间延长只与 EBV 感染相关，而与巨细胞病毒或人类疱疹病毒（HHV）-6 再激活无关（Simonnet 等，2021）。然而，在这项研究中，34 名患者中只有 5 人的 HCMV 病毒血症检测呈阳性，而且所有患者都成功接受了抗病毒治疗，但 EBV 和 HHV-6 再激活患者却没有效果（Simonnet 等，2021）。这些结果表明，有必要对 HCMV 和 2019 新型冠状病毒免疫反应的影响进行深入研究，HCMV 血清免疫反应可作为治疗 2019 新型冠状病毒患者的一项实用临床分层工具。

6　与精神健康的相关性

6.1　压力是精神疾病的风险因素

多项系统综述和荟萃分析一致认为，生活压力事件是各种精神疾病发病的重要风险因素，包括焦虑症（Moreno-Peral 等，2014）、双相情感障碍（Rush，2003；Lex 等，2017）、抑郁症（Kessler，1997；Kendler 等，1999；Hammen，2018）、强迫症（Brander 等，2016）、精神病（Fusar-Poli 等，2017；Beards 等，2020；Martland 等，2020）、精神分裂症（Day，1981；Norman and Malla，1993；Holtzman 等，2013）以及产后精神病（Meltzer-Brody 等，2018）。不同精神病的风险比很高，约为 3 ~ 6 之间，这不仅取决于疾病类型，还取决于先前发作的次数（Kendler 等，2000 年）。

6.2 压力是 HCMV 感染和再激活的危险因素

心理社会压力可能会增加 HCMV 的易感性或阻碍机体控制病毒的能力。在一个大型职业队列中，在控制混杂因素后，社会经济地位低（SES）与更高的 HCMV 血清阳性概率有关，IgG 抗体滴度与更严重的抑郁和焦虑有关（Rector 等，2014）。对 NHANES Ⅲ 数据的分析发现，HCMV 血清阳性的概率随着家庭收入的增加而降低，这个差异性从幼年开始，到成年期逐渐扩大，然后在晚年趋于一致，此时大多数受试者的血清反应呈阳性（Dowd 等，2009）。在一项跟踪调查分析中，在控制了许多其他健康和人口因素，包括体重指数、出生体重过轻、哮喘等，高 HCMV IgG 抗体滴度（病毒控制不佳的替代性标志物）（Glaser and Kiecolt-Glaser，1994）与 6 ~ 16 岁 HCMV 阳性儿童的贫困有关（Dowd 等，2012）。抑郁症成人的童年创伤问卷得分与 HCMV 血清阳性的概率呈正相关（Ford 等，2019）。分量表分析发现，身体虐待和性虐待是导致上述结果的原因（Ford 等，2019）。另一项回顾性分析发现，HCMV 血清状态和 IgG 滴度与不利的环境条件和家庭功能障碍有关（Janicki-Deverts 等，2014）。尽管与早期生活压力相关的外部逆境环境因素可能在这些研究结果中起了一定作用，但我们并不认为环境暴露的增加能完全解释这个结果差异。HCMV 暴露是一种常见现象，即使没有到感染这一步，绝大多数人也都可能暴露于 HCMV 中。相反，我们假设，慢性压力带来的免疫抑制作用会使人在接触 HCMV 后更容易被感染。当然，Sheldon Cohen 及其同事的经典实验研究表明，压力会增加鼻病毒感染和易患感冒（Cohen and Williamson，1991；Cohen 等，1991，2012）。抗病毒免疫力受损的一个可能机制是在各种不利条件下观察到的抗病毒反应基因（如 I 型 IFNs）表达减少（Cole，2019）。

各种压力因素也会导致 HCMV 再激活。例如，与对照组相比，给痴呆症患者护理的家庭成员，他们的 HCMV 抗体滴度更高（Pariante 等，1997）。与没有童年逆境或童年逆境较少的乳腺癌幸存者相比，那些经历过童年逆境的人会出现更多的抑郁症状，睡眠质量更差，HCMV 滴度更高（Fagundes 等，2013）。太空飞行也与尿液中的 HCMV 病毒检出量有关（Mehta 等，2000）。在 64 ~ 92 岁的老年人中，较大的压力感知和较高的 HCMV 抗体滴度与较高比例的晚期分化 CD8+ 细胞有关（Reed 等，2019），这与在较年轻人群得到的结果一致（Bosch 等，2009），尽管该研究未被测量 HCMV 抗体。

压力与 HCMV 感染/再激活之间的联系机制被认为与交感神经系统（SNS）活动有关。SNS 产生的肾上腺素和去甲肾上腺素可与多种不同类型免疫细胞上表达的肾上腺素受体结合，通过干扰 NFκB 信号级联，可能改变免疫反应的动力学（Kolmus 等，2015）。在单核细胞肿瘤系中，去甲肾上腺素或肾上腺素与 β2- 肾上腺素能受体结合后，会通过 CREB/ATF-1 信号通路再激活 IE 基因的表达（Prösch 等，2000）。与这些体外研究结果一致的是，机体同时出现循环儿茶酚胺激增与急性心肌梗死时，外周血单核细胞中 HCMV IE 基因表达的检出率为 100%，但不会出现 HCMV 感染表现（Prösch 等，2000）。使用 β2- 肾上腺素能受体激动剂治疗的小鼠更易感染 HCMV，而敲除该受体则使病毒清除率更高，组织损伤更小（Wieduwild 等，2020）。有趣的是，一项临床研究报告称，HCMV 血清阳性者对流感疫苗的抗体反应降低，但只有当他们同时服用 β- 肾上腺素能受体阻滞剂时才会出现这种情况（Reed 等，2017）。可以想象，β- 受体阻滞剂可能会导致 HCMV 再激活和 / 或直接放大 HCMV 对免疫系统的影响。在更广泛的层面上，慢性肾上腺素能应激也可能通过破坏树突状细胞成熟、抑制 CD8⁺ T 细胞功能和诱导髓源性抑制细胞分化，创造出不利于病毒控制的环境（Schmidt 等，2016；Estrada 等，2016；Mohammadpour 等，2018；Iñigo–Marco and Alonso，2019）。

6.3　炎症与精神障碍的病因有关

炎症在精神障碍亚群，尤其是情绪障碍和精神分裂症患者的病理生理过程中扮演着重要角色，这一点已被越来越多的人所认识（Irwin and Cole，2011；Miller and Raison，2016；Mechawar and Savitz，2016；Savitz and Harrison，2018；Savitz，2019；Pape 等，2019；Pillinger 等，2019）。多方面的研究数据支持这一假说，横断面研究评估发现与对照组相比，精神病患者的血液、脑脊液和尸检大脑中炎症介质表达水平升高；流行病学研究显示炎症与随后的精神病发病之间存在前瞻性关联；全基因组关联研究确定了免疫基因区域的情绪障碍风险变异；自然研究表明，使用 IFNα 等免疫刺激剂治疗会导致约三分之一的患者患上抑郁症；毋庸置疑，抗炎药物用于治疗某些精神病患者取得了成功。

6.4　炎症易导致 HCMV 再激活，反之亦然

如前所述，单核细胞分化可刺激 HCMV 复制（Taylor–Wiedeman 等，1994；Söderberg–Nauclér 等，2001）。用组织不相容的外周血单核细胞体外异基因刺激来自 HCMV 阳性供体的外周血单核细胞，可在 17 天内刺激 IE 基因的表达（Söderberg–Nauclér 等，1997a）。刀豆蛋白 A 刺激单核细胞来源的巨噬细胞，阻断 IFNγ 和 TNF，而非 IL-1、IL-2 或转化生长因子（TGF）–β，均能抑制 HCMV 病毒产生，而加入 IFNγ 或 TNF 就足以启动病毒再激活（Söderberg–Nauclér 等，1997b）。目前已知 TNF 能通过激活 NFκB，进而与 IE 区域结合，启动 HCMV 转录（Stein 等，1993；Döcke 等，1994；Prösch 等，2000）。临床前研究表明，IL-6 也能通过 ERK-MAPK 信号在再激活中发挥作用（Hargett and Shenk，2010；Reeves and Compton，2011），而 TNF、IL-1β、IL-18、CD40L 和 IL-6 均被报道可激活 AP-1 和 / 或 NFκB，进而诱导 IE 基因的转录（Liu 等，2016）。与这些数据一致的是，HCMV 再激活经常发生在败血症期间，并可预测不良预后（Imlay and Limaye，2020；Lambe 等，2022）。

重要的是，HCMV 再激活本身可能是由于免疫抑制和免疫功能正常人群的炎症所致（Simanek 等，2011；Schnittman and Hunt，2021）。艾滋病病毒感染者合并 HCMV 感染，已被证实会引起免疫激活，从而导致炎症性疾病，如心血管疾病和恶性肿瘤（Schnittman and Hunt，2021）。与这些数据相一致的是，在一项缬更昔洛韦随机安慰剂对照试验中，与安慰剂相比，HCMV 血清阳性的艾滋病病毒感染者 CD8⁺ 细胞活化水平降低以及血浆中 sTNFR2、sCD163 和 sCD14 的浓度下降（Hunt 等，2011；Schnittman and Hunt，2021）。同样，HCMV 也会增加心脏移植后患冠状动脉疾病的风险（Grattan，1989；McDonald 等，1989），但这一风险在更昔洛韦的临床试验则降低了（Valantine 等，1999）。另据报道，HCMV 可能通过激

活 NFκB 和巨噬细胞重编程来诱发炎症，从而诱发系统性红斑狼疮等自身免疫性疾病（Chan 等，2008；Guo 等，2018）。一些研究还报告了社区样本中循环炎症介质与 HCMV 血清状态或抗体滴度之间的正相关性（McDonald 等，2004；Schmaltz 等，2005；Bennett 等，2012；Li 等，2017），尽管这些数据的一致性不如在患病人群中的数据。

6.5 HCMV 是精神疾病病因中被忽略的一个共同因素吗？

压力、炎症和 HCMV 之间复杂的相互作用可能解释了为什么多项研究报告指出 HCMV 血清阳性或抗体滴度与情绪障碍（Appels 等，2000；Trzonkowski 等，2004；Miller 等，2005；Phillips 等，2008；Tedla 等，2011；Jaremka 等，2013；Rizzo 等，2013；Rector 等，2014；Simanek 等，2014，2018；Avramopoulos 等，2015；Prossin 等，2015；Tanaka 等，2017；Dickerson 等，2017，2018；Gale 等，2018；Sølvsten Burgdorf 等，2019；Frye 等，2019；Coryell 等，2020）和精神分裂症之间存在关联性（Albrecht 等，1980；Torrey 等，1982；Kaufmann 等，1983；Dalman 等，2008）。有关更详细的综述，请参阅本卷中 Zheng 和 Savitz 以及 Savitz 和 Yolken 所著的相关章节。我们假设，在一部分患者中，压力和 / 或炎症会导致 HCMV 再激活，进而通过改变巨噬细胞、NK 细胞和 T 淋巴细胞的功能，进一步加剧潜在的免疫激活。打个比方，HCMV 就像往熊熊烈火上浇上的助燃剂。这些免疫变化可能会对大脑结构和功能产生负面影响。另外，HCMV 也可能直接感染并损害大脑。在控制了多种潜在的混杂因素后，我们发现在抑郁症患者中，HCMV 血清阳性与下述表现有关，包括枕叶通过脑岛连接到眶额叶皮层的白质完整性的降低（Zheng 等，2021a），眶额叶和颞叶灰质体积（GMV）减少（Zheng 等，2020），以及静息 fMRI 期间显著性网络和感觉运动网络之间的低连接性（Zheng 等人，2021b）。在双相情感障碍和精神分裂症患者中，HCMV 感染与海马 GMV 降低之间也存在类似的关联（Houenou 等，2014；Andreou 等，2021）。未来的研究需要阐明 HCMV 在精神疾病中影响大脑的机制和途径，因为这些数据可能揭示治疗精神疾病的新方法。

参考文献

Abate DA, Watanabe S, Mocarski ES (2004) Major human cytomegalovirus structural protein pp65 (ppUL83) prevents interferon response factor 3 activation in the interferon response. J Virol 78: 10995–11006

Abdoli A, Falahi S, Kenarkoohi A (2021) COVID-19-associated opportunistic infections: a snapshot on the current reports. Clin Exp Med. https://doi.org/10.1007/s10238-021-00751-7

Adler SP (1985) The molecular epidemiology of cytomegalovirus transmission among children attending a day care center. J Infect Dis 152:760–768

Ahn K, Angulo A, Ghazal P et al (1996) Human cytomegalovirus inhibits antigen presentation by a sequential multistep process. Proc Natl Acad Sci U S A 93:10990–10995

Ahn K, Gruhler A, Galocha B et al (1997) The ER-luminal domain of the HCMV glycoprotein US6 inhibits peptide translocation by TAP. Immunity 6:613–621

Aiello AE, Jayabalasingham B, Simanek AM et al (2017) The impact of pathogen burden on leukocyte telomere length in the Multi-Ethnic Study of Atherosclerosis. Epidemiol Infect 145: 3076–3084

Alain S, Garnier-Geoffroy F, Labrunie A et al (2020) Cytomegalovirus (CMV) shedding in French day-care centers:

a nationwide study of epidemiology, risk factors, centers' practices, and parents' awareness of CMV. J Pediatric Infect Dis Soc 9:686–694

Alanio C, Verma A, Mathew D et al (2022) Cytomegalovirus latent infection is associated with an increased risk of COVID-19-related hospitalization. J Infect Dis. https://doi.org/10.1093/infdis/jiac020

Albrecht P, Boone E, Fuller Torrey E et al (1980) Raised cytomegalovirus-antibody level in cerebrospinal fluid of schizophrenic patients. Lancet 316:769–772

Alcendor DJ, Charest AM, Zhu WQ et al (2012) Infection and upregulation of proinflammatory cytokines in human brain vascular pericytes by human cytomegalovirus. J Neuroinflammation 9:95

Almanzar G, Schwaiger S, Jenewein B et al (2005) Long-term cytomegalovirus infection leads to significant changes in the composition of the CD8+ T-cell repertoire, which may be the basis for an imbalance in the cytokine production profile in elderly persons. J Virol 79:3675–3683

Amiya S, Hirata H, Shiroyama T et al (2021) Fatal cytomegalovirus pneumonia in a critically ill patient with COVID-19. Respirol Case Rep 9:e00801

Amundson L, Boelts B, Kataria V, Spak C (2021) Ganciclovir therapy for CMV viremia in a patient on VV ECMO with COVID-19 after treatment with tocilizumab. Infect Dis Clin Pract (Baltim Md) 29:e191–e192

Anders DG, Kerry JA, Pari GS (2011) DNA synthesis and late viral gene expression. In: Arvin A, Campadelli-Fiume G, Mocarski E et al (eds) Human herpesviruses: biology, therapy, and immunoprophylaxis. Cambridge University Press, Cambridge

Andreou D, Jørgensen KN, Nerland S et al (2021) Cytomegalovirus infection associated with smaller dentate gyrus in men with severe mental illness. Brain Behav Immun 96:54–62

Appay V, Dunbar PR, Callan M et al (2002) Memory CD8+ T cells vary in differentiation phenotype in different persistent virus infections. Nat Med 8:379–385

Appels A, Bär FW, Bär J et al (2000) Inflammation, depressive symptomtology, and coronary artery disease. Psychosom Med 62:601–605

Aubert G, Lansdorp PM (2008) Telomeres and aging. Physiol Rev 88:557–579

Avramopoulos D, Pearce BD, McGrath J et al (2015) Infection and inflammation in schizophrenia and bipolar disorder: a genome wide study for interactions with genetic variation. PLoS One 10: e0116696

Bacalini MG, Deelen J, Pirazzini C et al (2017) Systemic age-associated DNA hypermethylation of ELOVL2 gene: In vivo and in vitro evidences of a cell replication process. J Gerontol A Biol Sci Med Sci 72:1015–1023

Barbalat R, Lau L, Locksley RM, Barton GM (2009) Toll-like receptor 2 on inflammatory monocytes induces type I interferon in response to viral but not bacterial ligands. Nat Immunol 10: 1200–1207

Bate SL, Dollard SC, Cannon MJ (2010) Cytomegalovirus seroprevalence in the United States: the national health and nutrition examination surveys, 1988-2004. Clin Infect Dis 50:1439–1447

Beards S, Fisher HL, Gayer-Anderson C et al (2020) Threatening life events and difficulties and psychotic disorder. Schizophr Bull 46:814–822

Behrendt CE, Rosenthal J, Bolotin E et al (2009) Donor and recipient CMV serostatus and outcome of pediatric allogeneic HSCT for acute leukemia in the era of CMV-preemptive therapy. Biol Blood Marrow Transplant 15:54–60

Bennett JM, Glaser R, Malarkey WB et al (2012) Inflammation and reactivation of latent herpesviruses in older adults. Brain Behav Immun 26:739–746

Bentz GL, Jarquin-Pardo M, Chan G et al (2006) Human cytomegalovirus (HCMV) infection of endothelial cells promotes naive monocyte extravasation and transfer of productive virus to enhance hematogenous dissemination of HCMV. J Virol 80:11539–11555

Béziat V, Rapaport F, Hu J et al (2021) Humans with inherited T cell CD28 deficiency are susceptible to skin papillomaviruses but are otherwise healthy. Cell 184:3812–3828.e30

Biolatti M, Dell'Oste V, De Andrea M, Landolfo S (2018a) The human cytomegalovirus tegument protein pp65 (pUL83): a key player in innate immune evasion. New Microbiol 41:87–94

Biolatti M, Dell'Oste V, Pautasso S et al (2018b) Human cytomegalovirus tegument protein pp65 (pUL83) Dampens type I interferon production by inactivating the DNA sensor cGAS without affecting STING. J Virol 92. https://doi.org/10.1128/JVI.01774-17

Boehme KW, Singh J, Perry ST, Compton T (2004) Human cytomegalovirus elicits a coordinated cellular antiviral response via envelope glycoprotein B. J Virol 78:1202–1211

Boehme KW, Guerrero M, Compton T (2006) Human cytomegalovirus envelope glycoproteins B and H are necessary for TLR2 activation in permissive cells. J Immunol 177:7094–7102

Bosch JA, Fischer JE, Fischer JC (2009) Psychologically adverse work conditions are associated with CD8+ T cell differentiation indicative of immunesenescence. Brain Behav Immun 23:527–534

Bowyer G, Sharpe H, Venkatraman N et al (2020) Reduced Ebola vaccine responses in CMV+ young adults is associated with expansion of CD57+KLRG1+ T cells. J Exp Med 217. https://doi.org/10.1084/jem.20200004

Boyle KA, Pietropaolo RL, Compton T (1999) Engagement of the cellular receptor for glycoprotein B of human cytomegalovirus activates the interferon-responsive pathway. Mol Cell Biol 19:3607–3613

Boyle CC, Cole SW, Dutcher JM et al (2019) Changes in eudaimonic well-being and the conserved transcriptional response to adversity in younger breast cancer survivors. Psychoneuroendocrinology 103:173–179

Brander G, Pérez-Vigil A, Larsson H, Mataix-Cols D (2016) Systematic review of environmental risk factors for obsessive-compulsive disorder: a proposed roadmap from association to causation. Neurosci Biobehav Rev 65:36–62

Brodin P, Jojic V, Gao T et al (2015) Variation in the human immune system is largely driven by non-heritable influences. Cell 160:37–47

Browne EP, Shenk T (2003) Human cytomegalovirus UL83-coded pp65 virion protein inhibits antiviral gene expression in infected cells. Proc Natl Acad Sci U S A 100:11439–11444

Browne EP, Wing B, Coleman D, Shenk T (2001) Altered cellular mRNA levels in human cytomegalovirus-infected fibroblasts: viral block to the accumulation of antiviral mRNAs. J Virol 75:12319–12330

Cannon MJ, Schmid DS, Hyde TB (2010) Review of cytomegalovirus seroprevalence and demographic characteristics associated with infection. Rev Med Virol 20:202–213

Cannon MJ, Hyde TB, Schmid DS (2011) Review of cytomegalovirus shedding in bodily fluids and relevance to congenital cytomegalovirus infection. Rev Med Virol 21:240–255

Celada A, McKercher S, Maki RA (1993) Repression of major histocompatibility complex IA expression by glucocorticoids: the glucocorticoid receptor inhibits the DNA binding of the X box DNA binding protein. J Exp Med 177:691–698

Chan G, Bivins-Smith ER, Smith MS et al (2008) Transcriptome analysis reveals human cytomegalovirus reprograms monocyte differentiation toward an M1 macrophage. J Immunol 181:698–711

Chang WLW, Barry PA (2010) Attenuation of innate immunity by cytomegalovirus IL-10 establishes a long-term deficit of adaptive antiviral immunity. Proc Natl Acad Sci U S A 107:22647–22652

Chang WLW, Barry PA, Szubin R et al (2009) Human cytomegalovirus suppresses type I interferon secretion by plasmacytoid dendritic cells through its interleukin 10 homolog. Virology 390:330–337

Chen B, Morris SR, Panigrahi S et al (2020) Cytomegalovirus coinfection is associated with increased vascular-homing CD57+ CD4 T cells in HIV infection. J Immunol 204:2722–2733

Chen S, Pawelec G, Trompet S et al (2021) Associations of cytomegalovirus infection with all-cause and cardiovascular mortality in multiple observational cohort studies of older adults. J Infect Dis 223:238–246

Choi HJ, Park A, Kang S et al (2018) Human cytomegalovirus-encoded US9 targets MAVS and STING signaling to evade type I interferon immune responses. Nat Commun 9:125

Cohen S, Williamson GM (1991) Stress and infectious disease in humans. Psychol Bull 109:5–24

Cohen S, Tyrrell DA, Smith AP (1991) Psychological stress and susceptibility to the common cold. N Engl J Med 325:606–612

Cohen S, Janicki-Deverts D, Doyle WJ et al (2012) Chronic stress, glucocorticoid receptor resistance, inflammation, and disease risk. Proc Natl Acad Sci U S A 109:5995–5999

Cole SW (2019) The conserved transcriptional response to adversity. Curr Opin Behav Sci 28:31–37

Cole SW, Levine ME, Arevalo JMG et al (2015) Loneliness, eudaimonia, and the human conserved transcriptional response to adversity. Psychoneuroendocrinology 62:11–17

Collins-McMillen D, Buehler J, Peppenelli M, Goodrum F (2018) Molecular determinants and the regulation of human cytomegalovirus latency and reactivation. Viruses 10. https://doi.org/10.3390/v10080444

Collins-McMillen D, Kamil J, Moorman N, Goodrum F (2020) Control of immediate early gene expression for human cytomegalovirus reactivation. Front Cell Infect Microbiol 10:476

Compton T, Nowlin DM, Cooper NR (1993) Initiation of human cytomegalovirus infection requires initial interaction with cell surface heparan sulfate. Virology 193:834–841

Compton T, Kurt-Jones EA, Boehme KW et al (2003) Human cytomegalovirus activates inflammatory cytokine responses via CD14 and Toll-like receptor 2. J Virol 77:4588–4596

Coryell W, Wilcox H, Evans SJ et al (2020) Latent infection, inflammatory markers and suicide attempt history in depressive disorders. J Affect Disord 270:97–101

Crough T, Khanna R (2009) Immunobiology of human cytomegalovirus: from bench to bedside. Clin Microbiol Rev 22:76–98. Table of Contents

Dalman C, Allebeck P, Gunnell D et al (2008) Infections in the CNS during childhood and the risk of subsequent psychotic illness: a cohort study of more than one million Swedish subjects. Am J Psychiatry 165:59–65

Day R (1981) Life events and schizophrenia: the "triggering" hypothesis. Acta Psychiatr Scand 64: 97–122

de Bourcy CFA, Angel CJL, Vollmers C et al (2017) Phylogenetic analysis of the human antibody repertoire reveals quantitative signatures of immune senescence and aging. Proc Natl Acad Sci U S A 114:1105–1110

Deayton JR, Prof Sabin CA, Johnson MA et al (2004) Importance of cytomegalovirus viraemia in risk of disease progression and death in HIV-infected patients receiving highly active antiretroviral therapy. Lancet 363:2116–2121

Dell'Oste V, Biolatti M, Galitska G et al (2020) Tuning the orchestra: HCMV vs. innate immunity. Front Microbiol 11:661

Detels R, Leach CT, Hennessey K et al (1994) Persistent cytomegalovirus infection of semen increases risk of AIDS. J Infect Dis 169:766–768

Dickerson F, Wilcox HC, AdamosMet al (2017) Suicide attempts and markers of immune resp onse in individuals with serious mental illness. J Psychiatr Res 87:37–43

Dickerson F, Origoni A, Schweinfurth LAB et al (2018) Clinical and serological predictors of suicide in schizophrenia and major mood disorders. J Nerv Ment Dis 206:173–178

Döcke WD, Prösch S, Fietze E et al (1994) Cytomegalovirus reactivation and tumour necrosis factor. Lancet 343:268–269

Dowd JB, Aiello AE, Alley DE (2009) Socioeconomic disparities in the seroprevalence of cytomegalovirus infection in the US population: NHANES III. Epidemiol Infect 137:58–65

Dowd JB, Palermo TM, Aiello AE (2012) Family poverty is associated with cytomegalovirus antibody titers in U.S. children. Health Psychol 31:5–10

Dowd JB, Bosch JA, Steptoe A et al (2017) Persistent herpesvirus infections and telomere attrition over 3 years in the Whitehall II cohort. J Infect Dis 216:565–572

Effros RB (2004) From Hayflick to Walford: the role of T cell replicative senescence in human aging. Exp Gerontol 39:885–890

Elmaagacli AH, Steckel NK, Koldehoff M et al (2011) Early human cytomegalovirus replication after transplantation is associated with a decreased relapse risk: evidence for a putative virusversus-leukemia effect in acute myeloid leukemia patients. Blood 118:1402–1412

Elste J, Kaltenbach D, Patel VR et al (2020) Inhibition of human cytomegalovirus entry into host cells through a pleiotropic small molecule. Int J Mol Sci 21. https://doi.org/10.3390/ijms21051676

Estrada LD, Ağaç D, Farrar JD (2016) Sympathetic neural signaling via the β2-adrenergic receptor suppresses T-cell receptor-mediated human and mouse CD8(+) T-cell effector function. Eur J Immunol 46:1948–1958

Fagundes CP, Glaser R, Malarkey WB, Kiecolt-Glaser JK (2013) Childhood adversity and herpesvirus latency in breast cancer survivors. Health Psychol 32:337–344

Farrell HE, Stevenson PG (2019) Cytomegalovirus host entry and spread. J Gen Virol 100:545–553

Feng L, Sheng J, Vu G-P et al (2018) Human cytomegalovirus UL23 inhibits transcription of interferon-γ stimulated genes and blocks antiviral interferon-γ responses by interacting with human N-myc interactor protein. PLoS Pathog 14:e1006867

Ferguson FG, Wikby A, Maxson P et al (1995) Immune parameters in a longitudinal study of a very old population of Swedish people: a comparison between survivors and nonsurvivors. J Gerontol A Biol Sci Med Sci 50:B378–B382

Ford BN, Yolken RH, Aupperle RL et al (2019) Association of early-life stress with cytomegalovirus infection in adults with major depressive disorder. JAMA Psychiat 76:545–547

Ford BN, Teague TK, Bayouth M et al (2020) Diagnosis-independent loss of T-cell costimulatory molecules in individuals with cytomegalovirus infection. Brain Behav Immun 87:795–803

Fowler KB, Pass RF (2006) Risk factors for congenital cytomegalovirus infection in the offspring of young women: exposure to young children and recent onset of sexual activity. Pediatrics 118:e286–e292

Foxworth MK 2nd, Wilms IR, Brookman RR et al (2014) Prevalence of CMV infection among sexually active adolescents: a matched case-control study. Adolesc Health Med Ther 5:73–78

Frye MA, Coombes BJ, McElroy SL et al (2019) Association of cytomegalovirus and Toxoplasma gondii antibody titers with bipolar disorder. JAMA Psychiat. https://doi.org/10.1001/jamapsychiatry.2019.2499

Fu Y-Z, Su S, Gao Y-Q et al (2017) Human cytomegalovirus tegument protein UL82 inhibits STING-mediated signaling to evade antiviral immunity. Cell Host Microbe 21:231–243

Fu Y-Z, Su S, Zou H-M et al (2019) Human cytomegalovirus DNA polymerase subunit UL44 antagonizes antiviral immune responses by suppressing IRF3- and NF-κB-mediated transcription. J Virol 93. https://doi.org/10.1128/JVI.00181-19

Furman D, Jojic V, Sharma S et al (2015) Cytomegalovirus infection enhances the immune response to influenza. Sci Transl Med 7:281ra43

Fusar-Poli P, Tantardini M, De Simone S et al (2017) Deconstructing vulnerability for psychosis: meta-analysis of environmental risk factors for psychosis in subjects at ultra high-risk. Eur Psychiatry 40:65–75

Gale SD, Berrett AN, Erickson LD et al (2018) Association between virus exposure and depression in US adults.

Psychiatry Res 261:73–79

Gariano GR, Dell'Oste V, Bronzini M et al (2012) The intracellular DNA sensor IFI16 gene acts as restriction factor for human cytomegalovirus replication. PLoS Pathog 8:e1002498

Garson D, Dokhélar MC, Wakasugi H et al (1985) HLA class-I and class-II antigen expression by human leukemic K562 cells and by Burkitt-K562 hybrids: modulation by differentiation inducers and interferon. Exp Hematol 13:885–890

Gerna G, Kabanova A, Lilleri D (2019) Human cytomegalovirus cell tropism and host cell receptors. Vaccines (Basel) 7. https://doi.org/10.3390/vaccines7030070

Gianella S, Letendre S (2016) Cytomegalovirus and HIV: a dangerous Pas de Deux. J Infect Dis 214 (Suppl 2):S67–S74

Gkrania-Klotsas E, Langenberg C, Sharp SJ et al (2013) Seropositivity and higher immunoglobulin g antibody levels against cytomegalovirus are associated with mortality in the population-based European prospective investigation of cancer-Norfolk cohort. Clin Infect Dis 56:1421–1427

Glaser R, Kiecolt-Glaser JK (1994) Stress-associated immune modulation and its implications for reactivation of latent herpesviruses. Infect Dis Ther Ser 13:245–245

Goodrum F, Caviness K, Zagallo P (2012) Human cytomegalovirus persistence. Cell Microbiol 14:644–655

Goodwin K, Viboud C, Simonsen L (2006) Antibody response to influenza vaccination in the elderly: a quantitative review. Vaccine 24:1159–1169

Goudot C, Coillard A, Villani A-C et al (2017) Aryl hydrocarbon receptor controls monocyte differentiation into dendritic cells versus macrophages. Immunity 47:582–596.e6

Gozzi-Silva SC, Benard G, Alberca RW et al (2021) SARS-CoV-2 infection and CMV dissemination in transplant recipients as a treatment for Chagas cardiomyopathy: a case report. Trop Med Infect Dis 6:22

Grattan MT (1989) Cytomegalovirus infection is associated with cardiac allograft rejection and atherosclerosis. JAMA 261:3561–3566

Gredmark S, Britt WB, Xie X et al (2004) Human cytomegalovirus induces inhibition of macrophage differentiation by binding to human aminopeptidase N/CD13. J Immunol 173:4897–4907

Grosjean J, Trapes L, Hantz S et al (2014) Human cytomegalovirus quantification in toddlers saliva from day care centers and emergency unit: a feasibility study. J Clin Virol 61:371–377

Groves IJ, Jackson SE, Poole EL et al (2021) Bromodomain proteins regulate human cytomegalovirus latency and reactivation allowing epigenetic therapeutic intervention. Proc Natl Acad Sci U S A 118. https://doi.org/10.1073/pnas.2023025118

Gugliesi F, Coscia A, Griffante G et al (2020) Where do we stand after decades of studying human cytomegalovirus? Microorganisms 8:685

Guo G, Ye S, Xie S et al (2018) The cytomegalovirus protein US31 induces inflammation through mono-macrophages in systemic lupus erythematosus by promoting NF-κB2 activation. Cell Death Dis 9:104

Hammen C (2018) Risk factors for depression: an autobiographical review. Annu Rev Clin Psychol 14:1–28

Handsfield HH, Chandler SH, Caine VA et al (1985) Cytomegalovirus infection in sex partners: evidence for sexual transmission. J Infect Dis 151:344–348

Hargett D, Shenk TE (2010) Experimental human cytomegalovirus latency in CD14+ monocytes. Proc Natl Acad Sci U S A 107:20039–20044

Harvala H, Stewart C, Muller K et al (2013) High risk of cytomegalovirus infection following solid organ transplantation despite prophylactic therapy. J Med Virol 85:893–898

He C-S, Handzlik M, Muhamad A, Gleeson M (2013) Influence of CMV/EBV serostatus on respiratory infection incidence during 4 months of winter training in a student cohort of endurance athletes. Eur J Appl Physiol 113:2613–2619

Hegde NR, Tomazin RA, Wisner TW et al (2002) Inhibition of HLA-DR assembly, transport, and loading by human cytomegalovirus glycoprotein US3: a novel mechanism for evading major histocompatibility complex class II antigen presentation. J Virol 76:10929–10941

Herndler-Brandstetter D, Landgraf K, Tzankov A et al (2012) The impact of aging on memory T cell phenotype and function in the human bone marrow. J Leukoc Biol 91:197–205

Ho WZ, Harouse JM, Rando RF et al (1990) Reciprocal enhancement of gene expression and viral replication between human cytomegalovirus and human immunodeficiency virus type 1. J Gen Virol 71(Pt 1):97–103

Hoehl S, Berger A, Ciesek S, Rabenau HF (2020) Thirty years of CMV seroprevalence-a longitudinal analysis in a German university hospital. Eur J Clin Microbiol Infect Dis 39:1095–1102

Holtzman CW, Trotman HD, Goulding SM et al (2013) Stress and neurodevelopmental processes in the emergence of psychosis. Neuroscience 249:172–191

Houenou J, d'Albis M-A, Daban C et al (2014) Cytomegalovirus seropositivity and serointensity are associated with hippocampal volume and verbal memory in schizophrenia and bipolar disorder. Prog Neuropsychopharmacol Biol Psychiatry 48:142–148

Huang Z-F, Zou H-M, Liao B-W et al (2018) Human cytomegalovirus protein UL31 inhibits DNA sensing of cGAS to mediate immune evasion. Cell Host Microbe 24:69–80.e4

Hung Y-Y, Kang H-Y, Huang K-W, Huang T-L (2014) Association between toll-like receptors expression and major depressive disorder. Psychiatry Res 220:283–286

Hunt PW, Martin JN, Sinclair E et al (2011) Valganciclovir reduces T cell activation in HIV-infected individuals with incomplete CD4+ T cell recovery on antiretroviral therapy. J Infect Dis 203:1474–1483

Imlay H, Limaye AP (2020) Current understanding of cytomegalovirus reactivation in critical illness. J Infect Dis 221:S94–S102

Iñigo-Marco I, Alonso MM (2019) Destress and do not suppress: targeting adrenergic signaling in tumor immunosuppression. J Clin Invest. https://doi.org/10.1172/JCI133115

Irwin MR, Cole SW (2011) Reciprocal regulation of the neural and innate immune systems. Nat Rev Immunol 11:625–632

Isaacson MK, Juckem LK, Compton T (2008) Virus entry and innate immune activation. Curr Top Microbiol Immunol 325:85–100

Isnard S, Ramendra R, Lin J et al (2021) Anti-cytomegalovirus immunoglobulin G is linked to CD4 T-cell count decay in human immunodeficiency virus (HIV) elite controllers. Clin Infect Dis 73:144–147

Ito S, Pophali P, CoWet al (2013) CMV reactivation is associated with a lower incidence of relapse after allo-SCT for CML. Bone Marrow Transplant 48:1313–1316

Iwaszko M, Bogunia-Kubik K (2011) Clinical significance of the HLA-E and CD94/NKG2 interaction. Arch Immunol Ther Exp (Warsz) 59:353–367

Janicki-Deverts D, Cohen S, Doyle WJ et al (2014) Childhood environments and cytomegalovirus serostatus and reactivation in adults. Brain Behav Immun 40:174–181

Jaremka LM, Fagundes CP, Glaser R et al (2013) Loneliness predicts pain, depression, and fatigue: understanding the role of immune dysregulation. Psychoneuroendocrinology 38:1310–1317

Jones TR, Sun L (1997) Human cytomegalovirus US2 destabilizes major histocompatibility complex class I heavy chains. J Virol 71:2970–2979

Kadambari S, Klenerman P, Pollard AJ (2020) Why the elderly appear to be more severely affected by COVID-19:

The potential role of immunosenescence and CMV. Rev Med Virol 30:e2144

Kalejta RF (2008) Functions of human cytomegalovirus tegument proteins prior to immediate early gene expression. Curr Top Microbiol Immunol 325:101–115

Kalil AC (2008) A silent killer: cytomegalovirus infection in the nonimmunocompromised critically ill patient. Crit Care Med 36:3261–3264

Kalil AC, Florescu DF (2011) Is cytomegalovirus reactivation increasing the mortality of patients with severe sepsis? Crit Care 15:138

Kananen L, Nevalainen T, Jylhävä J et al (2015) Cytomegalovirus infection accelerates epigenetic aging. Exp Gerontol 72:227–229

Kaufmann C, Weinberger D, Yolken R et al (1983) Viruses and schizophrenia. Lancet 322:1136–1137

Kendler KS, Karkowski LM, Prescott CA (1999) Causal relationship between stressful life events and the onset of major depression. Am J Psychiatry 156:837–841

Kendler KS, Thornton LM, Gardner CO (2000) Stressful life events and previous episodes in the etiology of major depression in women: an evaluation of the "kindling" hypothesis. Am J Psychiatry 157:1243–1251

Kenneson A, Cannon MJ (2007) Review and meta-analysis of the epidemiology of congenital cytomegalovirus (CMV) infection. Rev Med Virol 17:253–276

Kessler RC (1997) The effects of stressful life events on depression. Annu Rev Psychol 48:191–214

Khan N, Hislop A, Gudgeon N et al (2004) Herpesvirus-specific CD8 T cell immunity in old age: cytomegalovirus impairs the response to a coresident EBV infection. J Immunol 173:7481–7489

Klenerman P, Oxenius A (2016) T cell responses to cytomegalovirus. Nat Rev Immunol 16:367–377

Kohrt BA, Worthman CM, Adhikari RP et al (2016) Psychological resilience and the gene regulatory impact of posttraumatic stress in Nepali child soldiers. Proc Natl Acad Sci U S A 113:8156–8161

Kolmus K, Tavernier J, Gerlo S (2015) β2-Adrenergic receptors in immunity and inflammation: stressing NF-κB. Brain Behav Immun 45:297–310

Kosugi I, Kawasaki H, Arai Y, Tsutsui Y (2002) Innate immune responses to cytomegalovirus infection in the developing mouse brain and their evasion by virus-infected neurons. Am J Pathol 161:919–928

Kovacs A, Schluchter M, Easley K et al (1999) Cytomegalovirus infection and HIV-1 disease progression in infants born to HIV-1-infected women. Pediatric Pulmonary and Cardiovascular Complications of Vertically Transmitted HIV Infection Study Group. N Engl J Med 341:77–84

Lachmann R, Loenenbach A, Waterboer T et al (2018) Cytomegalovirus (CMV) seroprevalence in the adult population of Germany. PLoS One 13:e0200267

Lambe G, Mansukhani D, Khodaiji S et al (2022) Immune modulation and cytomegalovirus reactivation in sepsis-induced immunosuppression: a pilot study. Indian J Crit Care Med 26:53–61

Landais I, Pelton C, Streblow D et al (2015) Human cytomegalovirus miR-UL112-3p targets TLR2 and modulates the TLR2/IRAK1/NFκB signaling pathway. PLoS Pathog 11:e1004881

Le Balc'h P, Pinceaux K, Pronier C et al (2020) Herpes simplex virus and cytomegalovirus reactivations among severe COVID-19 patients. Crit Care 24:530

Lee AW, Wang N, Hornell TMC et al (2011) Human cytomegalovirus decreases constitutive transcription of MHC class II genes in mature Langerhans cells by reducing CIITA transcript levels. Mol Immunol 48:1160–1167

Lex C, Bäzner E, Meyer TD (2017) Does stress play a significant role in bipolar disorder? A metaanalysis. J Affect Disord 208:298–308

Li Z, Tang Y, Tang N et al (2017) High anti-human cytomegalovirus antibody levels are associated with the progression of essential hypertension and target organ damage in Han Chinese population. PLoS One 12:e0181440

Lichtner M, Cicconi P, Vita S et al (2015) Cytomegalovirus coinfection is associated with an increased risk of severe non-AIDS-defining events in a large cohort of HIV-infected patients. J Infect Dis 211:178–186

Lim EY, Jackson SE, Wills MR (2020) The CD4+ T cell response to human cytomegalovirus in healthy and immunocompromised people. Front Cell Infect Microbiol 10:202

Limaye AP, Stapleton RD, Peng L et al (2017) Effect of ganciclovir on IL-6 levels among cytomegalovirus-seropositive adults with critical illness: a randomized clinical trial. JAMA 318:731–740

Lin Z, Gao H, Wang B, Wang Y (2021) Cytomegalovirus infection and its relationship with leukocyte telomere length: a cross-sectional study. Mediators Inflamm 2021:6675353

Lindau P, Mukherjee R, Gutschow MV et al (2019) Cytomegalovirus exposure in the elderly does not reduce CD8 T cell repertoire diversity. J Immunol 202:476–483

Liu F, Zhou ZH (2011) Comparative virion structures of human herpesviruses. In: Arvin A, Campadelli-Fiume G, Mocarski E et al (eds) Human herpesviruses: biology, therapy, and immunoprophylaxis. Cambridge University Press, Cambridge

Liu X-F, Jie C, Zhang Z et al (2016) Transplant-induced reactivation of murine cytomegalovirus immediate early gene expression is associated with recruitment of NF-κB and AP-1 to the major immediate early promoter. J Gen Virol 97:941–954

Ljungman P, Boeckh M, Hirsch HH et al (2017) Definitions of cytomegalovirus infection and disease in transplant patients for use in clinical trials. Clin Infect Dis 64:87–91

Lönnqvist B, Ringdèn O, Ljungman P et al (1986) Reduced risk of recurrent leukaemia in bone marrow transplant recipients after cytomegalovirus infection. Br J Haematol 63:671–679

Luetke-Eversloh M, Hammer Q, Durek P et al (2014) Human cytomegalovirus drives epigenetic imprinting of the IFNG locus in NKG2Chi natural killer cells. PLoS Pathog 10:e1004441

Maillet F, Pourbaix A, le Pluart D et al (2021) Cytomegalovirus proctitis as a complication of COVID-19 with immunosuppressive treatments. IDCases 24:e01111

Marshall EE, Geballe AP (2009) Multifaceted evasion of the interferon response by cytomegalovirus. J Interferon Cytokine Res 29:609–619

Martinez L, Nicol MP, Wedderburn CJ et al (2021) Cytomegalovirus acquisition in infancy and the risk of tuberculosis disease in childhood: a longitudinal birth cohort study in Cape Town, South Africa. Lancet Glob Health 9:e1740–e1749

Martland N, Martland R, Cullen AE, Bhattacharyya S (2020) Are adult stressful life events associated with psychotic relapse? A systematic review of 23 studies. Psychol Med 50:2302–2316

McDonald K, Rector TS, Braulin EA et al (1989) Association of coronary artery disease in cardiac transplant recipients with cytomegalovirus infection. Am J Cardiol 64:359–362

McDonald S, Maguire G, Duarte N et al (2004) C-reactive protein, cardiovascular risk, and renal disease in a remote Australian Aboriginal community. Clin Sci (Lond) 106:121–128

McNab F, Mayer-Barber K, Sher A et al (2015) Type I interferons in infectious disease. Nat Rev Immunol 15:87–103

Mechawar N, Savitz J (2016) Neuropathology of mood disorders: do we see the stigmata of inflammation? Transl Psychiatry 6:e946

Mehta SK, Stowe RP, Feiveson AH et al (2000) Reactivation and shedding of cytomegalovirus in astronauts during spaceflight. J Infect Dis 182:1761–1764

Meltzer-Brody S, Larsen JT, Petersen L et al (2018) Adverse life events increase risk for postpartum psychiatric episodes: a population-based epidemiologic study. Depress Anxiety 35:160–167

Miller AH, Raison CL (2016) The role of inflammation in depression: from evolutionary imperative to modern treatment target. Nat Rev Immunol 16:22–34

Miller GE, Freedland KE, Duntley S, Carney RM (2005) Relation of depressive symptoms to C-reactive protein and pathogen burden (cytomegalovirus, herpes simplex virus, Epstein-Barr virus) in patients with earlier acute coronary syndromes. Am J Cardiol 95:317–321

Min C-K, Shakya AK, Lee B-J et al (2020) The differentiation of human cytomegalovirus infectedmonocytes is required for viral replication. Front Cell Infect Microbiol 10:368

Mittal SK, Roche PA (2015) Suppression of antigen presentation by IL-10. Curr Opin Immunol 34:22–27

Mohammadpour H, O'Neil R, Qiu J et al (2018) Blockade of Host β2-adrenergic receptor enhances graft-versus-tumor effect through modulating APCs. J Immunol 200:2479–2488

Molaei H, Khedmat L, Nemati E et al (2021) Iranian kidney transplant recipients with COVID-19 infection: Clinical outcomes and cytomegalovirus coinfection. Transpl Infect Dis 23:e13455

Moreno-Peral P, Conejo-Cerón S, Motrico E et al (2014) Risk factors for the onset of panic and generalised anxiety disorders in the general adult population: a systematic review of cohort studies. J Affect Disord 168:337–348

Moss P (2019) "From immunosenescence to immune modulation": a re-appraisal of the role of cytomegalovirus as major regulator of human immune function. Med Microbiol Immunol 208:271–280

Müller J, Tanner R, Matsumiya M et al (2019) Cytomegalovirus infection is a risk factor for tuberculosis disease in infants. JCI Insight 4. https://doi.org/10.1172/jci.insight.130090

Murph JR, Bale JF Jr, Murray JC et al (1986) Cytomegalovirus transmission in a midwest day care center: possible relationship to child care practices. J Pediatr 109:35–39

Murray MJ, Bonilla-Medrano NI, Lee QL et al (2020) Evasion of a human cytomegalovirus entry inhibitor with potent cysteine reactivity is concomitant with the utilization of a heparan sulfate proteoglycan-independent route of entry. J Virol 94. https://doi.org/10.1128/JVI.02012-19

Myerson D, Hackman RC, Nelson JA et al (1984) Widespread presence of histologically occult cytomegalovirus. Hum Pathol 15:430–439

Nachtwey J, Spencer JV (2008) HCMV IL-10 suppresses cytokine expression in monocytes through inhibition of nuclear factor-kappaB. Viral Immunol 21:477–482

Nardiello S, Digilio L, Pizzella T, Galanti B (1994) Cytomegalovirus as a co-factor of disease progression in human immunodeficiency virus type 1 infection. Int J Clin Lab Res 24:86–89

Netterwald JR, Jones TR, Britt WJ et al (2004) Postattachment events associated with viral entry are necessary for induction of interferon-stimulated genes by human cytomegalovirus. J Virol 78:6688–6691

Nikitina E, Larionova I, Choinzonov E, Kzhyshkowska J (2018) Monocytes and macrophages as viral targets and reservoirs. Int J Mol Sci 19. https://doi.org/10.3390/ijms19092821

Noppert GA, Feinstein L, Dowd JB et al (2020) Pathogen burden and leukocyte telomere length in the United States. Immun Ageing 17:36

Norman RM, Malla AK (1993) Stressful life events and schizophrenia. I: a review of the research. Br J Psychiatry 162:161–166

Noyola DE, Valdez-López BH, Hernández-Salinas AE et al (2005) Cytomegalovirus excretion in children attending day-care centers. Arch Med Res 36:590–593

Olbrich L, Stockdale L, Basu Roy R et al (2021) Understanding the interaction between cytomegalovirus and tuberculosis in children: the way forward. PLoS Pathog 17:e1010061

Oliveira-Nascimento L, Massari P, Wetzler LM (2012) The role of TLR2 in infection and immunity. Front Immunol 3:79

Olsson J, Wikby A, Johansson B et al (2000) Age-related change in peripheral blood T-lymphocyte subpopulations and cytomegalovirus infection in the very old: the Swedish longitudinal OCTO immune study. Mech Ageing Dev

121:187–201

Oualim S, Elouarradi A, Hafid S et al (2020) A misleading CMV myocarditis during the COVID-19 pandemic: case report. Pan Afr Med J 36. https://doi.org/10.11604/pamj.2020.36.167.23922

Paijo J, Döring M, Spanier J et al (2016) cGAS senses human cytomegalovirus and induces type I interferon responses in human monocyte-derived cells. PLoS Pathog 12:e1005546

Palmer DB (2013) The effect of age on thymic function. Front Immunol 4:316

Pangrazzi L, Weinberger B (2020) T cells, aging and senescence. Exp Gerontol 134:110887

Pape K, Tamouza R, Leboyer M, Zipp F (2019) Immunoneuropsychiatry – novel perspectives on brain disorders. Nat Rev Neurol. https://doi.org/10.1038/s41582-019-0174-4

Pariante CM, Carpiniello B, Orrù MG et al (1997) Chronic caregiving stress alters peripheral blood immune parameters: the role of age and severity of stress. Psychother Psychosom 66:199–207

Park A, Ra EA, Lee TA et al (2019) HCMV-encoded US7 and US8 act as antagonists of innate immunity by distinctively targeting TLR-signaling pathways. Nat Commun 10:4670

Parry HM, Dowell AC, Zuo J et al (2021) PD-1 is imprinted on cytomegalovirus-specific CD4+ T cells and attenuates Th1 cytokine production whilst maintaining cytotoxicity. PLoS Pathog 17: e1009349

Pass RF, Hutto C, Lyon MD, Cloud G (1990) Increased rate of cytomegalovirus infection among day care center workers. Pediatr Infect Dis J 9:465–470

Patel AA, Zhang Y, Fullerton JN et al (2017a) The fate and lifespan of human monocyte subsets in steady state and systemic inflammation. J Exp Med 214:1913–1923

Patel EU, Gianella S, Newell K et al (2017b) Elevated cytomegalovirus IgG antibody levels are associated with HIV-1 disease progression and immune activation. AIDS 31:807–813

Pathirana J, Kwatra G, Maposa I et al (2021) Effect of cytomegalovirus infection on humoral immune responses to select vaccines administered during infancy. Vaccine 39:4793–4799

Patrick EJ, Higgins CD, Crawford DH, McAulay KA (2014) A cohort study in university students: investigation of risk factors for cytomegalovirus infection. Epidemiol Infect 142:1990–1995

Pawelec G, Ferguson FG, Wikby A (2001) The SENIEUR protocol after 16 years. Mech Ageing Dev 122:132–134

Pawelec G, Akbar A, Caruso C et al (2005) Human immunosenescence: is it infectious? Immunol Rev 205:257–268

Pawelec G, Derhovanessian E, Larbi A et al (2009) Cytomegalovirus and human immunosenescence. Rev Med Virol 19:47–56

Phillips AC, Carroll D, Khan N, Moss P (2008) Cytomegalovirus is associated with depression and anxiety in older adults. Brain Behav Immun 22:52–55

Pillinger T, Osimo EF, Brugger S et al (2019) A meta-analysis of immune parameters, variability, and assessment of modal distribution in psychosis and test of the immune subgroup hypothesis. Schizophr Bull 45:1120–1133

Poloni C, Szyf M, Cheishvili D, Tsoukas CM (2021) Are the healthy vulnerable? Cytomegalovirus seropositivity in healthy adults is associated with accelerated epigenetic age and immunedysregulation. J Infect Dis. https://doi.org/10.1093/infdis/jiab365

Poole E, Lau JCH, Sinclair J (2015) Latent infection of myeloid progenitors by human cytomegalovirus protects cells from FAS-mediated apoptosis through the cellular IL-10/PEA-15 pathway. J Gen Virol 96:2355–2359

Poole E, Neves TC, Oliveira MT et al (2020) Human cytomegalovirus interleukin 10 homologs: facing the immune system. Front Cell Infect Microbiol 10:245

Prod'homme V, Tomasec P, Cunningham C et al (2012) Human cytomegalovirus UL40 signal peptide regulates cell surface expression of the NK cell ligands HLA-E and gpUL18. J Immunol 188:2794–2804

Prösch S, Wendt CE, Reinke P et al (2000) A novel link between stress and human cytomegalovirus (HCMV) infection: sympathetic hyperactivity stimulates HCMV activation. Virology 272:357–365

Prossin AR, Yolken RH, Kamali M et al (2015) Cytomegalovirus antibody elevation in bipolar disorder: relation to elevated mood states. Neural Plast 2015:939780

Rector JL, Dowd JB, Loerbroks A et al (2014) Consistent associations between measures of psychological stress and CMV antibody levels in a large occupational sample. Brain Behav Immun 38:133–141

Reed RG, Greenberg RN, Segerstrom SC (2017) Cytomegalovirus serostatus, inflammation, and antibody response to influenza vaccination in older adults: the moderating effect of beta blockade. Brain Behav Immun 61:14–20

Reed RG, Presnell SR, Al-Attar A et al (2019) Perceived stress, cytomegalovirus titers, and latedifferentiated T and NK cells: Between-, within-person associations in a longitudinal study of older adults. Brain Behav Immun. https://doi.org/10.1016/j.bbi.2019.03.018

Reeves MB, Compton T (2011) Inhibition of inflammatory interleukin-6 activity via extracellular signal-regulated kinase-mitogen-activated protein kinase signaling antagonizes human cytomegalovirus reactivation from dendritic cells. J Virol 85:12750–12758

Reeves MB, Sinclair JH (2010) Analysis of latent viral gene expression in natural and experimental latency models of human cytomegalovirus and its correlation with histone modifications at a latent promoter. J Gen Virol 91:599–604

Reeves MB, Sinclair JH (2013) Circulating dendritic cells isolated from healthy seropositive donors are sites of human cytomegalovirus reactivation in vivo. J Virol 87:10660–10667

Rizzo LB, Do Prado CH, Grassi-Oliveira R et al (2013) Immunosenescence is associated with human cytomegalovirus and shortened telomeres in type I bipolar disorder. Bipolar Disord 15: 832–838

Robain M, Boufassa F, Hubert JB et al (2001) Cytomegalovirus seroconversion as a cofactor for progression to AIDS. AIDS 15:251–256

Roberts ET, Haan MN, Dowd JB, Aiello AE (2010) Cytomegalovirus antibody levels, inflammation, and mortality among elderly Latinos over 9 years of follow-up. Am J Epidemiol 172:363–371

Rölle A, Brodin P (2016) Immune adaptation to environmental influence: the case of NK cells and HCMV. Trends Immunol 37:233–243

Rölle A, Pollmann J, Ewen E-M et al (2014) IL-12-producing monocytes and HLA-E control HCMV-driven NKG2C+ NK cell expansion. J Clin Invest 124:5305–5316

Rush AJ (2003) Toward an understanding of bipolar disorder and its origin. J Clin Psychiatry 64 (Suppl 6):4–8. discussion 28

Sandhu PK, Buchkovich NJ (2020) Human cytomegalovirus decreases major histocompatibility complex class II by regulating class II transactivator transcript levels in a myeloid cell line. J Virol 94. https://doi.org/10.1128/JVI.01901-19

Sasaki S, Sullivan M, Narvaez CF et al (2011) Limited efficacy of inactivated influenza vaccine in elderly individuals is associated with decreased production of vaccine-specific antibodies. J Clin Invest 121:3109–3119

Savitz J (2019) The kynurenine pathway: a finger in every pie. Mol Psychiatry. https://doi.org/10. 1038/s41380-019-0414-4

Savitz J, Harrison NA (2018) Interoception and inflammation in psychiatric disorders. Biol Psychiatry Cogn Neurosci Neuroimaging 3:514–524

Savva GM, Pachnio A, Kaul B et al (2013) Cytomegalovirus infection is associated with increased mortality in the older population. Aging Cell 12:381–387

Schmaltz HN, Fried LP, Xue Q-L et al (2005) Chronic cytomegalovirus infection and inflammation are associated with prevalent frailty in community-dwelling older women. J Am Geriatr Soc 53:747–754

Schmidt D, Peterlik D, Reber SO et al (2016) Induction of suppressor cells and increased tumor growth following chronic psychosocial stress in male mice. PLoS One 11:e0159059

Schnittman SR, Hunt PW (2021) Clinical consequences of asymptomatic cytomegalovirus in treated human immunodeficency virus infection. Curr Opin HIV AIDS 16:168–176

Selvey LA, Lim WH, Boan P et al (2017) Cytomegalovirus viraemia and mortality in renal transplant recipients in the era of antiviral prophylaxis. Lessons from the western Australian experience. BMC Infect Dis 17:501

Semmes EC, Hurst JH, Walsh KM, Permar SR (2020) Cytomegalovirus as an immunomodulator across the lifespan. Curr Opin Virol 44:112–120

Shaikh AS, Shaim H, Caravedo MA et al (2021) A new viral coinfection: SARS-CoV-2 pneumonia and cytomegalovirus pneumonitis in a renal transplant recipient. COVID 1:115–119

Sharpe HR, Provine NM, Bowyer GS et al (2022) CMV-associated T cell and NK cell terminal differentiation does not affect immunogenicity of ChAdOx1 vaccination. JCI Insight 7. https://doi.org/10.1172/jci.insight.154187

Shimba A, Ikuta K (2020) Control of immunity by glucocorticoids in health and disease. Semin Immunopathol. https://doi.org/10.1007/s00281-020-00827-8

Shrock E, Fujimura E, Kula T et al (2020) Viral epitope profiling of COVID-19 patients reveals cross-reactivity and correlates of severity. Science 370. https://doi.org/10.1126/science.abd4250

Simanek AM, Dowd JB, Pawelec G et al (2011) Seropositivity to cytomegalovirus, inflammation, all-cause and cardiovascular disease-related mortality in the United States. PLoS One 6:e16103

Simanek AM, Cheng C, Yolken R et al (2014) Herpesviruses, inflammatory markers and incident depression in a longitudinal study of Detroit residents. Psychoneuroendocrinology 50:139–148

Simanek AM, Zheng C, Yolken R et al (2018) A longitudinal study of the association between persistent pathogens and incident depression among older US Latinos. J Gerontol A Biol Sci Med Sci. https://doi.org/10.1093/gerona/gly172

Simmen KA, Singh J, Luukkonen BG et al (2001) Global modulation of cellular transcription by human cytomegalovirus is initiated by viral glycoprotein B. Proc Natl Acad Sci U S A 98:7140–7145

Simonnet A, Engelmann I, Moreau A-S et al (2021) High incidence of Epstein-Barr virus, cytomegalovirus, and human-herpes virus-6 reactivations in critically ill patients with COVID-19. Infect Dis Now 51:296–299

Sinicco A, Raiteri R, Sciandra M et al (1997) The influence of cytomegalovirus on the natural history of HIV infection: evidence of rapid course of HIV infection in HIV-positive patients infected with cytomegalovirus. Scand J Infect Dis 29:543–549

Sinzger C, Digel M, Jahn G (2008) Cytomegalovirus cell tropism. In: Shenk TE, Stinski MF (eds) Human cytomegalovirus. Springer, Berlin, pp 63–83

Smith EM, Cadet P, Stefano GB et al (1999) IL-10 as a mediator in the HPA axis and brain. J Neuroimmunol 100:140–148

Smith NA, Chan GC, O'Connor CM (2021) Modulation of host cell signaling during cytomegalovirus latency and reactivation. Virol J 18:207

Söderberg-Nauclér C, Fish KN, Nelson JA (1997a) Reactivation of latent human cytomegalovirus by allogeneic stimulation of blood cells from healthy donors. Cell 91:119–126

Söderberg-Nauclér C, Fish KN, Nelson JA (1997b) Interferon-gamma and tumor necrosis factoralpha specifically induce formation of cytomegalovirus-permissive monocyte-derived macrophages that are refractory to the antiviral activity of these cytokines. J Clin Invest 100:3154–3163

Söderberg-Nauclér C, Streblow DN, Fish KN et al (2001) Reactivation of latent human cytomegalovirus in CD14(+) monocytes is differentiation dependent. J Virol 75:7543–7554

Sølvsten Burgdorf K, Trabjerg B, Giørtz Pedersen M et al (2019) Large-scale study of Toxoplasma and Cytomegalovirus shows an association between infection and serious psychiatric disorders. Brain Behav Immun. https://doi.org/10.1016/j.bbi.2019.01.026

Song BH, Lee GC, Moon MS et al (2001) Human cytomegalovirus binding to heparan sulfate proteoglycans on the cell surface and/or entry stimulates the expression of human leukocyte antigen class I. J Gen Virol 82:2405–2413

Spencer RL, Deak T (2017) A users guide to HPA axis research. Physiol Behav 178:43–65

Spencer JV, Lockridge KM, Barry PA et al (2002) Potent immunosuppressive activities of cytomegalovirus-encoded interleukin-10. J Virol 76:1285–1292

Spyridopoulos I, Hoffmann J, Aicher A et al (2009) Accelerated telomere shortening in leukocyte subpopulations of patients with coronary heart disease: role of cytomegalovirus seropositivity. Circulation 120:1364–1372

Staras SAS, Dollard SC, Radford KW et al (2006) Seroprevalence of cytomegalovirus infection in the United States, 1988-1994. Clin Infect Dis 43:1143–1151

Staras SAS, Flanders WD, Dollard SC et al (2008) Influence of sexual activity on cytomegalovirus seroprevalence in the United States, 1988-1994. Sex Transm Dis 35:472–479

Stein J, Volk HD, Liebenthal C et al (1993) Tumour necrosis factor alpha stimulates the activity of the human cytomegalovirus major immediate early enhancer/promoter in immature monocytic cells. J Gen Virol 74(Pt 11):2333–2338

Stein KR, Gardner TJ, Hernandez RE et al (2019) CD46 facilitates entry and dissemination of human cytomegalovirus. Nat Commun 10:2699

Stevenson EV, Collins-McMillen D, Kim JH et al (2014) HCMV reprogramming of infected monocyte survival and differentiation: a Goldilocks phenomenon. Viruses 6:782–807

Stinski MF, Meier JL (2011) Immediate–early viral gene regulation and function. In: Arvin A, Campadelli-Fiume G, Mocarski E et al (eds) Human herpesviruses: biology, therapy, and immunoprophylaxis. Cambridge University Press, Cambridge

Stockdale L, Nash S, Farmer R et al (2020) Cytomegalovirus antibody responses associated with increased risk of tuberculosis disease in Ugandan adults. J Infect Dis 221:1127–1134

Stowell JD, Forlin-Passoni D, Din E et al (2012) Cytomegalovirus survival on common environmental surfaces: opportunities for viral transmission. J Infect Dis 205:211–214

Stowell JD, Forlin-Passoni D, Radford K et al (2014) Cytomegalovirus survival and transferability and the effectiveness of common hand-washing agents against cytomegalovirus on live human hands. Appl Environ Microbiol 80:455–461

Strandberg TE, Pitkala KH, Tilvis RS (2009) Cytomegalovirus antibody level and mortality among community-dwelling older adults with stable cardiovascular disease. JAMA 301:380–382

Streblow DN, Nelson JA (2003) Models of HCMV latency and reactivation. Trends Microbiol 11:293–295

Sylwester AW, Mitchell BL, Edgar JB et al (2005) Broadly targeted human cytomegalovirusspecific CD4+ and CD8+ T cells dominate the memory compartments of exposed subjects. J Exp Med 202:673–685

Tanaka T, Matsuda T, Hayes LN et al (2017) Infection and inflammation in schizophrenia and bipolar disorder. Neurosci Res 115:59–63

Taylor-Wiedeman J, Sissons P, Sinclair J (1994) Induction of endogenous human cytomegalovirus gene expression after differentiation of monocytes from healthy carriers. J Virol 68:1597–1604

Tedla Y, Shibre T, Ali O et al (2011) Serum antibodies to Toxoplasma gondii and Herpesvidae family viruses in individuals with schizophrenia and bipolar disorder: a case-control study. Ethiop Med J 49:211–220

Tomazin R, Boname J, Hegde NR et al (1999) Cytomegalovirus US2 destroys two components of the MHC class II pathway, preventing recognition by CD4+ T cells. Nat Med 5:1039–1043

Torrey EF, Yolken RH, Winfrey CJ (1982) Cytomegalovirus antibody in cerebrospinal fluid of schizophrenic patients detected by enzyme immunoassay. Science 216:892–894

Trzonkowski P, Myśliwska J, Szmit E et al (2003) Association between cytomegalovirus infection, enhanced proinflammatory response and low level of anti-hemagglutinins during the antiinfluenza vaccination – an impact of immunosenescence. Vaccine 21:3826–3836

Trzonkowski P, Myśliwska J, Godlewska B et al (2004) Immune consequences of the spontaneous pro-inflammatory status in depressed elderly patients. Brain Behav Immun 18:135–148

Turki AT, Tsachakis-Mück N, Leserer S et al (2022) Impact of CMV reactivation on relapse of acute myeloid leukemia after HCT is dependent on disease stage and ATG. Blood Adv 6:28–36

Valantine HA, Gao SZ, Menon SG et al (1999) Impact of prophylactic immediate posttransplant ganciclovir on development of transplant atherosclerosis: a post hoc analysis of a randomized, placebo-controlled study. Circulation 100:61–66

Valenzuela HF, Effros RB (2002) Divergent telomerase and CD28 expression patterns in human CD4 and CD8 T cells following repeated encounters with the same antigenic stimulus. Clin Immunol 105:117–125

Van Damme E, Van Loock M (2014) Functional annotation of human cytomegalovirus gene products: an update. Front Microbiol 5:218

van de Berg PJEJ, Griffiths SJ, Yong S-L et al (2010) Cytomegalovirus infection reduces telomere length of the circulating T cell pool. J Immunol 184:3417–3423

van den Berg SPH, Pardieck IN, Lanfermeijer J et al (2019a) The hallmarks of CMV-specific CD8 T-cell differentiation. Med Microbiol Immunol 208:365–373

van den Berg SPH, Warmink K, Borghans JAM et al (2019b) Effect of latent cytomegalovirus infection on the antibody response to influenza vaccination: a systematic review and metaanalysis. Med Microbiol Immunol 208:305–321

Vanarsdall AL, Johnson DC (2012) Human cytomegalovirus entry into cells. Curr Opin Virol 2:37–42

Wada H, Matsumoto N, Maenaka K et al (2004) The inhibitory NK cell receptor CD94/NKG2A and the activating receptor CD94/NKG2C bind the top of HLA-E through mostly shared but partly distinct sets of HLA-E residues. Eur J Immunol 34:81–90

Wall N, Godlee A, Geh D et al (2021) Latent cytomegalovirus infection and previous capsular polysaccharide vaccination predict poor vaccine responses in older adults, independent of chronic kidney disease. Clin Infect Dis. https://doi.org/10.1093/cid/ciab078

Walter EA, Greenberg PD, Gilbert MJ et al (1995) Reconstitution of cellular immunity against cytomegalovirus in recipients of allogeneic bone marrow by transfer of T-cell clones from the donor. N Engl J Med 333:1038–1044

Wang GC, Kao WHL, Murakami P et al (2010) Cytomegalovirus infection and the risk of mortality and frailty in older women: a prospective observational cohort study. Am J Epidemiol 171: 1144–1152

Wang H, Peng G, Bai J et al (2017) Cytomegalovirus infection and relative risk of cardiovascular disease (ischemic heart disease, stroke, and cardiovascular death): a meta-analysis of prospective studies up to 2016. J Am Heart Assoc 6. https://doi.org/10.1161/JAHA.116.005025

Wang L, Verschuuren EAM, Paap D et al (2021) Ageing of immune system and response to a liveattenuated herpes zoster vaccine in lung transplant candidates. Vaccines (Basel) 9. https://doi.org/10.3390/vaccines9030202

Watanabe M, Torigoe S, Ito M et al (2019) Salivary cytomegalovirus excretion in children in daycare centers and home care facilities in Japan. J Med Virol 91:2182–2187

Webster A, Lee CA, Cook DG et al (1989) Cytomegalovirus infection and progression towards AIDS in haemophiliacs with human immunodeficiency virus infection. Lancet 2:63–66

White EA, Spector DH (2011) Early viral gene expression and function. In: Arvin A, Campadelli-Fiume G, Mocarski E et al (eds) Human herpesviruses: biology, therapy, and immunoprophylaxis. Cambridge University Press, Cambridge

Wieduwild E, Girard-Madoux MJ, Quatrini L et al (2020) B2-adrenergic signals downregulate the innate immune response and reduce host resistance to viral infection. J Exp Med 217. https://doi.org/10.1084/jem.20190554

Wiertz EJ, Jones TR, Sun L et al (1996) The human cytomegalovirus US11 gene product dislocates MHC class I heavy chains from the endoplasmic reticulum to the cytosol. Cell 84:769–779

Wikby A, Johansson B, Olsson J et al (2002) Expansions of peripheral blood CD8 T-lymphocyte subpopulations and an association with cytomegalovirus seropositivity in the elderly: the Swedish NONA immune study. Exp Gerontol 37:445–453

Wikby A, Ferguson F, Forsey R et al (2005) An immune risk phenotype, cognitive impairment, and survival in very late life: impact of allostatic load in Swedish octogenarian and nonagenarian humans. J Gerontol A Biol Sci Med Sci 60:556–565

Wills MR, Poole E, Lau B et al (2015) The immunology of human cytomegalovirus latency: could latent infection be cleared by novel immunotherapeutic strategies? Cell Mol Immunol 12:128–138

Woods E, Zaiatz-Bittencourt V, Bannan C et al (2021) Specific human cytomegalovirus signature detected in NK cell metabolic changes post vaccination. NPJ Vaccines 6:117

Yang YS, Ho HN, Chen HF et al (1995) Cytomegalovirus infection and viral shedding in the genital tract of infertile couples. J Med Virol 45:179–182

Ye L, Qian Y, Yu W et al (2020) Functional profile of human cytomegalovirus genes and their associated diseases: a review. Front Microbiol 11:2104

Yurochko AD, Huong SM, Huang ES (1999) Identification of human cytomegalovirus target sequences in the human immunodeficiency virus long terminal repeat. Potential role of IE2-86 binding to sequences between -120 and-20 in promoter transactivation. J Hum Virol 2:81–90

Zheng H, Ford BN, Bergamino M et al (2020) A hidden menace? Cytomegalovirus infection is associated with reduced cortical gray matter volume in major depressive disorder. Mol Psychiatry:1–11

Zheng H, Bergamino M, Ford BN et al (2021a) Replicable association between human cytomegalovirus infection and reduced white matter fractional anisotropy in major depressive disorder. Neuropsychopharmacology. https://doi.org/10.1038/s41386-021-00971-1

Zheng H, Ford BN, Kuplicki R et al (2021b) Association between cytomegalovirus infection, reduced gray matter volume, and resting-state functional hypoconnectivity in major depressive disorder: a replication and extension. Transl Psychiatry 11:464

Zhu H, Cong JP, Mamtora G et al (1998) Cellular gene expression altered by human cytomegalovirus: global monitoring with oligonucleotide arrays. Proc Natl Acad Sci U S A 95:14470–14475

Zhu D, Pan C, Sheng J et al (2018) Human cytomegalovirus reprogrammes haematopoietic progenitor cells into immunosuppressive monocytes to achieve latency. Nat Microbiol 3:503–513

Zhuravskaya T, Maciejewski JP, Netski DM et al (1997) Spread of human cytomegalovirus (HCMV) after infection of human hematopoietic progenitor cells: model of HCMV latency. Blood 90:2482–2491

Zuhair M, Smit GSA, Wallis G et al (2019) Estimation of the worldwide seroprevalence of cytomegalovirus: A systematic review and meta-analysis. Rev Med Virol:e2034

第 11 章

巨细胞病毒感染对中枢神经系统的影响：对精神疾病的影响

Haixia Zheng 和 Jonathan Savitz

目录

【摘　要】巨细胞病毒（CMV）是一种常见的疱疹病毒，可形成终生潜伏感染，并与宿主免疫系统存在广泛的相互作用，有可能引起免疫激活和炎症。CMV 易于感染大脑并在炎症刺激下重新活化，因此 CMV 在免疫力缺乏（如子宫内）和免疫功能低下（如新生儿、接受移植或癌症化疗者或艾滋病病毒感染者）时容易引起中枢神经系统并发症。然而，它在以更微妙的免疫失调和炎症为特征的疾病中（如精神疾病）发挥的潜在致病作用仍存在争议。在本章中，我们将简要总结 CMV 在免疫力缺乏和免疫功能低下人群中的致病作用，然后回顾能够证实 CMV 感染与精神疾病（重点是情绪障碍和精神分裂症）之间存在关联性的证据（即流行病学研究、血清学研究、尸检研究和近期的神经影像学研究）。最后，我们讨论了在精神疾病中 CMV 可能导致中枢神经系统功能障碍的潜在机制，并总结了该领域中目前正在深

H. Zheng(✉)
Laureate Institute for Brain Research, Tulsa, OK, USA
e-mail: hzheng@laureateinstitute.org

J. Savitz
Laureate Institute for Brain Research, Tulsa, OK, USA

Oxley College of Health Sciences, The University of Tulsa, Tulsa, OK, USA

耕的研究以及一些潜在的未来研究方向。

　　【关键词】双相情感障碍；中枢神经系统；巨细胞病毒；抑郁症；炎症；神经影像学；精神分裂症

1　引言

　　人类巨细胞病毒（CMV）是一种牛巨细胞病毒亚家族的双链 DNA 病毒，也被称为人类疱疹病毒 –5（HHV–5）。CMV 在初次感染后不会被完全清除，而是会形成终生潜伏感染。全球约有 80% 的普通人会出现 CMV 感染，但不同年龄、社会经济地位（SES）和地理区域的感染率存在很大差异（Zuhair 等，2019）。CMV 携带大量专门用于逃避宿主固有和适应性免疫的基因，如减少 I 型干扰素的产生、下调自然杀伤（NK）细胞活性、抑制主要组织相容性（MHC）I 类和 II 类抗原递呈以及干扰 T 细胞增殖（Ye 等，2020；Patro，2019；Mishra 等，2019；Griffiths and Reeves，2021）.这种复杂的病毒 – 宿主相互作用模式可能会随着时间的推移而改变宿主的免疫功能（Picarda and Benedict，2018）。值得注意的是，多达 30% 的 CD8$^+$ 细胞（Sylwester 等，2005）和 5% 的 CD4$^+$ 细胞（Pourgheysari 等，2007）会直接靶向 CMV 抗原。与年龄相关的 CMV 特异性 T 细胞增殖会伴随着初始 CD8$^+$ 和 CD4$^+$ 细胞的减少，可能是因为反复的病毒再激活会使宿主对其他微生物感染的免疫力造成负面影响（Pourgheysari 等，2007；Khan 等，2002；Vescovini 等，2007；Chidrawar 等，2009）。事实上，先前的研究发现，在年轻人和老年人中，CMV 血清阳性与接种流感病毒疫苗后免疫反应降低有关（Frasca 等，2015；Derhovanessian 等，2013；Trzonkowski 等，2003；Wall 等，2021）。最近，南非的一项大样本纵向队列研究（n=963，随访时间中位数为 6.9 年）报告称，婴儿在出生后第一年感染 CMV，他们随后患结核病（TB）的风险会显著增加，这与暴露于 TB 的概率无关（Martinez 等，2021）。然而，其他研究报告称，CMV 可能通过持续激活免疫系统来提供异源感染保护并提高疫苗疗效（Barton 等，2007；Furman 等，2015）。虽然 CMV 的这种免疫调控能力对健康人群的影响可能微乎其微，但对免疫力缺乏、免疫功能低下以及可能有精神疾病的患者等易感人群来说，它可能会导致疾病或组织损伤。

2　CMV 在免疫力缺乏和免疫功能低下人群中的感染情况

　　健康成年人出现的 CMV 感染历来被认为是良性的，然而，CMV 一直被认为是导致子宫内病变的原因。宫内感染可以是有症状的，也可以是无症状的，前者通常表现为肝功能紊乱、血液学异常和生长受限（Baldwin and Cummings，2018；Krstanovic 等，2021；Moulden 等，2021）。CMV 能够感染多种细胞，包括星形胶质细胞、神经元、小胶质细胞和神经干细胞前体细胞（Krstanovic 等，2021；Teissier 等，2014；Lokensgard 等，1999）。因此，大脑是先天性巨细胞病毒感染的主要靶器官。发育中的大脑受到感染后会产生普遍的促炎反应，这可能解释了为什么在大约 50% 的有症状感染病例中会观察到广泛的组织病理学异常，包括皮质和小脑发育不良、小头畸形、钙化和脑室肥大（Baldwin 和 Cummings，2018；Krstanovic 等，2021；Moulden 等，2021）。这些神经病理变化可能导致感音神经性听力损失、癫痫发作、视网膜炎、前庭功能障碍和发育迟缓（Baldwin and Cummings，2018；Krstanovic 等，2021；Moulden 等，2021）。这些神经病理改变可能会引起感音神经性听力损失、癫痫、视网膜炎、前庭功能障碍和发育迟缓（Baldwin and Cummings，2018；Krstanovic 等，2021；Moulden 等，2021）。免疫功能正常的儿童和成人也可能发生罕见的 CMV 脑炎（Rafailidis 等，2008）。

　　CMV 还可能对免疫功能低下的成人产生致病性，比如艾滋病病毒感染者（Schnittman and Hunt，2021）、因骨髓或器官移植而接受免疫抑制药物治疗的患者（Freeman，2009）以及败血症患者（Imlay and Limaye，2020）。在这些人中，如果 CMV 感染控制不佳，则可能导致终末器官疾病，如肺炎、视网膜炎、肝炎、脑炎或出血性结肠炎（Griffiths 等，2015；Camargo and Komanduri，2017）。虽然不受控制的 CMV 复制可直接致病，如宫内感染，但研究者们认为该病毒的许多有害影响与 CMV 相关的免疫激活和炎症有关（Schnittman and Hunt，2021；Vasilieva 等，2020）。例如，对艾滋病患者外周血单核细胞（PBMCs）中的 CMV DNA 进行纵向追踪发现，与免疫功能障碍（如心血管疾病、恶性肿瘤）相关的非艾滋病临床事件的发生率较高。虽然并不常见，但 CMV 感染能够导致艾滋病病毒携带者患上神经系统疾病。脑炎、多发性神经炎或视网膜炎一般发生在 $CD4^+$ 细胞计数低于 $50 \times 10^6/L$ 的患者中（Bowen 等，2016）。这些患者的磁共振成像可能正常，但脑炎患者可能出现脑室周围的高密度影，多发性神经根炎患者可能出现神经根钆增强（Bowen 等，2016）。免疫抑制程度较低的患者可能会对大脑产生更微妙的影响。例如，一些研究报告称，在接受抗逆转录病毒治疗的艾滋病患者中，较高的抗 CMV IgG 滴度与认知障碍有关（Letendre 等，2018；Ballegaard 等，2018；Brunt 等，2016）。

　　炎症是慢性淋巴细胞白血病病毒复制的一个重要机制。具体来说，肿瘤坏死因子（TNF）能够激活 NF-kB，NF-kB 反过来又能与 CMV 的立即早期增强子区域结合，启动病毒转录（Docke 等，1994；Stein 等，1993；Prosch 等，2000）。随后的研究证明，IL-6 也能通过 ERK-MAPK 信号通路在再激活中发挥重要作用（Reeves and Compton，2011；Hargett and Shenk，2010）。最近小鼠研究进一步扩大了这一范围，报告称包括 TNF、IL-1β、IL-18、CD40L 和 IL-6 在内的几种炎症介质会激活 AP-1 和 NF-kB，进而诱导即刻早期基因的转录（Liu 等，2016）。然而，无症状的 CMV 复制本身就是免疫功能正常人出现炎症一个原因，如上所述，CMV 会导致免疫功能低下患者罹患与炎症相关的疾病（Schnittman and Hunt，2021；Simanek 等，2011）。这就提出了一个问题：CMV 是否会在与炎症和适应性免疫受损有关的精神疾病中发挥作用，如抑郁症（Mechawar and Savitz，2016；Ford 等，2019；Miller and Raison，2016；Dantzer 等，2008）。

3　CMV 与情绪障碍（抑郁症和双相情感障碍）

　　抑郁症（MDD）与压力、抗病毒免疫力减弱和炎症有关（Miller and Raison，2016；Dantzer 等，2008；Zorrilla 等，2001；Evans 等，2002；Leday 等，2018；Mechawar and Savitz，2016；Cole，2014）。例如，一部分抑郁症患者表现出循环炎症标志物升高（Dowlati 等，2010；Howren 等，2009；Leighton 等，2018；Osimo 等，2019）、淋巴细胞对有丝分裂原的增殖反应下降、体外自然杀伤细胞功能下降和淋巴细胞减少（Zorrilla 等，2001）、炎症相关基因表达上调，同时抗病毒基因表达下调（Leday 等，2018；Cole，2014）、慢性病毒感染控制不良（Evans

等，2002）、疫苗诱导的水痘 – 带状疱疹病毒免疫反应受损（Irwin 等，2011，2013）、疫苗诱导的乙型肝炎病毒抗体反应降低（Afsar 等，2009）以及儿童疫苗诱导的麻疹免疫力丧失（Ford 等，2019）。由于炎症和压力会导致 CMV 再激活（Docke 等，1994；Pariante 等，1997；Glaser 等，1985；Limaye 等，2008），一些抑郁症患者可能很容易感染 CMV 和再激活 CMV。

自 1974 年以来，至少有 14 项观察性研究将 CMV 感染与抑郁症联系起来（Appels 等，2000；Rector 等，2014；Phillips 等，2008；Trzonkowski 等，2004；Miller 等，2005；Dickerson 等，2017；Simanek 等，2014，2019；Burgdorf 等，2019；Dickerson 等，2018；Jaremka 等，2013；Lycke 等，1974；Coryell 等，2020；Gale 等，2018）。具体而言，抑郁症患者的 CMV 血清阳性率高于健康对照者（Lycke 等，1974），早期急性冠状动脉综合征患者中抑郁症状较重的患者的 CMV 血清阳性率高于抑郁症状较轻的患者（Miller 等，2005）。一项包括 771 名美国拉美裔老年人的纵向研究（长达 10 年的随访）发现，CMV 血清阳性与抑郁症发病风险增加有关（优势比 =1.38），女性组的这一风险更高（优势比 =1.70）（Simanek 等，2019）。同样，丹麦的一项前瞻性病例对照研究报告称，在随后被诊断为情绪障碍的人群中，CMV 感染的优势比较大（情绪障碍的发病率比为 =1.43）（Burgdorf 等，2019）。此外，抗 CMV IgG 抗体滴度升高常被用作 CMV 再激活的替代性标志物（IIglesias–Escudero 等，2018；Mehta 等，2000），研究多次证明抗 CMV IgG 抗体滴度升高与抑郁症或抑郁症状相关（Appels 等，2000；Rector 等，2014；Phillips 等，2008；Trzonkowski 等，2004；Dickerson 等，2017，2018；Simanek 等，2014；Jaremka 等，2013；Lycke 等，1974；Coryell 等，2020；Gale 等，2018）。值得注意的是，一项研究报告称，CMV IgG 滴度水平每增加一个单位，CMV 血清阳性受试者一年后新发抑郁症的风险就会增加 26%。此外，IgG 滴度水平处于最高四分位组的人患抑郁症的风险要高出 3.87 倍（Simanek 等，2014）。综上所述，这些数据表明，CMV 感染与抑郁症的发病之间可能存在因果关系。

另一方面，也有负面结果的报道。例如，一项纵向研究（随访 11 年，$n=8,028$ 人）发现，CMV 血清状态或 CMV 滴度水平都与新发抑郁症或焦虑症风险的增加无显著关联，同时还发现基线时 CMV 血清阳性与新发广泛性焦虑障碍风险的显著降低有关（优势比 =0.43）（Markkula 等，2020）。同样，一项基于人群的大规模调查（$n=6825$，15 ～ 39 岁的美国人）研究显示，CMV 血清阳性与抑郁症之间没有统计学意义上的显著关联（Simanek 等，2018）。然而，这项研究揭示了性别效应。具体来说，CMV 血清阳性与男性患抑郁症的概率较低有关（优势比 =0.54），而 CMV 滴度水平与 CMV 血清阳性女性患情绪障碍的概率增加有关（优势比 =1.25）（Simanek 等，2018）。另一项研究报告称，在双相情感障碍患者中，较高的 CMV 滴度与轻度躁狂症相关，但与抑郁情绪不相关（Prossin 等，2015）。其他一些混杂因素，如年龄、药物、疾病的异质性、社会经济状况和家庭拥挤程度等，也可能是导致不同研究小组出现互相矛盾结果的原因。例如，众所周知，年轻人群的 CMV IgG 血清阳性率低于老年人，而老年人更有可能长期暴露于病毒中。未来的研究调查需要考虑到潜在的混杂因素并进行荟萃分析，才能厘清这些相互矛盾的结果。

与抑郁症一样，双相情感障碍也与免疫失调和全身慢性炎症密切相关（Tsai 等，1999，2017；Fernandes 等，2016；Breunis 等，2003；Magioncalda and Martino，2021）。CMV 感染也被认为是导致双相情感障碍免疫激活的一个潜在因素（Yolken and Torrey，1995，2008；Maes 等，

2021）。流行病学观察发现，在不同国家的不同患者群体中，抗巨细胞病毒 IgG 或 IgM 抗体滴度均高于健康对照组（Prossin 等，2015；Tedla 等，2011；Rizzo 等，2013；Avramopoulos 等，2015；Tanaka 等，2017）。与这些研究结果一致的是，最近一项纳入 1200 多名双相情感障碍患者和 745 名健康对照者的大型病例对照研究显示，双相情感障碍组的 IgG 血清阳性率更高（优势比 =1.33），IgG 滴度更高（Frye 等，2019）。尽管 Rizzo 等人报告称，双相情感障碍患者和对照者的 CMV 血清阳性率没有差异，但他们发现双相情感障碍患者的 CMV IgG 滴度平均高于对照者（Rizzo 等，2013）。这些血清学研究的一个共同局限是，IgG 与感染组织中病毒载量的相关性相对较低（Marandu 等，2019）。此外，IgG 抗体无法区分是近期感染还是潜伏感染再激活。一项研究测量了 CMV IgM，它被认为是近期感染 CMV 的一个敏感且具有一定特异性的指标（Lazzarotto 等，2001），研究结果发现双相情感障碍患者的 CMV IgM 水平明显高于健康对照组（Tanaka 等，2017）。然而，与抑郁症研究一样，需要重点注意并非所有研究都得到了相同的正向结果。例如，荷兰的一项研究（n=2364，双相情感障碍组和 n=5101，对照组）发现，CMV 暴露与双相情感障碍之间没有显著关联（Snijders 等，2019）。上述国家健康与营养检查调查也发现，CMV 血清阳性与男性罹患双相情感障碍风险较低（优势比 = 0.37）有关，但与女性罹患双相情感障碍风险（优势比 = 1.43）较高有关（Simanek 等，2018）。

如上所述，多种证据（即尸检组织学研究、人类细胞培养模型、人类脑源性细胞和动物模型）表明，大脑中几乎所有类型的细胞（即髓系细胞、血管周细胞、血脑屏障内皮细胞、胶质细胞、神经元和神经元前体细胞）都对 CMV 有一定程度的易感倾向（Tsutsui 等，2005；Poland 等，1990；Alcendor 等，2012；Fish 等，1998；Arribas 等，1996；Luo 等，2008）。特别是，有研究表明，血管内皮细胞、血管周细胞、星形胶质细胞和神经元容易被 CMV 感染并在其中进行病毒复制（Poland 等，1990；Alcendor 等，2012；Luo 等，2008）。因此，可以想象，CMV 本身或与 CMV 复发相关的炎症可能会导致大脑结构和功能异常。

根据这一假设，我们之前发现在抑郁症患者中，CMV 血清阳性与大脑结构/功能之间存在稳健且可复现的关联（Zheng 等，2020，2021a，b）。具体来说，在仔细校正了多达 11 个潜在混杂因素后，我们发现相对于 CMV 阴性（CMV−）的抑郁症患者，配对的 CMV⁺ 患者表现出：（1）下额枕筋膜（IFOF）的颞叶白质完整性（各向异性分散，FA）降低，而颞叶白质完整性（各向异性分散，FA）是通过颞叶连接眶额皮层（OFC）和枕叶皮层的主要束（Zheng 等，2021a）（见图 11-1）；（2）OFC 和颞区灰质体积（GMV）减少（Zheng 等，2020，2021b）（见图 11-2）；（3）显著性网络和感觉运动网络之间的功能连接减少（Zheng 等，2021b）（见图 11-3）。在双相情感障碍者中，CMV 感染与颞叶内侧体积（Andreou 等，2021）和右侧海马（Houenou 等，2014）减少之间也有关联。此外，在这些研究中，IgG 抗体滴度与双相情感障碍患者的颞叶内侧体积成反比（Andreou 等，2021；Houenou 等，2014）。有趣的是，迄今为止进行的所有神经影像学研究均报告，CMV 感染与大脑异常之间的关联仅限于情绪障碍患者，在健康对照组中并不存在或至少不那么突出（Zheng 等，2020，2021a，b；Andreou 等，2021；Houenou 等，2014）。可以想象，CMV 在情绪障碍中可能起着致病作用，因为情绪障碍患者会出现免疫失调状况。然而，尽管有三项研究报告了情绪障碍患者的 CMV IgG 和 IgM 抗体滴度升高与自杀企图之间的关联（Dickerson 等，2017，2018；Coryell 等，2020），但 CMV 相关的脑部改变与情绪障碍的行为改变之间的关系仍不清楚。

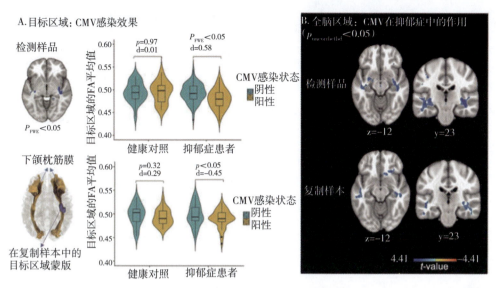

图 11-1　CMV 与抑郁症患者白质完整性降低有关。在两个独立样本（*n*=303 和 *n*=249）中，我们观察到与 CMV⁻ 的抑郁症受试者相比，CMV⁺ 的下颌枕筋膜（IFOF）的各向异性分散（FA）降低。在检测样本中，我们发现与患有抑郁症的 CMV⁻ 患者相比，患有抑郁症的 CMV⁺ 患者右侧 IFOF 出现显著降低的 FA 信号群（*d*=0.58，pFWE ＜ 0.05）（A）。复制样本证实，在同一群组中，患有抑郁症的 CMV⁺ 参与者的 FA 平均值明显较低。探索性全脑体素分析显示，在两个样本中，CMV 感染对抑郁症患者 IFOF 的 FA 具有双侧作用［B，详见我们的出版物（Zheng 等，2021a）］。

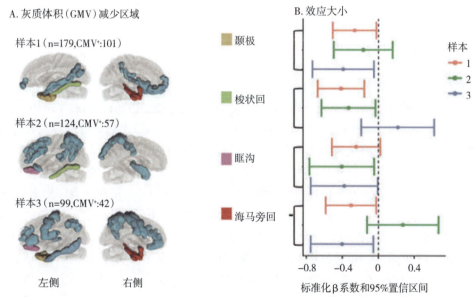

图 11-2　在 3 个独立的抑郁症样本中，CMV 感染与眶额区和颞区灰质体积（GMV）的减少有关。图（A）显示，每个样本的 CMV⁺ 组的皮质区域均小于 CMV⁻ 组（未校正 *p* ＜ 0.05）。如果一个区域在 3 个样本中至少有 2 个重复，则该区域被认为具有统计学意义，并用不同的颜色进行编码，以便于观察。有四个区域（即颞极、梭状回、眶沟和海马旁回）在 3 个不同样本中至少有 2 个重复。在（B）中的 4 个重复区域，标准化 β 系数（相当于 Cohen's d）的效应大小从 0.2 到 0.41 不等。数据改编自我们之前的出版物，所用方法相同，但脑图不同（Zheng 等，2020，2021b）。

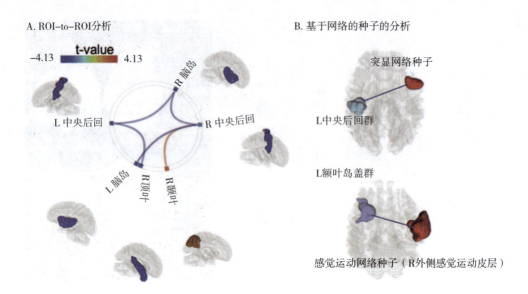

图 11-3　CMV 感染与抑郁患者的显著性网络和感觉运动网络之间的低连接性有关。在之前的研究中，我们采用了一种保守的策略，同时使用基于解剖学的脑区分割（Desikan-Killiany 图谱，ROI-to-ROI 分析，A）和基于网络的脑区分割（基于种子的分析，B）以及严格的统计阈值（体素水平未校正 $P < 0.001$，聚类水平 FDR 校正 $P < 0.05$）来研究 CMV 对抑郁患者样本（$n=99$，CMV⁺：42）中功能连接性的影响。我们发现，与 CMV⁻ 组相比，无论采用哪种分割方法或分析方法，CMV⁺ 组都表现出显著性网络与感觉运动网络之间的低连接性，标准化 β 系数（相当于 Cohen's d）从 0.57 到 0.99 不等［详见我们的出版物（Zheng 等，2021b）］。

4　CMV 与精神分裂症

　　20 世纪 70 年代，有关 CMV 等潜伏病毒可能与精神分裂症的疾病进展有关的假说开始流传，引起了许多研究者的研究兴趣（Torrey andpeterson，1973，1976；Crow 等，1979；Tyrrell 等，1979）。迄今为止，我们发现共有 20 项血清学研究探究了 CMV 与精神分裂症之间的关联性。需要强调的是，这些文献中存在很大的异质性。例如，Yolken 等人回顾了 1973 ~ 1992 年发表的 14 个血清学研究，这些研究测量了慢性精神分裂症患者的血清 CMV 抗体水平（Yolken and Torrey，1995）。Lycke 等人报告说，相对于对照组（$n=140$），精神分裂症患者（$n=327$）的 CMV 抗体检出率更高（Lycke 等，1974）。另有两项研究报告指出，精神分裂症患者血清中的 CMV 抗体水平高于对照组，但差异无统计学意义（Gotlieb-Stematsky 等，1981；King 等，1985a）。其他 11 项研究均报告称患者和对照组的抗体滴度水平没有差异（Toorey 等，1978；Cappel 等，1978；Albrecht 等，1980；Libikova，1983；King 等，1985b；Rimon 等，1986；Schindler 等，1986；Delisi 等，1986；Cazzullo，1987；Pelonero 等，1990；Fux 等，1992）。后来，Torrey 等人又总结了另外五项血清学研究，这些研究使用了更灵敏的实验室检测方法、匹配度更高的社会经济/地理变量以及新发或首次发作的精神分裂症患者。所有这些研究都报道精神分裂症患者的 CMV 血清阳性率高于对照组（Torrey 等，2006）。此外，一项瑞典国家队列研究报告称，儿童期中枢神经系统出现有症状的 CMV 感染（不包括先天性感染）会增加患精神分裂症和非情感性精神病的风险（风险比 =16.6）（Dalman 等，2008）。然而，最近的一项系统综述和荟萃分析纳入了 1950 年至 2020 年间发表的 18 篇相关文章（共有 2688 名患者和 1642 名对照者），发现精神分裂症和其他非情感性精神病患者的 CMV 血清阳性率或 CMV 滴度水平与健康对照者相比没有显著差异（Moya Lacasa 等，2021）。

　　与情绪障碍研究一样，临床异质性可能会造成精神分裂症研究结果不一致。例如，一项研究将精神分裂症患者分为缺陷型（N=88，缺陷型定义为有主要阴性症状的精神分裂症患者，如情感受限和社会驱动力减弱）和非缺陷型精神分裂症患者（N=235），报告指出缺陷型精神分裂症患者的 CMV 血清阳性率显著高于非缺陷型精神分裂症患者（优势比 =2.01）（Dickerson 等，2006）。同样另外一项研究发现精神分裂症中同时伴有 CMV IgG 阳性者（n=52）的阴性症状评分明显高于 CMV IgG 血清阴性者（n=40）（Bolu 等，2016）。

　　20 世纪 80 年代初，精神分裂症患者脑脊液（CSF）中检测到 CMV 抗体，这或许是支持 CMV 精神分裂症假说的最有趣的一项血清学发现（Albrecht 等，1980；Torrey 等，1982）。一项使用增强中和试验的研究发现，与对照组相比，68% 的慢性精神分裂症患者（n=60）脑脊液中的 CMV 抗体与血清中的 CMV 抗体之比更高（Albrecht 等，1980）。另一项使用酶免疫测定法的研究在 11% 的精神分裂症样本（n=178）中检测到 CMV IgM 抗体，但在健康对照组中却没有发现 CMV IgM 抗体（Torrey 等，1982）。继这些研究之后，至少又有七项研究试图重现这些结果［参见 Torrey et al.（2006）；Orlovska-Waast et al.（2019）的综述］。一些研究还发现，与对照组相比，精神分裂症患者脑脊液中的 CMV 抗体滴度升高（Leweke 等，2004；Kaufmann 等，1983；van Kammen 等，1984），而另一些研究则得出了相反的结果（即抗体检测不到或与对照组无显著差异）（Gotlieb-Stematsky 等，1981；King 等，1985a；Rimon 等，1986；Shrikhande 等，1985）。造成这些令人困惑的结果的一个可能的原因是病程长和长期服用抗精神病药物。据 Leweke 等人的调查报告，与健康对照组相比，只有未经治疗的新近发病的精神分裂症患者会出现血清和脑脊液中抗 CMV IgG 升高，而治疗过的精神分裂症组中却没有发现抗 CMV IgG 增高（Leweke 等，2004）。此外，该研究报告称，血清和脑脊液中的 IgG 水平在以下四组中呈逐步下降：从未接受过抗精神病药物治疗的受试者、过去曾接受过药物治疗的受试者、研究时正在接受治疗的受试者、没有任何精神障碍的对照组，这表明治疗和药物状态可能会影响血清和脑脊液中的抗体水平（Leweke 等，2004）。

　　除了使用血液或脑脊液样本进行血清学研究外，一些脑尸检研究也在精神分裂症患者体内找到了 CMV 核酸［见（Yolken and Torrey，1995）综述］。虽然杂交或聚合酶链反应（PCR）技术的灵敏度从每 10 个细胞一个病毒基因组到每 833 个细胞一个病毒基因组不等，但九项研究中有八项结果为阴性（Aulakh 等，1981；Taylor and Crow，1986；Carter 等，1987；Moises 等，1988；Taylor 等，1985；Alexander 等，1992；Taller 等，1996；Sierra-Honigmann 等，1995）。他们在一名精神分裂症患者（23 岁，男性）的颞叶皮层中检测到了 CMV DNA（Moises 等，1988）。值得注意的是，在一名曾接受免疫抑制疗法的类风湿性关节炎患者的尸检样本中也发现了 CMV DNA（Taylor and Crow，1986），这一发现支持当宿主的抗病毒免疫受到抑制时，CMV 能够直接感染大脑的观点。尽管在这些研究中可能存在技术和 CMV 株系的差异，但缺乏 CMV 在大脑中感染的直接证据已成为反对大脑中潜伏 / 持续 CMV 感染是导致精神分裂症发病这一假说的有力论据。然而，所有这些研究都是在上世纪 80 年代或 90 年代进行的，使用的技术与目前可用的技术相比灵敏度相对较低（Cassedy 等，2021）因此，新的调查研究可能会对这一争论带来新的启示。然而，同样重要的是要注意，检测到 CMV 转录本的先验概率受到以下几点的限制：潜伏的 CMV 感染通常与极低水平的 RNA/DNA 相关（Shnayder 等，2018），而尸检研究通常使用陈旧固定的脑组织。此外，尸检样本中没有病毒物质并不一定排除 CMV 仅在精神疾病早期阶段发挥病理作用的可能性，或者 CMV 通过免疫激活发挥病理作用而不直接感染大脑的可能性。

虽然 CMV 与精神分裂症之间的关联证据并不明确，但 CMV 感染更有可能对精神分裂症患者的认知功能产生负面影响。一项涉及 329 名精神分裂症患者的研究报告称，在执行认知任务（即追踪测试，一种衡量视觉搜索、工作记忆和精神运动速度的方法）时，CMV 暴露与反应变慢和错误增加有关（Shirts 等，2008）。Dickerson 等人还报告说，CMV 血清阳性与精神分裂症患者的认知功能无统计学意义，但进行重复性成套神经心理状态测验发现这部分患者的认知功能较低（Dickerson 等，2003a）。此外，研究还发现，CMV IgG 滴度与精神分裂症患者右侧海马体积较小和较低的发作性言语记忆（通过加利福尼亚词语学习测试测量）有关（Houenou 等，2014）。与精神分裂症患者的观察结果一致，一项前瞻性队列研究发现，在墨西哥裔美国老人中，CMV IgG 基线水平较高能够预测 4 年内认知功能的快速全面衰退（Aiello 等，2006）。同样，据报道，在平均 5 年的随访中，CMV 血清阳性可能引起老龄黑人 / 白人罹患阿尔兹海默病的风险增加 2.5 倍（Barnes 等，2015）。在较年轻的健康人群（平均年龄32.8 岁，n=521）中也观察到了较高的 CMV IgG 滴度与较低认知功能之间的关联（Dickerson 等，2014）。一些研究还发现，共同暴露于 CMV 和其他疱疹病毒（如 HSV-1）会对精神分裂症患者和健康受试者的认知障碍产生累积效应（Hamdani 等，2017；Strandberg 等，2003；Watson 等，2013）。另一方面，其他研究认为，HSV-1 感染而非 CMV 感染可能是认知功能障碍的主要影响因素（Prasad 等，2011；Yolken 等，2011）。尽管如此，CMV 血清阳性和 CMV 抗体滴度往往同时伴随 HSV-1 抗体滴度升高，但这是由于共同暴露还是因为 CMV 引起的免疫调控失调，原因尚不清楚（Stowe 等，2012）。因此，CMV 感染与认知功能之间的特异性还需要进一步研究。

迄今为止，已在精神分裂症患者中开展了两项使用抗 CMV 药物伐昔洛韦抑制病毒复制的临床试验（Dickerson 等，2003b，2009）。在第一项临床试验中，65 名门诊精神分裂患者口服了伐昔洛韦，疗程 16 周，同时服用常规精神病药物。其中，58 名患者完成了为期 16 周的试验，其中 21 名患者的 CMV 血清反应呈阳性。这项研究发现，21 名 CMV 血清阳性患者的总体精神分裂症状（即阳性症状、阴性症状和一般症状）有所改善（Dickerson 等，2003b）。可惜的是，这个研究结果在第二个双盲安慰剂对照临床试验中没有得到重现，在该试验中，47 名 CMV 血清阳性的精神分裂症患者被随机分配到伐昔洛韦组或安慰剂组，接受为期 16 周的辅助治疗（Dickerson 等，2009）。未来需要使用更有效的抗 CMV 药物（如缬更昔洛韦或来特莫韦）进行试验，才可能更有参考价值。

5 潜在机制

血脑屏障（BBB）是由脑微血管内皮细胞和紧密连接蛋白组成的保护层，这一保护层环绕基底膜、周细胞、小胶质细胞、星形胶质细胞和神经元（Abbott 等，2010）。BBB 和其连接结构在限制大分子（如病毒颗粒）从血液向脑脊液和中枢神经系统细胞中自由移动起着至关重要的作用。CMV 能够感染髓系细胞、血管周细胞、血脑屏障内皮细胞、胶质细胞、神经元和神经元前体细胞（Tsutsui 等，2005；Poland 等，1990；Alcendor 等，2012；Fish 等，1998）。因此，一种可能的病理生理机制是循环系统中的 CMV 颗粒能够到达并感染脑微血管内皮细胞，并进入中枢神经系统。其次，CMV 可能会损害 BBB 的紧密连接，从而使实质细胞易受免疫介导的病理损伤。也就是说，人类和动物研究表明，活动性和潜伏性 CMV 感染会诱发全身炎症反应以及趋化因子和细胞因子的表达［即单核细胞趋化蛋白 -1（MCP-1）、γ 干扰素（IFN-γ）］（Hamilton 等，2013；Froberg 等，2001；van de Berg 等，2010），这些因子能够下调紧密连接蛋白的表达并增强 BBB 的通透性（Chai 等，2015；Stamatovic 等，2005）。此外，一项针对老年人的研究指出，在 80%CMV 血清阳性受试者的 CSF 样本中观察到了 IFN-γ，而在 CMV 血清阴性受试者的 CSF 样本中却检测不到任何 IFN-γ，提示 CMV 感染与中枢神经系统炎症可能存在相关性（Lurain 等，2013）。一旦外周细胞因子进入大脑，神经胶质细胞（即小胶质细胞和星形胶质细胞）的活动就会受到受损，引起轴突脱髓鞘和神经退化（Wohleb 等，2016；Hammond 等，2019；Mechawar and Savitz，2016；Glass 等，2010）。

第三，可以想象，CMV 可能会破坏宿主的免疫反应并诱导宿主免疫抑制，进而促进细胞衰老和组织变性（Naniche and Oldstone，2000；Salminen，2021）。早期研究表明，CMV 会抑制骨髓造血（Simmons 等，1990；Torok-Storb 等，1992），损害单核细胞功能（Buchmeier and Cooper，1989；Carney and Hirsch，1981），抑制细胞毒性 T 淋巴细胞和自然杀伤（NK）细胞的活性（Schrier and Oldstone，1986；Schrier 等，1986）。CMV 编码一种独特的白细胞介素 10（IL-10）同源物，它与人源 IL-10 有 27% 同源性，能与 IL-10 受体结合，影响宿主免疫信号转导和 T 细胞应答（Slobedman 等，2009；Kotenko 等，2000；Klenerman and Oxenius，2016）。我们以前还报道过，与 CMV⁻ 受试者相比，CMV⁺ 受试者的初始 T 细胞（CD4⁺ 和 CD8⁺）比例较低，而 CD27⁻/CD28⁻ 效应记忆 T 细胞的循环浓度较高（Ford 等，2020）。这些免疫调控效应可能会引发多种组织发生病理改变，这些病理变化与衰老过程类似（即组织稳态受损），从而导致组织损伤和神经病理改变（Salminen，2021）。事实上，除了上述精神疾病外，CMV 血清阳性还与老年人认知能力下降和死亡风险增加有关（Savva 等，2013；Roberts 等，2010；Wang 等，2010；Nimgaonkar 等，2016），以及更普遍的不良健康结局，包括动脉粥样硬化（Betjes 等，2007；Nikitskaya 等，2016）、炎症性肠病（Lawlor and Moss，2010；Nowacki 等，2018；Lv 等，2017；Beswick 等，2016）、癌症（Joseph 等，2017；Herbein，2018）、多发性硬化症（MS）（Langer-Gould 等，2017；Vanheusden 等，2015；Geginat 等，2017）、血管性痴呆（Lin 等，2002；Firth 等，2016）和阿尔兹海默病（AD）（Barnes 等，2015；Lurain 等，2013；Readhead 等，2018；Renvoize 等，1979；Westman 等，2014；Bu 等，2015；Harris and Harris，2015；Itzhaki，2016；Steel and Eslick，2015）。

第四，CMV 可能引发自身免疫和自身免疫介导的神经炎症（Halenius and Hengel，2014；Vanheusden 等，2017）。例如，在感染 CMV 的移植受者中反复检测到的自身抗体，即 CD13 抗体（Soderberg 等，1996a，b）、抗磷脂抗体（Mengarelli 等，2000）和抗内皮细胞自身抗体等（Varani 等，2002）。在免疫功能正常的个体中，CMV 感染也与自身免疫性疾病的发生有关（Varani 等，2002）。最后，病毒直接入侵和免疫介导的神经病理改变也有可能同时发生。例如，最近的一项病例研究讨论了一名 38 岁的健康男性，初步诊断为 CMV 引起的中枢神经系统感染（如急性横贯性脊髓炎），40 天后出现了免疫介导的脑白质脱髓鞘（Daida 等，2016）。

6　结语

关于 CMV 等神经潜伏病毒是否在精神疾病的发生发展过程中起作用，研究者们对这一问题已经研究了近半个世纪。在此，我们对目前能证明 CMV 与精神疾病病因有关的证据进行了调查。综合来看，虽然总体证据一再表明 CMV 感染与精神障碍有关，表明 CMV 可能在情绪障碍和精神病的发病过程中起作用，但目前仍缺乏直接或确凿的证据。为了更好地建立 CMV 感染与精神障碍之间相互作用的精确模型，我们需要迫切地收集一些信息。首先，鉴于部分现有研究结果并不一致，一个全面的系统综述或荟萃分析将有助于确定现有证据的异质性，并估算出 CMV 感染对精神障碍的总效应大小。未来还需要进行人群队列的前瞻性研究，并采用统计策略来平衡潜在的混杂因素，提供更有说服力的结论。

其次，CMV 感染导致精神障碍患者的大脑结构和功能改变的确切病毒学或免疫学机制仍然未知。利用动物模型（尤其是非人灵长类动物，因为人类 CMV 在啮齿类动物体内的复制效率不高）进行实验操作，可以对可能的机制进行更复杂的研究或证明。在人类研究中，将 CMV 感染与脑部改变联系起来的现有证据通常依赖于 IgG 等血清学标记物，而 IgG 是病毒活性的间接测量指标。未来的研究通过利用更特异的 CMV 再激活标记物［如高灵敏度 PCR 或 CMV 编码的 microRNAs（Zhou 等，2020）］和神经影像学技术，能够进一步有效推动该领域在病理机制方面的研究。目前正在开发的 CMV 疫苗也大有可为，不仅能预防未来的 CMV 感染，还能增进大家对 CMV 在精神疾病中所起作用的了解。

第三，在讨论任何治疗意义之前，必须先解决潜在的反向因果关系。也就是说，CMV 再激活是否会加速精神疾病的发病过程，或者精神疾病患者群体免疫调控失调是否会导致这部分群体出现较高的 CMV 感染率？我们鼓励采用创新方法来明确这一问题。虽然临床试验风险高、成本高，但有充分证据支持的随机安慰剂对照 CMV 抗体治疗试验有可能提供有效的证据，帮助得出上述因果关系的结论。另一种值得考虑的方法是应用因果推断工具，如工具变量或孟德尔随机化，从观察数据中检验因果关系的统计证据（Emdin 等，2017；Sekula 等，2016；Baiocchi 等，2014）。工具变量和孟德尔随机化试图找到蕴藏在观察数据中的自然随机试验，可以利用它来估计因果效应（Emdin 等，2017；Sekula 等，2016；Baiocchi 等，2014）。这些工具的妙处在于它们被认为是无偏倚的，并且是单向检验因果关系，从而避免了反向因果关系问题。虽然这些方法在很大程度上依赖于某些统计假设，而且通常需要较大的样本量，但如果严格执行，它们可以提供有价值的视角。

总之，毫无疑问，免疫系统激活在精神疾病中扮演着重要而复杂的角色。CMV 感染可能是低水平免疫激活的结果，近 50 年来，多项研究发现该病毒感染与精神疾病有关。虽然为了了解这些相关关系的本质还有很多工作要做，但鉴于目前存在耐受性良好的抗 CMV 药物以及疫苗的不断开发，目前有足够的证据表明，这一研究方向可能会带来切实可行的干预措施，能够为预防或治疗某些精神疾病患者的神经病理改变。

参考文献

Abbott NJ, Patabendige AA, Dolman DE, Yusof SR, Begley DJ (2010) Structure and function of the blood-brain barrier. Neurobiol Dis 37(1):13–25. https://doi.org/10.1016/j.nbd.2009.07.030

Afsar B, Elsurer R, Eyileten T, Yilmaz MI, Caglar K (2009) Antibody response following hepatitis B vaccination in dialysis patients: does depression and life quality matter? Vaccine 27(42):5865–5869. https://doi.org/10.1016/j.vaccine.2009.07.055

Aiello AE, Haan M, Blythe L, Moore K, Gonzalez JM, JagustW(2006) The influence of latent viral infection on rate of cognitive decline over 4 years. J Am Geriatr Soc 54(7):1046–1054. https://doi.org/10.1111/j.1532-5415.2006.00796.x

Albrecht P, Torrey EF, Boone E, Hicks JT, Daniel N (1980) Raised cytomegalovirus-antibody level in cerebrospinal fluid of schizophrenic patients. Lancet 2(8198):769–772

Alcendor DJ, Charest AM, Zhu WQ, Vigil HE, Knobel SM (2012) Infection and upregulation of proinflammatory cytokines in human brain vascular pericytes by human cytomegalovirus. J Neuroinflammation 9:95. https://doi.org/10.1186/1742-2094-9-95

Alexander RC, Spector SA, Casanova M, Kleinman J, Wyatt RJ, Kirch DG (1992) Search for cytomegalovirus in the postmortem brains of schizophrenic patients using the polymerase chain reaction. Arch Gen Psychiatry 49(1):47–53. https://doi.org/10.1001/archpsyc.1992.01820010047006

Andreou D, Jorgensen KN, Nerland S, Engen K, Yolken RH, Andreassen OA et al (2021) Cytomegalovirus infection associated with smaller dentate gyrus in men with severe mental illness. Brain Behav Immun 96:54–62. https://doi.org/10.1016/j.bbi.2021.05.009

Appels A, Bar FW, Bar J, Bruggeman C, de Baets M (2000) Inflammation, depressive symptomtology, and coronary artery disease. Psychosom Med 62(5):601–605. https://doi.org/10.1097/00006842-200009000-00001

Arribas JR, Storch GA, Clifford DB, Tselis AC (1996) Cytomegalovirus encephalitis. Ann Intern Med 125(7):577–587. https://doi.org/10.7326/0003-4819-125-7-199610010-00008

Aulakh GS, Kleinman JE, Aulakh HS, Albrecht P, Torrey EF, Wyatt RJ (1981) Search for cytomegalovirus in schizophrenic brain tissue. Proc Soc Exp Biol Med 167(2):172–174.https://doi.org/10.3181/00379727-167-41144

Avramopoulos D, Pearce BD, McGrath J, Wolyniec P, Wang R, Eckart N et al (2015) Infection and inflammation in schizophrenia and bipolar disorder: a genome wide study for interactions with genetic variation. PLoS One 10(3):e0116696. https://doi.org/10.1371/journal.pone.0116696

Baiocchi M, Cheng J, Small DS (2014) Instrumental variable methods for causal inference. Stat Med 33(13):2297–2340

Baldwin KJ, Cummings CL (2018) Herpesvirus infections of the nervous system. Continuum (Minneap Minn) 24(5, Neuroinfectious Disease):1349–1369. https://doi.org/10.1212/CON.0000000000000661

Ballegaard V, Pedersen KK, Pedersen M, Braendstrup P, Kirkby N, Buus AS et al (2018) Cytomegalovirus-specific CD4+ T-cell responses and CMV-IgG levels are associated with neurocognitive impairment in people living with HIV. J Acquir Immune Defic Syndr 79(1):117–125. https://doi.org/10.1097/QAI.0000000000001753

Barnes LL, Capuano AW, Aiello AE, Turner AD, Yolken RH, Torrey EF et al (2015) Cytomegalovirus infection and risk of Alzheimer disease in older black and white individuals. J Infect Dis 211(2):230–237. https://doi.org/10.1093/infdis/jiu437

Barton ES, White DW, Cathelyn JS, Brett-McClellan KA, Engle M, Diamond MS et al (2007) Herpesvirus latency confers symbiotic protection from bacterial infection. Nature 447(7142): 326–329. https://doi.org/10.1038/nature05762

Beswick L, Ye B, van Langenberg DR (2016) Toward an algorithm for the diagnosis and management of CMV in patients with colitis. Inflamm Bowel Dis 22(12):2966–2976. https://doi.org/10.1097/MIB.0000000000000958

Betjes MG, Litjens NH, Zietse R (2007) Seropositivity for cytomegalovirus in patients with end-stage renal disease is strongly associated with atherosclerotic disease. Nephrol Dial Transplant 22(11):3298–3303. https://doi.org/10.1093/ndt/gfm348

Bolu A, Oznur T, Tok D, Balikci A, Sener K, Celik C et al (2016) Seropositivity of neurotropic infectious agents in first-episode schizophrenia patients and the relationship with positive and negative symptoms. Psychiatr Danub 28(2):132–138

Bowen LN, Smith B, Reich D, Quezado M, Nath A (2016) HIV-associated opportunistic CNS infections: pathophysiology, diagnosis and treatment. Nat Rev Neurol 12(11):662–674. https://doi.org/10.1038/nrneurol.2016.149

Breunis MN, Kupka RW, Nolen WA, Suppes T, Denicoff KD, Leverich GS et al (2003) High numbers of circulating activated T cells and raised levels of serum IL-2 receptor in bipolar disorder. Biol Psychiatry 53(2):157–165

Brunt SJ, Cysique LA, Lee S, Burrows S, Brew BJ, Price P (2016) Short communication: do cytomegalovirus antibody levels associate with age-related syndromes in HIV patients stable on antiretroviral therapy? AIDS Res Hum Retroviruses 32(6):567–572. https://doi.org/10.1089/AID.2015.0328

Bu XL, Yao XQ, Jiao SS, Zeng F, Liu YH, Xiang Y et al (2015) A study on the association between infectious burden and Alzheimer's disease. Eur J Neurol 22(12):1519–1525. https://doi.org/10.1111/ene.12477

Buchmeier NA, Cooper NR (1989) Suppression of monocyte functions by human cytomegalovirus. Immunology 66(2):278–283

Burgdorf KS, Trabjerg BB, Pedersen MG, Nissen J, Banasik K, Pedersen OB et al (2019) Largescale study of toxoplasma and cytomegalovirus shows an association between infection and serious psychiatric disorders. Brain Behav Immun 79:152–158. https://doi.org/10.1016/j.bbi.2019.01.026

Camargo JF, Komanduri KV (2017) Emerging concepts in cytomegalovirus infection following hematopoietic stem cell transplantation. Hematol Oncol Stem Cell Ther 10(4):233–238. https://doi.org/10.1016/j.hemonc.2017.05.001

Cappel R, Gregoire F, Thiry L, Sprecher S (1978) Antibody and cell-mediated immunity to herpes simplex virus in psychotic depression. J Clin Psychiatry 39(3):266–268

Carney WP, Hirsch MS (1981) Mechanisms of immunosuppression in cytomegalovirus mononucleosis. II. Virus-monocyte interactions. J Infect Dis 144(1):47–54. https://doi.org/10.1093/infdis/144.1.47

Carter GI, Taylor GR, Crow TJ (1987) Search for viral nucleic acid sequences in the post mortem brains of patients with schizophrenia and individuals who have committed suicide. J Neurol Neurosurg Psychiatry 50(3):247–251

Cassedy A, Parle-McDermott A, O'Kennedy R (2021) Virus detection: a review of the current and emerging molecular and immunological methods. Front Mol Biosci 8:637559. https://doi.org/10.3389/fmolb.2021.637559

Cazzullo CL (1987) Schizophrenia. An epidemiologic, immunologic, and virological approach Chai Q, She R, Huang Y, Fu ZF (2015) Expression of neuronal CXCL10 induced by rabies virus infection initiates infiltration of inflammatory cells, production of chemokines and cytokines, and enhancement of blood-brain barrier permeability. J Virol 89(1):870–876

Chidrawar S, Khan N, Wei W, McLarnon A, Smith N, Nayak L et al (2009) Cytomegalovirusseropositivity has a profound influence on the magnitude of major lymphoid subsets within healthy individuals. Clin Exp Immunol 155(3):423–432. https://doi.org/10.1111/j.1365-2249.2008.03785.x

Cole SW (2014) Human social genomics. PLoS Genet 10(8):e1004601. https://doi.org/10.1371/journal.pgen.1004601

Coryell W, Wilcox H, Evans SJ, Pandey GN, Jones-Brando L, Dickerson F et al (2020) Latent infection, inflammatory markers and suicide attempt history in depressive disorders. J Affect Disord 270:97–101. https://doi.org/10.1016/

j.jad.2020.03.057

Crow T, Ferrier I, Johnstone E, Macmillan J, Owens D, Parry R et al (1979) Characteristics of patients with schizophrenia or neurological disorder and virus-like agent in cerebrospinal fluid. Lancet 313(8121):842–844

Daida K, Ishiguro Y, Eguchi H, Machida Y, Hattori N, Miwa H (2016) Cytomegalovirus-associated encephalomyelitis in an immunocompetent adult: a two-stage attack of direct viral and delayed immune-mediated invasions. Case report. BMC Neurol 16(1):223. https://doi.org/10.1186/s12883-016-0761-6

Dalman C, Allebeck P, Gunnell D, Harrison G, Kristensson K, Lewis G et al (2008) Infections in the CNS during childhood and the risk of subsequent psychotic illness: a cohort study of more than one million Swedish subjects. Am J Psychiatry 165(1):59–65. https://doi.org/10.1176/appi. ajp.2007.07050740

Dantzer R, O'Connor JC, Freund GG, Johnson RW, Kelley KW (2008) From inflammation to sickness and depression: when the immune system subjugates the brain. Nat Rev Neurosci 9(1):46–56

Delisi LE, Smith SB, Hamovit JR, Maxwell ME, Goldin LR, Dingman CW et al (1986) Herpes simplex virus, cytomegalovirus and Epstein-Barr virus antibody titres in sera from schizophrenic patients. Psychol Med 16(4):757–763

Derhovanessian E, Theeten H, Hahnel K, Van Damme P, Cools N, Pawelec G (2013) Cytomegalovirus-associated accumulation of late-differentiated CD4 T-cells correlates with poor humoral response to influenza vaccination. Vaccine 31(4):685–690. https://doi.org/10.1016/j.vaccine.2012.11.041

Dickerson FB, Boronow JJ, Stallings C, Origoni AE, Ruslanova I, Yolken RH (2003a) Association of serum antibodies to herpes simplex virus 1 with cognitive deficits in individuals with schizophrenia. Arch Gen Psychiatry 60(5):466–472

Dickerson FB, Boronow JJ, Stallings CR, Origoni AE, Yolken RH (2003b) Reduction of symptoms by valacyclovir in cytomegalovirus-seropositive individuals with schizophrenia. Am J Psychiatry 160(12):2234–2236. https://doi. org/10.1176/appi.ajp.160.12.2234

Dickerson F, Kirkpatrick B, Boronow J, Stallings C, Origoni A, Yolken R (2006) Deficit schizophrenia: association with serum antibodies to cytomegalovirus. Schizophr Bull 32(2):396–400

Dickerson FB, Stallings CR, Boronow JJ, Origoni AE, Sullens A, Yolken RH (2009) Double blind trial of adjunctive valacyclovir in individuals with schizophrenia who are seropositive for cytomegalovirus. Schizophr Res 107(2–3):147–149. https://doi.org/10.1016/j.schres.2008.10.007

Dickerson F, Stallings C, Origoni A, Katsafanas E, Schweinfurth LA, Savage CL et al (2014) Association between cytomegalovirus antibody levels and cognitive functioning in non-elderly adults. PLoS One 9(5):e95510. https:// doi.org/10.1371/journal.pone.0095510

Dickerson F, Wilcox HC, Adamos M, Katsafanas E, Khushalani S, Origoni A et al (2017) Suicide attempts and markers of immune response in individuals with serious mental illness. J Psychiatr Res 87:37–43. https://doi. org/10.1016/j.jpsychires.2016.11.011

Dickerson F, Origoni A, Schweinfurth LAB, Stallings C, Savage CLG, Sweeney K et al (2018) Clinical and serological predictors of suicide in schizophrenia and major mood disorders. J Nerv Ment Dis 206(3):173–178. https://doi. org/10.1097/NMD.0000000000000772

Docke WD, Prosch S, Fietze E, Kimel V, Zuckermann H, Klug C et al (1994) Cytomegalovirus reactivation and tumour necrosis factor. Lancet 343(8892):268–269. https://doi.org/10.1016/s0140-6736(94)91116-9

Dowlati Y, Herrmann N, Swardfager W, Liu H, Sham L, Reim EK et al (2010) A meta-analysis of cytokines in major depression. Biol Psychiatry 67(5):446–457

Emdin CA, Khera AV, Kathiresan S (2017) Mendelian randomization. JAMA 318(19):1925–1926.https://doi. org/10.1001/jama.2017.17219

Evans DL, Ten Have TR, Douglas SD, Gettes DR, Morrison M, Chiappini MS et al (2002) Association of depression with viral load, CD8 T lymphocytes, and natural killer cells in women with HIV infection. Am J Psychiatry 159(10):1752–1759. https://doi.org/10.1176/appi.ajp.159.10.1752

Fernandes BS, Steiner J, Molendijk ML, Dodd S, Nardin P, Goncalves CA et al (2016) C-reactive protein concentrations across the mood spectrum in bipolar disorder: a systematic review and meta-analysis. Lancet Psychiatry 3(12):1147–1156. https://doi.org/10.1016/S2215-0366(16) 30370-4

Firth C, Harrison R, Ritchie S, Wardlaw J, Ferro CJ, Starr JM et al (2016) Cytomegalovirus infection is associated with an increase in systolic blood pressure in older individuals. QJM 109(9):595–600. https://doi.org/10.1093/qjmed/hcw026

Fish KN, Soderberg-Naucler C, Mills LK, Stenglein S, Nelson JA (1998) Human cytomegalovirus persistently infects aortic endothelial cells. J Virol 72(7):5661–5668. https://doi.org/10.1128/jvi.72.7.5661-5668.1998

Ford BN, Yolken RH, Dickerson FB, Teague TK, Irwin MR, Paulus MP et al (2019) Reduced immunity to measles in adults with major depressive disorder. Psychol Med 49(2):243–249.https://doi.org/10.1017/S0033291718000661

Ford BN, Teague TK, Bayouth M, Yolken RH, Bodurka J, Irwin MR et al (2020) Diagnosisindependent loss of T-cell costimulatory molecules in individuals with cytomegalovirus infection.Brain Behav Immun 87(January):795–803. https://doi.org/10.1016/j.bbi.2020.03.013

Frasca D, Diaz A, Romero M, Landin AM, Blomberg BB (2015) Cytomegalovirus (CMV) seropositivity decreases B cell responses to the influenza vaccine. Vaccine 33(12):1433–1439.https://doi.org/10.1016/j.vaccine.2015.01.071

Freeman RB Jr (2009) The 'indirect' effects of cytomegalovirus infection. Am J Transplant 9(11): 2453–2458. https://doi.org/10.1111/j.1600-6143.2009.02824.x

Froberg MK, Adams A, Seacotte N, Parker-Thornburg J, Kolattukudy P (2001) Cytomegalovirus infection accelerates inflammation in vascular tissue overexpressing monocyte chemoattractant protein-1. Circ Res 89(12):1224–1230

Frye MA, Coombes BJ, McElroy SL, Jones-Brando L, Bond DJ, Veldic M et al (2019) Association of cytomegalovirus and toxoplasma gondii antibody titers with bipolar disorder. JAMA Psychiat 76(12):1285–1293. https://doi.org/10.1001/jamapsychiatry.2019.2499

Furman D, Jojic V, Sharma S, Shen-Orr SS, Angel CJ, Onengut-Gumuscu S et al (2015) Cytomegalovirus infection enhances the immune response to influenza. Sci Transl Med 7(281): 281ra43. https://doi.org/10.1126/scitranslmed.aaa2293

Fux M, Sarov I, Ginot Y, Sarov B (1992) Herpes simplex virus and cytomegalovirus in the serum of schizophrenic patients versus other psychosis and normal controls. Isr J Psychiatry Relat Sci 29(1):33–35

Gale SD, Berrett AN, Erickson LD, Brown BL, Hedges DW (2018) Association between virus exposure and depression in US adults. Psychiatry Res 261:73–79. https://doi.org/10.1016/j.psychres.2017.12.037

Geginat J, Paroni M, Pagani M, Galimberti D, De Francesco R, Scarpini E et al (2017) The enigmatic role of viruses in multiple sclerosis: molecular mimicry or disturbed immune surveillance? Trends Immunol 38(7):498–512. https://doi.org/10.1016/j.it.2017.04.006

Glaser R, Kiecolt-Glaser JK, Speicher CE, Holliday JE (1985) Stress, loneliness, and changes in herpesvirus latency. J Behav Med 8(3):249–260

Glass CK, Saijo K, Winner B, Marchetto MC, Gage FH (2010) Mechanisms underlying inflammation in neurodegeneration. Cell 140(6):918–934. https://doi.org/10.1016/j.cell.2010.02.016

Gotlieb-Stematsky T, Zonis J, Arlazoroff A, Mozes T, Sigal M, Szekely AG (1981) Antibodies to Epstein-Barr virus, herpes simplex type 1, cytomegalovirus and measles virus in psychiatric patients. Arch Virol 67(4):333–339

Griffiths P, Reeves M (2021) Pathogenesis of human cytomegalovirus in the immunocompromised host. Nat Rev Microbiol 19(12):759–773. https://doi.org/10.1038/s41579-021-00582-z

Griffiths P, Baraniak I, Reeves M (2015) The pathogenesis of human cytomegalovirus. J Pathol 235(2):288–297. https://doi.org/10.1002/path.4437

Halenius A, Hengel H (2014) Human cytomegalovirus and autoimmune disease. Biomed Res Int 2014:472978. https://doi.org/10.1155/2014/472978

Hamdani N, Daban-Huard C, Godin O, Laouamri H, Jamain S, Attiba D et al (2017) Effects of cumulative herpesviridae and toxoplasma gondii infections on cognitive function in healthy, bipolar, and schizophrenia subjects. J Clin Psychiatry 78(1):e18–e27. https://doi.org/10.4088/JCP.15m10133

Hamilton ST, Scott GM, Naing Z, Rawlinson WD (2013) Human cytomegalovirus directly modulates expression of chemokine CCL2 (MCP-1) during viral replication. J Gen Virol 94(Pt 11):2495–2503. https://doi.org/10.1099/vir.0.052878-0

Hammond TR, Marsh SE, Stevens B (2019) Immune signaling in neurodegeneration. Immunity:955–974

Hargett D, Shenk TE (2010) Experimental human cytomegalovirus latency in CD14+ monocytes. Proc Natl Acad Sci U S A 107(46):20039–20044. https://doi.org/10.1073/pnas.1014509107

Harris SA, Harris EA (2015) Herpes simplex virus type 1 and other pathogens are key causative factors in sporadic Alzheimer's disease. J Alzheimers Dis 48(2):319–353. https://doi.org/10.3233/JAD-142853

Herbein G (2018) The human cytomegalovirus, from oncomodulation to oncogenesis. Viruses 10(8). https://doi.org/10.3390/v10080408

Houenou J, d'Albis MA, Daban C, Hamdani N, Delavest M, Lepine JP et al (2014) Cytomegalovirus seropositivity and serointensity are associated with hippocampal volume and verbal memory in schizophrenia and bipolar disorder. Prog Neuropsychopharmacol Biol Psychiatry 48:142–148. https://doi.org/10.1016/j.pnpbp.2013.09.003

Howren MB, Lamkin DM, Suls J (2009) Associations of depression with C-reactive protein, IL-1, and IL-6: a meta-analysis. Psychosom Med 71(2):171–186

Iglesias-Escudero M, Moro-García MA, Marcos-Fernández R, García-Torre A, Álvarez-Argüelles ME, Suárez-Fernández ML et al (2018) Levels of anti-CMV antibodies are modulated by the frequency and intensity of virus reactivations in kidney transplant patients. PLoS One 13(4): e0194789. https://doi.org/10.1371/journal.pone.0194789

Imlay H, Limaye AP (2020) Current understanding of cytomegalovirus reactivation in critical illness. J Infect Dis 221(Suppl 1):S94–S102. https://doi.org/10.1093/infdis/jiz638

Irwin MR, Levin MJ, Carrillo C, Olmstead R, Lucko A, Lang N et al (2011) Major depressive disorder and immunity to varicella-zoster virus in the elderly. Brain Behav Immun 25(4):759–766. https://doi.org/10.1016/j.bbi.2011.02.001

Irwin MR, Levin MJ, Laudenslager ML, Olmstead R, Lucko A, Lang N et al (2013) Varicella zoster virus-specific immune responses to a herpes zoster vaccine in elderly recipients with major depression and the impact of antidepressant medications. Clin Infect Dis 56(8):1085–1093.https://doi.org/10.1093/cid/cis1208

Itzhaki RF (2016) Herpes and Alzheimer's disease: subversion in the central nervous system and how it might be halted. J Alzheimers Dis 54(4):1273–1281. https://doi.org/10.3233/JAD-160607

Jaremka LM, Fagundes CP, Glaser R, Bennett JM, Malarkey WB, Kiecolt-Glaser JK (2013) Loneliness predicts pain, depression, and fatigue: understanding the role of immune dysregulation. Psychoneuroendocrinology 38(8):1310–1317. https://doi.org/10.1016/j.psyneuen.2012.11.016

Joseph GP, McDermott R, Baryshnikova MA, Cobbs CS, Ulasov IV (2017) Cytomegalovirus as an oncomodulatory agent in the progression of glioma. Cancer Lett 384:79–85. https://doi.org/10.1016/j.canlet.2016.10.022

Kaufmann CA, Weinberger DR, Yolken RH, Torrey EF, Pofkin SG (1983) Viruses and schizophrenia. Lancet 2(8359):1136–1137. https://doi.org/10.1016/s0140-6736(83)90645-1

Khan N, Shariff N, Cobbold M, Bruton R, Ainsworth JA, Sinclair AJ et al (2002) Cytomegalovirus seropositivity drives the CD8 T cell repertoire toward greater clonality in healthy elderly individuals. J Immunol 169(4):1984–1992. https://doi.org/10.4049/jimmunol.169.4.1984

King D, Cooper S, Earle J, Martin S, McFerran N, Wisdom G (1985a) Serum and CSF antibody titres to seven common viruses in schizophrenic patients. Br J Psychiatry 147(2):145–149

King DJ, Cooper SJ, Earle JA, Martin SJ, McFerran NV, Rima BK et al (1985b) A survey of serum antibodies to eight common viruses in psychiatric patients. Br J Psychiatry 147:137–144

Klenerman P, Oxenius A (2016) T cell responses to cytomegalovirus. Nat Rev Immunol 16(6): 367–377. https://doi.org/10.1038/nri.2016.38

Kotenko SV, Saccani S, Izotova LS, Mirochnitchenko OV, Pestka S (2000) Human cytomegalovirus harbors its own unique IL-10 homolog (cmvIL-10). Proc Natl Acad Sci U S A 97(4):1695–1700. https://doi.org/10.1073/pnas.97.4.1695

Krstanovic F, Britt WJ, Jonjic S, Brizic I (2021) Cytomegalovirus infection and inflammation in developing brain. Viruses 13(6). https://doi.org/10.3390/v13061078

Langer-Gould A, Wu J, Lucas R, Smith J, Gonzales E, Amezcua L et al (2017) Epstein-Barr virus, cytomegalovirus, and multiple sclerosis susceptibility: a multiethnic study. Neurology 89(13): 1330–1337. https://doi.org/10.1212/WNL.0000000000004412

Lawlor G, Moss AC (2010) Cytomegalovirus in inflammatory bowel disease: pathogen or innocent bystander? Inflamm Bowel Dis 16(9):1620–1627. https://doi.org/10.1002/ibd.21275

Lazzarotto T, Galli C, Pulvirenti R, Rescaldani R, Vezzo R, La Gioia A et al (2001) Evaluation of the Abbott AxSYM cytomegalovirus (CMV) immunoglobulin M (IgM) assay in conjunction with other CMV IgM tests and a CMV IgG avidity assay. Clin Diagn Lab Immunol 8(1):196–198. https://doi.org/10.1128/cdli.8.1.196-198.2001

Leday GGR, Vertes PE, Richardson S, Greene JR, Regan T, Khan S et al (2018) Replicable and coupled changes in innate and adaptive immune gene expression in two case-control studies of blood microarrays in major depressive disorder. Biol Psychiatry 83(1):70–80. https://doi.org/10.1016/j.biopsych.2017.01.021

Leighton SP, Nerurkar L, Krishnadas R, Johnman C, Graham GJ, Cavanagh J (2018) Chemokines in depression in health and in inflammatory illness: a systematic review and meta-analysis. Mol Psychiatry 23(1):48–58. https://doi.org/10.1038/mp.2017.205

Letendre S, Bharti A, Perez-Valero I, Hanson B, Franklin D, Woods SP et al (2018) Higher anticytomegalovirus immunoglobulin G concentrations are associated with worse neurocognitive perfo rmance during suppressive antiretroviral therapy. Clin Infect Dis 67(5):770–777. https://doi.org/10.1093/cid/ciy170

Leweke FM, Gerth CW, Koethe D, Klosterkotter J, Ruslanova I, Krivogorsky B et al (2004) Antibodies to infectious agents in individuals with recent onset schizophrenia. Eur Arch Psychiatry Clin Neurosci 254(1):4–8

Libikova H (1983) Schizophrenia and viruses: principles of etiologic studies. Adv Biol Psychiatry 12:20–51

Limaye AP, Kirby KA, Rubenfeld GD, Leisenring WM, Bulger EM, Neff MJ et al (2008) Cytomegalovirus reactivation in critically ill immunocompetent patients. JAMA 300(4): 413–422. https://doi.org/10.1001/jama.300.4.413

Lin WR, Wozniak MA, Wilcock GK, Itzhaki RF (2002) Cytomegalovirus is present in a very high proportion of brains from vascular dementia patients. Neurobiol Dis 9(1):82–87. https://doi.org/10.1006/nbdi.2001.0465

Liu XF, Jie C, Zhang Z, Yan S, Wang JJ, Wang X et al (2016) Transplant-induced reactivation of murine cytomegalovirus immediate early gene expression is associated with recruitment of NF-kappaB and AP-1 to the major immediate early promoter. J Gen Virol 97(4):941–954.https://doi.org/10.1099/jgv.0.000407

Lokensgard JR, Cheeran MC, Gekker G, Hu S, Chao CC, Peterson PK (1999) Human cytomegalovirus replication and modulation of apoptosis in astrocytes. J Hum Virol 2(2):91–101

Luo MH, Schwartz PH, Fortunato EA (2008) Neonatal neural progenitor cells and their neuronal and glial cell derivatives are fully permissive for human cytomegalovirus infection. J Virol 82(20):9994–10007. https://doi.org/10.1128/jvi.00943-08

Lurain NS, Hanson BA, Martinson J, Leurgans SE, Landay AL, Bennett DA et al (2013) Virological and immunological characteristics of human cytomegalovirus infection associated with Alzheimer disease. J Infect Dis 208(4):564–572. https://doi.org/10.1093/infdis/jit210

Lv YL, Han FF, Jia YJ, Wan ZR, Gong LL, Liu H et al (2017) Is cytomegalovirus infection related to inflammatory bowel disease, especially steroid-resistant inflammatory bowel disease? A meta-analysis. Infect Drug Resist 10:511–519. https://doi.org/10.2147/IDR.S149784

Lycke E, Norrby R, Roos BE (1974) A serological study on mentally ill patients with particular reference to the prevalence of herpes virus infections. Br J Psychiatry 124:273–279. https://doi. org/10.1192/bjp.124.3.273

Maes M, Nani JV, Noto C, Rizzo L, Hayashi MAF, Brietzke E (2021) Impairments in peripheral blood T effector and T regulatory lymphocytes in bipolar disorder are associated with staging of illness and anti-cytomegalovirus IgG levels. Mol Neurobiol 58(1):229–242. https://doi.org/10.1007/s12035-020-02110-1

Magioncalda P, Martino M(2021) A unified model of the pathophysiology of bipolar disorder. Mol Psychiatry. https://doi.org/10.1038/s41380-021-01091-4

Marandu T, Dombek M, Cook CH (2019) Impact of cytomegalovirus load on host response to sepsis. Med Microbiol Immunol 208(3–4):295–303. https://doi.org/10.1007/s00430-019-00603-y

Markkula N, Lindgren M, Yolken RH, Suvisaari J (2020) Association of exposure to toxoplasma gondii, Epstein-Barr virus, herpes simplex virus type 1 and cytomegalovirus with new-onset depressive and anxiety disorders: an 11-year follow-up study. Brain Behav Immun 87:238–242. https://doi.org/10.1016/j.bbi.2019.12.001

Martinez L, Nicol MP, Wedderburn CJ, Stadler A, Botha M, Workman L et al (2021) Cytomegalovirus acquisition in infancy and the risk of tuberculosis disease in childhood: a longitudinal birth cohort study in Cape Town, South Africa. Lancet Glob Health 9(12):e1740–e17e9. https://doi.org/10.1016/S2214-109X(21)00407-1

Mechawar N, Savitz J (2016) Neuropathology of mood disorders: do we see the stigmata of inflammation? Transl Psychiatry 6(11):e946. https://doi.org/10.1038/tp.2016.212

Mehta SK, Stowe RP, Feiveson AH, Tyring SK, Pierson DL (2000) Reactivation and shedding of cytomegalovirus in astronauts during spaceflight. J Infect Dis 182(6):1761–1764. https://doi. org/10.1086/317624

Mengarelli A, Minotti C, Palumbo G, Arcieri P, Gentile G, Iori AP et al (2000) High levels of antiphospholipid antibodies are associated with cytomegalovirus infection in unrelated bone marrow and cord blood allogeneic stem cell transplantation. Br J Haematol 108(1):126–131. https://doi.org/10.1046/j.1365-2141.2000.01812.x

Miller AH, Raison CL (2016) The role of inflammation in depression: from evolutionary imperative to modern treatment target. Nat Rev Immunol 16(1):22–34. https://doi.org/10.1038/nri.2015.5

Miller GE, Freedland KE, Duntley S, Carney RM (2005) Relation of depressive symptoms to C-reactive protein and pathogen burden (cytomegalovirus, herpes simplex virus, Epstein-Barr virus) in patients with earlier acute coronary syndromes. Am J Cardiol 95(3):317–321. https://doi.org/10.1016/j.amjcard.2004.09.026

Mishra R, Kumar A, Ingle H, Kumar H (2019) The interplay between viral-derived miRNAs and host immunity during infection. Front Immunol 10:3079. https://doi.org/10.3389/fimmu.2019.03079

Moises HW, Ruger R, Reynolds GP, Fleckenstein B (1988) Human cytomegalovirus DNA in the temporal cortex of a schizophrenic patient. Eur Arch Psychiatry Neurol Sci 238(2):110–113.https://doi.org/10.1007/BF00452786

Moulden J, Sung CYW, Brizic I, Jonjic S, BrittW(2021) Murine models of central nervous system disease following congenital human cytomegalovirus infections. Pathogens 10(8). https://doi.org/10.3390/pathogens10081062

Moya Lacasa C, Rayner T, Hagen MM, Yang W, Marks K, Kirkpatrick B (2021) Anticyomegalovirus antibodies in schizophrenia and related disorders: a systematic review and meta-analysis. Schizophr Res 228:322–323. https://doi.org/10.1016/j.schres.2020.12.040

Naniche D, Oldstone MB (2000) Generalized immunosuppression: how viruses undermine the immune response. Cell Mol Life Sci 57(10):1399–1407. https://doi.org/10.1007/PL00000625

Nikitskaya E, Lebedeva A, Ivanova O, Maryukhnich E, Shpektor A, Grivel JC et al (2016) Cytomegalovirus-productive infection is associated with acute coronary syndrome. J Am Heart Assoc 5(8). https://doi.org/10.1161/JAHA.116.003759

Nimgaonkar VL, Yolken RH, Wang T, Chang CC, McClain L, McDade E et al (2016) Temporal cognitive decline associated with exposure to infectious agents in a population-based, aging cohort. Alzheimer Dis Assoc Disord 30(3):216–222. https://doi.org/10.1097/WAD. 0000000000000133

Nowacki TM, Bettenworth D, Meister T, Heidemann J, Lenze F, Schmidt HH et al (2018) Novel score predicts risk for cytomegalovirus infection in ulcerative colitis. J Clin Virol 105:103–108. https://doi.org/10.1016/j.jcv.2018.06.002

Orlovska-Waast S, Köhler-Forsberg O, Brix SW, Nordentoft M, Kondziella D, Krogh J et al (2019) Cerebrospinal fluid markers of inflammation and infections in schizophrenia and affective disorders: a systematic review and meta-analysis. Mol Psychiatry 24(6):869–887. https://doi.org/10.1038/s41380-018-0220-4

Osimo EF, Baxter LJ, Lewis G, Jones PB, Khandaker GM (2019) Prevalence of low-grade inflammation in depression: a systematic review and meta-analysis of CRP levels. Psychol Med 49(12):1958–1970. https://doi.org/10.1017/S0033291719001454

Pariante CM, Carpiniello B, Orru MG, Sitzia R, Piras A, Farci AM et al (1997) Chronic caregiving stress alters peripheral blood immune parameters: the role of age and severity of stress. Psychother Psychosom 66(4):199–207

Patro ARK (2019) Subversion of immune response by human cytomegalovirus. Front Immunol 10: 1155. https://doi.org/10.3389/fimmu.2019.01155

Pelonero AL, Pandurangi AK, Calabrese VP (1990) Serum IgG antibody to herpes viruses in schizophrenia. Psychiatry Res 33(1):11–17

Phillips AC, Carroll D, Khan N, Moss P (2008) Cytomegalovirus is associated with depression and anxiety in older adults. Brain Behav Immun 22(1):52–55. https://doi.org/10.1016/j.bbi.2007.06.012

Picarda G, Benedict CA (2018) Cytomegalovirus: shape-shifting the immune system. J Immunol 200(12):3881–3889. https://doi.org/10.4049/jimmunol.1800171

Poland SD, Costello P, Dekaban GA, Rice GP (1990) Cytomegalovirus in the brain: in vitro infection of human brain-derived cells. J Infect Dis 162(6):1252–1262

Pourgheysari B, Khan N, Best D, Bruton R, Nayak L, Moss PA (2007) The cytomegalovirusspecific CD4+ T-cell response expands with age and markedly alters the CD4+ T-cell repertoire. J Virol 81(14):7759–7765. https://doi.org/10.1128/JVI.01262-06

Prasad KM, Eack SM, Goradia D, Pancholi KM, Keshavan MS, Yolken RH et al (2011) Progressive gray matter loss and changes in cognitive functioning associated with exposure to herpes simplex virus 1 in schizophrenia: a longitudinal study. Am J Psychiatry 168(8):822–830. https://doi.org/10.1176/appi.ajp.2011.10101423

Prosch S, Wendt CE, Reinke P, Priemer C, Oppert M, Kruger DH et al (2000) A novel link between stress and human cytomegalovirus (HCMV) infection: sympathetic hyperactivity stimulates HCMV activation. Virology 272(2):357–365. https://doi.org/10.1006/viro.2000.0367

Prossin AR, Yolken RH, Kamali M, Heitzeg MM, Kaplow JB, Coryell WH et al (2015) Cytomegalovirus antibody elevation in bipolar disorder: relation to elevated mood states. Neural Plast 2015:939780. https://doi.org/10.1155/2015/939780

Rafailidis PI, Mourtzoukou EG, Varbobitis IC, Falagas ME (2008) Severe cytomegalovirus infection in apparently immunocompetent patients: a systematic review. Virol J 5:47. https://doi.org/10.1186/1743-422X-5-47

Readhead B, Haure-Mirande JV, Funk CC, Richards MA, Shannon P, Haroutunian V et al (2018) Multiscale analysis of independent Alzheimer's cohorts finds disruption of molecular, genetic, and clinical networks by human herpesvirus. Neuron 99(1):64–82 e7. https://doi.org/10.1016/j.neuron.2018.05.023

Rector JL, Dowd JB, Loerbroks A, Burns VE, Moss PA, Jarczok MN et al (2014) Consistent associations between measures of psychological stress and CMV antibody levels in a large occupational sample. Brain Behav Immun 38:133–141. https://doi.org/10.1016/j.bbi.2014.01.012

Reeves MB, Compton T (2011) Inhibition of inflammatory interleukin-6 activity via extracellular signal-regulated kinase-mitogen-activated protein kinase signaling antagonizes human cytomegalovirus reactivation from dendritic cells. J Virol 85(23):12750–12758. https://doi.org/10.1128/JVI.05878-11

Renvoize EB, Hambling MH, Pepper MD, Rajah SM (1979) Possible association of Alzheimer's disease with HLA-BW15 and cytomegalovirus infection. Lancet 1(8128):1238

Rimon R, Ahokas A, Palo J (1986) Serum and cerebrospinal fluid antibodies to cytomegalovirus in schizophrenia. Acta Psychiatr Scand 73(6):642–644. https://doi.org/10.1111/j.1600-0447.1986.tb02737.x

Rizzo LB, Do Prado CH, Grassi-Oliveira R, Wieck A, Correa BL, Teixeira AL et al (2013) Immunosenescence is associated with human cytomegalovirus and shortened telomeres in type I bipolar disorder. Bipolar Disord 15(8):832–838. https://doi.org/10.1111/bdi.12121

Roberts ET, Haan MN, Dowd JB, Aiello AE (2010) Cytomegalovirus antibody levels, inflammation, and mortality among elderly Latinos over 9 years of follow-up. Am J Epidemiol 172(4):363–371. https://doi.org/10.1093/aje/kwq177

Salminen A (2021) Increased immunosuppression impairs tissue homeostasis with aging and age-related diseases. J Mol Med (Berl) 99(1):1–20. https://doi.org/10.1007/s00109-020-01988-7

Savva GM, Pachnio A, Kaul B, Morgan K, Huppert FA, Brayne C et al (2013) Cytomegalovirus infection is associated with increased mortality in the older population. Aging Cell 12(3):381–387. https://doi.org/10.1111/acel.12059

Schindler L, Leroux M, Beck J, Moises HW, Kirchner H (1986) Studies of cellular immunity, serum interferon titers, and natural killer cell activity in schizophrenic patients. Acta Psychiatr Scand 73(6):651–657

Schnittman SR, Hunt PW (2021) Clinical consequences of asymptomatic cytomegalovirus in treated human immunodeficiency virus infection. Curr Opin HIV AIDS 16(3):168–176. https://doi.org/10.1097/COH.0000000000000678

Schrier RD, Oldstone MB (1986) Recent clinical isolates of cytomegalovirus suppress human cytomegalovirus-specific human leukocyte antigen-restricted cytotoxic T-lymphocyte activity. J Virol 59(1):127–131. https://doi.org/10.1128/JVI.59.1.127-131.1986

Schrier RD, Rice GP, Oldstone MB (1986) Suppression of natural killer cell activity and T cell proliferation by fresh isolates of human cytomegalovirus. J Infect Dis 153(6):1084–1091. https://doi.org/10.1093/infdis/153.6.1084

Sekula P, Del Greco MF, Pattaro C, Köttgen A (2016) Mendelian randomization as an approach to assess causality using observational data. J Am Soc Nephrol 27(11):3253–3265. https://doi.org/10.1681/asn.2016010098

Shirts BH, Prasad KM, Pogue-Geile MF, Dickerson F, Yolken RH, Nimgaonkar VL (2008) Antibodies to cytomegalovirus and herpes simplex virus 1 associated with cognitive function in schizophrenia. Schizophr Res 106(2–3):268–274

Shnayder M, Nachshon A, Krishna B, Poole E, Boshkov A, Binyamin A et al (2018) Defining the transcriptional landscape during cytomegalovirus latency with single-cell RNA sequencing. MBio 9(2). https://doi.org/10.1128/mBio.00013-18

Shrikhande S, Hirsch SR, Coleman JC, Reveley MA, Dayton R (1985) Cytomegalovirus and schizophrenia. A test of a viral hypothesis. Br J Psychiatry 146:503–506. https://doi.org/10.1192/bjp.146.5.503

Sierra-Honigmann AM, Carbone KM, Yolken RH (1995) Polymerase chain reaction (PCR) search for viral nucleic acid sequences in schizophrenia. Br J Psychiatry 166(1):55–60

Simanek AM, Dowd JB, Pawelec G, Melzer D, Dutta A, Aiello AE (2011) Seropositivity to cytomegalovirus, inflammation, all-cause and cardiovascular disease-related mortality in the United States. PLoS One 6(2):e16103. https://doi.org/10.1371/journal.pone.0016103

Simanek AM, Cheng C, Yolken R, Uddin M, Galea S, Aiello AE (2014) Herpesviruses, inflammatory markers and incident depression in a longitudinal study of Detroit residents. Psychoneuroendocrinology 50:139–148. https://doi.org/10.1016/j.psyneuen.2014.08.002

Simanek AM, Parry A, Dowd JB (2018) Differences in the association between persistent pathogens and mood disorders among young- to middle-aged women and men in the U.S. Brain Behav Immun 68:56–65. https://doi.org/10.1016/j.bbi.2017.09.017

Simanek AM, Zheng C, Yolken R, Haan M, Aiello AE (2019) A longitudinal study of the association between persistent pathogens and incident depression among older U.S. Latinos. J Gerontol A Biol Sci Med Sci 74(5):634–641. https://doi.org/10.1093/gerona/gly172

Simmons P, Kaushansky K, Torok-Storb B (1990) Mechanisms of cytomegalovirus-mediated myelosuppression: perturbation of stromal cell function versus direct infection of myeloid cells. Proc Natl Acad Sci U S A 87(4):1386–1390. https://doi.org/10.1073/pnas.87.4.1386

Slobedman B, Barry PA, Spencer JV, Avdic S, Abendroth A (2009) Virus-encoded homologs of cellular interleukin-10 and their control of host immune function. J Virol 83(19):9618–9629. https://doi.org/10.1128/JVI.01098-09

Snijders G, van Mierlo HC, Boks MP, Begemann MJH, Sutterland AL, Litjens M et al (2019) The association between antibodies to neurotropic pathogens and bipolar disorder: a study in the Dutch bipolar (DB) cohort and meta-analysis. Transl Psychiatry 9(1):311. https://doi.org/10.1038/s41398-019-0636-x

Soderberg C, Larsson S, Rozell BL, Sumitran-Karuppan S, Ljungman P, Moller E (1996a) Cytomegalovirus-induced CD13-specific autoimmunity – a possible cause of chronic graft-vshost disease. Transplantation 61(4):600–609. https://doi.org/10.1097/00007890-199602270-00015

Soderberg C, Sumitran-Karuppan S, Ljungman P, Moller E (1996b) CD13-specific autoimmunity in cytomegalovirus-infected immunocompromised patients. Transplantation 61(4):594–600.https://doi.org/10.1097/00007890-199602270-00014

Stamatovic SM, Shakui P, Keep RF, Moore BB, Kunkel SL, Van Rooijen N et al (2005) Monocyte chemoattractant protein-1 regulation of blood-brain barrier permeability. J Cereb Blood Flow Metab 25(5):593–606. https://doi.org/10.1038/sj.jcbfm.9600055

Steel AJ, Eslick GD (2015) Herpes viruses increase the risk of Alzheimer's disease: a metaanalysis. J Alzheimers Dis 47(2):351–364. https://doi.org/10.3233/JAD-140822

Stein J, Volk HD, Liebenthal C, Kruger DH, Prosch S (1993) Tumour necrosis factor alpha stimulates the activity of the human cytomegalovirus major immediate early enhancer/promoter in immature monocytic cells. J Gen Virol 74(Pt 11):2333–2338. https://doi.org/10.1099/0022-1317-74-11-2333

Stowe RP, Peek MK, Cutchin MP, Goodwin JS (2012) Reactivation of herpes simplex virus type 1 is associated with cytomegalovirus and age. J Med Virol 84(11):1797–1802. https://doi.org/10.1002/jmv.23397

Strandberg TE, Pitkala KH, Linnavuori KH, Tilvis RS (2003) Impact of viral and bacterial burden on cognitive impairment in elderly persons with cardiovascular diseases. Stroke 34(9):2126–2131. https://doi.org/10.1161/01. STR.0000086754.32238.DA

Sylwester AW, Mitchell BL, Edgar JB, Taormina C, Pelte C, Ruchti F et al (2005) Broadly targeted human cytomegalovirus-specific CD4+ and CD8+ T cells dominate the memory compartmentsof exposed subjects. J Exp Med 202(5):673–685. https://doi.org/10.1084/jem.20050882

Taller AM, Asher DM, Pomeroy KL, Eldadah BA, Godec MS, Falkai PG et al (1996) Search for viral nucleic acid sequences in brain tissues of patients with schizophrenia using nestedpolymerase chain reaction. Arch Gen Psychiatry 53(1):32–40

Tanaka T, Matsuda T, Hayes LN, Yang S, Rodriguez K, Severance EG et al (2017) Infection and inflammation in schizophrenia and bipolar disorder. Neurosci Res 115:59–63. https://doi.org/10.1016/j.neures.2016.11.002

Taylor GR, Crow TJ (1986) Viruses in human brains: a search for cytomegalovirus and herpes virus 1 DNA in necropsy tissue from normal and neuropsychiatric cases. Psychol Med 16(2):289–295

Taylor GR, Crow TJ, Higgins T, Reynolds G (1985) Search for cytomegalovirus in postmortem brain tissue from patients with Huntington's chorea and other psychiatric disease by molecular hybridization using cloned DNA. J Neuropathol Exp Neurol 44(2):176–184. https://doi.org/10.1097/00005072-198503000-00006

Tedla Y, Shibre T, Ali O, Tadele G, Woldeamanuel Y, Asrat D et al (2011) Serum antibodies to toxoplasma gondii and Herpesvidae family viruses in individuals with schizophrenia and bipolar disorder: a case-control study. Ethiop Med J 49(3):211–220

Teissier N, Fallet-Bianco C, Delezoide AL, Laquerriere A, Marcorelles P, Khung-Savatovsky S et al (2014) Cytomegalovirus-induced brain malformations in fetuses. J Neuropathol Exp Neurol 73(2):143–158. https://doi. org/10.1097/NEN.0000000000000038

Toorey EF, Peterson MR, Brannon WL, Carpenter WT, Post RM, Van Kammen DP (1978) Immunoglobulins and viral antibodies in psychiatric patients. Br J Psychiatry 132:342–348.https://doi.org/10.1192/bjp.132.4.342

Torok-Storb B, Simmons P, Khaira D, Stachel D, Myerson D (1992) Cytomegalovirus and marrow function. Ann Hematol 64(Suppl):A128–A131. https://doi.org/10.1007/BF01715365

Torrey EF, Peterson M (1973) Slow and latent viruses in schizophrenia. Lancet 302(7819):22–24

Torrey EF, Peterson MR (1976) The viral hypothesis of schizophrenia. Schizophr Bull 2(1):136

Torrey EF, Yolken RH, Winfrey CJ (1982) Cytomegalovirus antibody in cerebrospinal fluid of schizophrenic patients detected by enzyme immunoassay. Science 216(4548):892–894. https://doi.org/10.1126/science.6281883

Torrey EF, Leweke MF, Schwarz MJ, Mueller N, Bachmann S, Schroeder J et al (2006) Cytomegalovirus and schizophrenia. CNS Drugs 20(11):879–885. https://doi.org/10.2165/00023210-200620110-00001

Trzonkowski P, Myśliwska J, Szmit E, Wieckiewicz J, Lukaszuk K, Brydak LB et al (2003) Association between cytomegalovirus infection, enhanced proinflammatory response and low level of anti-hemagglutinins during the anti-influenza vaccination – an impact of immunosenescence. Vaccine 21(25–26):3826–3836. https://doi. org/10.1016/s0264-410x(03)00309-8

Trzonkowski P, Mysliwska J, Godlewska B, Szmit E, Lukaszuk K, Wieckiewicz J et al (2004) Immune consequences of the spontaneous pro-inflammatory status in depressed elderly patients. Brain Behav Immun 18(2):135–148. https://doi.org/10.1016/S0889-1591(03)00111-9.S0889159103001119 [pii]

Tsai SY, Chen KP, Yang YY, Chen CC, Lee JC, Singh VK et al (1999) Activation of indices of cellmediated immunity in bipolar mania. Biol Psychiatry 45(8):989–994. https://doi.org/10.1016/s0006-3223(98)00159-0

Tsai SY, Chung KH, Chen PH (2017) Levels of interleukin-6 and high-sensitivity C-reactive protein reflecting mania severity in bipolar disorder. Bipolar Disord 19(8):708–709. https://doi.org/10.1111/bdi.12570

Tsutsui Y, Kosugi I, Kawasaki H (2005) Neuropathogenesis in cytomegalovirus infection: indication of the mechanisms using mouse models. Rev Med Virol 15(5):327–345. https://doi.org/10. 1002/rmv.475

Tyrrell D, Parry R, Crow T, Johnstone E, Ferrier I (1979) Possible virus in schizophrenia and some neurological disorders. Lancet 313(8121):839–841

van de Berg PJ, Heutinck KM, Raabe R, Minnee RC, Young SL, van Donselaar-van der Pant KA et al (2010) Human cytomegalovirus induces systemic immune activation characterized by a type 1 cytokine signature. J Infect Dis 202(5):690–699. https://doi.org/10.1086/655472

van Kammen DP, Mann L, Scheinin M, van Kammen WB, Linnoila M (1984) Spinal fluid monoamine metabolites and anti-cytomegalovirus antibodies and brain scan evaluation in schizophrenia. Psychopharmacol Bull 20(3):519–522

Vanheusden M, Stinissen P, t Hart BA, Hellings N. (2015) Cytomegalovirus: a culprit or protector in multiple sclerosis? Trends Mol Med 21(1):16–23. https://doi.org/10.1016/j.molmed.2014. 11.002

Vanheusden M, Broux B, Welten SPM, Peeters LM, Panagioti E, Van Wijmeersch B et al (2017) Cytomegalovirus infection exacerbates autoimmune mediated neuroinflammation. Sci Rep 7(1): 663. https://doi.org/10.1038/s41598-017-00645-3

Varani S, Muratori L, De Ruvo N, Vivarelli M, Lazzarotto T, Gabrielli L et al (2002) Autoantibody appearance in cytomegalovirus-infected liver transplant recipients: correlation with antigenemia. J Med Virol 66(1):56–62

Vasilieva E, Gianella S, Freeman ML (2020) Novel strategies to combat CMV-related cardiovascular disease. Pathog Immun 5(1):240–274. https://doi.org/10.20411/pai.v5i1.382

Vescovini R, Biasini C, Fagnoni FF, Telera AR, Zanlari L, Pedrazzoni M et al (2007) Massive load of functional effector CD4+ and CD8+ T cells against cytomegalovirus in very old subjects. J Immunol 179(6):4283–4291. https://doi.org/10.4049/jimmunol.179.6.4283

Wall N, Godlee A, Geh D, Jones C, Faustini S, Harvey R et al (2021) Latent cytomegalovirus infection and previous capsular polysaccharide vaccination predict poor vaccine responses in older adults, independent of chronic kidney disease. Clin Infect Dis 73(4):e880–e8e9. https://doi.org/10.1093/cid/ciab078

Wang GC, Kao WH, Murakami P, Xue QL, Chiou RB, Detrick B et al (2010) Cytomegalovirus infection and the risk of mortality and frailty in older women: a prospective observational cohort study. Am J Epidemiol 171(10):1144–1152. https://doi.org/10.1093/aje/kwq062

Watson AM, Prasad KM, Klei L, Wood JA, Yolken RH, Gur RC et al (2013) Persistent infection with neurotropic herpes viruses and cognitive impairment. Psychol Med 43(5):1023–1031. https://doi.org/10.1017/S003329171200195X

Westman G, Berglund D, Widen J, Ingelsson M, Korsgren O, Lannfelt L et al (2014) Increased inflammatory response in cytomegalovirus seropositive patients with Alzheimer's disease. PLoS One 9(5):e96779. https://doi.org/10.1371/journal.pone.0096779

Wohleb ES, Franklin T, Iwata M, Duman RS (2016) Integrating neuroimmune systems in the neurobiology of depression. Nat Rev Neurosci 17(8):497–511. https://doi.org/10.1038/nrn. 2016.69

Ye L, Qian Y, Yu W, Guo G, Wang H, Xue X (2020) Functional profile of human cytomegalovirus genes and their associated diseases: a review. Front Microbiol 11:2104. https://doi.org/10.3389/fmicb.2020.02104

Yolken RH, Torrey EF (1995) Viruses, schizophrenia, and bipolar disorder. Clin Microbiol Rev 8(1):131–145

Yolken RH, Torrey EF (2008) Are some cases of psychosis caused by microbial agents? A review of the evidence. Mol Psychiatry 13(5):470–479. https://doi.org/10.1038/mp.2008.5

Yolken RH, Torrey EF, Lieberman JA, Yang S, Dickerson FB (2011) Serological evidence of exposure to herpes simplex virus type 1 is associated with cognitive deficits in the CATIE schizophrenia sample. Schizophr Res 128(1–3):61–65. https://doi.org/10.1016/j.schres.2011.01.020

Zheng H, Ford BN, Bergamino M, Kuplicki R, Tulsa I, Hunt PW et al (2020) A hidden menace? Cytomegalovirus infection is associated with reduced cortical gray matter volume in major depressive disorder. Mol Psychiatry. https://doi.org/10.1038/s41380-020-00932-y

Zheng H, Bergamino M, Ford BN, Kuplicki R, Yeh FC, Bodurka J et al (2021a) Replicable association between human cytomegalovirus infection and reduced white matter fractional anisotropy in major depressive disorder. Neuropsychopharmacology 46(5):928–938. https://doi.org/10.1038/s41386-021-00971-1

Zheng H, Ford BN, Kuplicki R, Burrows K, Hunt PW, Bodurka J et al (2021b) Association between cytomegalovirus infection, reduced gray matter volume, and resting-state functional hypoconnectivity in major depressive disorder: a replication and extension. Transl Psychiatry 11(1):464. https://doi.org/10.1038/s41398-021-01558-6

Zhou W, Wang C, Ding M, Bian Y, Zhong Y, Shen H et al (2020) Different expression pattern of human cytomegalovirus-encoded microRNAs in circulation from virus latency to reactivation. J Transl Med 18(1):469. https://doi.org/10.1186/s12967-020-02653-w

Zorrilla EP, Luborsky L, McKay JR, Rosenthal R, Houldin A, Tax A et al (2001) The relationship of depression and stressors to immunological assays: a meta-analytic review. Brain Behav Immun 15(3):199–226. https://doi.org/10.1006/brbi.2000.0597

Zuhair M, Smit GSA, Wallis G, Jabbar F, Smith C, Devleesschauwer B et al (2019) Estimation of the worldwide seroprevalence of cytomegalovirus: a systematic review and meta-analysis. Rev Med Virol 29(3):e2034. https://doi.org/10.1002/rmv.2034

第 12 章

人脑中的疱疹病毒感染：基于诱导多能干细胞衍生的补体系统建立神经细胞模型

Ernesto T. A. Marques、Matthew Demers、Leonardo D'Aiuto、Priscila M. S. Castanha、Jason Yeung、Joel A. Wood、Kodavali V. Chowdari、Wenxiao Zheng、Robert H. Yolken and Vishwajit L. Nimgaonkar

目录

H. Zheng(✉)
Laureate Institute for Brain Research, Tulsa, OK, USA
e–mail: hzheng@laureateinstitute.org

J. Savitz
Laureate Institute for Brain Research, Tulsa, OK, USA

Oxley College of Health Sciences, The University of Tulsa, Tulsa, OK, USA

【摘　要】背景：急性疱疹病毒感染会改变人类的认知功能；也有人认为急性疱疹病毒感染患者会出现进行性认知功能衰退和痴呆。补体系统由功能相关的蛋白质组成，是全身固有免疫和适应性免疫不可或缺的组成部分，也是宿主反应的重要组成部分。补体系统在大脑中具有特殊功能。然而，人们对大脑补体系统的动态改变仍然知之甚少。许多补体蛋白难以从血浆进入大脑，它们必须在大脑中进行合成和特定的表达调控；因此，应在与人脑相关的细胞模型中研究补体蛋白的合成、激活、调控和信号传导。从人类诱导多能干细胞（hiPSCs）提取的细胞可以建立可行的模型。

方法：人类诱导多能干细胞能够分化成神经细胞（hi-N）和小胶质细胞（hi-M），并与原代培养的人类星形胶质细胞样细胞（ha-D）一起共培养。在单独培养和共培养体系中分析基因表达和补体蛋白表达水平。

结果：补体蛋白的转录水平因细胞类型和共培养条件而异，有证据表明共培养体系中存在细胞相互作用。hi-N 细胞系和 hi-M 细胞系有各自独特的蛋白因子表达谱，它们的补体因子、可溶性因子和调控蛋白皆不同。hi-N 细胞能够产生补体因子 4（C4）和补体因子 B（FB），而 hi-M 细胞能够产生补体因子 2（C2）和补体因子 3（C3）。因此，hi-N 和 hi-M 细胞都不能形成 C3 转化酶——C4bC2a 和 C3bBb。然而，当 hi-N 和 hi-M 细胞放在一起共培养时，两种类型的功能性 C3 转化酶都会产生，表现为裂解的 C3 蛋白 C3a 水平升高。

结论：hiPSC 衍生的共培养模型可用于研究大脑中的病毒感染，特别是与细胞"相互作用"有关的补体受体和功能。这些模型还可加以改进，用于进一步的致病机制研究。

【关键词】脑；脑发育；共培养；补体系统；iPSC；微生物感染；神经系统疾病；病毒感染

1　引言

人们为了明确痴呆症、与衰老有关的轻微认知功能衰退以及精神病等精神疾病的病因和发病机理，付出了巨大的努力。有人提出，感染大脑的微生物可能是这些认知障碍的致病因素。尽管我们已经对多种细菌和病毒进行了研究，但我们对疱疹病毒的研究兴趣始终未减（Prasad 等，2012；Watson 等，2013）。在接下来的章节中，我们将首先介绍单纯疱疹病毒 1 型（HSV-1），它具备许多疱疹病毒的共有特征。接下来，我们总结了越来越多的证据表明疱疹病毒与痴呆症和其他更轻微的认知功能衰退有关。最后，我们介绍了一种具备补体功能的多细胞模型，该模型可提供更多与认知功能障碍的病毒假说相关的机制内容。

1.1 HSV-1 及其在人类病理学中的作用

HSV-1 是一种双链 DNA 病毒，经常引起人类黏膜表面的原发性感染。其他个体感染主要通过口腔或性传播途径（Kriebs，2008），随着年龄的增长，某些地区的人群感染率上升至 90% 或更高（Prasad 等，2012）。最初的黏膜感染可能是无症状的，病毒会迁移到感觉神经节，并在那里进入休眠状态（也称为潜伏状态），这种休眠会在宿主体内终生生存（Harkness 等，2014；Steiner 等，2007）。潜伏期激活一般毫无征兆，再激活的病毒会随着感觉神经重新回到初次感染的部位（Shimomura and Higaki，2011；Steiner 等，2007）。虽然口腔黏膜表面是最常见的感染部位，但也可能发生严重的角膜炎（复发会导致失明）和脑炎（Harkness 等，2014；Steiner 等，2007）。

1.2 疱疹病毒与痴呆症之间的联系

早期的分析表明，与匹配的对照组相比，痴呆症患者的疱疹病毒抗体血清阳性率更高［详见 Nimgaonkar et al.（2016）］。此外，有几项研究在痴呆症患者的尸检脑组织中发现了疱疹病毒蛋白和核酸，尽管这种关联的因果关系仍不确定（Wozniak 等，2009）。当然，由于人类疱疹病毒感染的生物学和流行病学特征，目前很难解读患者组织中观察到的病理学改变与既往病毒暴露史之间的关联性。这些问题将在本卷的其他章节中进行详细讨论。

1.3 疱疹病毒与其他形式认知能力下降之间的关联性

长期以来，已有大量研究将疱疹病毒（尤其是单纯疱疹病毒 1 型，HSV-1）与精神分裂症和躁郁症等精神疾病联系起来（Prasad 等，2012）。与此相关的文献虽然较少，但也有部分研究将 HSV-1 感染与"认知老化"（即随着年龄增长而出现的认知能力下降）联系在一起（Nimgaonkar 等，2016）。这些研究源于对 HSV-1 脑炎幸存者经常出现认知障碍或精神病综合征的观察（Hokkanen and Launes，2007）。此外，十多项研究表明，精神分裂症或躁郁症患者的血浆或血清样本 HSV-1 抗体升高的发生率高于非精神分裂症对照组患者。尽管其他研究并未发现这种差异（Aiello 等，2008；Barnes 等，2014；Katan 等，2013；Nimgaonkar 等，2016）；但最近的一项荟萃分析表明，病例对照差异具有小到中等的效应量（Dickerson 等，2020）。还有其他支持性研究同样支持上述结论，包括脑成像研究发现 HSV-1 血清反应阳性者的灰质体积减小（Prasad 等，2011；Schretlen 等，2010），以及在随机对照研究（RCT）中，HSV-1 血清反应阳性的精神分裂症患者在接受长期大剂量抗病毒药物治疗后，其认知功能得到改善（Bhatia 等，2018；Prasad 等，2013）。我们通过"布拉德福德希尔准则。"中阐明的九种"要点"来分析这些研究，该标准旨在检验人类慢性疾病的因果关系（Fedak 等，2015；Hill，1965）。尽管在确定慢性疾病的因果关系方面存在固有问题，但我们发现，HSV-1 的反复感染与"认知老化"，尤其是精神分裂症患者的"认知老化"之间可能存在病因联系（Prasad 等，2012）。

1.4 人类补体级联反应

确立病毒感染与认知障碍 / 精神障碍之间的潜在联系，一个关键问题在于要找出在没有严重脑炎的情况下，病毒感染导致认知障碍 / 精神障碍的机制。补体系统为这种相互作用提供了一个可信的病理生理学机制。补体系统是一组功能相关的复杂蛋白质，在影响整个机体的免疫反应中发挥着核心作用（Merle 等，2015a；Merle 等，2015b；Sarma and Ward，2011）。补体系统由三个激活途径组成，分别称为经典途径、替代途径和凝集素途径，这三个途径会汇聚到一个共同分子酶裂解补体成分 3（C3），形成 C3a 和 C3b 片段。C3b 接着形成 C5 转化酶，并将补体 5（C5）裂解为 C5a 和 C5b。C5b 可继续与补体因子 C6 ～ C9 组成膜攻击复合体。补体因子 C3a 和 C5a 可作为强大的信号分子，招募其他细胞产生免疫反应。补体激活的经典途径和凝集素途径是由模式识别分子与底物分子相互作用触发的。在经典途径中，C1q 作为模式识别分子，直接结合到表面并与抗原 – 抗体免疫复合物相互作用。在凝集素途径中，甘露糖结合蛋白（MBL）、纤维胶凝蛋白和一些胶原凝集素与目标复合碳水化合物分子相互作用，激活因子 MASP-1，随后激活因子 MASP-2。这两个级联反应都会导致 C4 的裂解，进而形成 C3 转换酶 C4b2a（Coulthard 等，2018a；Merle 等，2015a；Sarma and Ward，2011；Veerhuis 等，2011）。替代补体途径依赖于 C3 蛋白中一个键的自我水解，这种现象通常被称为"缓慢水解"。水解后的 C3，即 C3b 片段可与因子 B 结合，在因子 D 存在的情况下，因子 B 会被裂解，形成 C3bBb，即替代途径的 C3 转化酶。在正常生理条件下，宿主膜补体调节分子会使转化酶失活，但当与感染性病原体表面结合时，级联反应会继续进行。此外，替代途径还形成了一个反馈回路，进一步增强了经典途径和凝集素途径（Coulthard 等，2018a；Merle 等，2015a；Sarma and Ward，2011；Veerhuis 等，2011）。

1.5 脑内补体系统的特殊功能

在中枢神经系统（CNS）等特定区域，补体系统具有独特的功能。人类和动物研究结果表明，中枢神经系统的小胶质细胞和星形胶质细胞含有丰富的补体 C3，而小胶质细胞则是 C1q 的主要来源（Veerhuis 等，2011）。神经元和星形胶质细胞都会产生和分泌 C4，而小胶质细胞则不能。补体系统在神经发育过程中也发挥着重要作用（Coulthard 等人，2018a；Magdalon 等人，2020；Reemst 等人，2016）。突触消除是外周（Colman and Lichtman，1993；Thompson，1985）和中枢神经系统发育的一个关键过程，已被证明依赖于补体途径的蛋白质。补体蛋白是启动小胶质细胞吞噬突触（有时是整个轴突）的关键分子（Chung 等，2016；Fernandez 等，2019；Johnson and Stevens，2018；Schafer 等，2012；Sipe 等，2016；Stephan 等，2012；Stevens 等，2007；Xu and Henkemeyer，2009）。这种吞噬是中枢神经系统发育所必需的，它的中断可能导致几种神经系统疾病，包括精神分裂症和孤独症（Comer 等，2020；Neniskyte and Gross，2017；Prasad 等，2016；Wang 等，2018a）。小胶质细胞通过吞噬突出和轴突，在突出消除这一过程发挥关键作用（Reemst 等，2016；Schafer 等，2012；Stephan 等，2012）。

中枢神经系统细胞的分化和迁移也涉及多种补体蛋白。C3a 和 C5a 是补体 C3 和 C5 的裂解产物，被称为过敏毒素，是已知的重要免疫细胞趋化因子。基因敲除和药理学研究已经证明，它们参与大脑神经发生和神经元迁移（Coulthard 等，2017；Coulthard 等，2018b；Gorelik 等，2017；Gorelik 等，2018；Magdalon 等，2020）。凝集素通路可能是细胞向神经嵴迁移的决定因素。敲除凝集蛋白家族 11（COLEC11）会导致斑马鱼出现严重的发育缺陷，而 COLEC11 和 MASP-1 基因突变也与人类发育障碍有关（Magdalon 等，2020；Rooryck 等，2011）。C3a 也是神经嵴细胞迁移所必需的（Carmona-Fontaine 等，2011）。然而，其中部分研究结果似乎是相互矛盾的，因此还要作进一步的研究。

据报道，精神分裂症（SZ）患者的补体功能发生了改变（Veerhuis 等，2011）。补体基因变异也与 SZ 风险有关（olman and Lichtman，1993；Johnson and Stevens，2018；Thompson，1985）。先前的全基因组关联研究（GWAS）表明，C4A（一种主要的 C4 亚型）基因拷贝数（GCN）的升高会增加患 SZ 的风险（Thompson，1985）。C4A GCN 与 C4A 转录本水平密切相关（Stevens 等，2007；Thompson，1985）。在人类尸检大脑（PM）样本中，与对照组相比，精神分裂症患者 5 个脑区的 C4A 转录物水平也增加了约 40%（Thompson，1985）。基于这些数据，有人提出假设 SZ 的一个大致发病过程（Schafer 等，2012），即 SZ 患者的 C4 蛋白水平升高会导致突触修剪增加（Thompson，1985）。

1.6　建立与人类大脑相关补体系统的细胞模型的必要性

大多数探究补体分子相互作用和影响的工作都是在小型动物模型中进行的（Coulthard 等，2018a；Magdalon 等，2020）。然而，小鼠和人类的补体系统存在显著差异。例如，人类有两种补体 C4 的亚型（C4A 和 C4B），而啮齿类动物则不编码这两种亚型（Law 等，1984；Schifferli andpaccaud，1989）。因此，中枢神经系统的人类体外模型对于阐明补体系统在大脑中的作用意义重大。

1.7　利用 hiPSC 衍生细胞系模拟大脑补体功能

人类诱导的多能干细胞（hiPSCs）可在体外分化为神经和胶质样细胞（Bitar and Barry，2020；D'Aiuto 等，2014a；Dolmetsch and Geschwind，2011；Suzuki and Vanderhaeghen，2015）。这些细胞具有无限增殖、拥有人类遗传背景以及相对易于实验操作等优点。hiPSC 的分化能够产生各种不同的神经元，这些细胞能够表达 ß-Ⅲ微管蛋白、MAP2、VGLUT1、CUX2 和钙结合蛋白等标记物；神经祖细胞（NPC）可表达 Nestin、PAX6 和 SOX1 等标记物；放射状胶质细胞可表达 GFAP、S100β 和 VIMENTIN（D'Aiuto 等，2018）。因此，我们评估了 hi-NPC 衍生神经细胞系（hi-N）和 hiPSC 衍生小胶质细胞系（hi-M）的黏附共培养系统在研究补体系统方面的潜力。Hi-N 和 hi-M 细胞分别来源于同一株多功能干细胞（iPSC）系，并能或不能与原代培养人星形胶质细胞样细胞（ha-D）共培养。使用酶联免疫吸附法（ELISA）估算培养液中可溶性补体因子的分泌量，并使用 RNAseq 对全转录进行检测。使用 CIBERSORT 软件的反卷积算法（Veerhuis 等，2011）估算了与人类中枢神经系统细胞类型的相似性（见图 12-1）。我们的研究结果表明，hi-N 和 hi-M 细胞具有不同的补体相关基因转录本和蛋白质表达模式。这两种细胞都不能单独形成 C3 转化酶，但当它们结合在一起时，却能表达 C3 和 C5 转化酶的所有必要成分。此外，几种因子的表达水平也发生了变化，这表明补体分子或许能介导在共培养体系中这些细胞之间的相互作用。

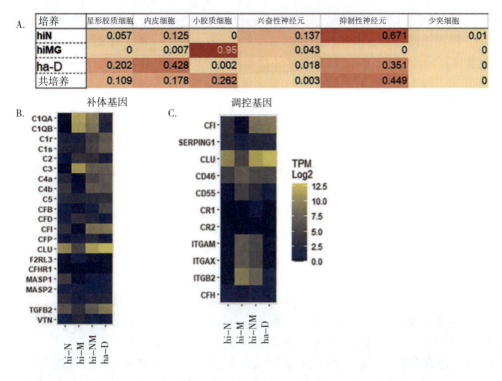

图 12-1　转录组测序结果。（A）CIBERSORT 分析显示，共培养物含有与神经元（45%）和小胶质细胞（26%）相似的基因表达特征，而且与星形胶质细胞和内皮细胞的相似性高于 hi-N 培养物。（B）不同补体基因在 hi-N、hi-M、hi-NM 共培养物和共培养物 ha-D 中的表达水平。（C）在 hi-N、hi-M、共培养物和 ha-D 中补体调节基因的表达情况。

2　方法

2.1　人类 iPSCs

本研究使用来自罗格斯大学的细胞和 DNA 储存库的人类诱导多能干细胞（iPSC）系 SC0000019 和 SC0000020 来生成小胶质细胞系和神经元细胞系。研究严格遵守既往报道的质量控制条例（D'Aiuto 等，2012）。

2.2　iPSC 来源的神经元细胞分化

人类 iPSCs 的分化方法如前所述（D'Aiuto 等，2014b）。简单来说，hiPSCs 在单层 6 孔板中生长融合后，然后在神经祖细胞选择培养基中培养 5 天，该培养基由 Dulbecco's 必需基本培养基 /F12 培养基（DMEM/F12）加上 0.5×N2 补充剂（GIBCO），1×谷氨酰胺（Gibco），1×非必需氨基酸和 1×抗生素抗真菌药（Gibco）组成。5 天后，细胞改用扩增培养基中培养，扩增培养基的配方类似，但添加了 1×N2 补充剂和 20 ng/mL 重组成纤维细胞生长因子 2（FGF2）（ThermoFisher）。因此，hiPSC 能被诱导形成神经花环，手动提取花环，让其在低附着力下聚集，在新的基质平板（matrigel plates）上复制，然后再次手动提取，从而纯化神经祖细胞（hi-NPCs）。

NPCs 细胞能够扩增 6 代，然后在神经诱导培养基中培养 3 天，在神经维持培养基中至少培养 2 周。神经维持培养基由神经元基础培养基（Gibco）、1× B27 补充剂、1× 谷氨酰胺、1× 抗生素抗真菌药和 10ng/mL 脑源性神经营养因子（BDNF）组成。神经诱导培养基由神经维持培养基和三种小分子混合物组成：1 μM 多索莫芬 –N（dorsomorphi–N）、10 μM 佛司可林和 3 μM CHIR 99021。

2.3 iPSC 来源小胶质细胞的分化和特征

hiPSCs 分化成小胶质样细胞的方法如已发表的文章所述（McQuade 等，2018）。首先，按照 STEMCELL Technologies 提供的方案，在基质包被的 12 孔板中将 hiPSCs 以每孔 16 ～ 40 个菌落的密度铺板，并用 StemDiff 造血培养基处理。处理 12 天后，收集未贴壁细胞，并通过流式细胞术（FC）检测 CD34 和 CD43 的表达，验证未贴壁细胞是否分化为造血干细胞（HSC）。简言之，将细胞（数量为 $5.0 \times 10^5 \sim 1.0 \times 10^6$）放入含 0.5% 牛血清白蛋白（BSA）的 FcR 封闭缓冲液（Miltenyi）中与 4℃ 孵育封闭，然后用荧光抗体（REAffinity，Miltenyi）孵育 10 分钟。然后用 1% 多聚甲醛固定细胞，并在 BD LSRII Fortessa 流式细胞仪上计数。加入同型对照以排除非特异性结合，使用或不使用 FcR 阻断试剂检测样本以减少与 Fc 受体结合。如果细胞培养物同时表达 CD34 和 CD43（＞ 85%），则细胞用于进一步分化处理。

将这些细胞转移到基质包被的 6 孔板中，在分化培养基（DMEM/F12、2×B27、2×ITS–G 补充剂、0.5×N2 补充剂、1× 谷氨酰胺、1× 非必需氨基酸、400 μM 单硫代甘油酯和 5 μg/mL 胰岛素）中进行培养，再加上 100 ng/mL 白介素 34（IL–34）、50 ng/mL 转化生长因子 β1（TGFβ1）和 25 ng/mL 巨噬细胞集落刺激因子（M–CSF）的混合物。每隔一天，每孔补充 1 mL 含有新鲜解冻的细胞因子补充培养基。每隔 12 天，从每孔取出 6 mL 培养基，以 350g 的转速离心，使细胞沉淀，最后用 1mL 新鲜培养基将细胞重悬，再放回孔中。25 天后，在分化培养基中添加 CD200 和 CX3CL1，浓度均为 100 ng/mL。第 28 天，就能收集小胶质细胞进行特征描述和用于共培养实验了。

2.4 hi–M 的特征

为了检查 CD45 和 CD11b 的存在，将 $5.0 \times 10^5 \sim 1.0 \times 10^6$ 个细胞放在 4℃ 含 0.5% BSA 的 FcR 封闭缓冲液（Miltenyi）中进行封闭处理，然后用荧光抗体（REAffinity，Miltenyi）孵育 10 分钟。最后用 1% 多聚甲醛固定细胞，并在 BD LSRII Fortessa 流式细胞仪上计数。使用同型对照排除非特异性结合，使用或不使用 FcR 封闭试剂检测样本，从而排除与 Fc 受体结合。

为了对小胶质细胞标记物 C1Q、P2RY12、Iba1 和 CD18 进行染色，将细胞在基质包被的盖玻片上孵育过夜，室温下，用 4% 多聚甲醛固定 20 分钟，再用 0.2% Triton X–100 通透 20 分钟，接着在含 10% 山羊血清（LifeTech）的 Fc Block（BDpharmingen）中 4℃ 封闭 1 小时，然后用一抗在 4℃ 孵育过夜。培养过夜后，细胞用 PBS 冲洗 3 次，用荧光二抗（AlexaFluor，ThermoFisher）在 4℃ 孵育 1 小时，再用 PB 洗 3 次，用 Hoechst，33342 复染，然后用 SlowFade Gold 防淬灭封片剂（ThermoFisher）固定在显微载玻片上。用 Leica DiaPlan DM5500 显微镜对细胞进行成像。

用三种不同荧光标记的标记物孵育细胞，检查细胞的吞噬作用：Hylite 488 标记的淀粉样蛋白 –ß 1–42 肽（Anaspec）、AlexaFluor 488 标记的金黄色葡萄球菌生物颗粒（ThermoFisher）或 AlexaFluor 488 标记的酵母聚糖生物颗粒（ThermoFisher）。细胞在 37℃下孵育 2 小时，用 CD18 抗体（RnDSystems）复染，染色后固定并成像。

2.5　人类胎儿星形胶质细胞

原始培养物来自人类星形胶质细胞系（Gibco，目录编号 N7805100）。用星形胶质细胞特异性标志物胶质纤维酸蛋白（GFAP）对这些细胞进行检测。按照生产商的规格进行培养，随后进行传代（https：//www.thermofisher.com/order/ 目录 / 产品 /N7805100）。

2.6　hi–M 和 hi–N 细胞共培养

要共培养 hi–M 和 hi–N 细胞，需按照上述方案分化细胞并将其合并为单层细胞。首先将 Hi–NPCs 接种到基质包被的 12 孔板上，让其分化为 hi–N 细胞 2 周，然后加入 hi–M 细胞。使用的 hi–M 细胞数量相当于最初接种的 hi–NPCs 数量的一半。共培养物可在含有 B27、谷氨酰胺和 BDNF（10 ng/mL）的神经基质培养基（Gibco）中培养。2 周后，培养基可用于蛋白检测。

2.7　hi–M、hi–N 和 ha–D 共培养

为了将 hi–M、hi–N 和 ha–D 细胞进行共培养，可使用 transwell 膜板。Hi–NPCs 被铺在 transwell 膜上，并按照之前的描述方法分化成 hi–N。4 周后，将之前冷冻的 hi–M 接种到膜上，让其与 hi–N 细胞混合生长。同时，将 ha–D 细胞加入与 transwell 膜分离的平板底层。共培养物可在添加了 B27、谷氨酰胺和 BDNF（10 ng/mL）的神经培养基（Gibco）中生长。2 周后纯化的 RNA 可进行转录组测序分析。

2.8　基因表达分析

使用 RNeasy 试剂盒（Qiagen）从细胞培养物中提取 RNA，并使用 TruSeq Stranded Total RNA 试剂盒（Illumina）进行测序，每个文库的读数深度为 4000 ～ 5000 万个片段。经过质控（QC）后，利用 Ensembl（第 82 版）提供的序列和注释将读数映射到人类基因组构建 GRCh38/hg38。随后用归一化的每千碱基百万转录本（TPM）表达值对互补基因之间的相互作用进行分析。

使用外部生成并验证的参考数据集（Wang 等，2020）和 CIBERSORT 软件（Newman 等，2015）对不同细胞的特异性基因表达进行检测。CIBERSORT 使用基因表达特征的参考输入矩阵，通过该矩阵共同估算相关细胞类型的相对丰度。线性支持向量回归（SVR）用于对混合物进行反卷积。参考面板包括来自星形胶质细胞、内皮细胞、小胶质细胞、兴奋性和抑制性神经元以及少突胶质细胞培养物的表达数据，这些数据由 Wang 等人（2020）根据 Darmanis 等人（2015）生成的单细胞转录组测序（scRNAseq）数据以及 PsychENCODE 联盟（Wang 等，2018b）和 Olah 等人（2018）的数据开发而成。

2.9　补体蛋白检测

使用商业定量 ELISA 检测法检测培养基中的补体 C4 含量（Assaypro），使用内部 ELISA 检测法检测 C1q、C3、CFH、CFI、CFD、C5、C5a 和 C3a 的浓度。采集前 48 小时，从培养基中移除培养基，用一体积 DMEM/F12 洗涤单层细胞。加入新鲜培养基，恢复细胞培养。48 小时后，收集培养基，10 000×g 离心 5 分钟，收集上清液，放在 –80℃冷冻用于后续分析。所有针对 hi–N、hi–M 和共培养细胞的检测都有 4 个重复样本，且在两个相隔 2 个月的独立实验中进行。

3　结果

3.1　造血前体细胞（HPCs）来源的 hi–N 和 hi–M 的细胞学和转录组学特征

按照前面方法部分的描述培养神经元（hi–N）和小胶质细胞（hi–M）。既往已有文献报道 hi–N 细胞的分化方法和细胞特征（D'Aiuto 等，2014b）。根据流式细胞术测定，hiPSCs 来源的造血前体细胞（HPCs）始终表达 CD34 和 CD43。85% 以上表达 CD34 和 CD43 细胞标记的 HPCs 培养物被分化成小胶质细胞。分化后，流式分选结果显示 hi–M 持续表达高水平的 CD11b（85%+）和 CD45（70%+）（结果未展示）。

小胶质细胞/巨噬细胞标记物 Iba1（AIF1）、CD18 以及小胶质细胞特异性标记物 P2RY12 均可通过免疫染色法检测到。P2RY12 在细胞核中高表达，这在肿瘤内或肿瘤旁的小胶质细胞中已有报道，但在健康脑组织中并不常见（Zhu 等，2017）。另一种特异性小胶质细胞标记物 TMEM119 在我们的小胶质细胞样细胞中均未检测到，这与其他研究小组的小胶质细胞体外培养研究结果一致（Bohlen 等，2017；Gosselin 等，2017；Hasselmann and Blurton-Jones，2020）。这些细胞在单培养时形态类似巨噬细胞，与最初的描述一致（Abud 等，2017；Gosselin 等，2017；McQuade 等，2018）。共培养物的制备方法如方法所述；将 hi–N 和 hi–M 混合，要么在 12 孔板上进行双细胞培养模式，或在 transwell 膜上与 ha–D 细胞隔开，进行三细胞共培养。在 24 小时内，hi–M 与 hi–N 培养物的融合程度还不足以在明场显微镜下看到它们的融合。混合培养的 hi–M 持续表达 Iba1，形态也发生了变化，类似于具有延长突出的巨噬细胞。

我们从 hi–N 和 hi–M 单培养物以及 hi–N/M 共培养物中提取 RNA 进行转录组分析。然后，我们检测了 TPM 值，并使用 CIBERSORT 分析算法来推算每组中的代表性细胞类型。hi–N 单培养物的表达谱是多种神经元的混合，主要是抑制性细胞和内皮细胞。hi–M 单培养物几乎完全由类似小胶质细胞的细胞组成。hi–N 和 hi–M 的共培养物似乎有些多样化，里面含有更多的内皮细胞和星形胶质细胞，而兴奋性神经元则完全丧失。这些数据表明，HPCs 来源的 hi–N、hi–M 细胞分别很好地代表了神经元和小胶质细胞类型（图 12–1A）。

3.2　补体基因表达分析

使用归一化 TPM 表达值对编码补体可溶性因子、受体和调控分子的基因转录水平进行量化。hi-N、hi-M、hi-N 和共培养物的转录本表达了多个编码补体级联可溶性因子的基因，补体系统相关基因的表达模式独特。hi-N 单培养物表达了大量编码可溶性因子的 mRNA（C1r、C1s、MASP1、MASP2、C4、CFB、CFD 和 C5）和调节蛋白（C1-INH、CFI、VTN、CLU 和 FHL-1）（图 12-1B、C 和图 12-2）。hi-M 单培养物表达了一些相同的可溶性补体级联成分（C1r、C1s、MASP2、CFD、C5）和 C1-INH（Serping）和其他成分，如 C2、C3、C1q、CFP（血清灭菌蛋白），这些成分在 hi-N 中也有表达。值得注意的是，hi-N 细胞不表达 C2 或 C3，因此它们不可能形成经典的（C4bC2a）或替代的（C3bBb）C3 转化酶。另外，hi-M 细胞不表达 C4 和 CFB，也排除了在这些细胞中形成经典的或替代的 C3 转化酶的可能性。然而，在 hi-M 和 hi-N 共培养物中，可检测到两种 C3 转化酶的转录本，而且某些 mRNA 在共培养物中的表达量似乎有所增加，如补体因子 I（CFI），它是一种参与 C3 转化酶去活化和 iC3b、iC4b 生成的分子。在每种单培养细胞中 CFI mRNA 含量都很低，但当两种细胞共培养时，CFI 的含量急剧增加。2000 多种与补体系统无关的其他转录本的表达也发生了改变（表达量 TPM ≥ 1，FC ≥ 2，FDR 校正 $P ≤ 0.05$），这表明当 hi-N 和 hi-M 共培养时，它们可以改变其表达模式。在细胞培养物中没有发现 C6、C7、C8 或 C9 转录水平的改变，这表明 hi-N、hi-M 和共培养物不能形成膜攻击复合物。此外，我们也没有检测到 MBL 转录本（可溶性级联蛋白和表达它们的培养物见图 12-2）。

我们接下来分析了与细胞质膜相关的补体蛋白的表达。hi-N 细胞能够表达 C1q 受体 gC1qR、cC1qRCD91，但不表达 C1q。值得注意的是，hi-M 能够表达 C1q，这表明 hi-N 细胞中的 C1q 受体可能参与了共培养。蛋白酶活化受体 -1（PAR1）是 G 蛋白偶联受体的一种，在 hi-N 细胞中也有表达。有人提出，PAR1 是 C4 裂解产物 C4a 片段的假定受体（Wang 等，2017）。C4a 在神经元中与 PAR1 结合的作用仍然未知。此外，hi-N 表达补体调节分子 CD46，CD46 与 CFI 一起表达于共培养体系中，能够激活 C3 转化酶，形成 iC3b 和 iC4b。Hi-N 细胞同样表达 CD59（见图 12-1 和 12-2B）

hi-M 细胞表达同组 C1q 补体受体（gC1qR，cC1qRCD91），但他们表达的这组受体非常独特（图 12-2C）。它包括 G 蛋白偶联受体 C3aR、C5aR、C5L2 和能与 C3b、iC3b、C4b 和 iC4b 结合的补体 CR3、CR4。它还能表达调控蛋白 CD55，又称为衰变因子 DAF，DAF 能够使 C3 转化酶失活。与 hi-N 单核细胞（MNC）和 Hi-M 单培养物相比，共培养物中与吞噬作用相关的共受体 CD44 和 CR3/CR4 受体的表达量增加。

重要的是，一些对补体系统有影响的分子也发生了改变。共培养细胞中 2～8 个乙酰基转移酶 III（ST8Sia III）和 V（ST8Sia V）的表达量增加，使复杂碳水化合物的乙酰化增加。唾液酸转移酶增加了细胞表面 GT1a、GQ1b 和其他唾液酸化糖脂的表达。这些唾液酸化糖在抑制替代性补体激活和神经元发育方面具有重要作用。此外，磷脂酰丝氨酸转位酶（TMEM30A、TMEM16D 和 F）的表达也有所增加，这些酶能将磷脂酰丝氨酸转移至膜外层。外表面的磷脂酰丝氨酸能够吸引 C1q 结合到膜区域。

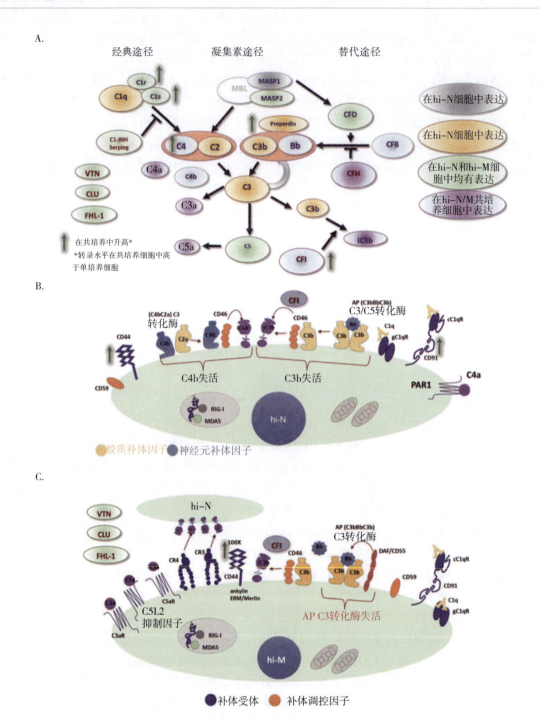

图 12-2　显示了补体级联的组成成分。黑色箭头表示级联的方向，黑线带钝末端表示它抑制了反应。绿色箭头表示在共培养物中增加表达的因子。气球的颜色表示表达补体因子的细胞类型，蓝色表示 hi-N，黄色表示 hi-M；绿色表示两种细胞都表达，紫色表示只在共培养中表达。（A）hi-N、hi-M 和 hi-NM 共培养产生的可溶性补体因子。（B）膜因子——hi-N。（C）膜因子——hi-M。

3.3　hi-N 和 hi-M 中的补体蛋白的检测和定位

•C1q 在 hi-M 和 hi-N 共培养中的表达和定位：将 hi-M 细胞整合到 hi-N 培养物中并进行 C1q 染色。整合后的 hi-M 细胞仍然能够表达 C1q（图 12-3）。

•C3、C4 和 C3a 在 hi-N、hi-M 和共培养中的表达：研究了单培养和共培养上清液中的 C3、C4 和 C3 裂解片段 C3a（图 12-4）。正如预期，在 hi-N 而非 hi-M 单培养物中检测到了 C4。在共培养物中，C4 水平仍然很高。只有在 hi-M 细胞和共培养物中检测到 C3。有趣的是，共培养物中的 C3 蛋白水平大大增加。在 hi-N 细胞中未检测到 C3a，但在 hi-M 细胞中检测到了 C3a，而且在共培养物中含量最高，这一结果与较高的 C3 含量数据相符。

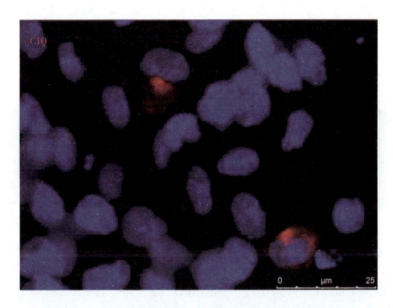

图 12-3　hi-M 细胞在与 hi-N 细胞共培养时继续表达 C1Q

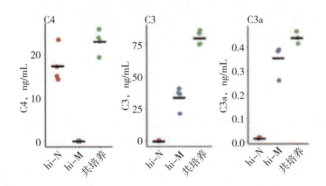

图 12-4　ELISA 检测可溶性补体因子。从 hi-N MNCs、hi-M 或两者共培养 48 小时后收集的培养基。用 ELISA 评估补体 C4、C3 和 C3a 的水平。

4　讨论

我们的目的是设计一种细胞培养模型来研究补体系统在大脑中的功能，以便更好地了解疱疹病毒感染与认知障碍之间的致病机制。我们设计的模型尤其关注人类中枢神经系统的补体功能。通过神经元和小胶质细胞特定蛋白标记物的表达，以及转录组 CIBERSORT 分析和免疫荧光显微镜，对 hi-N 和 hi-M 进行特征分析；这些分析表明，这些 hiPSC 来源的细胞能够很好地代表神经元和小胶质细胞。我们的初步研究还表明，共培养 hiPSC 来源的神经元和小胶质细胞去模拟人脑中的补体激活是切实可行的。

补体系统和疱疹病毒感染产生的免疫应答相关，尤其是 HSV-1 的免疫反应有关。例如，HSV-1 的抗体介导免疫反应和吞噬细胞免疫反应都依赖于补体系统的激活（Da Costa 等，1999；Van Strijp 等，1989）。此外，原发感染和再激活都涉及病毒逃避补体介导的抗病毒活性的机制（Verzosa 等，2021）。此外，在疱疹病毒脑炎中，补体系统的激活是病毒潜伏和病毒感染缓解后再激活途径的一个组成部分（Eriksson 等，2016；Kapadia 等，2002）。

人们已将 HSV-1、补体和神经 / 精神疾病联系在一起。通过对感染个体体内补体成分进行测量并进行遗传分析，研究发现补体途径与精神分裂症和其他精神疾病有关（Nimgaonkar 等，2017；Severance 等，2021）。人们推测补体系统还在疱疹病毒与阿尔兹海默病发病机制的联系中发挥核心作用（Harris and Harris，2018）。目前，人们正在开发单个补体成分和整体补体功能的药理调节剂，目的是治疗脑部疾病（Schartz and Tenner，2020）。因此，对补体系统的关注可能会使人们对感染与精神疾病之间的联系有新的认识，从而为诊断和治疗的新方法提供框架。

hiPSC 来源的细胞在形态上与体内观察到的细胞相似。我们曾描述过 hi-N 细胞与人类尸检大脑样本中神经元细胞在形态特征和细胞内因子染色（IC）方面存在相似性（D'Aiuto 等，2014b）。hi-M 细胞具有人类小胶质细胞的特征，这一点此前已有报道（McQuade 等，2018）。作为佐证，hi-M 细胞同时表达 CD11b 和 CD45。与之前的研究相比，表达 CD45 的 hi-M 比例更高；这通常被解释为神经炎症反应或外周巨噬细胞的浸润（Hopperton 等，2018；Rangaraju 等，2018）。hi-M 与体内发现的分支状小胶质细胞并不相似，这与从 hiPSCs 分化而来的原始报告一致（McQuade 等，2018），而分支状形态只在细胞植入成年小鼠大脑时才有报道（Abud 等，2017）。hi-N 和 hi-M 具有神经元和小胶质细胞的预期形态。这些初步分析表明了这种细胞模型的可行性。

根据我们的基因表达分析，hi-M 和 hi-N 与用半透膜隔开的 ha-D 细胞共培养的 RNA 表达模式发生了显著变化。hi-M 和 hi-N 细胞都不能单独表达形成经典（C4bC2a）或替代（C3bBb）C3 转化酶的两种基本 mRNA；但是，当它们一起共培养时，却能产生两种类型的 C3 转化酶，这表明在这些条件下，经典和替代途径的激活是可行的。脑细胞中不同类型细胞产生可溶性补体因子的特异性表明，中枢神经系统补体系统的旁分泌效应受到密切调控，只有在特定细胞类型靠近时才会发生。

在 hi-N+ hi-M 共培养物中观察到了 C1q 的表达。C1q 可通过直接与血浆表面分子（如磷脂酰丝氨酸、DNA、肝素和钙网蛋白）结合激活经典途径，从而引发一种特殊形式的调理作用。这些机制可能与清除凋亡细胞的机制类似。值得注意的是，C1q 相关蛋白酶（C1r、C1s）

和 C4 在 hi-M + hi-N 共培养物中的表达水平显著高于在 hi-M 或 hi-N 单独培养物中的表达水平。这些蛋白酶转录的增加可能会增强形成 C1qrs 复合物和裂解 C4 形成 C4a 和 C4b 的能力。在 hi-M + hi-N 共培养物中，血清灭菌蛋白（CFP）的表达也显著增加，这表明替代途径增殖环可能具有更强的活性。总之，细胞培养物中补体蛋白的特定表达模式表明，补体系统有可能形成 C3 和 C5 转换酶。hiPSC 来源的神经元、小胶质细胞和星形胶质细胞之间的动态关系表明，我们的模型适合研究与中枢神经系统相关的人类补体系统。我们的结果与其他研究补体蛋白在突触修剪中的作用的 hi-PSC 衍生模型一致（Guttikonda 等，2021）。

在细胞培养上清液中能够检测到补体蛋白 C4、C3 和 C3a，也证明了我们细胞模型的重要意义。hiPSCs 约 2 周后分化为 hi-N，就检测不到 C4 了，这表明 C4 很可能是分化培养物的产物，而不是神经祖细胞的产物。与 hi-M 单培养物相比，共培养上清液中的 C3 浓度增加了两倍多，而 C3a 的增加幅度则较小。这一结果表明，可能是因为在共培养物中检测到 CFI 和 CFH 表达水平的增加，转化酶活性降低，或者因为 C3aR 对 C3a 的吸收增加。

本节所描述的模型还存在一些局限性，需要进一步完善和分析。我们购买了商品化的 ha-D 细胞，这些细胞在使用前已进行过传代；基因表达数据对其是否与人类星形胶质细胞相似提供的证据支持有限。有必要对这些细胞进行进一步的特征描述。此外，有必要利用来自相同供体的 hiPSC 衍生星形胶质细胞进行更多的共培养研究，以获得 hi-M 和 hi-N。最好能进一步分析细胞提取物和上清液中的补体蛋白产物。无论是单培养物还是共培养物都没有表达 MBL 或 Ficolin，这表明凝集素通路不太可能被激活。

参考文献

Abud EM, Ramirez RN, Martinez ES et al (2017) iPSC-derived human microglia-like cells to study neurological diseases. Neuron 94(2):278–293.e279

Aiello AE, Haan MN, Pierce CM, Simanek AM, Liang J (2008) Persistent infection, inflammation, and functional impairment in older Latinos. J Gerontol A Biol Sci Med Sci 63(6):610–618

Barnes LL, Capuano AW, Aiello AE, Turner AD, Yolken RH, Torrey EF, Bennett DA (2014) Cytomegalovirus infection and risk of Alzheimer disease in older black and white individuals. J Infect Dis 211(2):230–237

Bhatia T, Wood J, Iyengar S et al (2018) Emotion discrimination in humans: its association with HSV-1 infection and its improvement with antiviral treatment. Schizophr Res 193:161–167

Bitar M, Barry G (2020) Building a human brain for research. Front Mol Neurosci 13:22

Bohlen CJ, Bennett FC, Tucker AF, Collins HY, Mulinyawe SB, Barres BA (2017) Diverse requirements for microglial survival, specification, and function revealed by defined-medium cultures. Neuron 94(4):759–773.e758

Carmona-Fontaine C, Theveneau E, Tzekou A et al (2011) Complement fragment C3a controls mutual cell attraction during collective cell migration. Dev Cell 21(6):1026–1037

Chung WS, Verghese PB, Chakraborty C, Joung J, Hyman BT, Ulrich JD, Holtzman DM, Barres BA (2016) Novel allele-dependent role for APOE in controlling the rate of synapse pruning by astrocytes. Proc Natl Acad Sci U S A 113(36):10186–10191

Colman H, Lichtman JW (1993) Interactions between nerve and muscle: synapse elimination at the developing neuromuscular junction. Dev Biol 156(1):1–10

Comer AL, Jinadasa T, Sriram B et al (2020) Increased expression of schizophrenia-associated gene C4 leads to hypoconnectivity of prefrontal cortex and reduced social interaction. PLoS Biol 18(1):e3000604

Coulthard LG, Hawksworth OA, Li R et al (2017) Complement C5aR1 signaling promotes polarization and proliferation of embryonic neural progenitor cells through PKCζ. J Neurosci 37(22):5395–5407

Coulthard LG, Hawksworth OA, Woodruff TM (2018a) Complement: the emerging architect of the developing brain. Trends Neurosci 41(6):373–384

Coulthard LG, Hawksworth OA, Conroy J, Lee JD, Woodruff TM (2018b) Complement C3a receptor modulates embryonic neural progenitor cell proliferation and cognitive performance. Mol Immunol 09(101):176–181

Da Costa XJ, Brockman MA, Alicot E, Ma M, Fischer MB, Zhou X, Knipe DM, Carroll MC (1999) Humoral response to herpes simplex virus is complement-dependent. Proc Natl Acad Sci U S A 96(22):12708–12712

D'Aiuto L, Di Maio R, Heath B et al (2012) Human induced pluripotent stem cell-derived models to investigate human cytomegalovirus infection in neural cells. PLoS One 7(11):e49700

D'Aiuto L, Zhi Y, Kumar Das D et al (2014a) Large-scale generation of human iPSC-derived neural stem cells/early neural progenitor cells and their neuronal differentiation. Organogenesis 10(4): 365–377

D'Aiuto L, Zhi Y, Kumar Das D et al (2014b) Large-scale generation of human iPSC-derived neural stem cells/early neural progenitor cells and their neuronal differentiation. Organogenesis 10(4): 365–377

D'Aiuto L, Naciri J, Radio N et al (2018) Generation of three-dimensional human neuronal cultures: application to modeling CNS viral infections. Stem Cell Res Ther 9(1):134

Darmanis S, Sloan SA, Zhang Y et al (2015) A survey of human brain transcriptome diversity at the single cell level. Proc Natl Acad Sci U S A 112(23):7285–7290

Dickerson F, Schroeder JR, Nimgaonkar V, Gold J, Yolken R (2020) The association between exposure to herpes simplex virus type 1 (HSV-1) and cognitive functioning in schizophrenia: a meta-analysis. Psychiatry Res 291:113157

Dolmetsch R, Geschwind DH (2011) The human brain in a dish: the promise of iPSC-derived neurons. Cell 145(6):831–834

Eriksson CE, Studahl M, Bergstrom T (2016) Acute and prolonged complement activation in the central nervous system during herpes simplex encephalitis. J Neuroimmunol 295–296:130–138

Fedak KM, Bernal A, Capshaw ZA, Gross S (2015) Applying the Bradford Hill criteria in the 21st century: how data integration has changed causal inference in molecular epidemiology. Emerg Themes Epidemiol 12:14

Fernandez CG, Hamby ME, McReynolds ML, Ray WJ (2019) The role of APOE4 in disrupting the homeostatic functions of astrocytes and microglia in aging and Alzheimer's disease. Front Aging Neurosci 11:14

Gorelik A, Sapir T, Haffner-Krausz R, Olender T, Woodruff TM, Reiner O (2017) Developmental activities of the complement pathway in migrating neurons. Nat Commun 8:15096

Gorelik A, Sapir T, Ben-Reuven L, Reiner O (2018) Complement C3 affects Rac1 activity in the developing brain. Front Mol Neurosci 11:150

Gosselin D, Skola D, Coufal NG et al (2017) An environment-dependent transcriptional network specifies human microglia identity. Science 356(6344):eaal3222

Guttikonda SR, Sikkema L, Tchieu J et al (2021) Fully defined human pluripotent stem cell-derived microglia and tri-culture system model C3 production in Alzheimer's disease. Nat Neurosci 24(3):343–354

Harkness JM, Kader M, DeLuca NA (2014) Transcription of the herpes simplex virus 1 genome during productive and quiescent infection of neuronal and nonneuronal cells. J Virol 88(12): 6847–6861

Harris SA, Harris EA (2018) Molecular mechanisms for herpes simplex virus type 1 pathogenesis in Alzheimer's disease. Front Aging Neurosci 10:48

Hasselmann J, Blurton-Jones M (2020) Human iPSC-derived microglia: a growing toolset to study the brain's innate immune cells. Glia 68(4):721–739

Hill AB (1965) The environment and disease: association or causation? Proc R Soc Med 58:295–300

Hokkanen L, Launes J (2007) Neuropsychological sequelae of acute-onset sporadic viral encephalitis. Neuropsychol Rehabil 17(4–5):450–477

Hopperton KE, Mohammad D, Trépanier MO, Giuliano V, Bazinet RP (2018) Markers of microglia in post-mortem brain samples from patients with Alzheimer's disease: a systematic review. Mol Psychiatry 23(2):177–198

Johnson MB, Stevens B (2018) Pruning hypothesis comes of age. Nature 554(7693):438–439

Kapadia SB, Levine B, Speck SH, Virgin HW (2002) Critical role of complement and viral evasion of complement in acute, persistent, and latent gamma-herpesvirus infection. Immunity 17(2):143–155

Katan M, Moon YP, Paik MC, Sacco RL, Wright CB, Elkind MS (2013) Infectious burden and cognitive function: the Northern Manhattan Study. Neurology 80(13):1209–1215

Kriebs JM (2008) Understanding herpes simplex virus: transmission, diagnosis, and considerations in pregnancy management. J Midwifery Womens Health 53(3):202–208

Law SK, Dodds AW, Porter RR (1984) A comparison of the properties of two classes, C4A and C4B, of the human complement component C4. EMBO J 3(8):1819–1823

Magdalon J, Mansur F, Teles E, Silva AL, de Goes VA, Reiner O, Sertié AL (2020) Complement system in brain architecture and neurodevelopmental disorders. Front Neurosci 14:23

McQuade A, Coburn M, Tu CH, Hasselmann J, Davtyan H, Blurton-Jones M (2018) Development and validation of a simplified method to generate human microglia from pluripotent stem cells. Mol Neurodegener 13(1):67

Merle NS, Church SE, Fremeaux-Bacchi V, Roumenina LT (2015a) Complement system part I -molecular mechanisms of activation and regulation. Front Immunol 6:262

Merle NS, Noe R, Halbwachs-Mecarelli L, Fremeaux-Bacchi V, Roumenina LT (2015b) Complement system part II: role in immunity. Front Immunol 6:257

Neniskyte U, Gross CT (2017) Errant gardeners: glial-cell-dependent synaptic pruning and neurodevelopmental disorders. Nat Rev Neurosci 18(11):658–670

Newman AM, Liu CL, Green MR et al (2015) Robust enumeration of cell subsets from tissue expression profiles. Nat Methods 12(5):453–457

Nimgaonkar VL, Yolken RH, Wang T, Chung-Chou HC, McClain L, McDade E, Snitz BE, Ganguli M (2016) Temporal cognitive decline associated with exposure to infectious agents in a population-based, aging cohort. Alzheimer Dis Assoc Disord 30(3):216–222

Nimgaonkar VL, Prasad KM, Chowdari KV, Severance EG, Yolken RH (2017) The complement system: a gateway to gene-environment interactions in schizophrenia pathogenesis. Mol Psychiatry 22(11):1554–1561

Olah M, Patrick E, Villani AC et al (2018) A transcriptomic atlas of aged human microglia. Nat Commun 9(1):539

Prasad KM, Eack SM, Goradia D, Pancholi KM, Keshavan MS, Yolken RH, Nimgaonkar VL (2011) Progressive gray matter loss and changes in cognitive functioning associated with exposure to herpes simplex virus 1 in schizophrenia: a longitudinal study. Am J Psychiatry 168(8):822–830

Prasad KM, Watson AM, Dickerson FB, Yolken RH, Nimgaonkar VL (2012) Exposure to herpes simplex virus type 1 and cognitive impairments in individuals with schizophrenia. Schizophr Bull 38(6):1137–1148

Prasad KM, Eack SM, Keshavan MS, Yolken RH, Iyengar S, Nimgaonkar VL (2013) Antiherpes virus-specific treatment and cognition in schizophrenia: a test-of-concept randomized doubleblind placebo-controlled trial. Schizophr Bull 39(4):857–866

Prasad KM, Burgess AM, Keshavan MS, Nimgaonkar VL, Stanley JA (2016) Neuropil pruning in early-course schizophrenia: immunological, clinical, and neurocognitive correlates. Biol Psychiatry Cogn Neurosci

Neuroimaging 1(6):528–538

Rangaraju S, Raza SA, Li NX et al (2018) Differential phagocytic properties of CD45. Front Immunol 9:405

Reemst K, Noctor SC, Lucassen PJ, Hol EM (2016) The indispensable roles of microglia and astrocytes during brain development. Front Hum Neurosci 10:566

Rooryck C, Diaz-Font A, Osborn DP et al (2011) Mutations in lectin complement pathway genes COLEC11 and MASP1 cause 3MC syndrome. Nat Genet 43(3):197–203

Sarma JV, Ward PA (2011) The complement system. Cell Tissue Res 343(1):227–235

Schafer DP, Lehrman EK, Kautzman AG et al (2012) Microglia sculpt postnatal neural circuits in an activity and complement-dependent manner. Neuron 74(4):691–705

Schartz ND, Tenner AJ (2020) The good, the bad, and the opportunities of the complement system in neurodegenerative disease. J Neuroinflammation 17(1):354

Schifferli JA, Paccaud JP (1989) Two isotypes of human C4, C4A and C4B have different structure and function. Complement Inflamm 6(1):19–26

Schretlen DJ, Vannorsdall TD, Winicki JM et al (2010) Neuroanatomic and cognitive abnormalities related to herpes simplex virus type 1 in schizophrenia. Schizophr Res 118(1–3):224–231

Severance EG, Leister F, Lea A, Yang S, Dickerson F, Yolken RH (2021) Complement C4 associations with altered microbial biomarkers exemplify gene-by-environment interactions in schizophrenia. Schizophr Res 234:87–93

Shimomura Y, Higaki S (2011) The kinetics of herpes virus on the ocular surface and suppression of its reactivation. Cornea 30(Suppl 1):S3–S7

Sipe GO, Lowery RL, Tremblay M, Kelly EA, Lamantia CE, Majewska AK (2016) Microglial P2Y12 is necessary for synaptic plasticity in mouse visual cortex. Nat Commun 7:10905

Steiner I, Kennedy PG, Pachner AR (2007) The neurotropic herpes viruses: herpes simplex and varicella-zoster. Lancet Neurol 6(11):1015–1028

Stephan AH, Barres BA, Stevens B (2012) The complement system: an unexpected role in synaptic pruning during development and disease. Annu Rev Neurosci 35:369–389

Stevens B, Allen NJ, Vazquez LE et al (2007) The classical complement cascade mediates CNS synapse elimination. Cell 131(6):1164–1178

Suzuki IK, Vanderhaeghen P (2015) Is this a brain which I see before me? Modeling human neural development with pluripotent stem cells. Development 142(18):3138–3150

Thompson WJ (1985) Activity and synapse elimination at the neuromuscular junction. Cell Mol Neurobiol 5(1–2):167–182

Van Strijp JA, Van Kessel KP, van der Tol ME, Verhoef J (1989) Complement-mediated phagocytosis of herpes simplex virus by granulocytes. Binding or ingestion. J Clin Invest 84(1): 107–112

Veerhuis R, Nielsen HM, Tenner AJ (2011) Complement in the brain. Mol Immunol 48(14): 1592–1603

Verzosa AL, McGeever LA, Bhark SJ, Delgado T, Salazar N, Sanchez EL (2021) Herpes simplex virus 1 infection of neuronal and non-neuronal cells elicits specific innate immune responses and immune evasion mechanisms. Front Immunol 12:644664

Wang H, Ricklin D, Lambris JD (2017) Complement-activation fragment C4a mediates effector functions by binding as untethered agonist to protease-activated receptors 1 and 4. Proc Natl Acad Sci U S A 114(41):10948–10953

Wang X, Christian KM, Song H, Ming GL (2018a) Synaptic dysfunction in complex psychiatric disorders: from genetics to mechanisms. Genome Med 10(1):9

Wang D, Liu S, Warrell J et al (2018b) Comprehensive functional genomic resource and integrative model for the human brain. Science 362(6420):eaat8464

Wang J, Devlin B, Roeder K (2020) Using multiple measurements of tissue to estimate subject- and cell-type-specific gene expression. Bioinformatics 36(3):782–788

Watson AM, Prasad KM, Klei L et al (2013) Persistent infection with neurotropic herpes viruses and cognitive impairment. Psychol Med 43(5):1023–1031

Wozniak MA, Mee AP, Itzhaki RF (2009) Herpes simplex virus type 1 DNA is located within Alzheimer's disease amyloid plaques. J Pathol 217(1):131–138

Xu NJ, Henkemeyer M (2009) Ephrin-B3 reverse signaling through Grb4 and cytoskeletal regulators mediates axon pruning. Nat Neurosci 12(3):268–276

Zhu C, Kros JM, van der Weiden M, Zheng P, Cheng C, Mustafa DA (2017) Expression site of P2RY12 in residential microglial cells in astrocytomas correlates with M1 and M2 marker expression and tumor grade. Acta Neuropathol Commun 5(1):4

第 13 章
精神障碍患者体内的非 SARS 冠状病毒

Faith B. Dickerson、Emily G. Severance 和 Robert H. Yolken

目录

【摘　要】背景：严重急性呼吸系统综合征冠状病毒 -2（SARS-CoV-2）引起的大流行凸显了冠状病毒对人类健康的重要性。世界大部分地区都会出现几种季节性、非 SARS 冠状病毒的流行。在之前的一项研究中，我们发现在最近发病的精神病患者中，这些季节性冠状病毒的抗体水平升高。在当前的研究中，我们比较了精神病患者和非精神病患者的季节性冠状病毒抗体水平。

方法：受试者（$N=195$）为被诊断患有精神分裂症、双相情感障碍、抑郁症或无精神障碍的人。每位受试者都被抽取了血液样本，通过多重电化学发光法检测了四种非 SARS 冠状病毒（229E、HKU1、NL63 和 OC43）刺突蛋白的 IgG 抗体。采用线性回归模型比较各精神疾

F. B. Dickerson(✉)
Stanley Research Program, Sheppard Pratt, Baltimore, MD, USA
e-mail: fdickerson@sheppardpratt.org

E. G. Severance and R. H. Yolken
Stanley Division of Developmental Neurovirology, Department of Pediatrics, Johns Hopkins
University School of Medicine, Baltimore, MD, USA

病组和对照组之间的抗体水平，并对人口统计学变量进行校正。采用逻辑回归模型，以对照组的第 50 百分位数水平为基础，计算出与每种季节性冠状病毒抗体水平升高相关的优势比。

结果：精神分裂症组的 OC43 和 NL63 季节性冠状病毒抗体水平显著升高；该组 OC43 抗体水平升高的概率也有所增加。抑郁症组的冠状病毒 229E 抗体水平明显较低。在季节性冠状病毒 229E 或 HKU1 的抗体水平上，精神疾病组与对照组之间没有明显差异。

结论：精神分裂症组的 OC43 和 NL63 抗体水平升高，表明接触这些病原体的机会增多，也就提出了冠状病毒可能是精神分裂症的致病因素。季节性冠状病毒与精神障碍之间的因果关系应成为纵向队列研究的重点。

【关键词】抗体；冠状病毒；感染；流行病；精神障碍；精神分裂症

1　引言

冠状病毒是种类繁多的有包膜的正链 RNA 病毒，其外包膜具有独特的冠状形态。冠状病毒可感染人类和多种动物。最近由严重急性呼吸系统综合征冠状病毒 –2（SARS-CoV-2）引起的 2019 年新型冠状病毒大流行凸显了冠状病毒对人类健康的重要性。本书其他章节将讨论 2019 新型冠状病毒在精神疾病中的作用。其他流行性冠状病毒感染人体后会造成严重的临床表现，这些病毒包括：严重急性呼吸系统综合征冠状病毒 –1（SARS–CoV–1），它在 2002 ～ 2004 年造成了严重的疫情暴发，但在地域上受到了控制；中东呼吸综合征冠状病毒（MERS–Cov），它于 2012 年首次在沙特阿拉伯被发现，MERS–Cov 会造成严重的疾病，死亡率很高，但主要局限于中东地区。除了这些流行性病毒外，还有一些地方性季节性冠状病毒，它们在美国和其他大多数地区高度流行，但主要引起自限性呼吸道疾病。非 SARS 呼吸道感染一般是由于Ⅰ组（229E 和 NL63）和Ⅱ组（OC43 和 HKU1）冠状病毒感染引起的。20 世纪 60 年代首次描述了季节性冠状病毒 229E 和 OC43（McIntosh 等，1967；Hamre andprocknow，1966；Tyrrell and Bynoe，1965），而 NL63 和 HKU1 则是最近发现的，在 2004 ～ 2005 年首次被描述（van der Hoek 等，2004；Woo 等，2005）。

目前公认的四种人类非 SARS 季节性冠状病毒被命名为 OC43、NL63、HKU–1 和 229–E。此外，还有许多其他冠状病毒感染家畜和野生动物。据推测，这些病毒以及流行性冠状病毒 SARS1 和 MERS 的动物来源见图 13–1。图 13–2 描述了人类冠状病毒与相关动物冠状病毒之间的进化关系（Vijgen 等，2006）。鉴于基因组的相似性，人类季节性冠状病毒很可能起源于能够感染家畜和野生动物的冠状病毒。在这方面，OC43 尤为引人关注，因为它与牛冠状病毒高度同源，可能起源于最近一次从奶牛到人类的传播，并在 1890 年左右引起了一次严重的大流行，被称为"俄罗斯流感"。除了造成死亡和社会混乱外，许多"俄罗斯流感"病例还伴有精神症状（Stefano，2021）。

据推测，目前的 OC43 病毒是"俄罗斯流感"病毒的基因变异株，因此症状不太严重。与 OC43 有关的研究表明，其他季节性冠状病毒最初也可能引起严重的流行病。引起当前大流行病的严重急性呼吸系统综合征冠状病毒 –2（SARS–Cov–2）是否会演变成与当前季节性冠状病毒类似的毒性较弱的病毒株，这将是一个非常值得关注的问题。

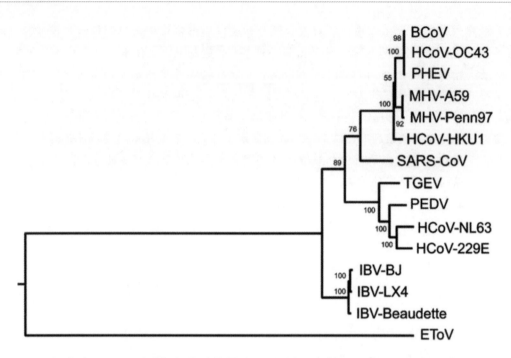

图 13-1　冠状病毒 ORF1b 氨基酸序列的最大似然树。比较 PHEV ORF1b（GenBank 登录号：DQ011855）与其他冠状病毒的氨基酸水平。第 1 组包括人类冠状病毒 229E（HCoV-229E，AF304460）、人类冠状病毒 NL63（HCoV-NL63，AY567487）、猪流行性腹泻病毒 CV777 株（PEDV，AF353511）和猪传染性胃肠炎病毒普渡株（TGEV，AJ271965）。第 2 组包括人冠状病毒 OC43（HCoV-OC43，AY391777）、牛冠状病毒梅布斯株（BCoV，U00735）、鼠肝炎病毒宾州 97-1 株（MHV-Penn97-1，AF208066）和鼠肝炎病毒 A59（MHV-A59，NC_001846）。第 3 组包括禽传染性支气管炎病毒 Beaudette 株系（IBV-Beaudette，M95169）、禽传染性支气管炎病毒 BJ 株系（IBV-BJ，AY319651）和禽传染性支气管炎病毒 LX4 株系（IBV-LX4，AY338732）。人类冠状病毒 HKU1（HCoV-HKU1，NC_006577）和 SARS 冠状病毒法兰克福 -1 株（SARS-CoV，AY291315）。后内括弧形包括马伯尔尼托罗病毒（EToV，X52374）。刻度条代表遗传距离（每个位点的核苷酸替换）（Vijgen 等，2006）。

　　季节性冠状病毒感染主要发生在冬季。病毒的流行因地理区域而异。这些病毒感染是导致儿童和成人自限性呼吸道疾病的常见原因。根据对美国急性呼吸道感染儿童样本的分析表明，每年最流行的季节性冠状病毒都不同，例如，OC43 是 2015 年和 2017 年最流行的季节性冠状病毒，而 2016 年流行的则是 NL63 和 HKU1（Killerby 等，2018；Li 等，2016）。虽然季节性冠状病毒（尤其是 OC43）主要与呼吸道症状有关，但它们也能引起儿童脑膜脑炎和发热性癫痫（Principi 等，2010）。此外，在多发性硬化症患者的脑组织中发现了冠状病毒 OC-43 和 229E 的 RNA（Cristallo 等，1997）。此外，许多动物冠状病毒也被发现感染大脑并导致病理变化（Cowley and Weiss，2010）。

　　我们之前开发了一种固相酶联免疫测定法，用于灵敏、特异地测量人类季节性冠状病毒抗体（Severance 等，2008）。在之前的一项研究中，我们利用这种检测方法检测了近期发病的精神病患者体内季节性冠状病毒的感染率（Severance 等，2011）。我们发现，患者组的冠状病毒 HKU1 和 NL63 IgG 抗体水平明显较高（Severance 等，2011）。在随后的研究中，我们还发现了情绪障碍患者体内 NL63 抗体水平升高的证据（Okusaga 等，2011）。

本研究的目的是采用一种新开发的化学发光测定法，比较精神分裂症、双相情感障碍和抑郁症诊断患者与无精神障碍患者体内非 SARS 季节性冠状病毒 229E、HKU1、NL63 和 OC43 的 IgG 抗体水平。

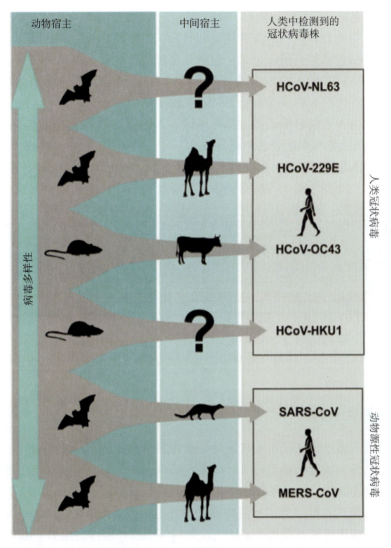

图 13–2　动物群总结图：感染人类的四种季节性冠状病毒和两种流行性冠状病毒的自然宿主和假定中间宿主。

2　方法

2.1　研究受试者

2018 年 4 月至 2021 年 9 月期间在美国马里兰州巴尔的摩市谢帕德普拉特开展的斯坦利研究项目招募了一批受试者，研究纳入了有精神分裂症、双相情感障碍、抑郁症的患者或无精神障碍对照组，该项目主要探究感染、免疫和精神障碍之间的关系。在研究人员对研究程序进行解释后，所有受试者都提供了书面知情同意书。该研究通过了谢帕德普拉特当地机构审查委员会的审查。

精神分裂症患者的纳入标准是诊断患有精神分裂症、精神分裂样障碍或分裂情感性障碍。双相情感障碍患者的纳入标准是诊断患有双相情感障碍，包括双相Ⅰ型情感障碍、双相Ⅱ型情感障碍或未另作规定的双相情感障碍。有抑郁症的患者要么是单次发作，要么是反复发作。精神科受试者是从谢帕德普拉特医院的住院和日间医院项目以及附属的精神康复项目中招募的。每个精神科受试者都是由研究小组（包括一名经委员会认证的精神科医生）根据《精神疾病诊断与统计手册》第四版（DSM-Ⅳ）轴1障碍和现有的医疗记录进行诊断的。

无精神障碍患者的纳入标准是根据 DSM-Ⅳ 轴 1 障碍（非患者版）（First 等人，1998）筛查确定当前或过去没有精神障碍的这部分受试者。该组人员是从招募精神病患者的同一地区的当地医疗机构和大学张贴的公告中招募的。

所有组别的受试者均符合以下附加标准：年龄在 18～65 岁之间（非精神病对照组除外，他们的年龄在 20～60 岁之间）；精通英语；无静脉注射药物滥用史；无智力残疾史；无艾滋病病毒（HIV）感染；无影响认知功能的严重疾病；根据 DSM-Ⅳ 标准，无酒精或药物滥用障碍等初步诊断。

2.2 免疫测定方法

每位受试者都抽取了血液样本，使用多重电化学发光法测定了四种非 SARS 冠状病毒（229E、HKU1、NL63 和 OC43）刺突蛋白的 IgG 抗体。这些检测方法的性能特点先前已有描述（Li 等，2022）。检测试剂盒（V-PLEX COVID-19 Coronaviruspanel 2）购自马里兰州罗克维尔的 Meso Scale Diagnostics 公司，按照生产商的说明进行操作。结果以任意单位记录，并按下文所述进行进一步分析。

2.3 人口统计学和临床检测

在研究访问期间通过访谈获得人口统计学和背景信息，同时采集了血样。对受试者进行全身系统检查，从而明确他们是否患有呼吸系统疾病；呼吸系统疾病包括上呼吸道感染、哮喘、季节性或其他过敏症。根据身高和测量体重计算出身体质量指数（BMI）。询问受试者目前是否吸烟。所有受试者都接受了神经心理状态评定量表（RBANS）（Randolph 等，1998）的单独测试。所有精神病患者都接受了访谈，并用简明精神病评定量表（BPRS）对他们的精神状态进行评估（Overall and Gorham，1962）进行了评定。他们的用药数据记录在临床病历中。母亲的受教育程度被用来替代病前的社会经济状况这一指标。

2.4 统计分析

各组间的人口统计学和临床特征的比较采用二分变量卡方分析，而对线性变量则采用单因素方差分析比较。采用线性回归模型将精神分裂症、双相情感障碍和抑郁症患者的每种季节性冠状病毒抗体水平与非精神疾病对照组的抗体水平进行比较，并将年龄、性别和种族作为协变量。

采用逻辑回归模型计算与每种季节性冠状病毒抗体水平升高相关的比值比，即荧光值大于或等于非精神疾病组的第 50 百分位数水平。如果发现抗体水平与诊断组之间存在显著关联，则在模型中对其他协变量进行检测，以排除这些变量是混杂因素的可能性，其中混杂因素包括吸烟和呼吸系统疾病。

如果同一个人有多个样本，则只对第一个样本进行分析。采用 $\alpha=0.05$（双尾）来表示显著意义。本研究为探索性研究，因此不开展多重比较校正分析。

所有分析均使用 STATA 16 版本（STATA Corp LP，College Station，Texas，U.S.A.）进行。

3　结果

研究共纳入 195 名受试者：其中精神分裂症患者 37 人，双相情感障碍患者 64 人，抑郁症患者 61 人，非精神病对照组 33 人。表 13-1 列出了研究受试者的特征。除了精神疾病组的 BPRS 评分外，各组在所有描述性变量上都存在显著差异。

我们首先确定了校正相关协变量后，各诊断组的季节性冠状病毒抗体定量水平是否存在差异。与非精神病对照组相比，精神分裂症组的 OC43 抗体水平明显升高（系数 =3282.9；95% CI 1110.3，5455.6；$P=0.003$）（图 13-3）。精神分裂症组的 NL63 冠状病毒变异株水平明显升高（系数 =7532.8；95% CI 1203.2，13862.4；$P=0.020$）（图 13-4）。另一方面，抑郁症组的冠状病毒 229E 抗体水平明显较低（图 13-5）。各组在冠状病毒 HKU1 抗体表达水平方面均无差异（图 13-6）。双相情感障碍患者的各项季节性冠状病毒抗体水平均无差异。

我们还测定了季节性冠状病毒抗体水平升高的概率，抗体水平升高表现为抗体水平高于非精神病对照组在校正协变量后的第 50 百分位数抗体水平（图 13-7）。精神分裂症患者的季节性冠状病毒 OC43 抗体水平升高的概率增加（OR=5.78；95% CI 1.72 ～ 19.45；$P=0.005$）。

表 13-1　研究受试者的特征 [a, b]

	精神分裂症 N=37	双相情感障碍 N=64	重度抑郁 N=61	非精神病对照组 N=33
人口统计学变量				
年龄 [c]	39.5 ± 12.0	33.6 ± 11.5	30.5 ± 11.0	36.7 ± 13.2
男性 [c]	29 (78%)	20 (31%)	36（40%）	10（30%）
白种人 [d,e] [p =0.01]	18 (49%)	51 (80%)	39（64%）	19（58%）
受教育程度，年 [c]	11.8 2.5	14.9 2.61	14/0 ± 2.1	16.3 ± 2.3
母亲受教育程度，年 [c]	12.9 2.2	14.6 2.5	13.9 ± 2.7	14.8 ± 3.0
临床变量				
RBANS 认知评分 [c,f]	71.1 ± 11.6	79.5 ± 13.0	88.3 ± 14.0	91.4 ± 8.8
BPRS 症状综合 [g]	47.6 ± 8.4	45.7 ± 8.8	46.4 ± 8.1	–
身体质量指数 [h,i]	32.6 ± 6.7	29.4 ± 6.8	29.6 ± .6.9	27.8（7.2）

	精神分裂症 $N=37$	双相情感障碍 $N=64$	重度抑郁 $N=61$	非精神病对照组 $N=33$
呼吸系统疾病	9 (24%)	7 (11%)	0（8%）	0
当前吸烟者 [c]	21 (57%)	20 (32%)	12（20%）	1（3%）
精神科药物（精神科药物）				
抗精神病药物 [c]	33 (89%)	45 (70%)	6（10%）	–
抗抑郁药物 [c]	19 (51%)	33 (52%)	10（16%）	–
情绪稳定剂	17 (46%)	52 (81%)	2（3%）	–

[a] 连续变量用平均标准差 ± 标准差表示

[b] 分类变量用 N（%）表示

[c] 组间差异显著，p＜0.001

[d] 组间差异显著，p≤0.01

[e] 几乎所有非白种人都是非裔美国人

[f] 双相情感障碍组中有 50 人；抑郁症组中有 12 人；非精神病组中有 32 人

[g] 双相情感障碍组中有 63 人，抑郁症组中有 12 人

[h] 组间差异显著，p＜0.05

[i] 组间差异显著，p＜0.05 精神分裂症组中有 35 人；双相情感障碍组中有 63 人；非精神病组中有 32 人

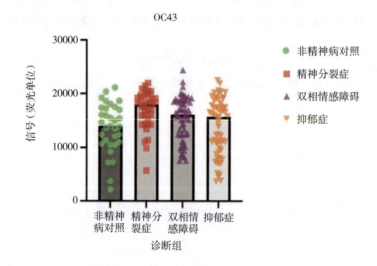

图 13-3　各诊断组冠状病毒变异株 OC43 的抗体水平（以荧光单位表示），显示散点图和中值。

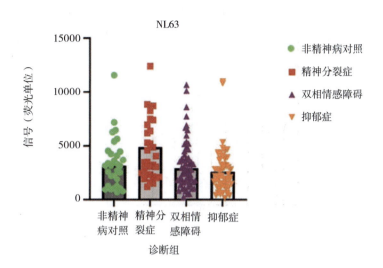

图 13-4　各诊断组的季节性冠状病毒 NL63 抗体水平（以荧光单位表示），显示散点图和中值。

抑郁症组的季节性冠状病毒 229E 抗体水平升高的概率显著降低（OR=0.369；95% CI 0.150 ～ 0.919；P=0.030）。各精神病诊断组的季节性冠状病毒 NL63 或季节性冠状病毒 HKU1 抗体增加的概率没有差异。

接种新冠疫苗后，季节性冠状病毒抗体水平没有明显变化。

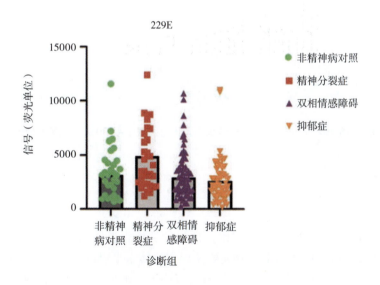

图 13-5　各诊断组的季节性冠状病毒 229E 抗体水平（以荧光单位表示），显示散点图和中位数。

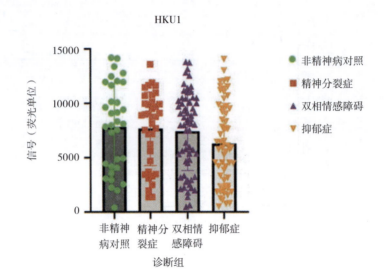

图 13-6　各诊断组的季节性冠状病毒 HKU1 抗体水平（以荧光单位表示）的散点图和中位数。

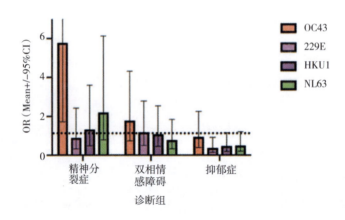

图 13-7　各精神病组中每种季节性冠状病毒抗体水平大于对照组水平 50% 的优势比值及 95% 的置信区间。虚线代表 OR=1。

4　讨论

　　我们发现，与没有精神障碍的人相比，精神分裂症患者体内的季节性冠状病毒 OC43 和 NL63 抗体水平更高。OC43 抗体水平的升高既体现在抗体水平可以作为一个连续变量的分析上，也体现在抗体水平高于对照组第 50 百分位数的概率上。根据回归模型，现有的人口统计学或临床变量无法解释抗体水平的升高。研究中其他精神疾病患者的 OC43 抗体水平并没有出现显著升高。

　　病毒抗原 IgG 抗体水平升高通常表示过去病毒暴露水平升高。精神分裂症患者暴露于季节性冠状病毒概率升高的原因尚不明确。与对照组相比，精神分裂症患者更有可能住院治疗、住在集体宿舍或无家可归，所有这些因素都会增加他们接触呼吸道病毒的机会。与其他季节性冠状病毒相比，精神分裂症患者接触 OC43 病毒的概率增加的原因尚不明确，但可能与该病毒不同的生物学或流行病学特性有关（Hulswit 等，2019；Corman 等，2018）。事实上，OC43 也与人类严重的中枢神经系统感染有关，并导致感染动物大脑出现免疫病理改变（Butler 等，2006），这就提出了一种可能性，即这种暴露水平的增加可能会导致精神分裂症患者出现症状或认知障碍（Butler 等，2006；Singer 等，2021；Nilsson 等，2020）。关于 OC43 在精神分裂发病过程中发挥的潜在作用，目前还需要其他研究加以证实。

本研究扩展了我们之前的研究结果，之前的研究结果表明，与没有精神障碍的人相比，近期发病的精神病患者体内所有四种季节性冠状病毒的抗体都会升高（Severance 等，2011）。当前研究结果与过去研究结果之间的差异可能是由于季节性冠状病毒之间已知的时间差异，以及测试人群和所采用的检测方法的差异所导致的。此外，值得注意的是，OC43 循环菌株之间存在基因变异，这些变异株可能会改变病毒的生物特性（Vijgen 等，2005）。

以前感染过季节性冠状病毒也可能会影响对流行性冠状病毒（如 SARS2，COVID-9 全球大流行的病原体）的临床表现。虽然一些研究表明，抗体或 T 细胞的交叉反应会产生一定程度的保护作用（Wratil 等，2021；Loyal 等，2021），但其他研究并未发现以前接触过季节性冠状病毒会产生显著的交叉保护作用（Anderson 等，2021）。相反，最近的一项研究报告称，曾接触过季节性冠状病毒（如 OC43）会增加有精神障碍的人感染 SARS-2 和非 SARS 冠状病毒的易感性以及疾病的临床严重程度。这种关联的机制尚不清楚，但可能与非中和交叉反应表位产生的不完全或异常免疫反应有关（Wratil 等，2021）。

我们还发现，抑郁症患者体内的季节性冠状病毒抗体水平有所下降。这一发现与其他研究结果一致，表明抑郁症患者对麻疹等其他传染性抗原的免疫反应降低（Ford 等，2019）。这个下降的原因尚不确定，但可能与效应淋巴细胞或适应性免疫系统的其他器官的活性下降有关（Maes 等，2021）。这些水平的降低对大流行性冠状病毒的感染易感性或对免疫接种的反应的影响尚不清楚，但应该对该主题作进一步调查研究。

我们的研究表明，精神分裂症患者体内的季节性冠状病毒抗体水平升高，这表明他们接触这些病毒的机会增多。季节性冠状病毒与精神分裂症和其他严重精神障碍的发病机制之间的因果关系需要更进一步研究，其中重点是队列纵向研究。新药物干预措施能够预防和治疗多种冠状病毒感染（Li 等，2021；Ordonez 等，2021），而新措施的面世可能会给治疗严重精神障碍带来新方法。

参考文献

Anderson EM, Goodwin EC, Verma A, Arevalo CP, Bolton MJ, Weirick ME et al (2021) Seasonal human coronavirus antibodies are boosted upon SARS-CoV-2 infection but not associated with protection. Cell 184(7):1858–1864. e10

Butler N, Pewe L, Trandem K, Perlman S (2006) HCoV-OC43-induced encephalitis is in part immune-mediated. Adv Exp Med Biol 581:531–534

Corman VM, Muth D, Niemeyer D, Drosten C (2018) Hosts and sources of endemic human coronaviruses. Adv Virus Res 100:163–188

Cowley TJ, Weiss SR (2010) Murine coronavirus neuropathogenesis: determinants of virulence. J Neurovirol

16(6):427–434

Cristallo A, Gambaro F, Biamonti G, Ferrante P, Battaglia M, Cereda PM (1997) Human coronavirus polyadenylated RNA sequences in cerebrospinal fluid from multiple sclerosis patients. New Microbiol 20(2):105–114

First M, Gibbon M, Spitzer RL, Williams JBW (1996) User's guide for the SCID-I, structured clinical interview for DSM IV axis I disorders. Biometrics Research, New York First M, Gibbon M, Spitzer RL, Williams JBW (1998) Structured clinical interview for DSM-IV disorders, non-patient edition. Biometrics Research, New York

Ford BN, Yolken RH, Dickerson FB, Teague TK, Irwin MR, Paulus MP et al (2019) Reduced immunity to measles in adults with major depressive disorder. Psychol Med 49(2):243–249

Hamre D, Procknow JJ (1966) A new virus isolated from the human respiratory tract. Proc Soc Exp Biol Med 121(1):190–193

Hulswit RJG, Lang Y, Bakkers MJG, Li W, Li Z, Schouten A et al (2019) Human coronaviruses OC43 and HKU1 bind to 9-O-acetylated sialic acids via a conserved receptor-binding site in spike protein domain A. Proc Natl Acad Sci U S A 116(7):2681–2690

Killerby ME, Biggs HM, Haynes A, Dahl RM, Mustaquim D, Gerber SI et al (2018) Human coronavirus circulation in the United States 2014–2017. J Clin Virol 101:52–56

Li Y, Li H, Fan R, Wen B, Zhang J, Cao X et al (2016) Coronavirus infections in the central nervous system and respiratory tract show distinct features in hospitalized children. Intervirology 59(3):163–169

Li M, Zeng J, Li R, Wen Z, Cai Y, Wallin J et al (2021) Rational design of a Pan-coronavirus vaccine based on conserved CTL epitopes. Viruses 13(2):333

Li FF, Liu A, Gibbs E, Tanunliong G, Marquez AC, Gantt S et al (2022) A novel multiplex electrochemiluminescent immunoassay for detection and quantification of anti-SARS-CoV-2 IgG and anti-seasonal endemic human coronavirus IgG. J Clin Virol 146:105050

Loyal L, Braun J, Henze L, Kruse B, Dingeldey M, Reimer U et al (2021) Cross-reactive CD4(+) T cells enhance SARS-CoV-2 immune responses upon infection and vaccination. Science 374(6564):eabh1823

Maes M, Nani JV, Noto C, Rizzo L, Hayashi MAF, Brietzke E (2021) Impairments in peripheral blood T effector and T regulatory lymphocytes in bipolar disorder are associated with staging of illness and anti-cytomegalovirus IgG levels. Mol Neurobiol 58(1):229–242

McIntosh K, Dees JH, Becker WB, Kapikian AZ, Chanock RM (1967) Recovery in tracheal organ cultures of novel viruses from patients with respiratory disease. Proc Natl Acad Sci U S A 57(4):933–940

Nilsson A, Edner N, Albert J, Ternhag A (2020) Fatal encephalitis associated with coronavirus OC43 in an immunocompromised child. Infect Dis (Lond) 52(6):419–422

Okusaga O, Yolken RH, Langenberg P, Lapidus M, Arling TA, Dickerson FB et al (2011) Association of seropositivity for influenza and coronaviruses with history of mood disorders and suicide attempts. J Affect Disord 130(1–2):220–225

Ordonez AA, Bullen CK, Villabona-Rueda AF, Thompson EA, Turner ML, Davis SL et al (2021) Sulforaphane exhibits in vitro and in vivo antiviral activity against pandemic SARS-CoV-2 and seasonal HCoV-OC43 coronaviruses. bioRxiv

Overall J, Gorham D (1962) The brief psychiatric rating scale. Psychol Rep 10:799–812

Principi N, Bosis S, Esposito S (2010) Effects of coronavirus infections in children. Emerg Infect Dis 16(2):183–188

Randolph C, Tierney MC, Mohr E, Chase TN (1998) The Repeatable Battery for the Assessment of Neuropsychological Status (RBANS): preliminary clinical validity. J Clin Exp Neuropsychol 20(3):310–319

Severance EG, Bossis I, Dickerson FB, Stallings CR, Origoni AE, Sullens A et al (2008) Development of a nucleocapsid-based human coronavirus immunoassay and estimates of individuals exposed to coronavirus in a

U.S. metropolitan population. Clin Vaccine Immunol 15(12):1805–1810

Severance EG, Dickerson FB, Viscidi RP, Bossis I, Stallings CR, Origoni AE et al (2011) Coronavirus immunoreactivity in individuals with a recent onset of psychotic symptoms.Schizophr Bull 37(1):101–107

Singer TG, Evankovich KD, Fisher K, Demmler-Harrison GJ, Risen SR (2021) Coronavirus infections in the nervous system of children: a scoping review making the case for long-term neurodevelopmental surveillance. Pediatr Neurol 117:47–63

Stefano GB (2021) Historical insight into infections and disorders associated with neurological and psychiatric sequelae similar to long COVID. Med Sci Monit 27:e931447

Tyrrell DA, Bynoe ML (1965) Cultivation of a novel type of common-cold virus in organ cultures. Br Med J 1(5448):1467–1470

van der Hoek L, Pyrc K, Jebbink MF, Vermeulen-Oost W, Berkhout RJ, Wolthers KC et al (2004) Identification of a new human coronavirus. Nat Med 10(4):368–373

Vijgen L, Keyaerts E, Lemey P, Moës E, Li S, Vandamme AM et al (2005) Circulation of genetically distinct contemporary human coronavirus OC43 strains. Virology 337(1):85–92

Vijgen L, Keyaerts E, Lemey P, Maes P, Van Reeth K, Nauwynck H et al (2006) Evolutionary history of the closely related group 2 coronaviruses: porcine hemagglutinating encephalomyelitis virus, bovine coronavirus, and human coronavirus OC43. J Virol 80(14):7270–7274

Woo PC, Lau SK, Chu CM, Chan KH, Tsoi HW, Huang Y et al (2005) Characterization and complete genome sequence of a novel coronavirus, coronavirus HKU1, from patients with pneumonia. J Virol 79(2):884–895

Wratil PR, Schmacke NA, Karakoc B, Dulovic A, Junker D, Becker M et al (2021) Evidence for increased SARS-CoV-2 susceptibility and COVID-19 severity related to pre-existing immunity to seasonal coronaviruses. Cell Rep 37(13):110169

第 14 章
神经精神症状与蜱传疾病

Shannon L. Delaney、Lilly A. Murray 和 Brian A. Fallon

目录

【摘　要】在北美洲，莱姆病（LD）主要是由伯氏疏螺旋体引起的，通过硬蜱叮咬传播给人类，估计每年有 476 000 名患者确诊 LD。急性 LD 通常表现为流感样症状和扩展性皮疹，

S. L. Delaney(✉), L. A. Murray, and B. A. Fallon
Lyme and Tick-Borne Diseases Research Center at Columbia University Irving Medical Center,
New York, NY, USA
e-mail: sld2158@cumc.columbia.edu

称为游走性红斑（EM），较少表现为神经、神经精神、关节炎或心脏不适。大多数莱姆病急性病例都能通过抗生素得到有效治疗，但有 10%～20% 的患者可能会出现复发或持续症状。本章重点讨论莱姆病的神经精神症状，因为医生常常不清楚这些方面的症状，这些症状也往往被忽视。我们需要对蜱媒疾病潜在的复杂性、严重性和多样化表现进行更广泛的宣讲。

【关键词】疏螺旋体病（Borreliosis）；莱姆病（Lyme disease）；神经精神症状；PANS；PTLDS

1 莱姆病

1.1 背景

在北美洲，莱姆病（LD）主要是一种由伯氏疏螺旋体（Bb）引起的疾病，通过硬蜱叮咬传播给人类（Burgdorfer，1989）。早期的 LD 通常表现为类似流感的症状和一种称为游走性红斑（EM）的特征性扩展皮疹。播散性感染可能会导致神经系统炎症、关节炎或心肌炎［Centers for Disease Control andprevention，National Center for Emerging and Zoonotic Infectious Diseases（NCEZID）D of VBD（DVBD）2022a］。大多数急性 LD 病例可通过 10～28 天的抗生素用药得到有效治疗［Centers for Disease Control andprevention，National Center for Emerging and Zoonotic Infectious Diseases（NCEZID）D of VBD（DVBD）2022b］。

LD 是美国最常见的病媒传播疾病［Centers for Disease Control andprevention，National Center for Emerging and Zoonotic Infectious Diseases（NCEZID）D of VBD（DVBD）2022a］。美国疾病控制中心（CDC）在对 2010～2018 年间的商业保险索赔进行审查后确定，每年有 47.6 万名 LD 初诊患者接受治疗（Kugeler 等，2021）。虽然 LD 最常出现在美国东北部、大西洋中部和中西部上游地区，但各州都有关于 LD 的报道（Centers for Disease Control andprevention，2022）。甚至城市地区也受到影响：在纽约和芝加哥市发现了携带 Bb 的蜱虫，这可能是由于鸟类迁徙所致（Hamer 等，2012；Daskalakis，2017）。一项研究表明，在纽约州长岛，成年黑脚硬蜱携带 Bb 的概率为 57%（Sanchez-Vicente 等，2019）。

1.2 诊断挑战

疾病预防控制中心（CDC）强调，莱姆病的诊断需要仔细的临床评估和明确的实验室检测（Centers for Disease Control and Prevention，n.d.）。然而，某些病例的临床模糊性和已知诊断检测所存在的局限性导致了诊断和管理方面的意见分歧。20 世纪 90 年代，这引发了学术研究人员和社区医生之间的激烈争论；这一分歧在大众媒体中被称为"莱姆战争"（Fallon and Sotsky，2018）。

虽然 CDC 的监测标准侧重于 LD 的核心可验证体征——这对流行病学监测非常宝贵——但这些标准被许多临床医生错误地解释为 LD 的唯一表现。有充分证据表明，LD 可有多种表现，因此有些病例并不符合疾病预防控制中心的监测标准。事实上，LD 被称为"新的伟大的模仿者"，它与梅毒共同争夺这一称号（Pachner，1988）。

LD 诊断检测有几个局限性。首先，由于 Bb 只在血液中短暂停留（Liang 等，2020），直接检测病原体具有挑战性。因此，通常通过宿主抗体反应间接检测 Bb。然而，由于抗体在感染后数周内才会产生，因此抗体检测在早期 LD 中往往呈阴性。相反，由于抗体可能在感染后出现并持续数月或数年，因此抗体检测无法区分活动性和缓解性 LD。

自 20 世纪 90 年代中期以来，CDC 认可了一种 LD 的两级检测方法（Centers for Disease Control andprevention，n.d.）。首先，进行敏感的酶免疫测定（EIA），然后对结果呈阳性或不确定的标本进行蛋白免疫印迹。最近，CDC 修改了这些建议，允许使用第二种经 FDA 批准的 EIA 来代替蛋白免疫印迹（Mead 等，2019）。两级检测算法具有特异性，但灵敏度不足：研究表明，早期 LD 的灵敏度约为 35%～50%，早期神经性 LD 的灵敏度约为 70%～90%（Wormser 等，2013；Aguero-Rosenfeld 等，2005；Marques，2015；Dressler 等，1993）。

诊断检测的第二个挑战是免疫印迹结果在不同实验室间存在差异（Fallon 等，2014）。一个实验室可能会将免疫印迹解释为阳性，而另一个实验室可能会将来自同一血清样本的免疫印迹解释为阴性。当临床医生完全依赖一家实验室进行 LD 血清学检测时，这显然会成为一个问题。

第三个挑战是，一些实验室采用了新的检测方法或实验室特有的免疫印迹判读标准，而这些方法或标准尚未得到充分验证。

最后，尽管大多数情况下，阴性血清学检测能准确地说明未接触过 Bb，但文献中也有大量关于血清阴性 LD 的报道（Lawrence 等，1995；Liegner 等，1997；Liegner，1993；Dattwyler 等，1988）。在一系列研究中，患者的脊髓液最初在标准抗体检测中呈阴性，但当 Bb 抗体 - 抗原免疫复合物解离，从而释放出抗体进行检测时，结果显示检测结果呈阳性（Schutzer 等，1990，1999）。欧洲的一项研究表明，15% 的中枢神经系统 LD 患者能够通过脊髓液中的 Bb 抗体确诊，但其血清中的 Bb 抗体检测结果为阴性（Knudtzen 等，2017）。

2 治疗后的莱姆病综合征（PTLDS）

2.1 背景

PTLDS 是一个初步诊断，指的是在用推荐的抗生素治疗 LD 后，症状仍持续存在并伴有功能障碍（Knudtzen 等，2017）。常见症状包括在诊断和治疗后的最初 6 个月内出现的疼痛、疲劳和 / 或认知问题。许多 PTLDS 患者还报告有外周感觉异常，这与小纤维神经病变和自主神经功能障碍有关（Novak 等，2019）。

最近的一项研究估计，美国有 200 万人患有 PTLDS（DeLong 等，2019）。PTLDS 造成了巨大的经济负担：与未确诊的患者相比，确诊患者在 12 个月内的总医疗费用要高出 3,798 美元，门诊量也要高出 66%（Adrion 等，2015）。此外，一项线上研究主要针对 25～54 岁有莱姆病相关症状且症状持续存在的患者，研究发现他们的就业率下降（45.9%，而普通人群的就业率为 81.0%），许多人还因此致残（24%）（Johnson 等，2014）。尽管如此，美国国立卫生研究院（NIH）对 LD 的资助仍远远低于其他在美国发病率较低的感染病，如疟疾、艾滋病和西尼罗河病毒引起的疾病（Locke，2019）。

2019 新型冠状病毒之后，由于"长期新冠后遗症"得到认可，PTLDS 日益受到关注。事实上，脑雾、情绪失调、自主神经功能障碍和疲劳等临床表现是 PTLDS 和 "新冠后遗症" 的共同特征（Owens，2022）。在 PTLDS 的发病机制和治疗方面取得的研究进展可能对新冠后遗症和其他感染后综合征有很高的价值（Aucott and Rebman，2021）。

2.2　风险因素

许多因素都可能增加罹患 PTLDS 的风险。这些因素包括伯氏疏螺旋体的毒性、人类宿主的遗传表现、医疗或精神并发症以及既往病史和创伤的累积负担（Mustafiz 等，2022）。一项被持续报道的 PTLDS 风险因素是诊断和治疗的延迟。研究报告称，59% 患有 PTLDS 的受试者都经历过 LD 诊断延迟或误诊（Rebman 等，2017）。尽管急性 LD 得到快速诊断和治疗，仍有 10% ~ 20% 的患者可能发展为 PTLDS（Marques，2008），但如果治疗延误，PTLDS 的发病率会更高（Aucott，2015）。

妨碍及时诊断的最常见问题是看不到或认不出游走性红斑（EM）。一项研究表明，50% 以上有 LD 症状但无 EM 的患者可能被误诊为非莱姆病（Aucott 等，2009）。即使患者出现了 EM，仍有可能被误诊；病例报告记录了 EM 被误诊为蜂窝组织炎（Miles and Mansuria，2021）或昆虫叮咬的病例（Schutzer 等，2013）。许多临床医生认为，EM 几乎总是会表现为 "牛眼征"，伴有中心部分消退。事实上，只有约 20% 的病例表现为 "牛眼征"（Aucott 等，2012）。更常见的情况是，EM 表现为均匀扩展的红色或粉红色皮疹，中央发红（Smith 等，2002；Tibbles and Edlow，2007）。

2.3　持久性疾病的发病机制

2.3.1　持续性感染

Bb 已进化出多种免疫逃逸的方式。蜱唾液中含有抑制趋化因子的回避蛋白，可减少免疫细胞向感染部位的迁移（Hayward 等，2017）。蜱会产生近十种脂蛋白，有助于其逃避补体系统的攻击（Skare and Garcia，2020）。此外，一项体外研究发现，Bb 能耐受抗生素的破坏而成为持留菌（Sharma 等，2015）。在狗（Straubinger 等，1997）、小鼠（Hodzic 等，2008）和猴子（Embers 等，2012）中也发现了 Bb 持留菌。在人类病例报告中，抗生素治疗后仍有 Bb 存在（Strle 等，1996；Fallon 等，1997）。在患者尸检病例报告中发现，有 LD 和痴呆症病史的患者大脑中能够检测到螺旋体（Waniek 等，1995；Gadila 等，2021）。但是，目前还不确定已发表的病例研究中持续存在的 Bb 是静息状态还是能够致病的活动状态。

2.3.2　免疫失调

在 PTLDS 患者中观察到持续的免疫反应性，表现为白介素 6（IL-6）升高（Soloski 等，2014）和趋化因子 19（CCL-19）升高（Aucott 等，2016）。据报道，在一些关于抗生素难治性莱姆关节炎和 PTLDS 的研究中，这些患者会出现急性时期反应蛋白——C 反应蛋白（CRP）水平升高（Uhde 等，2016）。与此相反，在临床队列肌痛性脑脊髓炎 / 慢性疲劳综合征（ME/CFS）患者中，CRP 水平并未升高，而这些患者通常表现出与 PTLDS 患者相似的症状（Uhde 等，2018）。肽聚糖是 Bb 在生长过程中能够检出的一种成分，肽聚糖的缓慢清除可能会导致持续的免疫激活（Steere，2020）。

自身免疫是感染后莱姆关节炎的一种已知机制（Strle 等，2017；Lochhead 等，2021）。据报道，神经性 LD 患者更常出现心磷脂和神经节苷脂抗体（García Moncó 等，1993），这可能会引起症状（Garcia-Monco 等，1995）。这些研究发现引出了自身免疫也会导致 PTLDS 的假设。某些 Bb 外表面蛋白与神经元组织之间存在同源性，可能导致交叉反应和神经系统症状（Garcia-Monco 等，1995；Sigal，1993；Raveche 等，2005；Alaedini and Latov，2005）。在有持续性 LD 神经精神症状的患者中能够观察到抗神经元抗体升高，与系统性红斑狼疮患者的抗体水平相当（Chandra 等，2010）。蜱虫的反复感染与抗神经元抗体表达升高有关，包括抗寡糖神经节苷脂 GM1、抗微管蛋白和抗 D1R 的增加（Fallon 等，2020）。另一项对早期 LD 患者细胞因子的研究显示，白介素 23（IL-23）升高与 PTLDS 的疾病发展有关，而内皮细胞生长因子自身抗原的抗体反应与 IL-23 水平直接相关（Strle 等，2014）。

2.3.3 脑功能的改变

一项研究纳入了 40 名有持续 LD 症状的患者，有 70% 的患者脑部出现异常的单光子发射计算机断层成像（SPECT）结果（$n=28$）；其中 96% 的异常扫描显示异质性低灌注（Fallon 等，1997）。经过抗生素治疗后，41% 的扫描结果被半定量地解释为临床症状有所改善。但值得注意的是，SPECT 显示的异质性低灌注并非 LD 所特有的表现。在一项掩蔽 SPECT 研究中，20 名有 LD 病史的患者与 14 名患有 ME/CFS、克雅氏病或脑血管炎的对照组患者进行了比较，结果发现各组之间的异质性低灌注结果没有差异。

在莱姆病中开展最好的 SPECT 研究中，对 13 名有确诊莱姆脑病的患者进行脑血流定量测量。与健康对照组相比，所有 13 名患者的脑灌注都有所减少，尤其是在额颞叶白质、基底节、额叶皮层和扣带回。患者经过 1 个月的持续静脉滴注四代头孢曲松后，再过 6 个月进行疗效评估时，所有 13 名患者的灌注均明显改善。虽然灌注障碍并非 LD 的特异性症状，但这项研究发现 SPECT 成像能够帮助检测静脉注射四代头孢曲松对脑血流的改善情况（Logigian 等，1997）。

正电子发射断层扫描（PET）也被用于评估 LD 患者的脑血流、脑代谢和炎症情况。在一项针对 35 名莱姆脑病患者和 17 名健康对照者的研究中，对脑血流和代谢进行了全面的量化评估。与对照组相比，莱姆病组患者大脑灰质和白质区域，尤其是颞叶、顶叶和边缘区域的血流量和代谢出现双侧减少。在高碳酸血流刺激后，LD 组增强脑血流的能力也明显减弱，这表明血管受损或代谢需求减少（Fallon 等，2009）。

在第一项研究 LD 脑部炎症的调查中，对 12 名治疗后莱姆症状持续存在的患者和 19 名对照组患者进行了 PET 成像检查。放射性示踪剂 [11C]DPA-713 用于检测线粒体 18 kDa 转位蛋白，活化的小胶质细胞和反应性星形胶质细胞会增加该蛋白的表达。与对照组相比，LD 组患者在八个脑区表现出更高的 [11C]DPA-713 结合率，这表明小胶质细胞活化可能与持续性症状的病理生理学改变有关（Coughlin 等，2018）。

3　神经精神症状与莱姆病

LD 的神经系统表现可能出现在中枢和 / 或周围神经系统，可能包括脑膜炎、颅神经炎和 / 或神经根炎。后期的神经系统后遗症可能更为隐匿：一项针对慢性莱姆病神经系统患者的研究表明，神经系统症状最早可能在初次感染后 1 个月出现，最晚可能在感染后 14 年出现，从 EM 到出现周围神经系统症状的中位时间为 16 个月，从 EM 到出现中枢神经系统症状的中位时间为 26 个月（Logigian et al）。这强调了对临床医生和患者进行有关延迟神经系统症状宣教的必要性。

早期研究指出 LD 存在易怒、焦虑和抑郁等神经系统表现（Logigian 等，1990；Betman 等，1993；Reik 等，1979；Pachner and Steiner，2007）。虽然这些情绪变化和认知问题是 LD 最常见的神经精神表现，但 LD 还有部分较少见的临床表现还包括精神病、双相情感波动、厌食症和强迫症（Fallon and Neilds，1994）。与 LD 相关的神经精神症状可能出现在典型的临床症状之前或之后。在与 LD 相关的躁狂症（Pasareanu 等，2012）、强迫症（Pachner，1988）、抽动秽语综合征（Riedel 等，1998）和精神病（Hess 等，1999）的病例报告中，抗生素治疗后精神症状均得到缓解。

评估 LD 抑郁症发病率的研究结果不一：一些研究发现患有 LD 后抑郁症发病率升高（Hassett 等，2008；Doshi 等，2018；Tager 等，2001），但另一些研究却没有发现升高的问题（Dersch 等，2015；Kalish 等，2001；Schmidt 等，2015）。一项横断面研究报告称，与莱姆关节炎住院患者相比，神经源性莱姆病住院患者的认知障碍和抑郁障碍发病率更高（Oczko-Grzesik 等，2017）。另一项研究显示，神经源性疾病患者（50%）比对照组（16%）更常出现慢性症状，包括抑郁症（Vrethem 等，2002）。相反，另一项研究并未发现 EM 患者经过 6 个月的治疗抑郁症状增多（Rebman 等，2017）。

PTLDS 患者的自杀倾向率估计为 20% ~ 43%（Doshi 等，2018；Tager 等，2001；Bransfield，2017）。一位专门研究 LD 的精神科医生对其精神科门诊中 253 名确诊或可能患有 LD 的患者进行了回顾性病历审查，发现 43% 的患者有自杀倾向（Bransfield，2017）。

感染性诱因导致的神经精神疾病与原发性精神障碍一般是很难进行区分的。脑功能成像和神经心理学测试有助于鉴别诊断（Fallon 等，1997；Keilp 等，2019）。在评估精神障碍是原发性还是继发性的 LD 时，其他考虑因素包括（1）同时出现非精神症状，如关节疼痛、头痛、对光或声音敏感和 / 或神经病变；（2）非特异的精神症状（如情绪不稳定、明显易怒、严重和长时间的惊恐发作）；（3）对通常有效的精神科药物反应不佳；（4）缺乏心理诱因；（5）缺乏家族精神病史；（6）40 岁或以上的患者新发精神疾病（Fallon 等，1997）。

通常情况下，伴有 LD 和神经精神症状的患者在脑脊液（CSF）、脑电图（EEG）或核磁共振成像（MRI）检测中不会表现出客观的认知缺陷，但在神经心理学测试中会表现出客观的认知缺陷（Fallon 等，1997）。神经源性莱姆病患者的记忆力尤其会受到影响（Logigian 等，1990；Krupp 等，1991）。然而，没有 LD 的抑郁症患者也会出现记忆障碍。一项研究比较了 PTLDS 和抑郁症成人患者的神经认知特征。该研究发现，PTLDS 组和抑郁症组在处理速度方面存在相似的缺陷。然而，PTLDS 组患者的记忆力受损程度高于抑郁症组患者，而抑郁症组患者的注意力受损程度高于 PTLDS 组患者。在有记忆障碍的 PTLDS 患者中，还观察到了语言流畅性方面的缺陷。这些数据表明，记忆力和语言流畅性障碍可能作为 PTLDS 与抑郁症在临床特征方面的鉴别诊断的临床依据（Keilp 等，2019）。

上述研究虽然是对照研究，但也存在局限性，如样本量小或转诊偏倚。为了解决这些局限性，研究人员利用丹麦的全部人口开展了一项为期 22 年的精神障碍和 LD 的回顾性队列研究。研究人员利用丹麦对所有公民进行的医院诊断登记，评估了因 LD 而接触医院的人（n=12，616 人）与未因 LD 而接触过医院的人（n=6，933 221 人）出现精神障碍和自杀行为的概率。该队列不包括 LD 患病前有精神障碍史的患者。这项研究显示，经医院诊断为 LD 的患者，其后患任何精神障碍的比例会增加 28%，患情感障碍的比例会增加 42%，自杀未遂的比例会增加 2 倍，自杀死亡的比例会增加 75%。那些有一次以上 LD 病史的患者精神障碍的发病率最高，而且在最接近因 LD 到医院就诊的时期精神障碍的发病率最高（Fallon 等，2021）。

相反，丹麦的另一项关于神经源性 LD 的研究显示，在 LD 脑脊液抗体检测呈阳性后，精神障碍患者的医院诊断率或住院率并没有升高。不过，脑脊液抗体阳性组在确诊 LD 后一年内的精神科药物处方率确实明显较高。这可能是因为该组患者的神经精神症状是在社区接受治疗的，因此没有被纳入医院登记册（Tetens 等，2021）。

有关 LD 儿童神经认知缺陷的文献很少。一项对照研究显示，患有 LD 的儿童在认知和精神方面的障碍明显多于健康对照组（Tager 等，2001）。其他针对 LD 儿童的研究并未显示出认知障碍（Adams 等，1994，1999）。

4 莱姆病后儿童急性发作的神经精神症状

儿童链球菌感染相关性自身免疫性神经精神障碍（PANDAS）的诊断指的是 3 ～ 12 岁儿童突然、急剧出现的强迫症和 / 或抽搐、神经系统异常以及 A 群链球菌（GAS）感染相关的合并神经精神症状（如分离焦虑、情绪不稳定、尿频或尿失禁、行为退步、书写不良）。据推测，自身免疫性神经精神疾病的病因不仅包括链球菌，还包括肺炎支原体和 Bb。因此，小儿急性发作性神经精神综合征（PANS）这一诊断术语涵盖了突发性神经精神障碍的其他感染性诱因（Frankovich 等，2015）。

PANS/PANDAS 的病理生理学机制可能多种多样，包括持续感染和感染后自身免疫。研究报告显示，PANS/PANDAS 患者的抗神经元抗体（抗溶血神经节苷脂、抗微管蛋白、抗多巴胺 –D1 和 D2 受体）比值升高（Cunningham，2014）。理论上，PANDAS 被认为与 Sydenham 舞蹈病相似，这两种疾病的 GAS 抗体与基底节的神经元蛋白都会发生交叉反应（Kirvan 等，2003）。一种 PANDAS 小鼠模型表明，反复感染 GAS 会直接激活 Th17 淋巴细胞，并间接打开血脑屏障，使交叉反应抗体进入基底节，从而产生神经炎症（Xu 等，2021；Platt 等，2020）。抗体可能与纹状体胆碱能中间神经元特异性结合并改变它们的活动（Frick 等，2018）。

虽然研究尚未探究 PANS 与 LD 之间的关系，但临床医生已观察到儿童在感染 Bb 后出现新发神经精神症状。一份早期病例报告描述了一名 12 岁的男孩，他经历了多次右膝肿胀。血清学检测证实了他患有莱姆关节炎，并且接受了多西环素 100 mg，每日两次，连续服用 30 天的治疗。两个月后，他出现了抑郁、社交退缩、食量减少、强迫性运动和体重明显下降等症状。他被送进精神病院并被诊断为神经性厌食症。随后他由一个医疗团队进行治疗。由于患者体内的血清和脑脊液中的 Bb 抗体滴度升高，他接受了每天 2000 万单位的青霉素静脉注射治疗，治疗期为 14 天。接下来的几周，他的神经精神症状得到缓解（Pachner，1988）。

另一份早期病例报告描述了一名 18 岁女孩突发严重焦虑、人格分离和惊恐发作。血清学检测显示针对莱姆病的酶联免疫吸附测定（ELISA）和蛋白免疫印迹呈阳性。随后的腰椎穿刺显示脑脊液中含有 Bb IgG 抗体。女孩因此被确诊为神经源性 LD，医生给予了 6 周的静脉注射四代头孢曲松治疗。治疗 3 个月后，患者症状改善了 80%（Fallon and Neilds，1994）。

多种感染诱因可能引起神经精神症状，因此这是个复杂问题。一份病例报告描述了一名 7 岁女童在 3 周内出现认知功能急剧下降、书写障碍、社交困难、焦虑、疲劳、夜间惊醒、发冷、关节和肌肉疼痛、强迫症和攻击行为。在神经精神障碍发病前六个月，该患儿曾多次被诊断为链球菌咽炎并接受了治疗。该女童的诊断结果为 PANDAS。进一步检查发现，针对莱姆病的 ELISA 检测呈阳性，免疫印迹试验结果不确定（按照疾病预防控制中心的标准为阴性，但按照内部实验室的标准为阳性），肺炎双球菌 IgG 滴度呈阳性。在长达 2.5 年的时间里，患者接受了口服和静脉注射抗生素治疗，其中为期 3 个月的静脉注射免疫球蛋白（IVIg）似乎是患者症状逐渐缓解的主要原因（Cross 等，2021）。

患有 PANS 的儿童往往处于危险之中。家长会哀叹："我们将会失去自己的孩子。"儿童通常不明白自己身上发生了什么；有些儿童可能会说："我体内有一只怪兽"。家人通常会咨询多位专家，他们可能会诊断出心理压力、焦虑或转换障碍。尽管心理医生提供的支持通常是必不可少的，但如果不同时治疗潜在的感染或免疫介导的疾病，常规的精神治疗可能难以奏效。而治疗方法的模棱两可可能会导致父母与临床医生之间或父母二人之间产生冲突，他们可能会对患病儿童的正确治疗和养育方法产生分歧。患病儿童的兄弟姐妹也会觉得压力很大。

5　神经精神症状与非莱姆病相关疾病

人们对非莱姆病相关疾病出现的持续性神经精神症状的了解就更少了。在我们为慢性不明原因症状和疑似蜱传播疾病患者开设的咨询门诊中，针对宫本疏螺旋体（B. miyamotoi）的血清抗体比较常见（约占 26%），B. miyamotoi 是一种新近被确认的蜱传病原体，属于新型回归热病原体家族（Delaney 等，2020）。B. miyamotoi 引起的疾病的症状与 LD 相似，只是前者不会产生标志性皮疹。因此，怀疑自己感染了 Bb 但实际上感染了 B. miyamotoi 的患者会被肯定地告知他们并非患有 LD，但临床医生往往不会考虑对 B. miyamotoi 进行检测。因此，患者一直处于混乱状态，无法从抗生素治疗中获益。在我们的诊所中，98% 的 B. miyamotoi 血清抗体患者以前从未接受过感染 B. miyamotoi 的检测（Delaney 等，2020）。临床医生可能也不知道，B. miyamotoi 从蜱虫叮咬到人的传播速度比 Bb 快得多（Han 等，2019）；蜱虫附着不到 24 小时就可能导致 B. miyamotoi 传播。然而，B. miyamotoi 感染是否能够引起神经精神症状尚不清楚。

据报道，另一种蜱传播疾病即巴贝斯虫病也能导致情绪不稳和抑郁的表现（Vannier 等，2015）。有记录显示，免疫功能低下和免疫抑制宿主会持续感染微小巴贝斯虫（Bloch 等，2019），许多研究显示，临床人群中的邓肯巴贝斯虫血清学反应率很高（Prince 等，2010；Horowitz and Freeman，2019；Scott and Scott，2018）。与 B. miyamotoi 病一样，目前尚不清楚巴贝斯虫感染是否会导致持续性神经精神症状。

此外,巴尔通体被称为"隐形病原体";在体外,它们可以侵入红细胞和内皮细胞内,从而可能规避和削弱宿主的免疫反应(Merrell and Falkow,2004)。越来越多的证据支持持续性巴尔通体与神经精神症状存在相关性。一份病例报告描述,抗菌疗法成功治疗了一名患有巴尔通体病的 14 岁男孩的严重神经精神症状(Breitschwerdt 等,2019)。此外,一项针对 17 名精神病患者和 13 名健康志愿者的病例对照研究显示,精神病患者的巴尔通体 PCR 阳性率远高于健康志愿者(65% vs 8%,*P*=0.002)(Lashnits 等,2021)。这项研究表明,还需进一步研究巴尔通体与精神疾病之间的关系。

6 莱姆病相关持续性躯体和神经精神症状的治疗方法

6.1 抗生素

尽管目前对如何治疗与 LD 相关的持续性症状仍存在相当大的争议,但大家普遍认为多西环素、阿莫西林或头孢呋辛通常对 EM 的初步治疗是有效的(Centers for Disease Control andprevention,National Center for Emerging and Zoonotic Infectious Diseases(NCEZID)D of VBD(DVBD)2022b),同时也认识到并非所有患者都能通过初步治疗获得缓解。不管怎样,指南规定初步治疗持续时间从 10 天到 28 天不等(Lantos 等,2021;National Institute for Health and Care Excellence,2018;Cameron 等,2014)。

当患者在接受首轮抗生素治疗后出现病情复发,临床医生需要决定是否增加一个格外的疗程。英国国立健康与照护卓越研究院(NICE)的 LD 诊疗指南建议,对于在首个抗生素疗程后复发或应答不充分的患者,可再使用不同抗生素进行再一轮为期 21 天的疗程治疗(National Institute for Health and Care Excellence,2018)。相比之下,美国感染病学会(IDSA)、美国神经病学学会(AAN)和美国风湿病学会(ACR)发布的指南指出,除非患者出现持续性中度至重度莱姆关节炎,否则并不建议额外的抗生素治疗,如果治疗,建议静脉注射抗生素 2 ~ 4 周(Lantos 等,2021)。上述所有指南都有一个共同的局限性,那就是高质量研究太少,无法确定针对持续性莱姆相关症状患者的最佳治疗方法。为数不多的研究并没有根据患者之前接受过多少抗生素治疗来选择治疗方案。因此,我们缺乏科学依据,无法决定是否为之前接受过一到两个疗程抗生素治疗的患者提供额外疗程的抗生素治疗。虽然美国最大的反复抗生素治疗临床对照试验没有发现反复治疗的益处(Klempner 等,2001),但有两项较小的研究报告了反复治疗积极的结果。一项研究纳入了 55 名曾接受过治疗的 LD 成人患者,这些患者有持续性严重疲劳症状,研究发现与接受静脉注射安慰剂的患者相比,接受 1 个月四代头孢曲松静脉注射的患者在 6 个月后疲劳症状得到持续改善(头孢曲松的应答率为 64% vs 安慰剂的应答率为 18%)(Krupp 等,2003)。另一项针对 37 名治疗后莱姆脑病患者的研究报告称,在反复静脉注射抗生素治疗后,患者的身体功能和疼痛等次要结果均得到持续改善,但认知能力等主要结果却没有改善(Fallon 等,2008)。值得注意的是,在后一项研究中,尽管受试者之前已经接受了大量的抗生素治疗,但仍然观察到了症状改善效果。尽管这两项研究都支持反复抗生素治疗的积极效果,但这两项研究的样本量都很小。此外,与静脉注射抗生素治疗相关的风险也令人担忧。这些临床试验结果需要进一步更详细地进行回顾分析（Fallon，2012）。

关于三联抗生素联合疗法(Feng 等，2019)和脉冲剂量抗生素疗法(Sharma 等，2015)的疗效，体外实验和体内动物实验结果不一致，而且尚未在人体研究中进行评估。

广谱抗生素米诺环素对治疗 Bb 有效，一些研究（但并非所有研究）也报道了米诺环素可有效治疗精神分裂症的阴性症状（Chaudhry 等，2012）、与艾滋病病毒（HIV）相关的抑郁症（Emadi-Kouchak 等，2016）、外周和自主神经病变（Syngle 等，2014）以及急性脑炎（Kumar等，2016）。因此，米诺环素可能是 LD 相关神经精神症状患者的明智治疗选择；但是需要进行对照试验。

体外和动物模型已经验证窄谱抗生素潮霉素对治疗 Bb 有效，与治疗 LD 的常用抗生素相比，它具有良好的安全性，对肠道菌群的破坏也最小（Leimer 等，2021）。计划在人体中进行试验。

6.2　精神药物

目前还没有开展过临床对照试验来评估精神药物对 LD 相关神经精神障碍的潜在益处。如果存在未经治疗的活动性感染，精神药物治疗的效果可能会较差；事实上，这种非典型的不良反应对于心理健康专家而言是一种提示，说明还存在潜在未被发现的医学问题。如果神经精神症状突出，可在使用抗生素的同时服用精神药物。当症状持续存在时，应考虑使用精神药物来减轻症状并提高生活质量。这些药物可用于治疗各种神经精神症状，包括失眠、中枢和外周疼痛、疲劳、注意力障碍、抑郁、情绪不稳和焦虑。

一个小型病例系列表明，加巴喷丁有助于减轻与 LD 相关的慢性神经性疼痛（Weissenbacher 等，2005）。有报道称，卡马西平有助于减轻 LD 引起的听觉亢进（Nields 等，1999）。

人们越来越关注用低剂量纳曲酮来控制慢性疼痛和炎症性疾病（Younger 等，2014），包括纤维肌痛（Younger 等，2013；Parkitny and Younger，2017）、新冠后遗症（O'Kelly 等，2022）、复杂性局部疼痛综合征（Soin 等，2021）和其他疼痛疾病（Hatfield 等，2020；Kim and Fishman，2020）。因此，一些临床医生为报告有持续性肌肉骨骼疼痛的 PTLDS 患者开出了低剂量纳曲酮的处方。临床试验尚未研究低剂量纳曲酮对 PTLDS 的疗效。

6.3　其他药物和补充剂

在体外高通量筛选治疗 Bb 的新药时发现，双硫仑可阻止 Bb 持留菌在体外生长（Pothineni等，2016）。人类病例报告和临床系列研究都发现双硫仑有积极的治疗改善效果；这种改善归功于多种机制，包括双硫仑的抗菌、免疫调控和 / 或多巴胺增强效应（Gao 等，2020），或者在某些情况下是安慰剂效应。然而，双硫仑治疗也存在重大风险，包括众所周知的双硫仑 – 酒精反应和其他危险的药物相互作用。较少见的是，使用双硫仑可能会对肝脏、周围神经和中枢神经系统产生严重的毒性作用。

一项体外研究表明，某些植物药对 Bb 有疗效，其中最著名的是血红白叶藤和虎杖（Feng 等，2020）。另一项体外研究表明，丁香花蕾、肉桂皮和牛至的精油可完全清除存活的 Bb（Feng 等，2017）。在进行临床研究转化前，还需要进行动物实验。

6.4　免疫调控

越来越多的证据支持下面的假设：对某些病人来说，持续的莱姆相关症状可能是由免疫调控失调而不是由持续感染引起的。从口服和静脉注射四代头孢曲松治疗后仍持续存在莱姆关节炎（"感染后莱姆关节炎"）的情况来看，我们可以确定的是，炎症和自身免疫机制导致增生性滑膜炎，这一症状可持续数月至数年；建议使用缓解病情的抗风湿药（Lochhead 等，2021；Steere and Angelis，2006）。

如前文所述，在一些 PTLDS 研究中也有免疫失调的报道。与感染后莱姆关节炎一样，临床医生建议对可能由 LD 引发的自身免疫介导的神经综合征患者进行免疫调控治疗（Wong 等，2022）。静脉注射免疫球蛋白（IVIg）疗法是公认的治疗感染后自身免疫性神经系统后遗症的方法（Sonneville 等，2009；Danieli 等，2021），但有关 IVIg 用于治疗持续性 LD 症状的报道却很少。IVIg 可能通过多种机制发挥治疗效果：恢复促炎细胞因子和抗炎细胞因子的平衡、促进致病性自身抗体的分解、减少 B 细胞抗体的产生、干扰跨越血 – 神经屏障的自身免疫细胞迁移、中断补体激活以及影响 Fc 受体的作用（Hartung，2008）。在一项研究中纳入了 30 名患有神经性疼痛、目前血清中存在 OspA 抗体、有 LD 病史（22 人）或接种过 LYMErix 疫苗的患者，所有患者在接受 6 ～ 12 个月的 IVIg 治疗后，表皮神经纤维密度均有所提高，主观神经性疼痛症状也有所改善（Katz and Berkley，2009）。

一份病例报告描述了一名 63 岁的男性，他患有双侧进行性手臂无力、四肢和背部疼痛，血清和脑脊液检查结果证实他患有神经源性莱姆病。虽然经静脉注射四代头孢曲松治疗后，CSF 感染得到缓解，CSF 中的 CXCL13 水平明显降低，但手臂无力症状却加重了。这名中枢神经系统神经源性莱姆病患者出现了自身免疫介导的多发性神经病。他随后接受了几个疗程的 IVIg 治疗，反应良好（Rupprecht 等，2006）。血清学研究发现，神经源性莱姆病患者体内存在 IgM–GM1 抗体（García Moncó 等，1993），这表明分子模拟可能是多灶性多发性神经病的原因。

持续的神经系统症状也可通过血浆置换法治疗。一份病例报告描述了一名患有严重共济失调和构音障碍的 15 岁男孩，其 CSF 中蛋白质和淋巴细胞均升高。对 CSF 进行了多种潜在病因检测，结果均为阴性，但没有进行 Bb 抗体检测。因此，患者被初步诊断为感染后小脑炎，并接受了为期 5 天的 IVIg 治疗，但未见好转。后来，通过酶联免疫吸附试验（ELISA）和免疫印迹试验（Western Blot），血清学检测结果显示 LD 阳性，但患者父母不同意进行第二次腰椎穿刺以检测鞘内 Bb 抗体。尽管如此，医生还是给患者开了静脉注射四代头孢曲松的处方，但三周后患者的症状又恶化了。重新考虑后，患者被诊断为吉兰 – 巴雷综合征，第二次为期 5 天的 IVIg 疗程无效。随后，他接受了为期 5 天的血浆置换术，神经症状得到明显改善。虽然我们不能绝对确定该病例是莱姆神经源性疾病所致，但鉴于 LD 血清学标志物完全阳性、CSF 中蛋白质和淋巴细胞升高以及其他潜在病因的 CSF 结果阴性，该病例很可能被诊断为神经源性莱姆病（Çelik 等，2016）。

PANS/PANDAS 的持续性神经精神症状也可通过 IVIg 或血浆置换治疗（Frankovich 等，2017）。最近的一项针对 PANS 的 IVIg 开放标签试验显示，强迫症症状改善了 50% 以上（Melamed 等，2021）。另一项针对 PANDAS 的小型双盲安慰剂对照试验显示，IVIg 安全性高且耐受性良好，但与安慰剂相比，IVIg 并未显著改善症状（Melamed 等，2021）。虽然有研究病例报道免疫调控方法能够治疗 LD 的持续性神经精神症状（Cross 等，2021），但尚未开展对照临床试验来证明其疗效。

7　示例病例：儿童多重感染的神经精神症状

詹姆斯是一名来自美国东北部莱姆病流行区的男孩，7 岁前身体一直很好，一次滑雪时头部受伤，但没有失去知觉。随后，他出现了头痛、全身酸痛和行为改变（分离焦虑、夸大和奇幻思维以及"崩溃"）。由于肺炎双球菌和链球菌血清学检查呈阳性，且链球菌咽炎反复培养呈阳性，他接受了几个疗程的抗生素治疗，病情暂时有所好转。然而，随后他又出现了关节和颈部疼痛、对噪音和光线敏感以及颈部抽搐等症状。在症状加重期间，詹姆斯的行为被描述为冲动、狂野和性欲亢进，偶尔还伴有妄想症和发作性幻觉。

在症状出现约 6 个月后，医生对他进行了评估，担心他可能因莱姆病（之前莱姆 IgM 免疫印迹呈阳性）或 A 群链球菌感染而引发自身免疫性脑炎。医生给詹姆斯开了为期 1 个月的静脉注射四代头孢曲松和 2 天的大剂量 IVIg 治疗，詹姆斯的身体症状和许多神经精神症状都得到了明显改善。由于男孩还出现邓肯巴贝虫感染的阳性血清学指标，医生还向詹姆斯推荐了日本虎杖，这种草药在体外被证明可以根除邓肯巴贝虫（邓肯巴贝虫）。

9 岁时，詹姆斯因反复出现神经精神症状而接受了重新评估，这些症状包括情绪不稳定（从愤怒到高兴）和烦躁不安，每天都会发脾气。血清学检测显示莱姆 C6 肽 ELISA 检测结果不明确，莱姆蛋白免疫印迹检测结果接近阳性（10 条 IgG 条带中的 4 条），肺炎双球菌 IgG 抗体升高。鉴于新发精神症状的病史与之前的链球菌感染和其他感染的阳性血清滴度有关，最终给出的诊断为 PANS。由于患者的主诉是情绪失调，尽管之前接受了多个疗程的抗生素治疗，但情绪失调依然存在，因此医生使用小剂量的情绪稳定剂拉莫三嗪进行治疗，效果良好。詹姆斯的母亲注意到他变得更加平静、积极和成熟。使用拉莫三嗪需要仔细监测，因为它有罕见但严重的皮肤病风险，尤其是对 12 岁以下的儿童慎用。4 个月后的随访表明，詹姆斯的精神症状得到了持续改善。

本病例表明，当神经精神症状和躯体症状同时出现，且微生物血清学检测呈阳性或提示阳性时，临床医生将面临挑战。PANS 的诊断是可能的；之前的头部损伤可能增加了血脑屏障对循环抗体或感染的通透性。该病例中的情绪失调和妄想夸大也是原发性双相情感障碍的特征。然而，双相情感障碍最常在 17.3 岁左右出现（Bolton 等，2021）。而符合 PANS 诊断的病例一般的平均发病年龄为 6.3 ~ 7.4 岁（Swedo 等，1998），如上述的詹姆斯病例。

对于一些感染引发的神经精神障碍患者来说，抗生素或免疫疗法后双相情感障碍的特征就会消失，而对于另一些患者来说，双相情感障碍则需要持续的精神科药物治疗。鉴于患儿曾有过情绪不稳定和躁动的病史，且之前已接受过大量抗生素治疗，因此使用情绪稳定剂被认为是合适的药物。之所以没有选择标准的抗抑郁药物，如选择性血清素再吸收抑制剂（SSRI），是因为如果不同时使用情绪稳定剂，SSRI 可能会加重双相情感障碍或某些感染引发的神经精神障碍患儿的情绪失调。在一项回顾性病例系列中，37% 应用 SSRI 药物治疗的 PANDAS 儿童出现了不良行为应答（Murphy 等，2006）。

拉莫三嗪是一种情绪稳定剂和抗惊厥药，其作用机制包括阻断钠通道和抑制谷氨酸的释放，从而减少中枢神经系统的兴奋毒性。我们应考虑开展拉莫三嗪治疗与蜱虫感染相关的情绪失调的相关研究。詹姆斯对拉莫三嗪的良好反应凸显了对有显著神经精神障碍的儿童重新进行诊断和考虑使用精神科药物进行适当治疗的重要性。

8　结论

许多临床医生缺乏有关蜱传播疾病的知识，而且大多数人都不熟悉该类疾病的可能出现的神经精神表现。我们需要对蜱传播疾病的潜在复杂性、严重性和不同表现形式进行更广泛的宣教。

我们需要采取类似于抗击疟疾的大规模公共卫生干预措施，以扭转蜱传播疾病的持续蔓延。对于生活在莱姆病流行地区的人来说，需要对家长、教师和学生进行有关蜱虫叮咬预防、蜱虫附着管理、EM 识别或夏季流感样疾病的全面教育。教育还应该普及到参加流行地区夏令营的工作人员和家庭。

对于新发神经精神症状的患者，尤其是在流行地区，以及症状不典型或对公认有效的精神药物应答不佳的患者，建议进行感染检查，包括莱姆病和其他蜱传疾病的检测。鉴于诊断检测的局限性，利用一个以上的实验室进行诊断评估可提供更全面的数据。对新发严重神经精神疾病患者的脊髓液进行评估可能有助于确定是否出现脑炎的感染或有脑炎的自身免疫标记物，从而为治疗决策提供指导。

对于确诊为蜱传播疾病的患者，个体化精确治疗可着眼于根除感染、调节免疫反应和 / 或消除神经精神症状。心理治疗对许多患者也有帮助，它可以解决慢性病管理的压力、相关后果以及诊断延误和医务人员提供的无效帮助所带来的创伤。

综合研究和临床领域的综合诊断和治疗方法有助于弥合基础科学和临床之间的鸿沟。

参考文献

Adams WV, Rose CD, Eppes SC, Klein JD (1994) Cognitive effects of Lyme disease in children. Pediatrics 94(2 Pt 1):185–189

Adams WV, Rose CD, Eppes SC, Klein JD (1999) Cognitive effects of Lyme disease in children: a 4 year followup study. J Rheumatol 26(5):1190–1194

Adrion ER, Aucott J, Lemke KW, Weiner JP (2015) Health care costs, utilization and patterns of care following Lyme disease. PLoS One 10(2):e0116767. https://doi.org/10.1371/journal.pone. 0116767

Aguero-Rosenfeld ME, Wang G, Schwartz I, Wormser GP (2005) Diagnosis of Lyme borreliosis. Clin Microbiol Rev 18(3):484–509. https://doi.org/10.1128/CMR.18.3.484-509.2005

Alaedini A, Latov N (2005) Antibodies against OspA epitopes of Borrelia burgdorferi cross-react with neural tissue. J Neuroimmunol 159(1–2):192–195. https://doi.org/10.1016/j.jneuroim. 2004.10.014

Aucott JN (2015) Posttreatment Lyme disease syndrome. Infect Dis Clin North Am 29(2):309–323. https://doi.org/10.1016/j.idc.2015.02.012

Aucott JN, Rebman AW (2021) Long-haul COVID: heed the lessons from other infection-triggered illnesses. Lancet

397(10278):967–968

Aucott JN, Morrison C, Munoz B, Rowe P, Schwarzwalder A, West S (2009) Diagnostic challenges of early Lyme disease: lessons from a community case series. BMC Infect Dis

Aucott JN, Crowder LA, Yedlin V, Kortte KB (2012) Bull's-eye and nontarget skin lesions of Lyme disease: an internet survey of identification of erythema migrans. Dermatol Res Pract 2012: 451727. https://doi.org/10.1155/2012/451727

Aucott JN, Soloski MJ, Rebman AW et al (2016) CCL19 as a chemokine risk factor for posttreatment Lyme disease syndrome: a prospective clinical cohort study. Clin Vaccine Immunol 23(9):757–766. https://doi.org/10.1128/CVI.00071-16

Betman AL, Iyer M, Coyle PK, Dattwyler RJ (1993) Neurologic manifestations in children with north American Lyme disease. Neurology 43

Bloch EM, Kumar S, Krause PJ (2019) Persistence of Babesia microti infection in humans. Pathogens 8(3). https://doi.org/10.3390/pathogens8030102

Bolton S, Warner J, Harriss E, Geddes J, Saunders KEA (2021) Bipolar disorder: trimodal age-atonset distribution. Bipolar Disord 23(4):341–356. https://doi.org/10.1111/bdi.13016

Bransfield RC (2017) Suicide and Lyme and associated diseases. Neuropsychiatr Dis Treat 13: 1575–1587. https://doi.org/10.2147/NDT.S136137

Breitschwerdt EB, Greenberg R, Maggi RG, Mozayeni BR, Lewis A, Bradley JM (2019) Bartonella henselae bloodstream infection in a boy with pediatric acute-onset neuropsychiatric syndrome. J Cent Nerv Syst Dis 11:1179573519832014. https://doi.org/10.1177/1179573519832014

Burgdorfer W (1989) Vector/host relationships of the Lyme disease spirochete, Borrelia burgdorferi. Rheum Dis Clin North Am 15(4):775–787

Cameron DJ, Johnson LB, Maloney EL (2014) Evidence assessments and guideline recommendations in Lyme disease: the clinical management of known tick bites, erythema migrans rashes and persistent disease. Expert Rev Anti Infect Ther 12(9):1103–1135. https://doi.org/10.1586/14787210.2014.940900

Çelik T, Çelik Ü, Kömür M, Tolunay O, Dönmezer Ç, Yıldızdas D (2016) Treatment of Lyme neuroborreliosis with plasmapheresis. J Clin Apher 31(5):476–478. https://doi.org/10.1002/jca. 21430

Centers for Disease Control and Prevention (2022) Lyme disease data and surveillance. Published. https://www.cdc.gov/lyme/datasurveillance/index.html

Centers for Disease Control and Prevention (n.d.) Lyme disease diagnosis and testing. https://www.cdc.gov/lyme/stats/humancases.html

Centers for Disease Control and Prevention, National Center for Emerging and Zoonotic Infectious Diseases (NCEZID) D of VBD (DVBD) (2022a) Lyme disease. Published. https://www.cdc. gov/lyme/index.html

Centers for Disease Control and Prevention, National Center for Emerging and Zoonotic Infectious Diseases (NCEZID) D of VBD (DVBD) (2022b) Treatment of Lyme disease. Published. Accessed 1 Aug 2022. https://www.cdc.gov/lyme/treatment/index.html

Chandra A, Wormser GP, Klempner MS et al (2010) Anti-neural antibody reactivity in patients with a history of Lyme borreliosis and persistent symptoms. Brain Behav Immun 24(6):1018–1024.https://doi.org/10.1016/j.bbi.2010.03.002

Chaudhry IB, Hallak J, Husain N et al (2012) Minocycline benefits negative symptoms in early schizophrenia: a randomised double-blind placebo-controlled clinical trial in patients on standard treatment. J Psychopharmacol 26(9):1185–1193. https://doi.org/10.1177/0269881112444941

Coughlin JM, Yang T, Rebman AW et al (2018) Imaging glial activation in patients with posttreatment Lyme disease symptoms: a pilot study using [11C]DPA-713 PET. J Neuroinflammation 15(1):346. https://doi.org/10.1186/s12974-018-1381-4

Cross A, Bouboulis D, Shimasaki C, Jones CR (2021) Case report: PANDAS and persistent Lyme disease with neuropsychiatric symptoms: treatment, resolution, and recovery. Front Psych 12: 505941. https://doi.org/10.3389/fpsyt.2021.505941

Cunningham MW (2014) Rheumatic fever, autoimmunity, and molecular mimicry: the streptococcal connection. Int Rev Immunol 33(4):314–329. https://doi.org/10.3109/08830185.2014. 917411

Danieli MG, Piga MA, Paladini A et al (2021) Intravenous immunoglobulin as an important adjunct in the prevention and therapy of coronavirus 2019 disease. Scand J Immunol 94(5):e13101.https://doi.org/10.1111/sji.13101

Daskalakis D (2017) Advisory #14: tick-borne disease advisory Dattwyler RJ, Volkman DJ, Luft BJ, Halperin JJ, Thomas J, Golightly MG (1988) Seronegative Lyme disease: dissociation of specific T- and B-lymphocyte responses to Borrelia burgdorferi. N Engl J Med 319(22):1441–1446. https://doi.org/10.1056/NEJM198812013192203

Delaney SL, Murray LA, Aasen CE, Bennett CE, Brown E, Fallon BA (2020) Borrelia miyamotoi serology in a clinical population with persistent symptoms and suspected tick-borne illness. Front Med 7:567350. https://doi.org/10.3389/fmed.2020.567350

DeLong A, Hsu M, Kotsoris H (2019) Estimation of cumulative number of post-treatment Lyme disease cases in the US, 2016 and 2020. BMC Public Health:19. https://doi.org/10.1186/s12889-019-6681-9

Dersch R, Sarnes AA, Maul M et al (2015) Quality of life, fatigue, depression and cognitive impairment in Lyme neuroborreliosis. J Neurol 262(11):2572–2577

Doshi S, Keilp JG, Strobino B, McElhiney M, Rabkin J, Fallon BA (2018) Depressive symptoms and suicidal ideation among symptomatic patients with a history of Lyme disease vs two comparison groups. Psychosomatics 59(5):481–489. https://doi.org/10.1016/j.psym.2018.02.004

Dressler F, Whalen JA, Reinhardt BN, Steere AC (1993) Western blotting in the serodiagnosis of Lyme disease. J Infect Dis 167(2):392–400. https://doi.org/10.1093/infdis/167.2.392

Emadi-Kouchak H, Mohammadinejad P, Asadollahi-Amin A et al (2016) Therapeutic effects of minocycline on mild-to-moderate depression in HIV patients: a double-blind, placebo-controlled, randomized trial. Int Clin Psychopharmacol 31(1):20–26. https://doi.org/10.1097/YIC.0000000000000098

Embers ME, Barthold SW, Borda JT et al (2012) Persistence of Borrelia burgdorferi in rhesus macaques following antibiotic treatment of disseminated infection. PLoS One 7(1):e29914. https://doi.org/10.1371/journal.pone.0029914

Fallon BA (2012) A reappraisal of the U.S. clinical trials of post-treatment Lyme disease syndrome. Open Neurol J 6(1):79–87. https://doi.org/10.2174/1874205x01206010079

Fallon BA, Neilds JA (1994) Lyme disease: a neuropsychiatric illness. Am J Psychiatry 151(11): 1571–1583

Fallon BA, Sotsky J (2018) Conquering Lyme disease: science bridges the great divide. Columbia University Press

Fallon BA, Das S, Plutchok JJ, Tager F, Liegner KB, Van Heertum R (1997) Functional brain imaging and neuropsychological testing in Lyme disease. Clin Infect Dis:57–63

Fallon BA, Keilp JG, Corbera KM et al (2008) A randomized, placebo-controlled trial of repeated IV antibiotic therapy for Lyme encephalopathy. Neurology 70(13):992–1003. https://doi.org/10.1212/01.WNL.0000284604.61160.2d

Fallon BA, Lipkin RB, Corbera KM et al (2009) Regional cerebral blood flow and metabolic rate in persistent Lyme encephalopathy. Arch Gen Psychiatry 66(5):554–563. https://doi.org/10.1001/archgenpsychiatry.2009.29

Fallon BA, Pavlicova M, Coffino S, Brenner C (2014) A comparison of Lyme disease serologic test results from 4 laboratories in patients with persistent symptoms after antibiotic treatment. Clin Infect Dis 59(12):1705–1710

Fallon BA, Strobino B, Reim S, Stoner J, Cunningham MW (2020) Anti-lysoganglioside and other anti-neuronal autoantibodies in post-treatment Lyme Disease and Erythema Migrans after repeat infection. Brain Behav Immun Health:100015. https://doi.org/10.1016/j.bbih.2019.100015

Fallon BA, Madsen T, Erlangsen A, Benros ME (2021) Lyme borreliosis and associations with mental disorders and suicidal behavior: a nationwide Danish cohort study. Am J Psychiatry 178(10):921–931. https://doi.org/10.1176/appi.ajp.2021.20091347

Feng J, Zhang S, Shi W, Zubcevik N, Miklossy J, Zhang Y (2017) Selective essential oils from spice or culinary herbs have high activity against stationary phase and biofilm Borrelia burgdorferi. Front Med 4:169. https://doi.org/10.3389/fmed.2017.00169

Feng J, Li T, Yee R et al (2019) Stationary phase persister/biofilm microcolony of Borrelia burgdorferi causes more severe disease in a mouse model of Lyme arthritis: implications for understanding persistence, post-treatment Lyme disease syndrome (PTLDS), and treatment failure. Discov Med 27(148):125–138

Feng J, Leone J, Schweig S, Zhang Y (2020) Evaluation of natural and botanical medicines for activity against growing and non-growing forms of B. burgdorferi. Front Med 7:6. https://doi. org/10.3389/fmed.2020.00006

Frankovich J, Thienemann M, Rana S, Chang K (2015) Five youth with pediatric acute-onset neuropsychiatric syndrome of differing etiologies. J Child Adolesc Psychopharmacol 25(1): 31–37. https://doi.org/10.1089/cap.2014.0056

Frankovich J, Swedo S, Murphy T et al (2017) Clinical management of pediatric acute-onset neuropsychiatric syndrome: part II – use of immunomodulatory therapies. J Child Adolesc Psychopharmacol 27(7):574–593. https://doi.org/10.1089/cap.2016.0148

Frick LR, Rapanelli M, Jindachomthong K et al (2018) Differential binding of antibodies in PANDAS patients to cholinergic interneurons in the striatum. Brain Behav Immun 69:304–311. https://doi.org/10.1016/j.bbi.2017.12.004

Gadila SKG, Rosoklija G, Dwork AJ, Fallon BA, Embers ME (2021) Detecting Borrelia spirochetes: a case study with validation among autopsy specimens. Front Neurol 12:628045. https://doi.org/10.3389/fneur.2021.628045

Gao J, Gong Z, Montesano D, Glazer E, Liegner K (2020) "Repurposing" disulfiram in the treatment of Lyme disease and babesiosis: retrospective review of first 3 years' experience in one medical practice. Antibiotics 9(12). https://doi.org/10.3390/antibiotics9120868

García Moncó JC, Wheeler CM, Benach JL et al (1993) Reactivity of neuroborreliosis patients (Lyme disease) to cardiolipin and gangliosides. J Neurol Sci 117(1–2):206–214

Garcia-Monco JC, Seidman RJ, Benach JL (1995) Experimental immunization with Borrelia burgdorferi induces development of antibodies to gangliosides. Infect Immun 63(10):4130–4137

Hamer S, Goldberg T, Kitron U et al (2012) Wild birds and urban ecology of ticks and tick-borne pathogens, Chicago, Illinois, USA, 2005-2010. Emerg Infect Dis 18:1589–1595. https://doi.org/10.3201/eid1810.120511

Han S, Lubelczyk C, Hickling GJ, Belperron AA, Bockenstedt LK, Tsao JI (2019) Vertical transmission rates of Borrelia miyamotoi in Ixodes scapularis collected from white-tailed deer. Ticks Tick Borne Dis 10(3):682–689. https://doi.org/10.1016/j.ttbdis.2019.02.014

Hartung HP (2008) Advances in the understanding of the mechanism of action of IVIg. J Neurol 255(Suppl):3–6. https://doi.org/10.1007/s00415-008-3002-0

Hassett AL, Radvanski DC, Buyske S et al (2008) Role of psychiatric comorbidity in chronic Lyme disease. Arthritis Care Res 59(12):1742–1749. https://doi.org/10.1002/art.24314

Hatfield E, Phillips K, Swidan S, Ashman L (2020) Use of low-dose naltrexone in the management of chronic pain conditions: a systematic review. J Am Dent Assoc 151(12):891–902.e1. https://doi.org/10.1016/j.adaj.2020.08.019

Hayward J, Sanchez J, Perry A et al (2017) Ticks from diverse genera encode chemokine-inhibitory evasin proteins. J Biol Chem 292(38):15670–15680. https://doi.org/10.1074/jbc.M117.807255

Hess A, Buchmann J, Zettl UK et al (1999) Borrelia burgdorferi central nervous system infection presenting as an organic schizophrenialike disorder. Biol Psychiatry 45(6):795. https://doi.org/10.1016/S0006-3223(98)00277-7

Hodzic E, Feng S, Holden K, Freet KJ, Barthold SW (2008) Persistence of Borrelia burgdorferi following antibiotic treatment in mice. Antimicrob Agents Chemother 52(5):1728–1736. https://doi.org/10.1128/AAC.01050-07

Horowitz RI, Freeman PR (2019) Precision medicine: retrospective chart review and data analysis of 200 patients on dapsone combination therapy for chronic Lyme disease/post-treatment Lyme disease syndrome: part 1. Int J Gen Med 12:101–119. https://doi.org/10.2147/IJGM.S193608

Johnson L, Wilcox S, Mankoff J, Stricker RB (2014) Severity of chronic Lyme disease compared to other chronic conditions: a quality of life survey. PeerJ 2014(1):1–21. https://doi.org/10.7717/peerj.322

Kalish RA, Kaplan RF, Taylor E, Jones-Woodward L, Workman K, Steere AC (2001) Evaluation of study patients with Lyme disease, 10–20-year follow-up. J Infect Dis 183(3):453–460.https://doi.org/10.1086/318082

Katz A, Berkley J (2009) Diminished epidermal nerve fiber density in patients with antibodies to outer surface protein A (OspA) of B. burgdorferi improves with intravenous immunoglobulin therapy. J Neurol:72

Keilp JG, Corbera K, Gorlyn M, Oquendo MA, Mann JJ, Fallon BA (2019) Neurocognition in posttreatment Lyme disease and major depressive disorder. Arch Clin Neuropsychol 34(4):466–480. https://doi.org/10.1093/arclin/acy083

Kim PS, Fishman MA (2020) Low-dose naltrexone for chronic pain: update and systemic review. Curr Pain Headache Rep 24(10):64. https://doi.org/10.1007/s11916-020-00898-0

Kirvan CA, Swedo SE, Heuser JS, Cunningham MW (2003) Mimicry and autoantibody-mediated neuronal cell signaling in Sydenham chorea. Nat Med 9(7):914–920. https://doi.org/10.1038/nm892

Klempner MS, Evans J, Schmid CH et al (2001) Two controlled trials of antibiotic treatment in patients with persistent symptoms and a history of Lyme disease. N Engl J Med 345(2):85–92

Knudtzen FC, Andersen NS, Jensen TG, Skarphédinsson S (2017) Characteristics and clinical outcome of Lyme neuroborreliosis in a high endemic area, 1995-2014: a retrospective cohort study in Denmark. Clin Infect Dis 65(9):1489–1495. https://doi.org/10.1093/cid/cix568

Krupp LB, Masur D, Schwartz J et al (1991) Cognitive functioning in late Lyme borreliosis. Arch Neurol 48(11):1125–1129. https://doi.org/10.1001/archneur.1991.00530230033017

Krupp LB, Hyman LG, Grimson R et al (2003) Study and treatment of post Lyme disease (STOPLD): a randomized double masked clinical trial. Neurology 60(12):1923–1930. Accessed 25 Mar 2019. http://www.ncbi.nlm.nih.gov/pubmed/12821734

Kugeler KJ, Schwartz AM, Delorey MJ, Mead PS, Hinckley AF (2021) Estimating the frequency of Lyme disease diagnoses, United States, 2010-2018. Emerg Infect Dis 27(2):616–619. https://doi.org/10.3201/eid2702.202731

Kumar R, Basu A, Sinha S et al (2016) Role of oral minocycline in acute encephalitis syndrome in India – a randomized controlled trial. BMC Infect Dis 16:67. https://doi.org/10.1186/s12879-016-1385-6

Lantos PM, Rumbaugh J, Bockenstedt LK et al (2021) Clinical practice guidelines by the Infectious Diseases Society of America (IDSA), American Academy of Neurology (AAN), and American College of Rheumatology (ACR): 2020 guidelines for the prevention, diagnosis and treatment of Lyme disease. Clin Infect Dis 72(1):e1–e48. https://doi.org/10.1093/cid/ciaa1215

Lashnits E, Maggi R, Jarskog F, Bradley J, Breitschwerdt E, Frohlich F (2021) Schizophrenia and Bartonella spp. infection: a pilot case-control study. Vector-Borne Zoonotic Dis 21(6):413–421. https://doi.org/10.1089/vbz.2020.2729

Lawrence C, Lipton RB, Lowy FD, Coyle PK (1995) Seronegative chronic relapsing neuroborreliosis. Eur Neurol 35(2):113–117. https://doi.org/10.1159/000117104

Leimer N, Wu X, Imai Y et al (2021) A selective antibiotic for Lyme disease. Cell 184(21): 5405–5418.e16. https://doi.org/10.1016/j.cell.2021.09.011

Liang L, Wang J, Schorter L et al (2020) Rapid clearance of Borrelia burgdorferi from the blood circulation. Parasit Vectors 13(1):191. https://doi.org/10.1186/s13071-020-04060-y

Liegner KB (1993) Lyme disease: the sensible pursuit of answers. J Clin Microbiol 31(8): 1961–1963. https://doi.org/10.1128/jcm.31.8.1961-1963.1993

Liegner KB, Duray P, Agricola M et al (1997) Lyme disease and the clinical spectrum of antibiotic responsive chronic meningoencephalomyelitides. J Spirochetal Tick Borne Dis 4:61–73

Lochhead RB, Strle K, Arvikar SL, Weis JJ, Steere AC (2021) Lyme arthritis: linking infection, inflammation and autoimmunity. Nat Rev Rheumatol 17(8):449–461. https://doi.org/10.1038/s41584-021-00648-5

Locke JW (2019) Evasion in Borrelia spirochetes: mechanisms and opportunities for intervention. Antibiotics (Basel) 8(2):80

Logigian EL, Kaplan RF, Steere AC (1990) Chronic neurologic manifestations of Lyme disease. N Engl J Med 323(21):1438–1444. https://doi.org/10.1056/NEJM199011223232102

Logigian EL, Johnson KA, Kijewski MF et al (1997) Reversible cerebral hypoperfusion in Lyme encephalopathy. Neurology 49(6):1661–1670. https://doi.org/10.1212/wnl.49.6.1661

Marques A (2008) Chronic Lyme disease: a review. Tick-borne Dis Part I Lyme Dis 22(2): 341–360. https://doi.org/10.1016/j.idc.2007.12.011

Marques AR (2015) Laboratory diagnosis of Lyme disease: advances and challenges. Infect Dis Clin North Am 29(2):295–307. https://doi.org/10.1016/j.idc.2015.02.005

Mead P, Petersen J, Hinckley A (2019) Updated CDC recommendation for serologic diagnosis of Lyme disease. Morb Mortal Wkly Rep 68(32):703

Melamed I, Kobayashi RH, O'ConnorMet al (2021) Evaluation of intravenous immunoglobulin in pediatric acute-onset neuropsychiatric syndrome. J Child Adolesc Psychopharmacol 31(2): 118–128. https://doi.org/10.1089/cap.2020.0100

Merrell DS, Falkow S (2004) Frontal and stealth attack strategies in microbial pathogenesis. Nature 430(6996):250–256. https://doi.org/10.1038/nature02760

Miles S, Mansuria S (2021) Lyme disease mimics postoperative cellulitis. J Minim Invasive Gynecol 28(5):931–932

Murphy T, Storch E, Strawser M, Priyal Patel BA (2006) Selective serotonin reuptake inhibitorinduced behavioral activation in the PANDAS subtype. Prim Psychiatry:13

Mustafiz F, Moeller J, Kuvaldina M, Bennett C, Fallon BA (2022) Persistent symptoms, Lyme disease, and prior trauma. J Nerv Ment Dis 210(5):359–364. https://doi.org/10.1097/NMD. 0000000000001452

National Institute for Health and Care Excellence (2018) Lyme disease (NICE Guideline NG95) https://www.nice.org.uk/guidance/NG95

Nields JA, Fallon BA, Jastreboff PJ (1999) Carbamazepine in the treatment of Lyme diseaseinduced hyperacusis. J Neuropsychiatry Clin Neurosci 11(1):97–99. https://doi.org/10.1176/jnp.11.1.97

Novak P, Felsenstein D, Mao C, Octavien NR, Zubcevik N (2019) Association of small fiber neuropathy and post treatment Lyme disease syndrome. PLoS One 14(2):e0212222. https://doi.org/10.1371/journal.pone.0212222

O'Kelly B, Vidal L, McHugh T, Woo J, Avramovic G, Lambert JS (2022) Safety and efficacy of low dose naltrexone in a long covid cohort; an interventional pre-post study. Brain Behav Immun Health 24:100485. https://doi.org/10.1016/j.bbih.2022.100485

Oczko-Grzesik B, Kępa L, Puszcz-Matlińska M et al (2017) Estimation of cognitive and affective disorders occurrence in patients with Lyme borreliosis. Ann Agric Environ Med 24(1):33–38

Owens B (2022) How "long covid" is shedding light on postviral syndromes. BMJ 378:o2188.https://doi.org/10.1136/bmj.o2188

Pachner AR (1988) Borrelia burgdorferi in the nervous system: the new "great imitator". Ann N Y Acad Sci 539(1):56–64. https://doi.org/10.1111/j.1749-6632.1988.tb31838.x

Pachner AR, Steiner I (2007) Lyme neuroborreliosis: infection, immunity, and inflammation. Lancet Neurol 6(6):544–552. https://doi.org/10.1016/S1474-4422(07)70128-X

Parkitny L, Younger J (2017) Reduced pro-inflammatory cytokines after eight weeks of low-dose naltrexone for fibromyalgia. Biomedicine 5(2). https://doi.org/10.3390/biomedicines5020016

Pasareanu AR, Mygland Å, Kristensen Ø (2012) A woman in her 50s with manic psychosis. Tidsskr Nor Laegeforen 132(5):537–539. https://doi.org/10.4045/TIDSSKR.11.0683

Platt MP, Bolding KA, Wayne CR et al (2020) Th17 lymphocytes drive vascular and neuronal deficits in a mouse model of postinfectious autoimmune encephalitis. Proc Natl Acad Sci U S A 117(12):6708–6716. https://doi.org/10.1073/pnas.1911097117

Pothineni VR, Wagh D, Babar MM et al (2016) Identification of new drug candidates against Borrelia burgdorferi using high-throughput screening. Drug Des Devel Ther 10:1307–1322. https://doi.org/10.2147/DDDT.S101486

Prince HE, Lapé-Nixon M, Patel H, Yeh C (2010) Comparison of the Babesia duncani (WA1) IgG detection rates among clinical sera submitted to a reference laboratory for WA1 IgG testing and blood donor specimens from diverse geographic areas of the United States. Clin Vaccine Immunol 17(11):1729–1733. https://doi.org/10.1128/CVI.00256-10

Raveche ES, Schutzer SE, Fernandes H et al (2005) Evidence of Borrelia autoimmunity-induced component of Lyme carditis and arthritis. J Clin Microbiol 43(2):850–856. https://doi.org/10.1128/JCM.43.2.850-856.2005

Rebman AW, Bechtold KT, Yang T et al (2017) The clinical, symptom, and quality-of-life characterization of a well-defined group of patients with posttreatment Lyme disease syndrome. Front Med 4:224. https://doi.org/10.3389/fmed.2017.00224

Reik L, Steere AC, Bartenhagen NH, Shopc RE, Malawista SE (1979) Neurologic abnormalities of Lyme disease. Medicine (Baltimore) 58:281–294

Riedel M, Straube A, Schwarz MJ, Wilske B, Muller N (1998) Lyme disease presenting as Tourette's syndrome. Lancet 351(9100):418–419. https://doi.org/10.1016/S0140-6736(05) 78357-4

Rupprecht TA, Koedel U, Angele B, Fingerle V, Pfister HW (2006) Cytokine CXCL13 – a possible early CSF marker for neuroborreliosis. Nervenarzt 77(4):470–473. https://doi.org/10.1007/s00115-005-2021-7

Sanchez-Vicente S, Tagliafierro T, Coleman JL, Benach JL, Tokarz R (2019) Polymicrobial nature of tick-borne diseases. MBio 10:5

Schmidt H, Djukic M, Jung K et al (2015) Neurocognitive functions and brain atrophy after proven neuroborreliosis: a case-control study. BMC Neurol 15:article 139

Schutzer SE, Coyle PK, Belman AL, Golightly MG, Drulle J (1990) Sequestration of antibody to Borrelia burgdorferi in immune complexes in seronegative Lyme disease. Lancet 335(8685):312–315

Schutzer SE, Coyle PK, Reid P, Holland B (1999) Borrelia burgdorferi-specific immune complexes in acute Lyme disease. JAMA 282(20):1942–1946

Schutzer SE, Berger B, Krueger J, Eshoo M, Ecker D, Aucott JN (2013) Atypical erythema migrans in patients with PCR-positive Lyme disease. Emerg Infect Dis 19(5):815–817

Scott JD, Scott CM (2018) Human babesiosis caused by Babesia duncani has widespread distribution across Canada.

Healthcare (Basel) 6(2). https://doi.org/10.3390/healthcare6020049

Sharma B, Brown AV, Matluck NE, Hu LT, Lewis K (2015) Borrelia burgdorferi, the causative agent of Lyme disease, forms drug-tolerant persister cells. Antimicrob Agents Chemother 59(8): 4616–4624. https://doi.org/10.1128/AAC.00864-15

Sigal LH (1993) Cross-reactivity between Borrelia burgdorferi Flagellin and a human axonal 64,000 molecular weight protein. J Infect Dis 167(6):1372–1378. https://doi.org/10.1093/infdis/167.6.1372

Skare JT, Garcia BL (2020) Complement evasion by Lyme disease spirochetes. Trends Microbiol 28(11):889–899. https://doi.org/10.1016/j.tim.2020.05.004

Smith R, Schoen R, Rahn D et al (2002) Clinical characteristics and treatment outcome of early Lyme disease in patients with microbiologically confirmed erythema migrans. Ann Intern Med 136(6):421–428

Soin A, Soin Y, Dann T et al (2021) Low-dose naltrexone use for patients with chronic regional pain syndrome: a systematic literature review. Pain Physician 24(4):E393–E406

Soloski MJ, Crowder LA, Lahey LJ, Wagner CA, Robinson WH, Aucott JN (2014) Serum inflammatory mediators as markers of human Lyme disease activity. PLoS One 9(4):e93243. https://doi.org/10.1371/journal.pone.0093243

Sonneville R, Klein I, de Broucker T, Wolff M (2009) Post-infectious encephalitis in adults: diagnosis and management. J Infect 58(5):321–328. https://doi.org/10.1016/j.jinf.2009.02.011

Steere AC (2020) Posttreatment Lyme disease syndromes: distinct pathogenesis caused by maladaptive host responses. J Clin Invest 130(5):2148–2151. https://doi.org/10.1172/JCI138062

Steere AC, Angelis SM (2006) Therapy for Lyme arthritis: strategies for the treatment of antibioticrefractory arthritis. Arthritis Rheum 54(10):3079–3086. https://doi.org/10.1002/art.22131

Straubinger RK, Summers BA, Chang YF, Appel MJ (1997) Persistence of Borrelia burgdorferi in experimentally infected dogs after antibiotic treatment. J Clin Microbiol 35(1):111–116. https://doi.org/10.1128/jcm.35.1.111-116.1997

Strle F, Maraspin V, Lotric-Furlan S, Ruzić-Sabljić E, Cimperman J (1996) Azithromycin and doxycycline for treatment of Borrelia culture-positive erythema migrans. Infection 24(1):64–68.https://doi.org/10.1007/BF01780661

Strle K, Stupica D, Drouin EE, Steere AC, Strle F (2014) Elevated levels of IL-23 in a subset of patients with post-Lyme disease symptoms following erythema migrans. Clin Infect Dis 58(3): 372–380. https://doi.org/10.1093/cid/cit735

Strle K, Sulka KB, Pianta A et al (2017) T-helper 17 cell cytokine responses in Lyme disease correlate with Borrelia burgdorferi antibodies during early infection and with autoantibodies late in the illness in patients with antibiotic-refractory Lyme arthritis. Clin Infect Dis 64(7):930–938. https://doi.org/10.1093/CID/CIX002

Swedo SE, Leonard HL, Garvey M et al (1998) Pediatric autoimmune neuropsychiatric disorders associated with streptococcal infections: clinical description of the first 50 cases. Am J Psychiatry 155(2):264–271. https://doi.org/10.1176/ajp.155.2.264

Syngle A, Verma I, Krishan P, Garg N, Syngle V (2014) Minocycline improves peripheral and autonomic neuropathy in type 2 diabetes: MIND study. Neurol Sci Off J Ital Neurol Soc Ital Soc Clin Neurophysiol 35(7):1067–1073. https://doi.org/10.1007/s10072-014-1647-2

Tager FA, Fallon BA, Keilp J et al (2001) A controlled study of cognitive deficits in children with chronic Lyme disease. J Neuropsychiatry Clin Neurosci 13(4):500–507. https://doi.org/10.1176/jnp.13.4.500

Tetens MM, Haahr R, Dessau RB et al (2021) Assessment of the risk of psychiatric disorders, use of psychiatric hospitals, and receipt of psychiatric medication among patients with Lyme neuroborreliosis in Denmark. JAMA Psychiat 78(2):177–186. https://doi.org/10.1001/jamapsychiatry.2020.2915

Tibbles C, Edlow J (2007) Does this patient have erythema migrans? JAMA 297(23):2617–2627

Uhde M, Ajamian M, Li X, Wormser GP, Marques A, Alaedini A (2016) Expression of C-reactive protein and serum amyloid A in early to late manifestations of Lyme disease. Clin Infect Dis 63(11):1399–1404. https://doi.org/10.1093/cid/ciw599

Uhde M, Indart A, Fallon BA et al (2018) C-reactive protein response in patients with posttreatment Lyme disease symptoms versus those with myalgic encephalomyelitis/chronic fatigue syndrome. Clin Infect Dis 67(8):1309–1310. https://doi.org/10.1093/cid/ciy299

Vannier EG, Diuk-Wasser MA, Ben Mamoun C, Krause PJ (2015) Babesiosis. Infect Dis Clin North Am 29(2):357–370. https://doi.org/10.1016/j.idc.2015.02.008

Vrethem M, Hellblom L, Widlund M et al (2002) Chronic symptoms are common in patients with neuroborreliosis – a questionnaire follow-up study. Acta Neurol Scand 106(4):205–208. https://doi.org/10.1034/j.1600-0404.2002.01358.x

Waniek C, Prohovnik I, Kaufman MA, Dwork AJ (1995) Rapidly progressive frontal-type dementia associated with Lyme disease. J Neuropsychiatry Clin Neurosci 7(3):345–347. https://doi.org/10.1176/jnp.7.3.345

Weissenbacher S, Ring J, Hofmann H (2005) Gabapentin for the symptomatic treatment of chronic neuropathic pain in patients with late-stage Lyme borreliosis: a pilot study. Dermatology 211(2):123–127. https://doi.org/10.1159/000086441

Wong KH, Shapiro ED, Soffer GK (2022) A review of post-treatment Lyme disease syndrome and chronic Lyme disease for the practicing immunologist. Clin Rev Allergy Immunol 62(1):264–271. https://doi.org/10.1007/s12016-021-08906-w

Wormser GP, Schriefer M, Aguero-Rosenfeld ME (2013) Single-tier testing with the C6 peptide ELISA kit compared with two-tier testing for Lyme disease. Diagn Microbiol Infect Dis 75(1): 9–15

Xu J, Liu RJ, Fahey S et al (2021) Antibodies from children with PANDAS bind specifically to striatal cholinergic interneurons and alter their activity. Am J Psychiatry 178(1):48–64. https://doi.org/10.1176/appi.ajp.2020.19070698

Younger J, Noor N, McCue R, Mackey S (2013) Low-dose naltrexone for the treatment of fibromyalgia: findings of a small, randomized, double-blind, placebo-controlled, counterbalanced, crossover trial assessing daily pain levels. Arthritis Rheum 65(2):529–538.https://doi.org/10.1002/art.37734

Younger J, Parkitny L, McLain D (2014) The use of low-dose naltrexone (LDN) as a novel antiinflammatory treatment for chronic pain. Clin Rheumatol 33(4):451–459. https://doi.org/10.1007/s10067-014-2517-2

Zhang Y, Alvarez-Manzo H, Leone J, Schweig S, Zhang Y (2021) Botanical medicines Cryptolepis sanguinolenta, Artemisia annua, Scutellaria baicalensis, Polygonum cuspidatum, and Alchornea cordifolia demonstrate inhibitory activity against Babesia duncani. Front Cell Infect Microbiol 11:624745. https://doi.org/10.3389/fcimb.2021.624745

第 15 章
潜伏弓形虫病诱发的行为变化可能源于中枢神经系统炎症和神经发病机制

Jianchun Xiao

目录

【摘　要】弓形虫是一种亲神经性寄生虫，它的慢性感染与啮齿动物和人类的多种行为变化有关。这些相关性的致病机制尚不清楚。本文我将从动物研究角度，讨论组织囊肿的分布、持续的免疫监控、囊肿负担的重要影响以及随时间变化的临床结局，我认为这些对于解释行为变化至关重要。与组织囊肿的全脑分布和慢性神经炎症相一致的是，感染弓形虫的小鼠会出现广泛的行为表型。许多研究表明，小鼠的行为变化与组织囊肿的存在或囊肿负担以及宿主免疫反应直接相关。囊肿负担可能不会产生直接影响；但是，长此以往，囊肿负担可能会引起行为和神经病理学改变，例如能够控制囊肿再激活的神经炎症。神经炎症的减轻证明，受感染小鼠的神经发病和行为异常至少可以部分逆转。总之，弓形虫诱导的行为变化很可能

J. Xiao(✉)
Stanley Division of Developmental Neurovirology, Department of Pediatrics, Johns Hopkins
School of Medicine, Baltimore, MD, USA
e-mail: jxiao4@jhmi.edu

是宿主免疫反应以寄生虫负荷依赖的方式产生的间接后果。

【关键词】行为变化；机制；神经炎症；神经病发病机理；组织囊肿；弓形虫（T. gondii）。

1 引言

刚地弓形虫是一种影响人类健康的单细胞专性细胞内寄生虫。这种寄生虫具有复杂的生命周期，包括在宿主体内的有性复制和在中间宿主体内的无性繁殖（Dubey，2008）。虽然有多种恒温宿主可作为中间宿主，但唯一已知的最终宿主是猫科（Felidae）。当许多弓形虫感染啮齿动物或人类等中间宿主后，会渗入中枢神经系统，在神经元内形成缓慢生长的囊肿，并持续存在（Sibley 等，2009）。据估计，弓形虫血清阳性率为 10.4%，约占美国人口的 3500万（Jones 等，2018）。弓形虫作为最常见的神经性寄生虫之一，越来越多的研究表明，人类最常见的慢性感染会产生严重的临床后果。慢性感染不仅会引起免疫功能低下个体出现弓形虫再激活，危及生命，而且慢性弓形虫感染还与免疫力正常个体的多种行为变化和神经精神障碍有关（Xiao and Yolken，2015；Xiao 等，2018）。例如，弓形虫血清阳性与一些精神疾病和神经退行性疾病的风险增加有关，如精神分裂症、双相情感障碍、混合焦虑症、抑郁症、强迫症、自杀未遂、阿尔兹海默病（AD）和帕金森病（PD），这些在既往综述里已有提及（Xiao 等，2018）。关于神经精神变化是如何产生的，是寄生虫操纵所致还是宿主对感染的免疫应答所致，这些问题目前仍存在争议。我回顾了有关局部病变的解剖学基础、宿主免疫监控的要求、组织囊肿的关键作用以及时间依赖性后果的研究，认为这些研究对于解释感染相关变化至关重要。

2 组织囊肿的分布有可能干扰整个大脑以及特定区域的网络

大脑是一个异质性结构，其神经元密度因信息处理需求而异。然而，大多数关于啮齿类动物的文献都认为弓形虫囊肿广泛分布于几乎所有大脑结构中（Berenreiterova 等，2011；Boillat 等，2020；Hermes 等，2008；Vyas 等，2007）。Berenreiterova 等人（2011）系统地绘制了潜伏弓形虫病的小鼠大脑中组织囊肿的分布图。他们在 54 个解剖学定义的大脑区域发现了寄生虫组织囊肿，占整个大脑区域的 92%。Boillat 等人（2020）开发了一种新工具，这个工具能够用光学显微镜精确绘制弓形虫感染后小鼠大脑囊肿的具体位置。通过将成像的大脑记录到艾伦脑图谱，囊肿分布在大脑的 550 多个不同亚区，充分显示了广泛的囊肿分布。这些结果表明，弓形虫可能会影响大脑多种功能的信息处理，从而影响小鼠的一系列行为改变。与感染的解剖学基础相一致的是，先前的研究发现弓形虫潜伏感染会给啮齿动物造成各种行为改变（Worth 等，2014），如运动和学习表现、记忆、交际能力、主导地位、配偶选择、焦虑、自主活动和探索等方面的改变。同样，在人类研究中弓形虫血清阳性与许多神经退行性疾病和精神疾病有关，如注意力缺陷障碍、帕金森病、精神分裂症、双相情感障碍、混合性焦虑障碍、抑郁症、强迫症、孤独症和自杀未遂（Xiao 等，2018）。

虽然组织囊肿分布于整个大脑，但各处的囊肿密度并不均匀。一些脑区比其他脑区受感染更严重,如杏仁核、海马、皮层和嗅球(Berenreiterova 等,2011;Boillat 等,2020;Hermes 等,2008;Vyas 等,2007;Li 等,2015)。值得注意的是,一些研究发现皮层区域的囊肿密度最高(Berenreiterova 等,2011;Boillat 等,2020)。与特异性富集一致的是,弓形虫血清阳性往往与人类认知功能改变和整体认知能力下降有关(Nimgaonkar 等,2016;Beste 等,2014;Mendy 等,2015)。研究者已经对弓形虫对动物认知的影响在空间、嗅觉和联想学习与记忆测试中进行了评估,在这些测试中,动物的认知表现会发生改变(Kannan andpletnikov,2012)。急性感染期间弓形虫在大脑中定殖的诱发因素包括血脑屏障的局部特性、区域细胞结构特征、代谢水平和血流量,以及作为寄生虫天然屏障的紧密髓鞘体的存在,这些因素相互作用,能够增加寄生虫对某些皮层和皮层下区域的侵袭(Berenreiterova 等,2011)。

3　弓形虫操纵假说可能是宿主寄生的结果,而不是原因

行为操纵假说备受关注,因为猫科动物是弓形虫唯一已知的明确宿主。该假说认为,"弓形虫能够将啮齿动物对猫科动物气味的天然厌恶转化为吸引力",从而提高寄生虫的繁殖能力(Vyas 等,2007;Kannan 等,2010;Webster,2007)。然而,Boillat 及其同事最近的一项研究对这一经典假说提出了质疑(Boillat 等,2020)。为了研究猫科动物吸引力的特异性,作者在实验装置中对小鼠进行了测试,其中设置包括两种捕食者气味(山猫和狐狸)和两种非捕食者气味(豚鼠和小鼠)。感染了弓形虫的小鼠花了更多的时间探索豚鼠和狐狸的气味,而它们对山猫的气味没有特别的吸引力。在更自然的环境中,让小鼠与麻醉的大鼠互动,感染的小鼠对非猫动物的活捕食者有明显的吸引力。通过对一系列不同行为的测试,这项研究表明,弓形虫感染会改变小鼠在所有挑战性环境中的恐惧反应,无论它们遇到的是猫科动物捕食者、非猫科动物捕食者还是其他威胁性刺激。由于对非猫科捕食者也会产生吸引力,这表明"弓形虫操纵假说"是寄生的结果,而不是原因(Boillat 等,2020;Xiao)。为支持这一观点,在受感染的小鼠中,组织囊肿在大脑亚区域内的分布存在个体间差异(Berenreiterova 等,2011;Boillat 等,2020),这表明感染和传播过程是随机的,可能遵循大脑血管系统的解剖模式(Boillat 等,2020)。确实,囊肿常出现在血管周围不远处。

4　组织囊肿的持续存在需要持续的免疫监控防止再激活和疾病的发生

当弓形虫感染转为慢性化时,寄生虫主要以组织囊肿的形式长期存在于大脑中(Cabral 等,2016;Melzer 等,2010)。这种定殖需要持续的神经炎症反应,才能防止寄生虫再激活和脑炎(Luft and Remington,1992)。然而,组织病理学研究表明,位于神经元内的囊肿与炎症反应无关(Hermes 等,2008)。在神经元膜被破坏或囊肿破裂的极少数情况下,会出现炎症细胞的显著入侵,主要以单核细胞为主,但也有中性粒细胞(Hermes 等,2008;Xiao 等,2016a)。在慢性弓形虫感染的小鼠大脑中,不易发现肉眼可见的游离裂殖子,也几乎没有游离的速殖子(Hermes 等,2008)。这些研究结果表明,持续的炎症过程能有效清除神经元囊肿外的寄生虫。这些发现与弓形虫慢性感染阶段很少发生组织坏死或损伤和神经元死亡的观

察结果一致（Hermes 等，2008；Parlog 等，2014；David 等，2016）。

神经炎症并不局限于囊肿周围区域。相反，它会对整个中枢神经系统产生广泛影响。弓形虫入侵大脑会导致脑中小胶质细胞和星形胶质细胞的广泛激活（Hermes 等，2008；Evans 等，2014）。脑实质中会出现血管周围和脑膜炎症细胞、CD4$^+$ 和 CD8$^+$ T 细胞（Hermes 等，2008）。还会出现炎症介质表达增加，如趋化因子（CCL5、CXCL9 和 CXCL10）（Wen 等，2010）和细胞因子（TNF、IFN-γ、IL-1β、IL-2、IL-8、IL-12、IL-6、IL-10、TGF-β 和脂质毒素 A4）（Blader and Saeij，2009；Melo 等，2011；Dupont 等，2012）。核磁共振成像研究报告称，慢性感染的小鼠心室体积增大（Hermes 等，2008）。此外，多项转录组分析表明，潜伏弓形虫感染会引起小鼠大脑出现免疫特异性转录上调（Boillat 等，2020；Tanaka 等，2013）。值得注意的是，宿主的遗传背景会显著影响炎症的程度。然而，在抗性最强的小鼠品系中仍有少数血管周围炎症（Hermes 等，2008）。尽管这些炎症反应是控制弓形虫再激活的一种保护机制，但却伴随着多种脑部病变，因为其中许多效应分子与介导神经精神疾病有关（Najjar 等，2013）。例如，小胶质细胞是慢性弓形虫感染小鼠组织病理学改变最显著的部分，也是包括阿尔兹海默病、多发性硬化症、帕金森病、艾滋病、痴呆症和中风在内的神经退行性疾病的特征改变之一（Itzhaki 等，2016；Perry 等，2010）。在临床层面，促炎细胞因子 IFN-γ 是弓形虫诱导的神经炎症的关键分子（Suzuki 等，1988），与抑郁症、双相情感障碍、精神分裂症和强迫症存在相关性（Najjar 等，2013）。

5 组织囊肿是行为变化和神经免疫反应的重要因素

据报道，行为 / 神经异常的程度与寄生虫负担或炎症过程的严重程度之间存在显著的相关性（Boillat 等，2020；Hermes 等，2008；Xiao 等，2016b）。Boillat 等人（2020）研究了囊肿是否是宿主产生行为变化的原因。他们利用囊肿形成缺陷的突变株进行研究，发现囊肿负担与高架十字迷宫、旷场实验和回避捕食者等行为结果之间存在很强的相关性。我们的研究发现在囊肿负担较高的小鼠中，感染会导致大脑皮层神经变性（Li 等，2019）、NMDAR 自身抗体生成（Li 等，2018）、行为变化、基因表达改变和免疫激活（Xiao 等，2016b）。大多数变化的程度与 MAG1 抗体的水平直接相关，MAG1 抗体是囊肿负担的血清学标志物（Xiao 等，2016b，2021，2013）。在囊肿负担较低的小鼠或经历急性感染但未发展到慢性阶段的小鼠中未发现这些变化。此外，Hermes 等人（Hermes 等，2008）观察到，炎症最严重的小鼠大脑体积最小，神经和行为异常最多。这些结果大大推进了之前的研究，这些研究表明啮齿动物的行为变化与囊肿的差异有关（Evans 等，2014；Afonso 等，2012）。

宿主大脑的转录组分析表明，许多免疫和神经元相关基因的表达主要取决于囊肿负担。Tanaka 等人（Tanaka 等，2013）发现，受感染小鼠大脑中的寄生虫数量与宿主免疫反应相关基因的表达水平呈正相关。相反，那些被认为参与神经功能的基因则与寄生虫数量呈负相关，如小 GTP 酶介导的信号转导和囊泡介导的转运。在这项研究中，出现弓形虫病临床症状的小鼠与未出现临床症状的小鼠之间存在差异基因表达，一般来说，全脑寄生虫数量越多，弓形虫病症状越严重。Boillat 等人（2020）观察到许多转录水平差异和神经元改变与囊肿数量有关。通路富集分析显示，大量与免疫相关的基因在受感染小鼠的大脑中表达上调，而表达下调的基因主要参与神经信号转导有关通路。特别是，囊肿负担与神经元丢失、星形胶质细胞活化、促炎和抗炎级联反应、凋亡和兴奋毒性通路上调以及神经递质通路下调相关的标记物之间存在相关性。在本研究中，血浆中的促炎细胞因子，如 IFN-γ 和 IL-12/IL-23p40 的水平也与囊肿负担有关。在感染的大脑中，我们和其他人观察到突触重塑（如 C1q）（Hermes 等，2008；Xiao 等，2016a）和神经细胞损伤（如 FJB）标记物的表达增加（Li 等，2019；Haroon 等，2012），以及突触前后功能（NMDAR、PSD-95）标记物的表达减少（Parlog 等，2014；Li 等，2018）。总之，这些数据表明，寄生虫负担主导的神经免疫反应在调节宿主行为方面起着至关重要的作用。

6　囊肿引起行为变化的机制

鉴于行为与囊肿负担或炎症反应之间的关联性，人们至今对哪一个才是导致的决定性因素存疑。在弓形虫感染的大鼠中，最早出现组织囊肿的时间点是感染后 2 周（wpi），但在这个时间点，对猫气味的行为反应并没有减弱（Evans 等，2014）。这种行为直到感染后三周后才出现。在另一项研究中，Haroon 等人（Haroon 等，2012）证明，经口感染导致弓形虫囊肿后，长期感染弓形虫的 BALB/c 小鼠会逐渐丧失对猫尿的天然恐惧。在感染后第 60 天而非感染后 30 天，才能观察到受感染小鼠对捕食者气味的回避（Haroon 等，2012）。有趣的是，通过计数脑切片上的弓形虫囊肿和总脑悬浮液，脑内弓形虫囊肿的数量在感染后第 30 ~ 60 天显著下降。这些研究结果表明，仅凭囊肿的实体无法解释行为的变化，而与囊肿形成的有关行为机制还需要进一步探究（Evans 等，2014）。事实上，体内实验表明，携带弓形虫囊肿的神经元功能受损，表现为神经元活动依赖性铊摄取量（一种钾类似物）的减少，而且随着时间的推移，无功能神经元的比例也在增加（Haroon 等，2012）。具体而言，无铊囊肿的比例从感染后第 30 天的 40% 增加到感染后第 60 天的 78%。此外，感染后第 60 天，所有脑区的囊肿神经元的铊摄取量都有所降低，这表明神经元的功能失活并不局限于特定的神经元亚型。我们课题组的研究还表明，感染但未形成持续感染（如无组织囊肿）的小鼠不会出现退行性效应和行为变化（Xiao 等，2016b；Li 等，2018，2019）。

7　神经发病机制可能源于慢性神经炎症，是组织囊肿的间接影响

通过测量神经炎症变化，一些研究表明，感染弓形虫小鼠的神经发病机制和行为异常很可能是由神经炎症长期介导的，是寄生虫负担的间接影响的体现。Lang 等人（Lang 等，2018）观察到弓形虫感染小鼠的突触蛋白组成发生了重大变化，其中 EAAT2、Shank3、AMPA 受体和 NMDA 受体亚基等多种蛋白出现下调；然而，与炎症相关的蛋白质表达水平却出现了上调。给小鼠服用抗寄生虫药物磺胺嘧啶后，可大大降低速殖子的水平，并减少神经炎症介质。因此，尽管大脑中仍有许多组织囊肿，但治疗能够降低囊肿数量。治疗能够减少受感染小鼠的 GFAP、TNF、IFN-γ 表达水平，然而部分蛋白如 EAAT2、Shank3、GluA2 的蛋白表达水平则得以恢复。他们的研究结果表明，寄生虫引起的独特神经炎症环境会引起突触改变，而这种改变是可以通过减轻炎症反应来逆转的。

胍那苄是美国食品及药物管理局批准的一种治疗高血压的药物，最近被证明对慢性弓形虫病有疗效。不过，其有效性取决于小鼠品系和所用的给药方法（Martynowicz 等，2019）。腹腔给药时，胍那苄能降低慢性弓形虫感染 BALB/cJ 小鼠引起的 80% 脑囊肿负担，但通过灌胃或食物给药途径则无法改善。相反，给慢性弓形虫感染的 C57BL/6J 小鼠服用胍那苄会增加囊肿负担。无论是什么给药途径和小鼠模型，胍那苄均能持续逆转弓形虫诱导的潜伏感染小鼠的过度活跃。这些结果表明，脑囊肿的数量与这种过度活跃无关。因为胍那苄具有抗炎特性，因此目前它正用于多发性硬化症的临床试验阶段（Way 等，2015；Takigawa 等，2016）。事实上，脑部检查显示，胍那苄能减少受感染小鼠的炎症和血管周围袖套现象（Martynowicz 等，2019）。消解弓形虫诱导的过度活跃与神经炎症的减少息息相关。结果表明宿主对感染的应答反应是引起行为变化的原因。

8　结论

神经炎症是神经退行性疾病和神经精神疾病的共同特征（Guzman-Martinez 等，2019）。慢性弓形虫感染的特点是宿主的神经炎症逐渐加重。越来越多的研究表明，弓形虫诱发的行为变化可能是神经炎症以寄生虫负荷依赖的方式造成的间接后果。对有效控制寄生虫再激活的炎症过程进行剖析，可以更好地了解潜伏弓形虫病期间观察到的行为变化的内在机制。此外，可以想象，这种神经炎症状态可能会成为高危人群罹患神经精神疾病的共同因素。这种相互作用可能解释了为什么弓形虫血清阳性率与多种神经精神疾病有关。虽然潜伏形式的寄生虫不受现有药物的影响，但限制神经炎症可能会带来临床益处。

参考文献

Afonso C, Paixao VB, Costa RM (2012) Chronic toxoplasma infection modifies the structure and the risk of host behavior. PLoS One 7(3):e32489. https://doi.org/10.1371/journal.pone.0032489

Berenreiterova M, Flegr J, Kubena AA, Nemec P (2011) The distribution of Toxoplasma gondii cysts in the brain of a mouse with latent toxoplasmosis: implications for the behavioral manipulation hypothesis. PLoS One 6(12):e28925. https://doi.org/10.1371/journal.pone. 0028925

Beste C, Getzmann S, Gajewski PD, Golka K, Falkenstein M (2014) Latent toxoplasma gondii infection leads to deficits in goal-directed behavior in healthy elderly. Neurobiol Aging 35(5): 1037–1044. https://doi.org/10.1016/j.neurobiolaging.2013.11.012

Blader IJ, Saeij JP (2009) Communication between Toxoplasma gondii and its host: impact on parasite growth, development, immune evasion, and virulence. APMIS 117(5–6):458–476.https://doi.org/10.1111/j.1600-0463.2009.02453.x

Boillat M, Hammoudi PM, Dogga SK, Pages S, Goubran M, Rodriguez I et al (2020) Neuroinflammation-associated aspecific manipulation of mouse predator fear by Toxoplasma gondii. Cell Rep 30(2):320–34.e6. https://doi.org/10.1016/j.celrep.2019.12.019

Cabral CM, Tuladhar S, Dietrich HK, Nguyen E, MacDonald WR, Trivedi T et al (2016) Neurons are the primary target cell for the brain-tropic intracellular parasite Toxoplasma gondii. PLoS Pathog 12(2):e1005447. https://doi.org/10.1371/journal.ppat.1005447

David CN, Frias ES, Szu JI, Vieira PA, Hubbard JA, Lovelace J et al (2016) GLT-1-dependent disruption of CNS glutamate homeostasis and neuronal function by the protozoan parasite Toxoplasma gondii. PLoS Pathog 12(6):e1005643. https://doi.org/10.1371/journal.ppat. 1005643

Dubey JP (2008) The history of Toxoplasma gondii – the first 100 years. J Eukaryot Microbiol 55(6):467–475. https://doi.org/10.1111/j.1550-7408.2008.00345.x

Dupont CD, Christian DA, Hunter CA (2012) Immune response and immunopathology during toxoplasmosis. Semin Immunopathol 34(6):793–813. https://doi.org/10.1007/s00281-012-0339-3

Evans AK, Strassmann PS, Lee IP, Sapolsky RM (2014) Patterns of toxoplasma gondii cyst distribution in the forebrain associate with individual variation in predator odor avoidance and anxiety-related behavior in male Long-Evans rats. Brain Behav Immun 37:122–133. https://doi.org/10.1016/j.bbi.2013.11.012

Guzman-Martinez L, Maccioni RB, Andrade V, Navarrete LP, Pastor MG, Ramos-Escobar N (2019) Neuroinflammation as a common feature of neurodegenerative disorders. Front Pharmacol 10:1008. https://doi.org/10.3389/fphar.2019.01008

Haroon F, Handel U, Angenstein F, Goldschmidt J, Kreutzmann P, Lison H et al (2012) Toxoplasma gondii actively inhibits neuronal function in chronically infected mice. PLoS One 7(4): e35516. https://doi.org/10.1371/journal.pone.0035516

Hermes G, Ajioka JW, Kelly KA, Mui E, Roberts F, Kasza K et al (2008) Neurological and behavioral abnormalities, ventricular dilatation, altered cellular functions, inflammation, and neuronal injury in brains of mice due to common, persistent, parasitic infection. J Neuroinflammation 5:48. https://doi.org/10.1186/1742-2094-5-48

Itzhaki RF, Lathe R, Balin BJ, Ball MJ, Bearer EL, Braak H et al (2016) Microbes and Alzheimer's disease. J Alzheimers Dis 51(4):979–984. https://doi.org/10.3233/JAD-160152

Jones JL, Kruszon-Moran D, Elder S, Rivera HN, Press C, Montoya JG et al (2018) Toxoplasma gondii infection in the United States, 2011-2014. Am J Trop Med Hyg 98(2):551–557. https://doi.org/10.4269/ajtmh.17-0677

Kannan G, Pletnikov MV (2012) Toxoplasma gondii and cognitive deficits in schizophrenia: an animal model perspective. Schizophr Bull 38(6):1155–1161. https://doi.org/10.1093/schbul/sbs079

Kannan G, Moldovan K, Xiao JC, Yolken RH, Jones-Brando L, Pletnikov MV (2010) Toxoplasma gondii strain-dependent effects on mouse behaviour. Folia Parasitol (Praha) 57(2):151–155.https://doi.org/10.14411/fp.2010.019

Lang D, Schott BH, van Ham M, Morton L, Kulikovskaja L, Herrera-Molina R et al (2018) Chronic toxoplasma infection is associated with distinct alterations in the synaptic protein composition. J Neuroinflammation 15(1):216. https://doi.org/10.1186/s12974-018-1242-1

Li YE, Kannan G, Pletnikov MV, Yolken RH, Xiao J (2015) Chronic infection of Toxoplasma gondii downregulates miR-132 expression in multiple brain regions in a sex-dependent manner. Parasitology 142(4):623–632. https://doi.org/10.1017/S003118201400167X

Li Y, Viscidi RP, Kannan G, McFarland R, Pletnikov MV, Severance EG et al (2018) Chronic Toxoplasma gondii infection induces anti-N-methyl-d-aspartate receptor autoantibodies and associated behavioral changes and neuropathology. Infect Immun 86(10). https://doi.org/10. 1128/IAI.00398-18

Li Y, Severance EG, Viscidi RP, Yolken RH, Xiao J (2019) Persistent toxoplasma infection of the brain induced neurodegeneration associated with activation of complement and microglia. Infect Immun 87(8). https://doi.org/10.1128/IAI.00139-19

Luft BJ, Remington JS (1992) Toxoplasmic encephalitis in AIDS. Clin Infect Dis 15(2):211–222. https://doi.org/10.1093/clinids/15.2.211

Martynowicz J, Augusto L, Wek RC, Boehm SL 2nd, Sullivan WJ Jr (2019) Guanabenz reverses a key behavioral change caused by latent toxoplasmosis in mice by reducing neuroinflammation. MBio 10(2). https://doi.org/10.1128/mBio.00381-19

Melo MB, Jensen KD, Saeij JP (2011) Toxoplasma gondii effectors are master regulators of the inflammatory response. Trends Parasitol 27(11):487–495. https://doi.org/10.1016/j.pt.2011.08.001

Melzer TC, Cranston HJ, Weiss LM, Halonen SK (2010) Host cell preference of Toxoplasma gondii cysts in murine brain: a confocal study. J Neurooncol 1. https://doi.org/10.4303/jnp/N100505

Mendy A, Vieira ER, Albatineh AN, Gasana J (2015) Toxoplasma gondii seropositivity and cognitive functions in school-aged children. Parasitology 142(9):1221–1227. https://doi.org/10.1017/S0031182015000505

Najjar S, Pearlman DM, Alper K, Najjar A, Devinsky O (2013) Neuroinflammation and psychiatric illness. J Neuroinflammation 10:43. https://doi.org/10.1186/1742-2094-10-43

Nimgaonkar VL, Yolken RH, Wang T, Chang CC, McClain L, McDade E et al (2016) Temporal cognitive decline associated with exposure to infectious agents in a population-based. Aging Cohort Alzheimer Dis Assoc Disord 30(3):216–222. https://doi.org/10.1097/WAD.0000000000000133

Parlog A, Harsan LA, Zagrebelsky M, Weller M, von Elverfeldt D, Mawrin C et al (2014) Chronic murine toxoplasmosis is defined by subtle changes in neuronal connectivity. Dis Model Mech 7(4):459–469. https://doi.org/10.1242/dmm.014183

Perry VH, Nicoll JA, Holmes C (2010) Microglia in neurodegenerative disease. Nat Rev Neurol 6(4):193–201. https://doi.org/10.1038/nrneurol.2010.17

Sibley LD, Khan A, Ajioka JW, Rosenthal BM (2009) Genetic diversity of toxoplasma gondii in animals and humans. Philos Trans R Soc Lond B Biol Sci 364(1530):2749–2761. https://doi.org/10.1098/rstb.2009.0087

Suzuki Y, Orellana MA, Schreiber RD, Remington JS (1988) Interferon-gamma: the major mediator of resistance against Toxoplasma gondii. Science 240(4851):516–518. https://doi.org/10.1126/science.3128869

Takigawa S, Chen A, Nishimura A, Liu S, Li BY, Sudo A et al (2016) Guanabenz downregulates inflammatory responses via eIF2alpha dependent and independent signaling. Int J Mol Sci 17(5). https://doi.org/10.3390/ijms17050674

Tanaka S, Nishimura M, Ihara F, Yamagishi J, Suzuki Y, Nishikawa Y (2013) Transcriptome analysis of mouse brain infected with Toxoplasma gondii. Infect Immun 81(10):3609–3619.https://doi.org/10.1128/IAI.00439-13

Vyas A, Kim SK, Giacomini N, Boothroyd JC, Sapolsky RM (2007) Behavioral changes induced by Toxoplasma infection of rodents are highly specific to aversion of cat odors. Proc Natl Acad Sci U S A 104(15):6442–6447. https://doi.org/10.1073/pnas.0608310104

Way SW, Podojil JR, Clayton BL, Zaremba A, Collins TL, Kunjamma RB et al (2015) Pharmaceutical integrated stress response enhancement protects oligodendrocytes and provides a potential multiple sclerosis therapeutic. Nat Commun 6:6532. https://doi.org/10.1038/ncomms7532

Webster JP (2007) The effect of Toxoplasma gondii on animal behavior: playing cat and mouse. Schizophr Bull 33(3):752–756. https://doi.org/10.1093/schbul/sbl073

Wen X, Kudo T, Payne L, Wang X, Rodgers L, Suzuki Y (2010) Predominant interferon-gammamediated expression of CXCL9, CXCL10, and CCL5 proteins in the brain during chronic infection with Toxoplasma gondii in BALB/c mice resistant to development of toxoplasmic encephalitis. J Interferon Cytokine Res 30(9):653–660. https://doi.org/10.1089/jir.2009.0119

Worth AR, Andrew Thompson RC, Lymbery AJ (2014) Reevaluating the evidence for Toxoplasma gondii-induced behavioural changes in rodents. Adv Parasitol 85:109–142. https://doi.org/10.1016/B978-0-12-800182-0.00003-9

Xiao J (2020) Toxoplasma-induced behavioral changes: an aspecific consequence of neuroinflammation. Trends Parasitol 36(4):317–318. https://doi.org/10.1016/j.pt.2020.01.005

Xiao J, Yolken RH (2015) Strain hypothesis of Toxoplasma gondii infection on the outcome of human diseases. Acta Physiol (Oxf) 213(4):828–845. https://doi.org/10.1111/apha.12458

Xiao J, Viscidi RP, Kannan G, Pletnikov MV, Li Y, Severance EG et al (2013) The toxoplasma MAG1 peptides induce sex-based humoral immune response in mice and distinguish active from chronic human infection. Microbes Infect 15(1):74–83. https://doi.org/10.1016/j.micinf. 2012.10.016

Xiao J, Li Y, Gressitt KL, He H, Kannan G, Schultz TL et al (2016a) Cerebral complement C1q activation in chronic toxoplasma infection. Brain Behav Immun 58:52–56. https://doi.org/10.1016/j.bbi.2016.04.009

Xiao J, Li Y, Prandovszky E, Kannan G, Viscidi RP, Pletnikov MV et al (2016b) Behavioral abnormalities in a mouse model of chronic toxoplasmosis are associated with MAG1 antibody levels and cyst burden. PLoS Negl Trop Dis 10(4):e0004674. https://doi.org/10.1371/journal. pntd.0004674

Xiao J, Prandovszky E, Kannan G, Pletnikov MV, Dickerson F, Severance EG et al (2018) Toxoplasma gondii: biological parameters of the connection to Schizophrenia. Schizophr Bull 44(5):983–992. https://doi.org/10.1093/schbul/sby082

Xiao J, Bhondoekhan F, Seaberg EC, Yang O, Stosor V, Margolick JB et al (2021) Serological responses to toxoplasma gondii and matrix antigen 1 predict the risk of subsequent Toxoplasmic encephalitis in people living with human immunodeficiency virus (HIV). Clin Infect Dis 73(7): e2270–e22e7. https://doi.org/10.1093/cid/ciaa1917

第 16 章
精神疾病微生物假说的治疗意义

Jonathan Savitz 和 Robert H. Yolken

目录

J. Savitz(✉)
Laureate Institute for Brain Research, Tulsa, OK, USA

Oxley College of Health Sciences, The University of Tulsa, Tulsa, OK, USA
e−mail: jsavitz@laureateinstitute.org

R. H. Yolken
Stanley Division of Developmental Neurovirology, Johns Hopkins School of Medicine, Baltimore, MD, USA

【摘　要】越来越多有力的证据表明，微生物可能是部分精神病患者的致病因素。从历史上看，大多数研究都集中在嗜神经性疱疹病毒、单纯疱疹病毒 1 型（HSV-1）、巨细胞病毒（CMV）和 EB 病毒（EBV）以及原虫如弓形虫上。在本章中，我们将对这些文献进行综述，并重点介绍以下前瞻性研究，从而得出更多机制的结论。接下来，我们将重点关注抗菌药物治疗精神疾病的临床试验。我们严格评估了六项测试抗疱疹病毒药物对躯体疾病炎症疗效的试验，以及九项利用抗疱疹病毒药物治疗肌痛性脑脊髓炎 / 慢性疲劳综合征（ME/CFS）或精神分裂症的临床试验，以及四项利用抗寄生虫药物治疗精神分裂症的临床试验。然后，我们将重点转向精神疾病中微生物菌群失调和微生物菌群改变的研究结果，以及益生菌的潜在治疗效果，包括对精神分裂症、双相情感障碍（BD）和抑郁症（MDD）等 10 多项益生菌随机对照试验的分析。

【关键词】双相情感障碍；临床试验；巨细胞病毒；Epstein-Barr 病毒；单纯疱疹病毒；抑郁症；微生物菌群；精神分裂症；弓形虫

1　引言

微生物可能是精神疾病的病因，这一假说由来已久，至少可以追溯到十九世纪末，当时 Emil Kraepelin 等名人就采用了这一假说（Yolken and Torrey，2008）。第一次世界大战后，Karl Meninger 等人注意到精神分裂症和其他精神疾病可能是流感暴发的后遗症，疫情后期精神分裂症和其他精神疾病的发病率上升，因此研究者们对感染的作用产生了更多的兴趣（Menninger，1994；Kepinska 等，2020）。20 世纪 80 年代，《柳叶刀》和《科学》杂志上关于精神分裂症患者脑脊液（CSF）中存在疱疹病毒感染证据的重要报道将这一假说再次引入公众视野。在此期间，积累了大量证据，证明特定的疱疹病毒和弓形虫原虫与精神分裂症、双相情感障碍（BD）和抑郁症（MDD）有关。下文将简要回顾这些文献。我们还谈到了一个问题，即以微生物菌群形式存在的有益微生物遭受破坏是否是精神病病理生理改变的一个关键组成部分。遗憾的是，正如下文相关章节所回顾的那样，目前可行的治疗方法还都"未见真章，为时尚早"。

2　疱疹病毒

疱疹病毒是常见的双链 DNA 病毒，能够引起终身潜伏感染，周期性再激活，并使易感人群致病（Croen，1991）。感染人类的疱疹病毒科根据基因组和表型特性分为三类：α 组包括单纯疱疹病毒 1 型（HSV-1，又称人类疱疹病毒 1 型，HHV-1）、单纯疱疹病毒 2 型（HSV-2，又称 HHV-2）和水痘带状疱疹病毒（VZV，HHV-3）；β 组包括巨细胞病毒（CMV）、人类疱疹病毒 6 型（HHV-6）和人类疱疹病毒 7 型（HHV-7）；γ 组包括 EB 病毒（EBV，HHV-4）和卡波西肉瘤相关疱疹病毒（HHV-8）。大多数研究都集中在 HSV-1、CMV 和 EBV 这三种病毒上，而健康成人感染这些病毒会出现轻微症状，而新生儿或免疫功能低下的人感染后则会患上更严重的疾病。在这些易感人群中，免疫功能失调会导致病毒复制失控，直接或间接引起组织损伤，更严重的甚至会导致末端器官疾病和死亡（Griffiths and Reeves，2021；

Griffiths 等，2015）。下文将简要讨论这些病毒的病理生理学改变，并综述它们在人类神经精神疾病中发挥的潜在作用。

单纯疱疹病毒 1 型（HSV-1）是一种通过口腔或性接触传播的 α 疱疹病毒。原发性感染一般是在上皮细胞中进行病毒复制。不过，由于病毒通过神经末梢进入感觉神经元，并逆向穿过轴突，因此它可以在神经细胞体中建立潜伏期（Nicoll 等，2012）。病毒 DNA 能以游离形式存在于神经细胞体中，即没有整合到宿主细胞染色体中，而是漂浮在细胞质中（St Leger 等，2021）。潜伏期是通过一系列病毒和宿主之间复杂的相互作用来维持的。潜伏病毒可在生命后期被再激活，为反复感染提供病毒库。已知诱导病毒再激活的因素包括压力、免疫抑制、衰老和感染其他病毒（Yan 等，2020）。

以前人们认为，几乎所有的人在成年后都会感染 HSV-1。然而，随着 HSV-1 抗体特异性检测方法的普及，HSV-1 患病率有所降低。2015 ～ 2016 年美国国家健康与营养检验调查（NHANES）的最新数据显示，HSV-1 的患病率从 14 ～ 19 岁人群的 27% 到 45 ～ 50 岁人群的 59.7% 不等。患病率还因性别、种族 / 民族和社会经济地位而异（McQuillan 等，2018）。HSV-1 通常被认为是通过口 - 口接触传播的，表现为口腔病变，但最近研究发现通过口 - 生殖器接触传播的肛门病变才是常见病因（Ryder 等，2009）。HSV-1 也可通过母婴垂直传播。

HSV-1 的再激活在极少数情况下会导致中枢神经系统的严重感染，表现为脑炎。部分基因突变会显著增加成人罹患 HSV-1 脑炎的风险，这些基因包括 toll 样受体和中枢神经系统神经元内在免疫的基因（Lafaille 等，2019）。母亲患有 HSV-1 生殖器感染，新生儿就可能患 HSV-1 脑炎和多器官感染（James and Kimberlin，2015）。在缺乏特异性抗疱疹病毒治疗的情况下，新生儿和成人患 HSV-1 脑炎往往是致命的。然而，我们越来越明确 HSV-1 感染大脑并不一定会造成脑炎，而是会在中枢神经系统免疫系统的抑制下形成持续感染（Marcocci 等，2020）。在阿尔兹海默病患者以及在其他疾病和无明显脑部疾病的患者中都发现了持续性 HSV-1 脑部感染，尽管他们的感染水平较低（Itzhaki 等，2020）。

巨细胞病毒（CMV）是一种在全球范围内流行的 β 型疱疹病毒。CMV 的原发感染通常发生在儿童时期，通过接触口腔或生殖器分泌物而感染。CMV 可在包括上皮细胞和黏膜细胞在内的多种细胞类型中复制（Sinzger 等，2008）。CMV 有多种传播途径，能够在唾液、尿液、精液、宫颈阴道分泌物和母乳中检出（Petersen 等，2021）。原发感染一般出现在婴幼儿时期。NHANES 的数据显示，美国 6 ～ 11 岁儿童的血清阳性率为 37.5%，40 ～ 49 岁成人的血清阳性率为 58.0%（Petersen 等，2021）。经年龄校正后，CMV 的总体血清阳性率为 50.4%，与非西班牙裔白人相比，西班牙裔和非西班牙裔黑人的血清阳性率要高得多（Petersen 等，2021）。

免疫力正常的人初次感染后可能没有症状，或产生非特异性症状，如低热或类似于 EBV 引起的单核细胞增多症综合征。

对于因癌症化疗、艾滋病病毒（HIV）感染、免疫抑制治疗或固有免疫缺陷而导致免疫功能低下的人，CMV 的原发感染和再激活都可能造成严重后果（Griffiths and Reeves，2021）。新生儿也可能在母体感染后受到感染，造成发育迟缓和感觉神经性耳聋等多种临床结局（Moulden 等，2021）。原发感染的缓解往往会导致终生感染，其特点是病毒的潜伏和再激活。

潜伏期病毒能感染多种类型的细胞，还可能具有嗜造血祖细胞性。潜伏期是通过一系列复杂的相互作用来维持的，其中许多相互作用机制仍有待阐明。潜伏期和再激活的过程被称为"棘手的问题，是一个高度交织和琐碎的谜题"（Goodrum，2016）。

人们认为巨细胞病毒再激活对免疫力正常的成年人影响不大（Forte 等，2020），但最近的研究对这一观点提出了质疑。例如，妊娠期的 CMV 再激活可导致新生儿感染 CMV，尽管其后果通常没有母体原发感染那么严重。此外，有 CMV 既往感染病史的人患高血压（Firth 等，2016）和其他与死亡率相关的心血管疾病（Firth 等，2016）的风险增加。这些病症可能是 CMV 感染对免疫系统造成的长期影响。此外，CMV 感染与老年人认知能力下降有关（Wang 等，2010；Nimgaonkar 等，2016），也与一些非老年人群（Dickerson 等，2014a）和儿童（Vanyukov 等，2018）的认知功能水平下降有关，其中包括患有潜在精神疾病的人（Andreou 等，2021a）。虽然这种关联的确切机制尚不清楚，但值得注意的是，中老年人感染 CMV 的血清学结果与端粒缩短的显著增加有关（Dowd 等，2017），这一过程与认知能力下降和阿尔兹海默病风险增加有关（Lee 等，2020）。此外，CMV 长期反复再激活可能会导致幼稚 T 细胞减少，同时 CMV 特异性 T 细胞（尤其是终末分化的效应记忆细胞）增殖（Ford 等，2020）。这一过程也可能导致免疫衰老的中断——参见本书中 Ford 博士所著章节。老年人感染 CMV 也与对疫苗的迟钝应答有关，这就提出了一种可能性，即接触 CMV 也会增加罹患其他传染病的风险（Nicoli 等，2022）。

Epstein-Barr 病毒（EBV）是一种广泛流行的 γ 疱疹病毒，分布于世界各地。它一般通过口腔接触传播。初次感染 EBV 时，EBV 会在上皮细胞内复制，进而感染 B 淋巴细胞。初次（原发性）感染一般发生在儿童或青少年时期。婴幼儿的原发性感染通常伴有非特异性呼吸道症状，而年长儿童、青少年和青壮年的感染通常伴有发热、腺病和咽炎等综合症状，被称为传染性单核细胞增多症。患者对 EBV 的应答与年龄有关，关于这点目前还没有明确解释，但这可能与青春期发生的荷尔蒙变化有关（Rostgaard 等，2019）。

急性感染缓解后，EBV 可在 B 淋巴细胞和上皮细胞内建立终生潜伏期，随后在整个生命周期内再激活。EBV 的长期感染与淋巴细胞和上皮细胞的多种肿瘤性疾病有关，包括 B 细胞淋巴瘤、鼻咽癌以及某些形式的胃癌和淋巴增生性疾病（Dugan 等，2019）。长期感染也会导致宿主免疫系统的改变。因此，EBV 还与多种自身免疫性疾病有关，如类风湿性关节炎、系统性红斑狼疮和系统性硬化症（Houen and Trier，2020）。此外，长期以来研究者根据横断面研究推测的 EBV 与多发性硬化症之间的相关性，最近在一项针对军人的前瞻性研究中得到了证实，该研究发现，感染 EBV 后，军人罹患多发性硬化症的风险增加了 32 倍（Bjornevik 等，2022）。对 EBV 的免疫反应可通过测量不同病毒蛋白的 IgG 和 IgM 类抗体水平来确定。EBV 急性感染的特征是出现 EBV 早期抗原（EA）和病毒外壳抗原（VCA）IgM 抗体，而 EBV 核抗原（EBNA）抗体和 VCA IgG 抗体出现较晚并持续较长时间。还可检测到全病毒抗原和不同病毒蛋白的抗体。急性感染通常还与动物蛋白的异嗜性抗体有关，这些抗体可用于疾病急性期的诊断（Depaschale and Clerici，2012）。

2.1　精神疾病中的疱疹病毒

人们对疱疹病毒在精神疾病中的作用感兴趣由来已久，至少可以追溯到 50 年前。首先，许多疱疹病毒具有嗜神经性，可导致神经系统疾病（Griffiths and Reeves，2021；Griffiths 等，2015；Marcocci 等，2020；Teissier 等，2014；Lokensgard 等，1999；Krstanovic 等，2021；Poland 等，1990；Alcendor 等，2012；Bello-Morales 等，2020）。其次，潜伏的疱疹病毒感染可因心理压力而再激活（Griffiths and Reeves，2021；Griffiths 等，2015；Marcocci 等，2020；Teissier 等，2014；Lokensgard 等，1999；Krstanovic 等，2021；Poland 等，1990；Alcendor 等，2012；Bello-Morales 等，2020），这与多种精神疾病的发病密切相关（Chen 等，2017；Kendler and Gardner，2016；Keller 等，2007；Beards 等，2013）。第三，抑郁症与适应性免疫系统和病毒免疫受损有关，这就提出了这一人群中疱疹病毒感染未得到最佳控制的可能性（Zorrilla 等，2001；Cole，2014；Leday 等，2018；Evans 等，2002；Irwin 等，2013；Ford 等，2019a，b）。第四，炎症刺激可引发病毒再激活（Prosch 等，2000；Docke 等，1994；Stein 等，1993；Reeves and Compton，2011；Hargett and Shenk，2010；Walton 等，2014；Mallet 等，2021；Cuddy 等，2020），而溶解性病毒复制反过来又会加重炎症（Vasilieva 等，2020；Schnittman and Hunt，2021）。这一点很重要，因为有多项证据表明，炎症可能在一部分精神疾病的病理生理改变中起作用（Mechawar and Savitz，2016；Savitz and Harrison，2018；Savitz，2020；Miller and Raison，2016；Irwin and Cole，2011；Pape 等，2019；Pillinger 等，2019）。第五，就情绪障碍而言，病毒的再激活和潜伏周期与抑郁症状的复发 – 缓解明显是并行发展的。

在此，我们简要总结了疱疹病毒与精神疾病相关的文献。情绪障碍和精神分裂症一直是研究的重点，大多数研究都集中在 CMV 和 HSV-1 上。有关更详细的综述，请参阅参考文献（Yolken and Torrey，2008；Torrey 等，2006）以及本书中 Dickerson 和 Zheng 博士所著的章节。至少有 20 项研究表明 CMV 与情绪障碍有关（Appels 等，2000；Rector 等，2014；Miller 等，2005；Dickerson 等，2017a，2018a；Simanek 等，2014；Simanek 等，2019；Jaremka 等，2013；Prossin 等，2015；Frye 等，2019；Phillips 等，2008；Trzonkowski 等，2004；Coryell 等，2020；Burgdorf 等，2019；Tanaka 等，2017；Avramopoulos 等，2015；Rizzo 等，2013；Tedla 等，2011；Gale 等，2018）。这些研究大多为横断面研究，报告显示与对照组相比，抑郁症患者的 CMV 血清阳性率更高，或者抗 CMV IgG 水平与抑郁症状呈正相关。然而，两项前瞻性研究发现，CMV 血清阳性与抑郁症发病风险增加有关（优势比 =1.38）（Simanek 等，2019）或与更普遍的情绪障碍发病风险增加相关（发病率比 =1.43）（Burgdorf 等，2019）。后一项研究还发现，CMV 与所有精神障碍的风险增加有关（发病率比 =1.37）（Burgdorf 等，2019）。此外，《底特律社区健康研究》的一项纵向分析报告指出，CMV IgG 抗体水平每增加一个单位，抑郁症的发病概率就会增加 26%，因此 IgG 抗体滴度处于最高四分位数的受试者与处于较低三个四分位数的受试者相比，抑郁症的发病概率要高出 3.87 倍（Simanek 等，2014）。我们最近的研究也支持抑郁症与 CMV 之间的潜在关联性，我们的研究表明，与匹配的 CMV 阴性 MDD 患者相比，CMV 血清阳性的 MDD 患者灰质体积减少，白质完整性降低，静息状态功能连接发生改变（Zheng 等，2021a，b，c）。也就是说，CMV 可能会导致一部分易感患者出现与抑郁症相关的神经异常。然而，尽管有越来越多的证据表明 CMV 在抑郁症中发挥作用，但应该注意的是，并非所有血清学研究都支持 CMV 与情绪障碍之间的联系（Markkula 等，2020；Simanek 等，2018；Snijders 等，2019；Hsu 等，2016）。

精神分裂症与 CMV 之间的关系还不确定。20 世纪 80 年代初的三项研究报告称，精神分裂症患者脑脊液（CSF）中的 CMV 抗体高于对照组（Albrecht 等，1980；Torrey 等，1982；Kaufmann 等，1983）。然而，事实证明重现这个研究结果并不容易（King 等，1985；Rimon 等，1986；Gotlieb-Stematsky 等，1981；Shrikhande 等，1985）。各项研究的血清学数据也不尽相同，一些横断面研究报告称，与对照组相比，精神分裂症患者体内 CMV 抗体的检出率较高，但也有许多阴性结果，没有发现两者的相关性。事实上，许多荟萃分析或系统综述都未能发现 CMV 血清学改变与精神分裂症之间存在统计学关联的证据（Moya Lacasa 等，2021；Arias 等，2012；Khandaker 等，2013）。在近期取得阳性结果的研究中，瑞典的一项大型队列研究值得关注，该研究检索了 0 ～ 12 岁人群因中枢神经系统疾病住院的数据，以及 14 岁或以上人群因非情感性精神病住院的数据（Dalman 等，2008）。因 CMV 感染而住院的人将比患非情感性精神病的可能性要高出 16.6 倍（Dalman 等，2008）。然而，需要指出的是，在这项研究中，大多数 CMV 感染者都是在子宫内或儿童早期感染 CMV，这表明发病年龄是日后罹患精神病风险的一个重要决定因素。感染时间上的差异可能能够解释不同人群感染 CMV 与他们的精神疾病结果存在差异的原因。最后，CMV 可能会对易感染人群的大脑造成损害，与此相一致的是，研究发现 CMV 抗体滴度与双相情感障碍（BD）或精神分裂症患者的海马体积成反比（Andreou 等，2021b；Houenou 等，2014）。

HSV-1 与情绪障碍之间的联系不如 CMV 那么显著，有几项研究未能检测出疾病组与对照组在 HSV-1 血清状态上的差异（Simanek 等，2014，2018，2019；Gale 等，2018；Markkula 等，2020；Hsu 等，2016）。不过，也有一些明显的例外。最近，在英国的一个大型生物库样本中，HSV-1 血清阳性与抑郁症（OR=1.29）（Ye 等，2020）有关，在丹麦的一个献血者队列（353 例病例和 3479 例对照）中，HSV-1 血清阳性与自杀行为（OR=1.40）有关（Nissen 等，2019）。

尽管精神分裂症患者与对照人群相比 HSV-1 感染率更高的证据不足（Nissen 等，2019），但正如下文第 2.5 节所述，有充分的数据表明，HSV-1 感染可能会导致精神分裂症患者的认知障碍。简而言之，最近发表的两篇文献，一篇是系统性文献综述，另一篇是包含 9 项研究的荟萃分析，得出的结论是 HSV-1 感染对精神分裂症患者的神经认知功能有负面影响，影响的效应量为小到中等（Tucker and Bertke，2019；Dickerson 等，2020）。与这些数据相一致的是，有报告称在非精神病样本中，HSV-1 血清状态与认知表现之间存在关联（Fruchter 等，2015；Hamdani 等，2017；Jonker 等，2014）。此外，一项纵向研究显示，HSV-1 阳性而非 HSV-1 阴性的精神分裂症患者在为期一年的随访期间出现了灰质体积的减少（Prasad 等，2011）。此外，与 HSV-1 阴性受试者相比，HSV-1 阳性受试者在执行工作记忆的功能磁共振成像（fMRI）任务（n-back 任务）中表现出大脑前额叶皮层和海马等区域的血氧水平依赖（blood oxygen level-dependent，BOLD）反应增加，这表明血清反应阳性受试者可能需要提高神经生物学改变才能实现与血清反应阴性受试者同样的工作记忆表现（D'Aiuto 等，2015）。

研究发现精神分裂症患者对 EBV 感染有异常反应，其特点是对 EBV-VCA 的反应水平升高，但对 EBNA-1 和整个病毒抗原的反应水平并不升高。当用多基因风险评分量表评估精神分裂症遗传风险时，与没有这些风险因素的个体相比，对 EBV 反应异常和精神分裂症遗传风险增加的个体被诊断为精神分裂症的概率超过 8.5 倍（Dickerson 等，2019）。一项研究进一步证实了 EBV 感染与精神分裂症之间的联系，该研究表明，在童年时期感染 EBV 的青少年患精神病的概率增加（Khandaker 等，2014）。儿童感染 EBV 还与爱丽丝梦游仙境综合征有关（Mastria 等，2016），这是一种视觉和体感整合的知觉障碍。研究还发现，患有精神分裂症且某些 EBV 抗体水平升高的人认知能力下降，尤其是在社会认知领域（Dickerson 等，2021）。值得注意的是，氯氮平还能调节 EBV 的体外复制，因为研究发现氯氮平能够抑制溶解性再激活（Anderson 等，2019）。需要对 EBV 进行多种检测以确定宿主出现的免疫反应特征，这可能是一些研究未能发现 EBV 与精神分裂症存在相关性的原因（de Witte 等，2015）。研究还发现抑郁症（Jones-Brando 等，2020）和出现 T 和 B 细胞记忆反应缺陷的慢性疲劳综合征（Loebel 等，2017）患者中也发现了对 EBV 蛋白的异常应答。既往研究并未发现 EBV 与双相情感障碍（BD）存在关联性（Snijders 等，2019），但这种疾病尚未在对感染的异常免疫反应方面得到广泛研究。

2.2　抗疱疹病毒药物和疫苗

由于疱疹病毒有一个共同的复制周期和一些人类没有的代谢途径，因此研究者们开发出了许多药物，这些药物可以抑制多种疱疹病毒，而对宿主代谢的影响相对较小。第一代药物是针对病毒酶如 DNA 聚合酶的核苷类似物。其中得到广泛使用的是阿昔洛韦或其口服原药伐昔洛韦，这类药最先被病毒酶胸苷激酶（HSV-1 和 2）或 UL97（CMV）磷酸化，随后被细胞激酶转化为三磷酸，与未取代的脱氧核苷酸三磷酸（dNTPs）竞争，成为病毒 DNA 聚合酶的底物（Coen and Schaffer，2003）。这些核苷酸掺入病毒 DNA 后会终止 DNA 延长，并在功能上使 DNA 聚合酶失活（Coen and Schaffer，2003）。虽然阿昔洛韦/伐昔洛韦对 HSV-1 和 HSV-2 更具针对性，但核苷类似物更昔洛韦及其口服原药伐昔洛韦通常被认为是治疗大多数 CMV 相关疾病的一线药物。不幸的是，病毒变异株可能会发展到无法再磷酸化这些药物。这一问题以及核苷类似物固有的潜在诱变性促进了几种新一代药物的研发。其中一款值得关注的药物是来特莫韦（letermovir），它能够以 CMV 终止酶复合物为靶点，抑制衣壳化过程中的 DNA 分裂，因此其副作用小于核苷类似物（Marty 等，2017）。虽然有几种核苷类似物已被证明能在体外抑制 EBV 复制，但目前还没有经美国食品及药物管理局（FDA）批准的治疗 EBV 的药物（Andrei 等，2019）。还有一种潜在的候选药物——马利巴韦（Maribavir）可抑制 EBV 和 CMV 蛋白激酶，而 EBV 和 CMV 蛋白激酶是病毒感染细胞中多种蛋白质磷酸化所必需的酶。然而，马利巴韦用于预防异体干细胞移植受者感染 CMV 的 II 期和 III 期临床试验结果不一（Winston 等，2012；Marty 等，2011；Maertens 等，2019；Papanicolaou 等，2019）。虽然疱疹病毒的医学治疗方法仍在不断发展，但开发出能预防原发性感染的疫苗将是一项重大变革。

目前，唯一获得批准的抗疱疹病毒疫苗是 VZV 疫苗，疫苗预防的需求仍然很高。事实上，美国国家医学院已将 CMV 列为最优先开发的疫苗目标之一（Stratton 等，2000）。虽然抗 CMV 候选疫苗迄今为止还不能通过中和抗体来预防感染，但一些疫苗是有前景的，它们能够减轻器官移植后 CMV 疾病，包括 mRNA 疫苗在内的几种候选疫苗目前正处于 II 期临床试验阶段（Struble 等，2021）。最先进的 HSV-1 候选疫苗是葛兰素史克公司生产的糖蛋白 D2 亚单位疫苗，该疫苗由 HSV-2 糖蛋白 D（gD2-AS04）和单磷脂 A（MPL）佐剂组成（Krishnan and

Stuart 2021 年）。一项Ⅲ期临床试验显示，该疫苗对预防 HSV-1 生殖器疾病有 58% 的疗效，但对 HSV-2 没有疗效（Belshe 等，2012）。针对 EBV 糖蛋白的几种疫苗已经完成了 I 期临床试验，尽管耐受性良好，但却没有发现它们能对 EBV 感染产生保护作用（Sun 等，2021）。总之，虽然目前的疫苗不能引起足够的体液免疫来抵御原发性感染，但人们对 mRNA 疫苗等新技术最终将为市场带来有效的产品持乐观态度。最近开发的一种糖蛋白疫苗可以预防 VZV 的再激活以及带状疱疹和带状疱疹后神经痛的发生（Cunningham 等，2016），它的成功说明了低毒性疫苗在预防疱疹病毒感染的长期并发症方面具有潜力。

2.3　治疗疱疹病毒引起的炎症

本节的大多数研究都集中在 CMV 上，因为该病毒是免疫抑制人群出现炎症相关病理改变的其中一个原因。具体来说，CMV 可能引发移植排斥反应，降低移植受者的存活率（Rollag 等，2012），并加重艾滋病病毒（HIV）（Schnittman and Hunt，2021）感染者和败血症（Limaye 等，2008）患者的躯体疾病。因此，一些临床试验开始关注并发的炎症性疾病或疱疹病毒介导的炎症反应，因为它们可能是临床结果的重要决定因素。

Hunt 及其同事在一项为期 8 周的随机安慰剂对照试验中测试了无症状 CMV 复制对全身炎症的影响，试验中 CMV 阳性的 HIV 感染者（PWH）每天服用 900 mg 缬更昔洛韦。与安慰剂组（$n=16$）相比，随机接受缬更昔洛韦治疗的受试者（$n=14$）的 $CD8^+$（CD38+ HLA-DR+）细胞免疫激活以及血浆中 sTNFR2、sCD163 和 sCD14 的浓度均显著降低（Schnittman and Hunt，2021；Hunt 等，2011）。CMV 会增加心脏移植后患冠状动脉疾病（CAD）的风险（Grattan 等，1989；McDonald 等，1989），因此研究者开展了一项临床试验，149 名患者在移植后立即随机接受为期 4 周的更昔洛韦（$n=76$）或安慰剂（$n=73$）静脉注射治疗（Valantine 等，1999）。患者接受静脉注射，剂量为每 12 小时 5 mg/kg，治疗持续 14 天，之后每周 5 天，每天一次，每次 6 mg/kg，持续 2 周。平均 4.7 年后对 CAD 进行评估，结果发现，与安慰剂组相比，未使用钙阻滞剂的更昔洛韦组的 CAD 病发率降低（Valantine 等，1999）。VICTOR 试验比较了口服缬更昔洛韦和静脉注射更昔洛韦治疗实体器官移植受者的 CMV 疾病（Asberg 等，2007）。在一项以免疫标记物为重点的后续研究中，没有观察到治疗的显著效果，而较高的趋化因子 CXCL16 和 von Willebrand 因子（内皮细胞活化的标记物）基线血浆浓度与移植后 21 天的不良临床结果有关（Rollag 等，2012）。脓毒症重症患者被随机分配接受静脉注射更昔洛韦（5 mg/kg，每天两次，共 5 天），随后接受静脉注射更昔洛韦或口服缬更昔洛韦，每天一次，直至出院（$n=84$）或给予对应的匹配安慰剂（$n=76$）。虽然两组患者在主要结果指标［即白细胞介素 6（IL-6）的血浆浓度］上并无差异，但更昔洛韦改善了氧合作用，降低了机械通气需求（Limaye 等，2008）。

三项研究独立考察了缬更昔洛韦对 HSV-2 血清学阳性的 PWH 患者的炎症标志物的影响（Andersen-Nissen 等，2016；Yi 等，2013；Roxby 等，2013）。60 名接受抑制性抗反转录病毒治疗的 HIV/HSV-2 合并感染的成人按 1∶1∶1 的比例随机分配为期 12 周的安慰剂、低剂量伐昔洛韦（500 mg，每天两次）或高剂量伐昔洛韦（1 g，每天两次）治疗（Yi 等，2013）。与安慰剂组相比，伐昔洛韦对活化的 $CD8^+$ T 细胞、CRP、IL-6、sICAM-1 以及其他继发免疫结果没有显著影响（Yi 等，2013）。同样，Roxby 等人也报告说，伐昔洛韦对 $CD4^+$

或 CD8⁺（CD38+ HLA–DR+）细胞活化没有影响（Roxby 等，2013）。在这项试验中，117 名肯尼亚孕妇被随机分配到实验组（500 mg 伐昔洛韦，每天两次，）或相应的安慰剂组，为期1 年多。在第三项研究中，一项为期 18 周、每天服用两次 500 mg 伐昔洛韦的随机、安慰剂对照交叉试验发现，伐昔洛韦能显著降低血浆 CXCL10，但对另外 30 种细胞因子和趋化因子则没有降低效果（Andersen–Nissen 等，2016）。

2.4 肌痛性脑脊髓炎 / 慢性疲劳综合征的抗病毒治疗

肌痛性脑脊髓炎或慢性疲劳综合征（ME/CFS）的特征是不明原因的致残性疲劳以及睡眠和认知障碍、肌肉疼痛和淋巴结触痛等一系列其他症状。鉴于抑郁症等精神疾病的部分症状与 ME/CFS 重叠，抗病毒药物对 ME/CFS 的治疗可能对精神疾病有指导意义。由于许多人在 ME/CFS 发病前都有感染史，因此有一种假设认为，疱疹病毒等感染性病原体会引起慢性炎症反应，从而导致 ME/CFS 的发生（Ruiz–Pablos 等，2021；Ariza，2021；Komaroff and Cho，2011；Pedersen 等，2019）。迄今为止，已有四项已发表的临床试验评估了抗疱疹药物治疗 ME/CFS 的疗效（Montoya 等，2013；Lerner 等，2007；Straus 等，1988；Kogelnik 等，2006）。在一项双盲、随机交叉设计中，27 名对 EBV 早期抗原有持续抗体的患者被随机分配到静脉注射阿昔洛韦（每平方米体表面积 500 mg）或生理盐水，每 8 小时注射一次，连续 7 天，然后口服 800 mg 阿昔洛韦，每天四次，每次 325 mg，持续服用 30 天，或口服与其对应匹配的安慰剂（Straus 等，1988）。在经过六周的"冲洗"阶段后，受试者再接受五周的替代治疗。在两个治疗阶段都观察到了自我报告症状的改善，这表明阿昔洛韦在治疗这组患者的 ME/CFS 方面并不优于安慰剂（Straus 等，1988）。Lerner 及其同事将符合美国疾病控制中心（CDC）ME/CFS 标准的 27 名 EBV 阳性患者随机分组，分别给予伐昔洛韦（每 6 h 1.0 g，n=14）或安慰剂（n=13）治疗 3 个月（Lerner 等，2007）。主要结果是以能量指数评分评估患者的体力活动，结果显示，在 6 个月时，伐昔洛韦组的体力活动增加了 1.12 个单位（122 千卡 / 天），而安慰剂组增加了 0.42 个单位（65 千卡 / 天）。不过，目前还不清楚这种差异是否具有统计学意义。

另外两项临床试验使用的是缬更昔洛韦，而不是阿昔洛韦或伐昔洛韦。在一项开放标签研究中，12 名 EBV 和 HHV–6 阳性、长期伴有中枢神经系统（CNS）功能障碍和疲劳症状的患者接受了为期 6 个月的缬更昔洛韦治疗（900 mg，每天两次，持续 3 周，然后 900 mg，每天一次）（Kogelnik 等，2006）。12 名参与者中有 9 人的症状有所缓解，抗病毒 IgG 滴度也有所下降。在一项后续研究中，30 名受试者以 2 ：1 的比例随机接受了为期 6 个月的缬更昔洛韦（900 mg，每天两次，共 21 天，然后 900 mg，每天一次）或安慰剂治疗（Montoya 等，2013）。与安慰剂组相比，缬更昔洛韦组的主要结果（即多维疲劳量表得分）有了更大改善，但这一差异在统计学上并不显著。不过，在一些次要结果中，缬更昔洛韦组与安慰剂组存在显著的组间差异，包括在试验过程中 Th1 细胞因子（IL–2、IL–12、IFN–γ）的增加（Montoya 等，2013）。在这些研究中值得注意的是，伐昔洛韦和缬更昔洛韦对 EBV 的疗效相对较弱，因此开发和应用更好的方法来预防和治疗 EBV 相关疾病，这将代表着这一领域向前迈进了一步。

2.5 精神疾病的治疗

据我们所知，目前已发表了五项抗病毒药物治疗精神疾病的研究（DeLisi 等，1987；

Dickerson 等，2003a，2009a；Prasad 等，2013；Breier 等，2019）。这五项研究都考察了阿昔洛韦或其原药伐昔洛韦对精神分裂症的疗效。在最初的试验中，8 名患有慢性精神分裂症或精神分裂情感性障碍且 EBV 滴度升高的患者接受了 2 周的安慰剂治疗，随后接受了 6 周每天 4 g 的阿昔洛韦治疗、2 周每天 1 g 的阿昔洛韦治疗以及 4 ～ 6 周的安慰剂治疗（DeLisi 等，1987）。在积极治疗和安慰剂治疗期间，用简明精神病评定量表检测的症状没有明显差异。随后，Dickerson 等人进行了一项开放标签试验，研究伐昔洛韦对使用阳性与阴性症状量表（PANSS）测量的阳性和阴性症状的影响（Dickerson 等，2003a）。65 名精神分裂症患者在接受了为期 2 周的安慰剂治疗后，这阶段为磨合期（lead-inperiod），开始接受 1 g 伐昔洛韦的辅助治疗，每天两次，与患者的标准药物一起服用，疗程长达 16 周。有趣的是，虽然伐昔洛韦主要具有抗 HSV-1 的特性，但对 CMV 而非 HSV-1 血清阳性的亚组受试者的精神症状有显著改善（Dickerson 等，2003a）。在一项随访研究中，47 名 CMV 血清阳性的精神分裂症门诊患者会先进行为期 2 周的安慰剂磨合期（run-in），之后被随机分配到接受伐昔洛韦治疗，每天两次，每次 1 g（$n=24$）或安慰剂（$n=23$），为期 16 周（Dickerson 等，2009a）。两个治疗组在阳性症状和阴性症状（PANSS 评分）的变化上没有明显差异。

最近的两项临床试验建立在大量文献基础之上的，文献主题主要和以下两个方面相关：在 HSV-1 血清阳性与精神分裂症患者认知障碍存在横断面相关性（Thomas 等，2013；Dickerson 等，2003b，2008；Shirts 等，2008；Yolken 等，2011；Watson 等，2013；Prasad 等，2012；Schretlen 等，2010），以及精神分裂症患者和健康人群中 HSV-1 血清学阳性与灰质体积减少之间的关联（Prasad 等，2007，2011；Schretlen 等，2010；Pandurangi 等，1994）。在最初的原理验证试验中，24 名 HSV-1 血清反应阳性的精神分裂症患者被随机分配到 1.5 g 伐昔洛韦（$n=12$）或安慰剂（$n=12$）组，除了常规药物治疗外，每天服用两次，持续 18 周（Prasad 等，2013）。与安慰剂组相比，伐昔洛韦组的言语记忆、工作记忆和视觉对象学习能力有所改善，但精神症状没有改善。在后续的 VISTA 试验中，170 名精神分裂症患者（HSV-1 阳性，$N=70$；HSV-1 阴性，$N=96$）按 1∶1 比例随机接受了 16 周的伐昔洛韦（1.5 g，每天两次）或安慰剂治疗（Breier 等，2019）。在主要或次要神经认知终点上，伐昔洛韦组与安慰剂组没有显著差异。

2.6　小结

有证据表明，在感染艾滋病毒和脓毒症的情况下，缬更昔洛韦治疗 CMV 感染能够降低全身炎症指标，并可防止器官移植后出现 CAD。然而，由于关注炎症结果的研究数量较少，因此应谨慎解读这些数据。对于 ME/CFS 和精神分裂症，研究重点分别是 EBV 和 HSV-1，因此大多数试验都是使用阿昔洛韦或伐昔洛韦开展的。整体而言，开放标签研究或小型可行性试验取得了令人鼓舞的结果，但大型随机对照试验的结果却令人失望。治疗精神病患者的难点之一在于，所有可用的抗疱疹病毒药物都只针对复制中的病毒，而非潜伏病毒。因此，人们期望这些药物只在感染的裂解阶段有效（Prasad 等，2013）。然而，在免疫功能健全的人群中，病毒再激活可能是短期的或偶发的，不容易量化，因为病毒血症很少见。解决的办法之一是延长治疗时间，但这样做成本高昂，会增加不良副作用的风险，而且对于大型试验来说也不切实际。其次，疱疹病毒毒株之间会自然发生序列变异，有可能影响发病过程和对药物的反应（Griffiths and Reeves，2021）。第三，对血清反应阳性受试者开展的研究往往无法区分控制再激活和再次感染的是否为不同毒株的病毒（Griffiths and Reeves，2021）。这些因素加在一起，可能会使试验偏向于阴性结果，因此得出抗带状疱疹药物无治疗效果的结论可能为时尚早。鉴于有确凿证据表明 CMV 与抑郁症有关，而且有证据表明缬更昔洛韦具有抗炎作用，因此有必要进行临床试验，评估抗 CMV 药物的抗抑郁效果。此外，疫苗的出现为单次或少量免疫接种产生长期效果提供了可能，比如 VZV 疫苗能够长期预防 VZV 感染就证明了这一点。这种疫苗将使评估对精神疾病的影响所需的大规模、有充分依据的研究成为可能。这种免疫接种也可用于精神疾病高危人群，用于预防病毒感染 / 复燃，防止病毒后续转为活动性精神疾病。这些研究以及最终向包括儿童在内的其他人群的推广，可能阐释了一个原则即预防病毒感染比治疗病毒感染更有效，并介绍了一个实用方法，该方法能够减少普通人群感染病毒后造成的精神负担。

3 弓形虫

弓形虫是一种潜在的嗜神经性寄生虫，感染了全球约三分之一的人口（Kim and Weiss，2008）。它的最终宿主是猫，但人类和其他恒温动物可能会通过摄入或吸入卵囊（孢子虫）而受到感染，并成为中间宿主（Torrey 等，2007；Severance 等，2016）。人类摄入来自环境中猫粪便的卵囊或来自受感染动物未煮熟肉类的组织囊蚴后，弓形虫会以速殖子的形式进行复制。然而，寄生虫通常会受到免疫系统的控制，被迫进入潜伏期，形成半休眠的细胞内包囊（裂殖子），这些包囊可在肌肉、肝脏、心脏、视网膜和大脑中持续存在较长时间（Severance 等，2016）。在免疫抑制人群中，这些包囊可能会破裂，增殖的寄生虫会诱发炎症反应，从而导致严重的中枢神经系统疾病（Brown 等，2005 年）。此外，感染弓形虫的母亲还能通过胎盘传播速殖子感染新生儿。

弓形虫除了具有嗜神经性外，还因以下几点引起了精神领域研究人员的注意：（a）弓形虫感染可导致多巴胺水平的改变，这可能是大脑的部分免疫应答；（b）临床前研究表明，弓形虫感染会产生行为后遗症，并改变动物模型的去甲肾上腺素能信号传导（Berdoy 等，2000；Laing 等，2020；Johnson and Johnson，2021）；（c）常用于治疗精神病的氟哌啶醇和丙戊酸等药物在体外具有抗弓形虫的特性（Jones- Brando 等，2003）；最后，弓形虫不能合成色氨酸，这意味着人体对寄生虫的自然防御机制之一是通过上调色氨酸向犬尿氨酸的转化来降解色氨酸（Xiao 等，2018）。犬尿氨酸又会被代谢成多种神经活性代谢物，包括 NMDA 受体拮抗剂犬尿氨酸（与精神病的病理生理学改变有关）和 NMDA 受体激动剂喹啉酸（可能在抑郁症的病理生理学过程中发挥作用）（Savitz，2017，2020）。

3.1 刚地弓形虫与精神疾病

在此，我们简要强调刚地弓形虫与精神疾病存在关联性的证据。本篇小结并不全面，读者可参阅大量相关综述（YYolken and Torrey，2008；Severance 等，2016；Xiao 等，2018；Del Grande 等，2017；Postolache 等，2021）和相关主题的荟萃分析，以及肖博士在本书中撰写的章节。两项最初的荟萃分析，一项发表于 2007 年（Torrey 等，2007），另一项发表于 2012 年

（Arias 等，2012），报告称精神分裂症患者的弓形虫 IgG 血清阳性率明显高于对照组，优势比（OR 值）分别为 2.73 和 2.70。初发患者和慢性病患者的效应大小几乎是一致的（Torrey 等，2007）。另一项更近期的荟萃分析报告的 OR 值为 1.81，经过校正可能存在的发表偏倚后 OR 值降至 1.43（Sutterland 等，2015）。同样，一项纳入 16 项研究（包括 2353 名患者和 1707 名对照者）的荟萃分析检测了急性精神病患者的 IgM 抗体，结果显示 OR 值为 1.68，慢性病患者（OR=2.54）的影响强于首次发病患者（Monroe 等，2015）。几项前瞻性研究同样支持刚地弓形虫感染与精神分裂症存在相关性。Brown 及其同事对 63 例后代患上精神分裂症谱系障碍的孕妇血清样本和 123 例匹配对照样本中的刚地弓形虫 IgG 水平进行了量化（布朗等人，2005）。刚地弓形虫 IgG 滴度高的妇女所生子女患精神分裂症的概率是其他妇女的 2.61 倍（Brown 等，2005）。Mortensen 及其同事在丹麦人口登记册中测量了保存在滤纸上的新生儿足跟血样本中的刚地弓形虫 IgG 抗体（Mortensen 等，2007）。随后，他们将 186 例早期（小于 18 岁）精神分裂症和相关精神病病例与匹配对照组进行了回顾性比较。后来被确诊为精神分裂症患者的新生儿样本中，刚地弓形虫 IgG 抗体水平明显高于对照组，以抗体滴度第 75 百分位数为分界点，OR 值为 1.79（Mortensen 等，2007）。最后，Pederson 等人对 4.5 万多名妇女进行了产前跟踪，并检测了出生时的母体弓形虫抗体水平是否能预测母亲随后是否会患上精神分裂症（Pedersen 等，2011）。在控制了精神病家族史、居住地城市化程度和分娩年龄之后，与弓形虫 IgG 水平最低的母亲相比，弓形虫 IgG 水平最高的母亲患精神分裂症的相对风险为 1.68（Pedersen 等，2011）。

刚地弓形虫与情绪障碍之间的关联性没有精神分裂症那么显著，但仍然具有一定的提示意义。三项荟萃分析纳入了 8 ～ 11 个研究数据，他们得出结论认为，与对照组相比，双相情感障碍（BD）患者更有可能检测出弓形虫阳性，OR 值介于 1.26 ～ 1.52 之间（Snijders 等，2019；Sutterland 等，2015；de Barros 等，2017）。值得注意的还有一项前瞻性研究，该研究测量了 127 名 BD 成人患者和 127 名匹配对照者的新生儿血斑中的刚地弓形虫抗体水平（Mortensen 等，2011）。没有迹象表明母体感染弓形虫会增加罹患 BD 的风险（Mortensen 等，2011）。至于抑郁症（MDD），Sutterland 等人报告弓形虫 IgG 血清阳性的 OR 值为 1.21，但无统计学意义（Sutterland 等，2015）。最近对纳入了 29 项横断面或病例对照研究的一项荟萃分析也得出了同样的结论，报告称，MDD 中刚地弓形虫 IgG 血清阳性的汇总 OR 值为 1.15，尽管所纳入研究的结果存在显著的异质性（Nayeri Chegeni 等，2019）。横断面研究的 OR 值为 0.88，而与受试者年龄和性别相匹配的病例对照研究的 OR 值为 1.67（Nayeri Chegeni 等，2019）。Meta 分析还表明，刚地弓形虫感染与自杀未遂风险增加有关，当以健康人群为对照组时，OR 值介于 1.43（Soleymani 等，2020）到 1.9 不等（Sutterland 等，2019）。

3.2　精神疾病中的弓形虫治疗

迄今为止，已经发表了四项针对精神病患者的抗弓形虫药物临床试验。其中两项研究使用了抗生素，两项试验使用了抗疟疾药物。Dickerson 及其同事评估了阿奇霉素的辅助治疗效果，阿奇霉素是一种具有抗弓形虫活性的广谱抗生素，已经在 28 名弓形虫血清反应阳性的精神分裂症或分裂情感性障碍患者中进行验证（Dickerson 等，2009b）。在两周的安慰剂磨合期后，受试者被随机分配到安慰剂组或实验组进行 600 mg/ 天的阿奇霉素治疗，为期 14 周。随着时间的推移，安慰剂组和阿奇霉素组的 PANSS 评分没有显著差异（Dickerson 等，2009b）。在另一项抗生素研究中，91 名精神分裂症患者（其中 80 名患者为弓形虫阳性）被以 1∶1 比例随机分配接受为期 6 个月的甲氧苄啶（200 mg/ 天）或安慰剂治疗，（Shibre 等，2010）。与安慰剂相比，甲氧苄啶并不能显著降低 PANSS 评分（主要结果）（Shibre 等，2010）。

Dickerson 小组还对青蒿素进行了一项研究，青蒿素是一种具有抗弓形虫作用的抗疟疾药物（Dickerson 等，2011）。在两周的安慰剂磨合期后，66 名精神分裂症患者按 1∶1 随机接受安慰剂或青蒿素（100 mg，每天两次）治疗。青蒿素对主要结果即 PANSS 评分没有显著影响，但青蒿素组患者的麦胶蛋白抗体水平确实有明显降低（Dickerson 等，2011）。虽然实验性胃肠道感染弓形虫会导致肠道炎症水平升高，但青蒿素组患者的麦胶蛋白抗体水平降低的机理尚不清楚。在一项为期 8 周的双盲、随机、安慰剂对照试验中，100 名刚地弓形虫血清反应呈阳性的近期精神分裂症患者被随机分配到抗疟疾药物蒿甲醚或安慰剂组（Wang 等，2014）。蒿甲醚组患者在第二周（第 8～14 天）和第四周（第 22～28 天）每天一次服用 80mg 蒿甲醚。与安慰剂相比，蒿甲醚对精神分裂症症状或认知能力没有明显影响（Wang 等，2014）。

一项回顾性研究考察了弓形虫阳性的 BD 或精神分裂症患者在接受具有体外抗弓形虫活性的精神科药物治疗后是否会有不同程度的改善（Fond 等，2015）。在 152 名 BD 患者和 114 名精神分裂症患者中，分别有 115 人和 74 人的弓形虫检测呈阳性。临床医生对弓形虫感染情况进行盲测，并可自由选择治疗方法。在弓形虫阳性的 BD 组中，接受抗弓形虫活性高的药物（如丙戊酸钠）治疗的患者终生抑郁发作少于接受抗弓形虫活性低的药物（如锂盐和拉莫三嗪）治疗的患者，但躁狂发作不受影响（Fond 等，2015）。然而，这一结果很难解释，因为实验设计只能评估当前治疗的效果。在精神分裂症样本中未观察到有统计学意义的影响。

3.3　小结

有确凿证据表明，弓形虫暴露与精神分裂症风险增加之间存在关联。而弓形虫感染与情绪障碍之间的联系则不太明确。首先，在精神分裂症患者中尝试进行了四次抗寄生虫药物的临床试验。迄今为止，所有结果统一为阴性。然而，这些临床试验很难进行评估，因为迄今为止使用的抗弓形虫药物疗效参差不齐（Chorlton，2017）。其次，即使现有药物对复制的速殖子有效，但对形成包囊的裂殖子无效，裂殖子对临床现有的抗弓形虫治疗具有耐药性（Chorlton，2017；Neville 等，2015）。受试者通常因 IgG 抗体检测呈阳性而被纳入研究，而 IgG 抗体检测呈阳性反映的是弓形虫的既往感染史，而非当前的活动性疾病。第三个问题是，与弓形虫相关的导致精神疾病的脑部改变可能发生在生命的早期，因此对已经患病的成年人进行干预可能为时已晚。最后一个难以控制的因素是弓形虫的株系。例如，一项研究表明，与感染 ME-49 株系的小鼠相比，感染 VEG 株系的小鼠具有更高的抗弓形虫 IgG 滴度，中枢神经系统中淋病双球菌的组织负荷更高，且长期记忆力降低（Bezerra 等，2019）。综上所述，有证据表明，在目前阶段，用抗弓形虫药物治疗精神病患者并不是一种可行的治疗策略。最近开发出了具有抗组织包囊活性的药物（Doggett 等，2012），还开发出了测量人体组织囊肿循环抗体的检测方法（Xiao 等，2021），这些都为研发有更佳疗效的治疗方法提供了可能。此外，目前正在开发的抗弓形虫疫苗（Hasan 等，2021）为长期保护提供了可能性，因为疾病的预防最终会拓展到生命早期弓形虫感染的预防。

4　微生物菌群

人体内最大的微生物菌群存在于肠道中。新的证据表明，肠道菌群通过产生和改变许多代谢、免疫和神经化学因子来影响大脑（Morais 等，2021）。大脑与肠道之间还存在迷走神经形式的"固有连接"，通过这种肠道神经系统发出的传入和传出信号也受到微生物菌群的调节（Morais 等，2021）。大量文献表明，在抑郁和焦虑的临床前模型中，行为异常会导致微生物菌群发生改变（Depalma 等，2015；Marin 等，2017）。此外，据报道，将抑郁症患者的微生物菌群移植到无菌啮齿动物体内会增加类似抑郁症的行为（Kelly 等，2016；Zheng 等，2016；Jang 等，2021；Munshi，2021）。总之，这些数据提出了一种可能性，即菌群组成的失衡可能是精神疾病的发病机制之一。

4.1　微生物菌群与精神疾病

多篇定性综述认为，抑郁症（MDD）、双相情感障碍（BD）和精神分裂症患者的肠道菌群的组成发生了改变，导致肠道与大脑的交流失调，炎症加重（Marazziti 等，2021；Spichak 等，2021；Szeligowski 等，2020；Golofast and Vales，2020；Sublette 等，2021；Vindegaard 等，2021）。然而，一项纳入 10 项观察性研究的荟萃分析并没有发现有证据能证明，患有 MDD 的受试者与非抑郁对照组之间的肠道菌群多样性存在差异（Sanada 等，2020）。最近，Young 及其同事对 59 项研究进行了迄今为止最全面的荟萃分析，这些研究共纳入了 2000 多名患者和 2000 多名对照组受试者，考察了各种精神疾病中微生物菌群的改变（Nikolova 等，2021）。该项荟萃分析的主要研究结果表明，与对照组相比，不同精神疾病的 α 和 β 多样性普遍降低，但效应量较小，而且结果因采用的多样性指数不同而有所差异。研究数据还表明，粪杆菌和粪球菌的数量在不同疾病中都有所减少，而埃格特菌的数量则有所增加，埃格特菌以前曾与几种炎症性疾病相关（Nikolova 等，2021；Forbes 等，2018）。研究发现，许多精神分裂症和情绪障碍患者的肠道炎症标志物水平升高（Dickerson 等，2017b），这进一步证实了微生物菌群失调在精神障碍的发病机制中可能扮演重要角色。

微生物菌群失调可能是引起精神障碍的病理生理学改变的原因之一（Dickerson 等，2017b），这就提出了一个问题：使用益生元或益生菌进行治疗是否有效？

4.2　用益生菌治疗精神障碍

这里我们回顾了益生菌对情绪障碍和精神分裂症的治疗研究。同样，这并不是一篇详尽无遗的综述，读者可参阅其他文献（Minichino 等，2021；Bioque 等，2021；Fusar-Poli 等，2019；Nguyen 等，2021；Liu 等，2019；Cohen Kadosh 等，2021）以及本书的其他章节。很少有益生菌制剂的随机安慰剂对照试验是在精神分裂症患者中进行的。65 名门诊精神分裂症患者在两周的安慰剂磨合试验后，被随机分配接受为期 14 周的含有鼠李糖乳杆菌 GG 株和动物双歧杆菌乳酸亚种 Bb12 的"双歧平衡"或安慰剂的辅助治疗（Dickerson 等，2014b）。虽然益生菌组出现排便困难的概率较低，而且某些炎症指标有所下降，但积极治疗组和非积极治疗组在主要结果（PANSS 评分）上并无明显差异（Tomasik 等，2015）。对 56 名试验完成者进行的随访研究发现，益生菌能够降低男性的白念珠菌抗体滴度，但对男性和女性的酵母菌滴度均无显著影响（Severance 等，2017）。

尽管在抑郁症动物模型的治疗中取得了积极的效果（Jang 等，2019），但迄今为止发表的关于益生菌治疗人类抑郁症的随机临床试验大多是阴性结果。例如，在一项试验中，未接受治疗的抑郁症患者被按 1 ∶ 1 随机分配到含有 9 种不同双歧杆菌和乳酸杆菌菌株的益生菌或安慰剂中，接受为期 8 周的治疗（Chahwan 等，2019）。在试验过程中，两组患者在抑郁症状的变化方面没有差异。另一项研究将 79 名自我报告有抑郁症症状的人随机分配到含有瑞士乳杆菌和长双歧杆菌的益生菌或相匹配的安慰剂治疗 8 周（Romijn 等，2017）。益生菌对任何心理结果测量均无明显影响，也不能调控任何检测的炎症介质（Romijn 等，2017）。61 名抑郁症住院病人也得到了类似的阴性结果，他们按 1 ∶ 1 的比例随机接受为期 4 周的商业多菌株益生菌（OMNi–BiOTiC® Stress Repair）或安慰剂治疗，尽管微生物菌群的组成发生了一些微小变化（Reininghaus 等，2020）。同样，79 名 MDD 患者按 1 ∶ 1 的比例随机接受为期 8 周的植物乳杆菌 299v 或安慰剂辅助治疗（Rudzki 等，2019）。在对 60 名完成治疗的受试者进行分析发现，益生菌组和安慰剂组在抑郁症症状方面没有显著差异，但益生菌组在认知能力和犬尿氨酸浓度变化方面有一些不同程度的改善（Rudzki 等，2019）。与此相反，Saccarello 及其同事报告称，，S– 腺苷蛋氨酸（200 mg/ 天）和植物乳杆菌（*n*=46）治疗 6 周的效果优于安慰剂（n=44），S– 腺苷蛋氨酸能够改善轻症疾病受试者的抑郁评分（Saccarello 等，2020）。

迄今为止，有两项最有说服力的研究评估了益生菌对孕期和产后抑郁症状的影响。在第一项试验中，423 名女性按 1 ∶ 1 的比例随机接受鼠李糖乳杆菌 HN001 或安慰剂治疗，治疗时间为孕期（从妊娠 14 ～ 16 周开始）和产后 6 个月（Slykerman 等，2017）。接受益生菌治疗的女性产后抑郁和焦虑症状的发生率明显低于服用安慰剂的女性（Slykerman 等，2017）。但需要注意的是，该研究是对孕期精神健康的回顾性评估，这可能会带来记忆回忆偏差。在第二项试验中，232 名妊娠 12 ～ 17 周的孕妇被随机分配服用益生菌（鼠李糖乳杆菌 GG 和乳双歧杆菌 BB12）或安慰剂胶囊，直至妊娠 36 周（Dawe 等，2020）。在这期间，益生菌组和安慰剂组的抑郁评分并无显著差异。

关于 BD，Dickerson 及其同事将 66 名曾因躁狂症住院的患者随机分配为辅助益生菌（"双歧平衡"）或辅助安慰剂治疗 24 周（Dickerson 等，2018b）。该试验旨在评估益生菌是否有助于防止患者在随访期间再次住院。与接受安慰剂治疗的患者相比，益生菌组患者再次住院的可能性较低（风险比 =0.26），且再次住院的平均时间较短（2.8 天 vs. 8.3 天）（Dickerson 等，2018b）。这项研究强调了研究设计的重要性，即研究设计侧重于对精神疾病的预防，而不是在疾病发生后对其进行治疗。在评估抗原虫和抗病毒药物以及预防感染的疫苗时，也可以采用类似的研究设计。

4.3 小结

现有文献表明，与健康对照组相比，精神病患者的微生物多样性有所减少。但是，不同研究的方法和结果存在很大出入，效应值很小。此外，尚不清楚微生物菌群的这些假定改变是否与精神疾病的发病机制有关，还是说这些改变只是治疗或生活方式等外部因素的非特异性关联。大多数随机临床试验未能提供证据证明益生菌是治疗精神疾病的有效辅助疗法。即使相对于安慰剂，益生菌更具有治疗效果，症状的改善通常也不能证明与益生菌所含细菌菌株的增加程度有关。这就对所提出的作用机制提出了质疑，即是否存在非特异性作用，或者所报告的治疗效果是否为假阳性。不过，也有少量证据表明，益生菌可预防躁狂症复发或防止产后抑郁症的发展。因此，益生菌制剂作为预防药物可能具有更大的效用。鉴于该领域才刚刚起步，目前仍有几个难题有待解决，因此目前难以评估其研究方法，实验复现也比较困难。第一，不同的益生菌可能含有不同的细菌类群。第二，即使研究使用的益生菌含有相同的细菌类群（通常是双歧杆菌或乳酸杆菌），所使用的确切菌株也存在显著的异质性。第三，对于产生治疗效果所需的益生菌剂量还没有达成共识。大多数研究使用的剂量从 1×10^8 个菌落形成单位到 1×10^{11} 个菌落形成单位不等。第四，研究并不明确有关益生菌是否按照《药品生产质量管理规范》（GMP）生产，因此有关益生菌是否含有声称的菌种和数量仍然存疑。第五，大多数临床试验都将益生菌作为辅助疗法进行测试。然而，至少在体外，几种精神科药物都具有抗微生物特性，不难想象它们可能会改变微生物菌群（Ait Chait 等，2020；Cussotto等，2019；Lukic 等，2019），尽管这种效应在体内的意义有待进一步明确。第六，微生物菌群的组成在很大程度上受饮食的影响，而大多数临床试验并未考虑饮食（或其他生活方式因素）的因素。第七，储存粪便样本、分析数据和报告结果的方法存在很大差异。其中一些问题可以通过使用益生元来解决，益生元通常是糖蛋白，能够通过为有益细菌提供营养来改变微生物菌群（Sarkar 等，2016），或者使用合生元，合生元能够将益生元与特定的益生菌制剂结合起来（Skott 等，2020）。最近，粪便移植在治疗某些炎症性胃肠道疾病方面取得了成功（Weingarden and Vaughn，2017），这也为利用这种方法治疗精神疾病提供了可能性（Chinna Meyyappan 等，2020）。有关这种治疗方式可行性的研究正在进行中。

5　结论

有力的证据表明，几种嗜神经性疱疹病毒和弓形虫与主要精神障碍的发生有关。然而，大多数证据都是流行病学研究。我们迫切需要从机制上进一步了解精神病中微生物与其宿主之间的相互作用。换句话说，我们需要针对微生物或由感染性病原体激活的免疫途径进行实验医学研究，从而确定其对大脑和行为的影响。美国国家老龄化研究所（NIA）最近认识到疱疹病毒感染与阿尔兹海默病之间潜在联系的重要性（www.nia. nih.gov/news/nih-funded-study-finds-new-evidence-viruses-may-play-rolealzheimers-disease）。美国国家精神卫生研究所（NIMH）、美国国家过敏与传染病研究所（NIAID）以及其他美国和国际资助机构如果加大对类似研究的支持力度，将有助于推动该领域的发展，并鼓励各学科的研究人员解决这些问题，最终开发出新型的预防和治疗方法。

参考文献

Ait Chait Y, Mottawea W, Tompkins TA, Hammami R (2020) Unravelling the antimicrobial action of antidepressants on gut commensal microbes. Sci Rep 10(1):17878. https://doi.org/10.1038/s41598-020-74934-9

Albrecht P, Torrey EF, Boone E, Hicks JT, Daniel N (1980) Raised cytomegalovirus-antibody level in cerebrospinal fluid of schizophrenic patients. Lancet 2(8198):769–772

Alcendor DJ, Charest AM, Zhu WQ, Vigil HE, Knobel SM (2012) Infection and upregulation of proinflammatory cytokines in human brain vascular pericytes by human cytomegalovirus. J Neuroinflammation 9:95. https://doi.org/10.1186/1742-2094-9-95

Alsaady I, Tedford E, Alsaad M, Bristow G, Kohli S, Murray M et al (2019) Downregulation of the central noradrenergic system by Toxoplasma gondii infection. Infect Immun 87(2). https://doi.org/10.1128/IAI.00789-18

Andersen-Nissen E, Chang JT, Thomas KK, Adams D, Celum C, Sanchez J et al (2016) Herpes simplex virus suppressive therapy in herpes simplex Virus-2/human immunodeficiency Virus-1 coinfected women is associated with reduced systemic CXCL10 but not genital cytokines. Sex Transm Dis 43(12):761–764. https://doi.org/10.1097/OLQ.0000000000000523

Anderson AG, Gaffy CB, Weseli JR, Gorres KL (2019) Inhibition of Epstein-Barr virus lytic reactivation by the atypical antipsychotic drug clozapine. Viruses 11(5). https://doi.org/10.3390/v11050450

Andrei G, Trompet E, Snoeck R (2019) Novel therapeutics for Epstein(–)Barr virus. Molecules 24(5). https://doi.org/10.3390/molecules24050997

Andreou D, Jorgensen KN, Wortinger LA, Engen K, Vaskinn A, Ueland T et al (2021a) Cytomegalovirus infection and IQ in patients with severe mental illness and healthy individuals. Psychiatry Res 300:113929. https://doi.org/10.1016/j.psychres.2021.113929

Andreou D, Jorgensen KN, Nerland S, Engen K, Yolken RH, Andreassen OA et al (2021b) Cytomegalovirus infection associated with smaller dentate gyrus in men with severe mental illness. Brain Behav Immun 96:54–62. https://doi.org/10.1016/j.bbi.2021.05.009

Appels A, Bar FW, Bar J, Bruggeman C, de Baets M (2000) Inflammation, depressive symptomatology, and coronary artery disease. Psychosom Med 62(5):601–605

Arias I, Sorlozano A, Villegas E, de Dios LJ, McKenney K, Cervilla J et al (2012) Infectious agents associated with schizophrenia: a meta-analysis. Schizophr Res 136(1–3):128–136. https://doi.org/10.1016/j.schres.2011.10.026

Ariza ME (2021) Myalgic encephalomyelitis/chronic fatigue syndrome: the human herpesviruses are Back! Biomol Ther 11(2). https://doi.org/10.3390/biom11020185

Asberg A, Humar A, Rollag H, Jardine AG, Mouas H, Pescovitz MD et al (2007) Oral valganciclovir is noninferior to intravenous ganciclovir for the treatment of cytomegalovirus disease in solid organ transplant recipients. Am J Transplant 7(9):2106–2113. https://doi.org/10.1111/j.1600-6143.2007.01910.x

Avramopoulos D, Pearce BD, McGrath J, Wolyniec P, Wang R, Eckart N et al (2015) Infection and inflammation in schizophrenia and bipolar disorder: a genome wide study for interactions with genetic variation. PLoS One 10(3):e0116696. https://doi.org/10.1371/journal.pone.0116696

Beards S, Gayer-Anderson C, Borges S, Dewey ME, Fisher HL, Morgan C (2013) Life events and psychosis: a review and meta-analysis. Schizophr Bull 39(4):740–747. https://doi.org/10.1093/schbul/sbt065

Bello-Morales R, Andreu S, Lopez-Guerrero JA (2020) The role of herpes simplex virus type 1 infection in demyelination of the central nervous system. Int J Mol Sci 21(14). https://doi.org/10.3390/ijms21145026

Belshe RB, Leone PA, Bernstein DI, Wald A, Levin MJ, Stapleton JT et al (2012) Efficacy results of a trial of a herpes simplex vaccine. N Engl J Med 366(1):34–43. https://doi.org/10.1056/NEJMoa1103151

Berdoy M, Webster JP, Macdonald DW (2000) Fatal attraction in rats infected with Toxoplasma gondii. Proc Biol Sci 267(1452):1591–1594. https://doi.org/10.1098/rspb.2000.1182

Bezerra ECM, Dos Santos SV, Dos Santos TCC, de Andrade HFJ, Meireles LR (2019) Behavioral evaluation of BALB/c (Mus musculus) mice infected with genetically distinct strains of Toxoplasma gondii. Microb Pathog 126:279–286. https://doi.org/10.1016/j.micpath.2018.11.021

Bioque M, Gonzalez-Rodriguez A, Garcia-Rizo C, Cobo J, Monreal JA, Usall J et al (2021) Targeting the microbiome-gut-brain axis for improving cognition in schizophrenia and major mood disorders: a narrative review. Prog Neuropsychopharmacol Biol Psychiatry 105:110130.https://doi.org/10.1016/j.pnpbp.2020.110130

Bjornevik K, Cortese M, Healy BC, Kuhle J, Mina MJ, Leng Y et al (2022) Longitudinal analysis reveals high prevalence of Epstein-Barr virus associated with multiple sclerosis. Science 375(6578):296–301. https://doi.org/10.1126/science.abj8222

Breier A, Buchanan RW, D'Souza D, Nuechterlein K, Marder S, Dunn W et al (2019) Herpes simplex virus 1 infection and valacyclovir treatment in schizophrenia: results from the VISTA study. Schizophr Res 206:291–299. https://doi.org/10.1016/j.schres.2018.11.002

Brown AS, Schaefer CA, Quesenberry CP Jr, Liu L, Babulas VP, Susser ES (2005) Maternal exposure to toxoplasmosis and risk of schizophrenia in adult offspring. Am J Psychiatry 162(4): 767–773. https://doi.org/10.1176/appi.ajp.162.4.767

Burgdorf KS, Trabjerg BB, Pedersen MG, Nissen J, Banasik K, Pedersen OB et al (2019) Largescale study of toxoplasma and cytomegalovirus shows an association between infection and serious psychiatric disorders. Brain Behav Immun 79:152–158. https://doi.org/10.1016/j.bbi. 2019.01.026

Chahwan B, Kwan S, Isik A, van Hemert S, Burke C, Roberts L (2019) Gut feelings: a randomised, triple-blind, placebo-controlled trial of probiotics for depressive symptoms. J Affect Disord 253: 317–326. https://doi.org/10.1016/j.jad.2019.04.097

Chen Y, Bennett D, Clarke R, Guo Y, Yu C, Bian Z et al (2017) Patterns and correlates of major depression in Chinese adults: a cross-sectional study of 0.5 million men and women. Psychol Med 47(5):958–970. https://doi.org/10.1017/S0033291716002889

Chida Y, Mao X (2009) Does psychosocial stress predict symptomatic herpes simplex virus recurrence? A meta-analytic investigation on prospective studies. Brain Behav Immun 23(7): 917–925. https://doi.org/10.1016/j.bbi.2009.04.009

Chinna Meyyappan A, Forth E, Wallace CJK, Milev R (2020) Effect of fecal microbiota transplant on symptoms of psychiatric disorders: a systematic review. BMC Psychiatry 20(1):299. https://doi.org/10.1186/s12888-020-02654-5

Chorlton SD (2017) Toxoplasma gondii and schizophrenia: a review of published RCTs. Parasitol Res 116(7):1793–1799. https://doi.org/10.1007/s00436-017-5478-y

Cliffe AR, Arbuckle JH, Vogel JL, Geden MJ, Rothbart SB, Cusack CL et al (2015) Neuronal stress pathway mediating a histone methyl/phospho switch is required for herpes simplex virus reactivation. Cell Host Microbe 18(6):649–658. https://doi.org/10.1016/j.chom.2015.11.007

Coen DM, Schaffer PA (2003) Antiherpesvirus drugs: a promising spectrum of new drugs and drug targets. Nat Rev Drug Discov 2(4):278–288. https://doi.org/10.1038/nrd1065

Cohen Kadosh K, Basso M, Knytl P, Johnstone N, Lau JYF, Gibson GR (2021) Psychobiotic interventions for anxiety in young people: a systematic review and meta-analysis, with youth consultation. Transl Psychiatry 11(1):352. https://doi.org/10.1038/s41398-021-01422-7

Cole SW (2014) Human social genomics. PLoS Genet 10(8):e1004601. https://doi.org/10.1371/ journal.pgen.1004601

Coryell W, Wilcox H, Evans SJ, Pandey GN, Jones-Brando L, Dickerson F et al (2020) Latent infection, inflammatory markers and suicide attempt history in depressive disorders. J Affect Disord 270:97–101. https://doi.org/10.1016/j.jad.2020.03.057

Croen KD (1991) Latency of the human herpesviruses. Annu Rev Med 42:61–67. https://doi.org/10.1146/annurev.me.42.020191.000425

Cuddy SR, Schinlever AR, Dochnal S, Seegren PV, Suzich J, Kundu P et al (2020) Neuronal hyperexcitability is a DLK-dependent trigger of herpes simplex virus reactivation that can be induced by IL-1. Elife 9. https://doi.org/10.7554/eLife.58037

Cunningham AL, Lal H, Kovac M, Chlibek R, Hwang SJ, Diez-Domingo J et al (2016) Efficacy of the herpes zoster subunit vaccine in adults 70 years of age or older. N Engl J Med 375(11):1019–1032. https://doi.org/10.1056/NEJMoa1603800

Cussotto S, Strain CR, Fouhy F, Strain RG, Peterson VL, Clarke G et al (2019) Differential effects of psychotropic drugs on microbiome composition and gastrointestinal function. Psychopharmacology (Berl) 236(5):1671–1685. https://doi.org/10.1007/s00213-018-5006-5

D'Aiuto L, Prasad KM, Upton CH, Viggiano L, Milosevic J, Raimondi G et al (2015) Persistent infection by HSV-1 is associated with changes in functional architecture of iPSC-derived neurons and brain activation patterns underlying working memory performance. Schizophr Bull 41(1):123–132. https://doi.org/10.1093/schbul/sbu032

Dalman C, Allebeck P, Gunnell D, Harrison G, Kristensson K, Lewis G et al (2008) Infections in the CNS during childhood and the risk of subsequent psychotic illness: a cohort study of more than one million Swedish subjects. Am J Psychiatry 165(1):59–65. https://doi.org/10.1176/appi. ajp.2007.07050740

Dawe JP, McCowan LME, Wilson J, Okesene-Gafa KAM, Serlachius AS (2020) Probiotics and maternal mental health: a randomised controlled trial among pregnant women with obesity. Sci Rep 10(1):1291. https://doi.org/10.1038/s41598-020-58129-w

de Barros J, Barbosa IG, Salem H, Rocha NP, Kummer A, Okusaga OO et al (2017) Is there any association between Toxoplasma gondii infection and bipolar disorder? A systematic review and meta-analysis. J Affect Disord 209:59–65. https://doi.org/10.1016/j.jad.2016.11.016

De Palma G, Blennerhassett P, Lu J, Deng Y, Park AJ, Green W et al (2015) Microbiota and host determinants of behavioural phenotype in maternally separated mice. Nat Commun 6:7735. https://doi.org/10.1038/ncomms8735

De Paschale M, Clerici P (2012) Serological diagnosis of Epstein-Barr virus infection: problems and solutions. World J Virol 1(1):31–43. https://doi.org/10.5501/wjv.v1.i1.31

de Witte LD, van Mierlo HC, Litjens M, Klein HC, Bahn S, Osterhaus AD et al (2015) The association between antibodies to neurotropic pathogens and schizophrenia: a case-control study. NPJ Schizophr 1:15041. https://doi.org/10.1038/npjschz.2015.41

Del Grande C, Galli L, Schiavi E, Dell'Osso L, Bruschi F (2017) Is Toxoplasma gondii a trigger of bipolar disorder? Pathogens 6(1). https://doi.org/10.3390/pathogens6010003

DeLisi LE, Goldin LR, Nurnberger JI, Simmons-Alling S, Hamovit J, Dingman CW (1987) Failure to alleviate symptoms of schizophrenia with the novel use of an antiviral agent, acyclovir (Zovirax). Biol Psychiatry 22(2):216–220. https://doi.org/10.1016/0006-3223(87)90234-4

Dickerson FB, Boronow JJ, Stallings CR, Origoni AE, Yolken RH (2003a) Reduction of symptoms by valacyclovir in cytomegalovirus-seropositive individuals with schizophrenia. Am J Psychiatry 160(12):2234–2236. https://doi.org/10.1176/appi.ajp.160.12.2234

Dickerson FB, Boronow JJ, Stallings C, Origoni AE, Ruslanova I, Yolken RH (2003b) Association of serum antibodies to herpes simplex virus 1 with cognitive deficits in individuals with schizophrenia. Arch Gen Psychiatry 60(5):466–472

Dickerson F, Stallings C, Sullens A, Origoni A, Leister F, Krivogorsky B et al (2008) Association between cognitive functioning, exposure to herpes simplex virus type 1, and the COMT Val158Met genetic polymorphism in adults without a psychiatric disorder. Brain Behav Immun 22(7):1103–1107

Dickerson FB, Stallings CR, Boronow JJ, Origoni AE, Sullens A, Yolken RH (2009a) Double blind trial of adjunctive valacyclovir in individuals with schizophrenia who are seropositive for cytomegalovirus. Schizophr Res 107(2–3):147–149. https://doi.org/10.1016/j.schres.2008.10.007

Dickerson FB, Stallings CR, Boronow JJ, Origoni AE, Yolken RH (2009b) A double-blind trial of adjunctive azithromycin in individuals with schizophrenia who are seropositive for Toxoplasma gondii. Schizophr Res 112(1–3):198–199. https://doi.org/10.1016/j.schres.2009.05.005

Dickerson F, Stallings C, Vaughan C, Origoni A, Goga J, Khushalani S et al (2011) Artemisinin reduces the level of antibodies to gliadin in schizophrenia. Schizophr Res 129(2–3):196–200. https://doi.org/10.1016/j.schres.2011.04.010

Dickerson F, Stallings C, Origoni A, Katsafanas E, Schweinfurth LA, Savage CL et al (2014a) Association between cytomegalovirus antibody levels and cognitive functioning in non-elderly adults. PLoS One 9(5):e95510. https://doi.org/10.1371/journal.pone.0095510

Dickerson FB, Stallings C, Origoni A, Katsafanas E, Savage CL, Schweinfurth LA et al (2014b) Effect of probiotic supplementation on schizophrenia symptoms and association with gastrointestinal functioning: a randomized, placebo-controlled trial. Prim Care Companion CNS Disord 16(1). https://doi.org/10.4088/PCC.13m01579

Dickerson F, Wilcox HC, Adamos M, Katsafanas E, Khushalani S, Origoni A et al (2017a) Suicide attempts and markers of immune response in individuals with serious mental illness. J Psychiatr Res 87:37–43. https://doi.org/10.1016/j.jpsychires.2016.11.011

Dickerson F, Adamos M, Katsafanas E, Khushalani S, Origoni A, Savage C et al (2017b) The association between immune markers and recent suicide attempts in patients with serious mental illness: a pilot study. Psychiatry Res 255:8–12. https://doi.org/10.1016/j.psychres.2017.05.005

Dickerson F, Origoni A, Schweinfurth LAB, Stallings C, Savage CLG, Sweeney K et al (2018a) Clinical and serological predictors of suicide in schizophrenia and major mood disorders. J Nerv Ment Dis 206(3):173–178. https://doi.org/10.1097/NMD.0000000000000772

Dickerson F, Adamos M, Katsafanas E, Khushalani S, Origoni A, Savage C et al (2018b) Adjunctive probiotic microorganisms to prevent rehospitalization in patients with acute mania: a randomized controlled trial. Bipolar Disord 20(7):614–621. https://doi.org/10.1111/bdi.12652

Dickerson F, Jones-Brando L, Ford G, Genovese G, Stallings C, Origoni A et al (2019) Schizophrenia is associated with an aberrant immune response to Epstein-Barr virus. Schizophr Bull 45(5):1112–1119. https://doi.org/10.1093/schbul/sby164

Dickerson F, Schroeder JR, Nimgaonkar V, Gold J, Yolken R (2020) The association between exposure to herpes simplex virus type 1 (HSV-1) and cognitive functioning in schizophrenia: a meta-analysis. Psychiatry Res 291:113157. https://doi.org/10.1016/j.psychres.2020.113157

Dickerson F, Katsafanas E, Origoni A, Squire A, Khushalani S, Newman T et al (2021) Exposure to Epstein Barr virus and cognitive functioning in individuals with schizophrenia. Schizophr Res 228:193–197. https://doi.org/10.1016/j.schres.2020.12.018

Docke WD, Prosch S, Fietze E, Kimel V, Zuckermann H, Klug C et al (1994) Cytomegalovirus reactivation and tumour necrosis factor. Lancet 343(8892):268–269. https://doi.org/10.1016/s0140-6736(94)91116-9

Doggett JS, Nilsen A, Forquer I, Wegmann KW, Jones-Brando L, Yolken RH et al (2012)

Endochin-like quinolones are highly efficacious against acute and latent experimental toxoplasmosis. Proc Natl Acad Sci U S A 109(39):15936–15941. https://doi.org/10.1073/pnas.1208069109

Dowd JB, Bosch JA, Steptoe A, Jayabalasingham B, Lin J, Yolken R et al (2017) Persistent herpesvirus infections and telomere attrition over 3 years in the Whitehall II cohort. J Infect Dis 216(5):565–572. https://doi.org/10.1093/infdis/jix255

Dugan JP, Coleman CB, Haverkos B (2019) Opportunities to target the life cycle of Epstein-Barr virus (EBV) in EBV-associated lymphoproliferative disorders. Front Oncol 9:127. https://doi.org/10.3389/fonc.2019.00127

Evans DL, Ten Have TR, Douglas SD, Gettes DR, Morrison M, Chiappini MS et al (2002) Association of depression with viral load, CD8 T lymphocytes, and natural killer cells in women with HIV infection. Am J Psychiatry 159(10):1752–1759. https://doi.org/10.1176/appi.ajp.159.10.1752

Firth C, Harrison R, Ritchie S, Wardlaw J, Ferro CJ, Starr JM et al (2016) Cytomegalovirus infection is associated with an increase in systolic blood pressure in older individuals. QJM 109(9):595–600. https://doi.org/10.1093/qjmed/hcw026

Fond G, Boyer L, Gaman A, Laouamri H, Attiba D, Richard JR et al (2015) Treatment with antitoxoplasmic activity (TATA) for toxoplasma positive patients with bipolar disorders or schizophrenia: a cross-sectional study. J Psychiatr Res 63:58–64. https://doi.org/10.1016/j.jpsychires. 2015.02.011

Forbes JD, Chen CY, Knox NC, Marrie RA, El-Gabalawy H, de Kievit T et al (2018) A comparative study of the gut microbiota in immune-mediated inflammatory diseases-does a common dysbiosis exist? Microbiome 6(1):221. https://doi.org/10.1186/s40168-018-0603-4

Ford BN, Yolken RH, Dickerson FB, Teague TK, Irwin MR, Paulus MP et al (2019a) Reduced immunity to measles in adults with major depressive disorder. Psychol Med 49(2):243–249. https://doi.org/10.1017/S0033291718000661

Ford BN, Yolken RH, Aupperle RL, Teague TK, Irwin MR, Paulus MP et al (2019b) Association of early-life stress with cytomegalovirus Infection in adults with major depressive disorder. JAMA Psychiat 76(5):545–547. https://doi.org/10.1001/jamapsychiatry.2018.4543

Ford BN, Teague TK, Bayouth M, Yolken RH, Bodurka J, Irwin MR et al (2020) Diagnosisindependent loss of T-cell costimulatory molecules in individuals with cytomegalovirus infection. Brain Behav Immun 87(January):795–803. https://doi.org/10.1016/j.bbi.2020.03.013

Forte E, Zhang Z, Thorp EB, Hummel M (2020) Cytomegalovirus latency and reactivation: an intricate interplay with the host immune response. Front Cell Infect Microbiol 10:130. https://doi.org/10.3389/fcimb.2020.00130

Freeman ML, Sheridan BS, Bonneau RH, Hendricks RL (2007) Psychological stress compromises CD8+ T cell control of latent herpes simplex virus type 1 infections. J Immunol 179(1):322–328. https://doi.org/10.4049/jimmunol.179.1.322

Fruchter E, Goldberg S, Fenchel D, Grotto I, Ginat K, Weiser M (2015) The impact of herpes simplex virus type 1 on cognitive impairments in young, healthy individuals – a historical prospective study. Schizophr Res 168(1–2):292–296. https://doi.org/10.1016/j.schres.2015.08.036

Frye MA, Coombes BJ, McElroy SL, Jones-Brando L, Bond DJ, Veldic M et al (2019) Association of cytomegalovirus and Toxoplasma gondii antibody Titers with bipolar disorder. JAMA Psychiat. https://doi.org/10.1001/jamapsychiatry.2019.2499

Fusar-Poli L, Surace T, Vanella A, Meo V, Patania F, Furnari R et al (2019) The effect of adjunctive nutraceuticals in bipolar disorder: a systematic review of randomized placebo-controlled trials. J Affect Disord 252:334–349. https://doi.org/10.1016/j.jad.2019.04.039

Gale SD, Berrett AN, Erickson LD, Brown BL, Hedges DW (2018) Association between virus exposure and depression in US adults. Psychiatry Res 261:73–79. https://doi.org/10.1016/j.psychres.2017.12.037

Glaser R, Kiecolt-Glaser JK, Speicher CE, Holliday JE (1985) Stress, loneliness, and changes in herpesvirus latency. J Behav Med 8(3):249–260

Golofast B, Vales K (2020) The connection between microbiome and schizophrenia. Neurosci Biobehav Rev 108:712–731. https://doi.org/10.1016/j.neubiorev.2019.12.011

Goodrum F (2016) Human cytomegalovirus latency: approaching the gordian knot. Annu Rev Virol 3(1):333–357.

https://doi.org/10.1146/annurev-virology-110615-042422

Gotlieb-Stematsky T, Zonis J, Arlazoroff A, Mozes T, Sigal M, Szekely AG (1981) Antibodies to Epstein-Barr virus, herpes simplex type 1, cytomegalovirus and measles virus in psychiatric patients. Arch Virol 67(4):333–339

Grattan MT, Moreno-Cabral CE, Starnes VA, Oyer PE, Stinson EB, Shumway NE (1989) Cytomegalovirus infection is associated with cardiac allograft rejection and atherosclerosis. JAMA 261(24):3561–3566

Griffiths P, Reeves M (2021) Pathogenesis of human cytomegalovirus in the immunocompromised host. Nat Rev Microbiol 19(12):759–773. https://doi.org/10.1038/s41579-021-00582-z

Griffiths P, Baraniak I, Reeves M (2015) The pathogenesis of human cytomegalovirus. J Pathol 235(2):288–297. https://doi.org/10.1002/path.4437

Hamdani N, Daban-Huard C, Godin O, Laouamri H, Jamain S, Attiba D et al (2017) Effects of cumulative herpesviridae and Toxoplasma gondii infections on cognitive function in healthy, bipolar, and schizophrenia subjects. J Clin Psychiatry 78(1):e18–e27. https://doi.org/10.4088/JCP.15m10133

Hargett D, Shenk TE (2010) Experimental human cytomegalovirus latency in CD14+ monocytes. Proc Natl Acad Sci U S A 107(46):20039–20044. https://doi.org/10.1073/pnas.1014509107

Hasan T, Kawanishi R, Akita H, Nishikawa Y (2021) Toxoplasma gondii GRA15 DNA vaccine with a liposomal nanocarrier composed of an SS-cleavable and pH-activated lipid-like material induces protective immunity against toxoplasmosis in mice. Vaccines (Basel) 10(1). https://doi.org/10.3390/vaccines10010021

Houen G, Trier NH (2020) Epstein-Barr virus and systemic autoimmune diseases. Front Immunol 11:587380. https://doi.org/10.3389/fimmu.2020.587380

Houenou J, d'Albis MA, Daban C, Hamdani N, Delavest M, Lepine JP et al (2014) Cytomegalovirus seropositivity and serointensity are associated with hippocampal volume and verbal memory in schizophrenia and bipolar disorder. Prog Neuropsychopharmacol Biol Psychiatry 48:142–148. https://doi.org/10.1016/j.pnpbp.2013.09.003

Hsu PC, Yolken RH, Postolache TT, Beckie TM, Munro CL, Groer MW (2016) Association of depressed mood with herpes simplex virus-2 immunoglobulin-G levels in pregnancy. Psychosom Med 78(8):966–972. https://doi.org/10.1097/PSY.0000000000000374

Hunt PW, Martin JN, Sinclair E, Epling L, Teague J, Jacobson MA et al (2011) Valganciclovir reduces T cell activation in HIV-infected individuals with incomplete CD4+ T cell recovery on antiretroviral therapy. J Infect Dis 203(10):1474–1483. https://doi.org/10.1093/infdis/jir060

Irwin MR, Cole SW (2011) Reciprocal regulation of the neural and innate immune systems. Nat Rev Immunol 11(9):625–632. https://doi.org/10.1038/nri3042

Irwin MR, Levin MJ, Laudenslager ML, Olmstead R, Lucko A, Lang N et al (2013) Varicella zoster virus-specific immune responses to a herpes zoster vaccine in elderly recipients with major depression and the impact of antidepressant medications. Clin Infect Dis 56(8):1085–1093.https://doi.org/10.1093/cid/cis1208

Itzhaki RF, Golde TE, Heneka MT, Readhead B (2020) Do infections have a role in the pathogenesis of Alzheimer disease? Nat Rev Neurol 16(4):193–197. https://doi.org/10.1038/s41582-020-0323-9

James SH, Kimberlin DW (2015) Neonatal herpes simplex virus infection. Infect Dis Clin North Am 29(3):391–400. https://doi.org/10.1016/j.idc.2015.05.001

Jang HM, Lee KE, Kim DH (2019) The preventive and curative effects of lactobacillus reuteri NK33 and Bifidobacterium adolescentis NK98 on immobilization stress-induced anxiety/depression and colitis in mice. Nutrients 11(4). https://doi.org/10.3390/nu11040819

Jang HM, Kim JK, Joo MK, Shin YJ, Lee CK, Kim HJ et al (2021) Transplantation of fecal microbiota from patients with inflammatory bowel disease and depression alters immune response and behavior in recipient mice. Sci Rep 11(1):20406. https://doi.org/10.1038/s41598-021-00088-x

Jaremka LM, Fagundes CP, Glaser R, Bennett JM, Malarkey WB, Kiecolt-Glaser JK (2013) Loneliness predicts pain, depression, and fatigue: understanding the role of immune dysregulation. Psychoneuroendocrinology 38(8):1310–1317. https://doi.org/10.1016/j. psyneuen.2012.11.016

Johnson SK, Johnson PTJ (2021) Toxoplasmosis: recent advances in understanding the link between infection and host behavior. Annu Rev Anim Biosci 9:249–264. https://doi.org/10.1146/annurev-animal-081720-111125

Jones-Brando L, Torrey EF, Yolken R (2003) Drugs used in the treatment of schizophrenia and bipolar disorder inhibit the replication of Toxoplasma gondii. Schizophr Res 62(3):237–244.https://doi.org/10.1016/s0920-9964(02)00357-2

Jones-Brando L, Dickerson F, Ford G, Stallings C, Origoni A, Katsafanas E et al (2020) Atypical immune response to Epstein-Barr virus in major depressive disorder. J Affect Disord 264:221–226. https://doi.org/10.1016/j.jad.2019.11.150

Jonker I, Klein HC, Duivis HE, Yolken RH, Rosmalen JG, Schoevers RA (2014) Association between exposure to HSV1 and cognitive functioning in a general population of adolescents.The TRAILS study. PLoS One 9(7):e101549. https://doi.org/10.1371/journal.pone.0101549

Kaufmann CA, Weinberger DR, Yolken RH, Torrey EF, Pofkin SG (1983) Viruses and schizophrenia. Lancet 2(8359):1136–1137. https://doi.org/10.1016/s0140-6736(83)90645-1

Keller MC, Neale MC, Kendler KS (2007) Association of different adverse life events with distinct patterns of depressive symptoms. Am J Psychiatry 164(10):1521–1529.; quiz 622. https://doi.org/10.1176/appi.ajp.2007.06091564

Kelly JR, Borre Y, O'Brien C, Patterson E, El Aidy S, Deane J et al (2016) Transferring the blues: depression-associated gut microbiota induces neurobehavioural changes in the rat. J Psychiatr Res 82:109–118. https://doi.org/10.1016/j.jpsychires.2016.07.019

Kendler KS, Gardner CO (2016) Depressive vulnerability, stressful life events and episode onset of major depression: a longitudinal model. Psychol Med 46(9):1865–1874. https://doi.org/10.1017/S0033291716000349

Kepinska AP, Iyegbe CO, Vernon AC, Yolken R, Murray RM, Pollak TA (2020) Schizophrenia and influenza at the centenary of the 1918-1919 Spanish influenza pandemic: mechanisms of psychosis risk. Front Psych 11:72. https://doi.org/10.3389/fpsyt.2020.00072

Khandaker GM, Zimbron J, Lewis G, Jones PB (2013) Prenatal maternal infection, neurodevelopment and adult schizophrenia: a systematic review of population-based studies. Psychol Med 43(2):239–257. https://doi.org/10.1017/S0033291712000736

Khandaker GM, Stochl J, Zammit S, Lewis G, Jones PB (2014) Childhood Epstein-Barr virus infection and subsequent risk of psychotic experiences in adolescence: a population-based prospective serological study. Schizophr Res 158(1–3):19–24. https://doi.org/10.1016/j. schres.2014.05.019

Kim K, Weiss LM (2008) Toxoplasma: the next 100years. Microbes Infect 10(9):978–984. https://doi.org/10.1016/j.micinf.2008.07.015

King D, Cooper S, Earle J, Martin S, McFerran N, Wisdom G (1985) Serum and CSF antibody titres to seven common viruses in schizophrenic patients. Br J Psychiatry 147(2):145–149

Kogelnik AM, Loomis K, Hoegh-Petersen M, Rosso F, Hischier C, Montoya JG (2006) Use of valganciclovir in patients with elevated antibody titers against human Herpesvirus-6 (HHV-6) and Epstein-Barr virus (EBV) who were experiencing central nervous system dysfunction including long-standing fatigue. J Clin Virol 37(Suppl 1):S33–S38. https://doi.org/10.1016/S1386-6532(06)70009-9

Komaroff AL, Cho TA (2011) Role of infection and neurologic dysfunction in chronic fatigue syndrome. Semin Neurol 31(3):325–337. https://doi.org/10.1055/s-0031-1287654

Krishnan R, Stuart PM (2021) Developments in vaccination for herpes simplex virus. Front Microbiol 12:798927. https://doi.org/10.3389/fmicb.2021.798927

Krstanovic F, Britt WJ, Jonjic S, Brizic I (2021) Cytomegalovirus infection and inflammation in developing brain. Viruses 13(6). https://doi.org/10.3390/v13061078

Lafaille FG, Harschnitz O, Lee YS, Zhang P, Hasek ML, Kerner G et al (2019) Human SNORA31 variations impair cortical neuron-intrinsic immunity to HSV-1 and underlie herpes simplex encephalitis. Nat Med 25(12):1873–1884. https://doi.org/10.1038/s41591-019-0672-3

Laing C, Blanchard N, McConkey GA (2020) Noradrenergic signaling and neuroinflammation crosstalk regulate Toxoplasma gondii-induced behavioral changes. Trends Immunol 41(12):1072–1082. https://doi.org/10.1016/j.it.2020.10.001

Leday GGR, Vertes PE, Richardson S, Greene JR, Regan T, Khan S et al (2018) Replicable and coupled changes in innate and adaptive immune gene expression in two case-control studies of blood microarrays in major depressive disorder. Biol Psychiatry 83(1):70–80. https://doi.org/10. 1016/j.biopsych.2017.01.021

Lee EH, Han MH, Ha J, Park HH, Koh SH, Choi SH et al (2020) Relationship between telomere shortening and age in Korean individuals with mild cognitive impairment and Alzheimer's disease compared to that in healthy controls. Aging (Albany NY) 13(2):2089–2100. https://doi. org/10.18632/aging.202206

Lerner AM, Beqaj SH, Deeter RG, Fitzgerald JT (2007) Valacyclovir treatment in Epstein-Barr virus subset chronic fatigue syndrome: thirty-six months follow-up. In Vivo 21(5):707–713

Limaye AP, Kirby KA, Rubenfeld GD, Leisenring WM, Bulger EM, Neff MJ et al (2008) Cytomegalovirus reactivation in critically ill immunocompetent patients. JAMA 300(4): 413–422. https://doi.org/10.1001/jama.300.4.413

Liu RT, Walsh RFL, Sheehan AE (2019) Prebiotics and probiotics for depression and anxiety: a systematic review and meta-analysis of controlled clinical trials. Neurosci Biobehav Rev 102: 13–23. https://doi.org/10.1016/j.neubiorev.2019.03.023

Loebel M, Strohschein K, Giannini C, Koelsch U, Bauer S, Doebis C et al (2014) Deficient EBV-specific B- and T-cell response in patients with chronic fatigue syndrome. PLoS One 9(1):e85387. https://doi.org/10.1371/journal.pone.0085387

Loebel M, Eckey M, Sotzny F, Hahn E, Bauer S, Grabowski P et al (2017) Serological profiling of the EBV immune response in chronic fatigue syndrome using a peptide microarray. PLoS One 12(6):e0179124. https://doi.org/10.1371/journal.pone.0179124

Lokensgard JR, Cheeran MC, Gekker G, Hu S, Chao CC, Peterson PK (1999) Human cytomegalovirus replication and modulation of apoptosis in astrocytes. J Hum Virol 2(2):91–101

Lukic I, Getselter D, Ziv O, Oron O, Reuveni E, Koren O et al (2019) Antidepressants affect gut microbiota and Ruminococcus flavefaciens is able to abolish their effects on depressive-like behavior. Transl Psychiatry 9(1):133. https://doi.org/10.1038/s41398-019-0466-x

Maertens J, Cordonnier C, Jaksch P, Poire X, Uknis M, Wu J et al (2019) Maribavir for preemptive treatment of cytomegalovirus reactivation. N Engl J Med 381(12):1136–1147. https://doi.org/10.1056/NEJMoa1714656

Mallet F, Diouf L, Meunier B, Perret M, Reynier F, Leissner P et al (2021) Herpes DNAemia and TTV viraemia in intensive care unit critically ill patients: a single-Centre prospective longitudinal study. Front Immunol 12:698808. https://doi.org/10.3389/fimmu.2021.698808

Marazziti D, Buccianelli B, Palermo S, Parra E, Arone A, Beatino MF et al (2021) The microbiota/microbiome and the gut-brain axis: how much do they matter in psychiatry? Life (Basel) 11(8).https://doi.org/10.3390/life11080760

Marcocci ME, Napoletani G, Protto V, Kolesova O, Piacentini R, Li Puma DD et al (2020) Herpes simplex virus-1 in the brain: the dark side of a sneaky infection. Trends Microbiol 28(10):808–820. https://doi.org/10.1016/j.tim.2020.03.003

Marin IA, Goertz JE, Ren T, Rich SS, Onengut-Gumuscu S, Farber E et al (2017) Microbiota alteration is associated with the development of stress-induced despair behavior. Sci Rep 7:43859. https://doi.org/10.1038/srep43859

Markkula N, Lindgren M, Yolken RH, Suvisaari J (2020) Association of exposure to Toxoplasma gondii, Epstein-Barr virus, herpes simplex virus type 1 and cytomegalovirus with new-onset depressive and anxiety disorders: an 11-year follow-up study. Brain Behav Immun 87:238–242.https://doi.org/10.1016/j.bbi.2019.12.001

Marty FM, Ljungman P, Papanicolaou GA, Winston DJ, Chemaly RF, Strasfeld L et al (2011) Maribavir prophylaxis for prevention of cytomegalovirus disease in recipients of allogeneic stem-cell transplants: a phase 3, double-blind, placebo-controlled, randomised trial. Lancet Infect Dis 11(4):284–292. https://doi.org/10.1016/S1473-3099(11)70024-X

Marty FM, Ljungman P, Chemaly RF, Maertens J, Dadwal SS, Duarte RF et al (2017) Letermovir prophylaxis for cytomegalovirus in hematopoietic-cell transplantation. N Engl J Med 377(25):2433–2444. https://doi.org/10.1056/NEJMoa1706640

Mastria G, Mancini V, Vigano A, Di Piero V (2016) Alice in wonderland syndrome: a clinical and pathophysiological review. Biomed Res Int 2016:8243145. https://doi.org/10.1155/2016/8243145

McDonald K, Rector TS, Braulin EA, Kubo SH, Olivari MT (1989) Association of coronary artery disease in cardiac transplant recipients with cytomegalovirus infection. Am J Cardiol 64(5):359–362. https://doi.org/10.1016/0002-9149(89)90535-3

McQuillan G, Kruszon-Moran D, Flagg EW, Paulose-Ram R (2018) Prevalence of herpes simplex virus type 1 and type 2 in persons aged 14-49: United States, 2015-2016. NCHS Data Brief 304:1–8

Mechawar N, Savitz J (2016) Neuropathology of mood disorders: do we see the stigmata of inflammation? Transl Psychiatry 6(11):e946. https://doi.org/10.1038/tp.2016.212

Menninger KA (1994) Influenza and schizophrenia. An analysis of post-influenzal "dementia precox," as of 1918, and five years later further studies of the psychiatric aspects of influenza. 1926. Am J Psychiatry 151(6 Suppl):182–187. https://doi.org/10.1176/ajp.151.6.182

Miller AH, Raison CL (2016) The role of inflammation in depression: from evolutionary imperative to modern treatment target. Nat Rev Immunol 16(1):22–34. https://doi.org/10.1038/nri.2015.5

Miller GE, Freedland KE, Duntley S, Carney RM (2005) Relation of depressive symptoms to C-reactive protein and pathogen burden (cytomegalovirus, herpes simplex virus, Epstein-Barr virus) in patients with earlier acute coronary syndromes. Am J Cardiol 95(3):317–321. https://doi.org/10.1016/j.amjcard.2004.09.026

Minichino A, Brondino N, Solmi M, Del Giovane C, Fusar-Poli P, Burnet P et al (2021) The gut-microbiome as a target for the treatment of schizophrenia: a systematic review and metaanalysis of randomised controlled trials of add-on strategies. Schizophr Res 234:1–13. https://doi.org/10.1016/j.schres.2020.02.012

Monroe JM, Buckley PF, Miller BJ (2015) Meta-analysis of anti-Toxoplasma gondii IgM antibodies in acute psychosis. Schizophr Bull 41(4):989–998. https://doi.org/10.1093/schbul/sbu159

Montoya JG, Kogelnik AM, Bhangoo M, Lunn MR, Flamand L, Merrihew LE et al (2013) Randomized clinical trial to evaluate the efficacy and safety of valganciclovir in a subset of patients with chronic fatigue syndrome. J Med Virol 85(12):2101–2109. https://doi.org/10. 1002/jmv.23713

Morais LH, Schreiber HLT, Mazmanian SK (2021) The gut microbiota-brain axis in behaviour and brain disorders. Nat Rev Microbiol 19(4):241–255. https://doi.org/10.1038/s41579-020-00460-0

Mortensen PB, Norgaard-Pedersen B, Waltoft BL, Sorensen TL, Hougaard D, Torrey EF et al (2007) Toxoplasma gondii as a risk factor for early-onset schizophrenia: analysis of filter paper blood samples obtained at birth. Biol

Psychiatry 61(5):688–693. https://doi.org/10.1016/j.biopsych.2006.05.024

Mortensen PB, Pedersen CB, McGrath JJ, Hougaard DM, Norgaard-Petersen B, Mors O et al (2011) Neonatal antibodies to infectious agents and risk of bipolar disorder: a population-based case-control study. Bipolar Disord 13(7–8):624–629. https://doi.org/10.1111/j.1399-5618.2011.00962.x

Moulden J, Sung CYW, Brizic I, Jonjic S, BrittW(2021) Murine models of central nervous system disease following congenital human cytomegalovirus infections. Pathogens 10(8). https://doi. org/10.3390/pathogens10081062

Moya Lacasa C, Rayner T, Hagen MM, Yang W, Marks K, Kirkpatrick B (2021) Anticytomegalovirus antibodies in schizophrenia and related disorders: a systematic review and meta-analysis. Schizophr Res 228:322–323. https://doi.org/10.1016/j.schres.2020.12.040

Munshi S (2021) A depressed gut makes for a depressed brain via vagal transmission. Brain Behav Immun 95:15–16. https://doi.org/10.1016/j.bbi.2021.03.017

Nayeri Chegeni T, Sharif M, Sarvi S, Moosazadeh M, Montazeri M, Aghayan SA et al (2019) Is there any association between Toxoplasma gondii infection and depression? A systematic review and meta-analysis. PLoS One 14(6):e0218524. https://doi.org/10.1371/journal.pone.0218524

Neville AJ, Zach SJ, Wang X, Larson JJ, Judge AK, Davis LA et al (2015) Clinically available medicines demonstrating anti-toxoplasma activity. Antimicrob Agents Chemother 59(12): 7161–7169. https://doi.org/10.1128/AAC.02009-15

Nguyen TT, Hathaway H, Kosciolek T, Knight R, Jeste DV (2021) Gut microbiome in serious mental illnesses: a systematic review and critical evaluation. Schizophr Res 234:24–40. https://doi.org/10.1016/j.schres.2019.08.026

Nicoli F, Clave E, Wanke K, von Braun A, Bondet V, Alanio C et al (2022) Primary immune responses are negatively impacted by persistent herpesvirus infections in older people: results from an observational study on healthy subjects and a vaccination trial on subjects aged morethan 70 years old. EBioMedicine 76:103852. https://doi.org/10.1016/j.ebiom.2022.103852

Nicoll MP, Proenca JT, Efstathiou S (2012) The molecular basis of herpes simplex virus latency. FEMS Microbiol Rev 36(3):684–705. https://doi.org/10.1111/j.1574-6976.2011.00320.x

Nikolova VL, Hall MRB, Hall LJ, Cleare AJ, Stone JM, Young AH (2021) Perturbations in gut microbiota composition in psychiatric disorders: a review and meta-analysis. JAMA Psychiat 78(12):1343–1354. https://doi.org/10.1001/jamapsychiatry.2021.2573

Nimgaonkar VL, Yolken RH, Wang T, Chang CC, McClain L, McDade E et al (2016) Temporal cognitive decline associated with exposure to infectious agents in a population-based, aging cohort. Alzheimer Dis Assoc Disord 30(3):216–222. https://doi.org/10.1097/WAD.0000000000000133

Nissen J, Trabjerg B, Pedersen MG, Banasik K, Pedersen OB, Sorensen E et al (2019) Herpes simplex virus type 1 infection is associated with suicidal behavior and first registered psychiatric diagnosis in a healthy population. Psychoneuroendocrinology 108:150–154. https://doi.org/10.1016/j.psyneuen.2019.06.015

Padgett DA, Sheridan JF, Dorne J, Berntson GG, Candelora J, Glaser R (1998) Social stress and the reactivation of latent herpes simplex virus type 1. Proc Natl Acad Sci U S A 95(12):7231–7235. https://doi.org/10.1073/pnas.95.12.7231

Pandurangi AK, Pelonero AL, Nadel L, Calabrese VP (1994) Brain structure changes in schizophrenics with high serum titers of antibodies to herpes virus. Schizophr Res 11(3):245–250.https://doi.org/10.1016/0920-9964(94)90018-3

Papanicolaou GA, Silveira FP, Langston AA, Pereira MR, Avery RK, Uknis M et al (2019) Maribavir for refractory or resistant cytomegalovirus infections in hematopoietic-cell or solidorgan transplant recipients: a randomized, dose-ranging, double-blind, phase 2 study. Clin Infect Dis 68(8):1255–1264. https://doi.org/10.1093/cid/ciy706

Pape K, Tamouza R, Leboyer M, Zipp F (2019) Immunoneuropsychiatry – novel perspectives on brain disorders. Nat Rev Neurol 15(6):317–328. https://doi.org/10.1038/s41582-019-0174-4

Pariante CM, Carpiniello B, Orru MG, Sitzia R, Piras A, Farci AM et al (1997) Chronic caregiving stress alters peripheral blood immune parameters: the role of age and severity of stress. Psychother Psychosom 66(4):199–207

Pedersen MG, Stevens H, Pedersen CB, Norgaard-Pedersen B, Mortensen PB (2011) Toxoplasma infection and later development of schizophrenia in mothers. Am J Psychiatry 168(8):814–821. https://doi.org/10.1176/appi.ajp.2011.10091351

Pedersen M, Asprusten TT, Godang K, Leegaard TM, Osnes LT, Skovlund E et al (2019) Predictors of chronic fatigue in adolescents six months after acute Epstein-Barr virus infection: a prospective cohort study. Brain Behav Immun 75:94–100. https://doi.org/10.1016/j.bbi.2018.09.023

Petersen MR, Patel EU, Abraham AG, Quinn TC, Tobian AAR (2021) Changes in cytomegalovirus seroprevalence among U.S. children aged 1-5 years: the National Health and nutrition examination surveys. Clin Infect Dis 72(9):e408–ee11. https://doi.org/10.1093/cid/ciaa1168

Phillips AC, Carroll D, Khan N, Moss P (2008) Cytomegalovirus is associated with depression and anxiety in older adults. Brain Behav Immun 22(1):52–55. https://doi.org/10.1016/j.bbi.2007.06.012

Pillinger T, Osimo EF, Brugger S, Mondelli V, McCutcheon RA, Howes OD (2019) A metaanalysis of immune parameters, variability, and assessment of modal distribution in psychosis and test of the immune subgroup hypothesis. Schizophr Bull 45(5):1120–1133. https://doi.org/10.1093/schbul/sby160

Poland SD, Costello P, Dekaban GA, Rice GP (1990) Cytomegalovirus in the brain: in vitro infection of human brain-derived cells. J Infect Dis 162(6):1252–1262

Postolache TT, Wadhawan A, Rujescu D, Hoisington AJ, Dagdag A, Baca-Garcia E et al (2021) Toxoplasma gondii, suicidal behavior, and intermediate phenotypes for suicidal behavior. Front Psych 12:665682. https://doi.org/10.3389/fpsyt.2021.665682

Prasad KM, Shirts BH, Yolken RH, Keshavan MS, Nimgaonkar VL (2007) Brain morphological changes associated with exposure to HSV1 in first-episode schizophrenia. Mol Psychiatry 12(1):105–113. 1

Prasad KM, Eack SM, Goradia D, Pancholi KM, Keshavan MS, Yolken RH et al (2011) Progressive gray matter loss and changes in cognitive functioning associated with exposure to herpes simplex virus 1 in schizophrenia: a longitudinal study. Am J Psychiatry 168(8):822–830. https://doi.org/10.1176/appi.ajp.2011.10101423

Prasad KM, Watson AM, Dickerson FB, Yolken RH, Nimgaonkar VL (2012) Exposure to herpes simplex virus type 1 and cognitive impairments in individuals with schizophrenia. Schizophr Bull 38(6):1137–1148. https://doi.org/10.1093/schbul/sbs046

Prasad KM, Eack SM, Keshavan MS, Yolken RH, Iyengar S, Nimgaonkar VL (2013) Antiherpes virus-specific treatment and cognition in schizophrenia: a test-of-concept randomized doubleblind placebo-controlled trial. Schizophr Bull 39(4):857–866. https://doi.org/10.1093/schbul/sbs040

Prosch S, Wendt CE, Reinke P, Priemer C, Oppert M, Kruger DH et al (2000) A novel link between stress and human cytomegalovirus (HCMV) infection: sympathetic hyperactivity stimulates HCMV activation. Virology 272(2):357–365. https://doi.org/10.1006/viro.2000.0367

Prossin AR, Yolken RH, Kamali M, Heitzeg MM, Kaplow JB, Coryell WH et al (2015) Cytomegalovirus antibody elevation in bipolar disorder: relation to elevated mood states. Neural Plast 2015:939780. https://doi.org/10.1155/2015/939780

Rector JL, Dowd JB, Loerbroks A, Burns VE, Moss PA, Jarczok MN et al (2014) Consistent associations between measures of psychological stress and CMV antibody levels in a large occupational sample. Brain Behav Immun

38:133–141. https://doi.org/10.1016/j.bbi.2014. 01.012

Reeves MB, Compton T (2011) Inhibition of inflammatory interleukin-6 activity via extracellular signal-regulated kinase-mitogen-activated protein kinase signaling antagonizes human cytomegalovirus reactivation from dendritic cells. J Virol 85(23):12750–12758. https://doi.org/10.1128/JVI.05878-11

Reininghaus EZ, Platzer M, Kohlhammer-Dohr A, Hamm C, Morkl S, Bengesser SA et al (2020) PROVIT: supplementary probiotic treatment and vitamin B7 in depression-a randomized controlled trial. Nutrients 12(11). https://doi.org/10.3390/nu12113422

Rimon R, Ahokas A, Palo J (1986) Serum and cerebrospinal fluid antibodies to cytomegalovirus in schizophrenia. Acta Psychiatr Scand 73(6):642–644. https://doi.org/10.1111/j.1600-0447.1986.tb02737.x

Rizzo LB, Do Prado CH, Grassi-Oliveira R, Wieck A, Correa BL, Teixeira AL et al (2013) Immunosenescence is associated with human cytomegalovirus and shortened telomeres in type I bipolar disorder. Bipolar Disord 15(8):832–838. https://doi.org/10.1111/bdi.12121

Rollag H, Asberg A, Ueland T, Hartmann A, Jardine AG, Humar A et al (2012) Treatment of cytomegalovirus disease in solid organ transplant recipients: markers of inflammation as predictors of outcome. Transplantation 94(10):1060–1065. https://doi.org/10.1097/TP. 0b013e31826c39de

Romijn AR, Rucklidge JJ, Kuijer RG, Frampton C (2017) A double-blind, randomized, placebocontrolled trial of lactobacillus helveticus and Bifidobacterium longum for the symptoms of depression. Aust N Z J Psychiatry 51(8):810–821. https://doi.org/10.1177/0004867416686694

Rostgaard K, Balfour HH Jr, Jarrett R, Erikstrup C, Pedersen O, Ullum H et al (2019) Primary Epstein-Barr virus infection with and without infectious mononucleosis. PLoS One 14(12): e0226436. https://doi.org/10.1371/journal.pone.0226436

Roxby AC, Liu AY, Drake AL, Kiarie JN, Richardson B, Lohman-Payne BL et al (2013) Short communication: T cell activation in HIV-1/herpes simplex virus-2-coinfected Kenyan women receiving valacyclovir. AIDS Res Hum Retroviruses 29(1):94–98. https://doi.org/10.1089/AID.2012.0071

Rudzki L, Ostrowska L, Pawlak D, Malus A, Pawlak K, Waszkiewicz N et al (2019) Probiotic lactobacillus plantarum 299v decreases kynurenine concentration and improves cognitive functions in patients with major depression: a double-blind, randomized, placebo controlled study. Psychoneuroendocrinology 100:213–222. https://doi.org/10.1016/j.psyneuen.2018.10.010

Ruiz-Pablos M, Paiva B, Montero-Mateo R, Garcia N, Zabaleta A (2021) Epstein-Barr virus and the origin of Myalgic encephalomyelitis or chronic fatigue syndrome. Front Immunol 12:656797. https://doi.org/10.3389/fimmu.2021.656797

Ryder N, Jin F, McNulty AM, Grulich AE, Donovan B (2009) Increasing role of herpes simplex virus type 1 in first-episode anogenital herpes in heterosexual women and younger men who have sex with men, 1992-2006. Sex Transm Infect 85(6):416–419. https://doi.org/10.1136/sti. 2008.033902

Saccarello A, Montarsolo P, Massardo I, Picciotto R, Pedemonte A, Castagnaro R et al (2020) Oral administration of S-adenosylmethionine (SAMe) and lactobacillus plantarum HEAL9 improves the mild-to-moderate symptoms of depression: a randomized, double-blind, placebo-controlled study. Prim Care Companion CNS Disord 22(4). https://doi.org/10.4088/PCC.19m02578

Sanada K, Nakajima S, Kurokawa S, Barcelo-Soler A, Ikuse D, Hirata A et al (2020) Gut microbiota and major depressive disorder: a systematic review and meta-analysis. J Affect Disord 266:1–13. https://doi.org/10.1016/j.jad.2020.01.102

Sarkar A, Lehto SM, Harty S, Dinan TG, Cryan JF, Burnet PWJ (2016) Psychobiotics and the manipulation of bacteria-gut-brain signals. Trends Neurosci 39(11):763–781. https://doi.org/10. 1016/j.tins.2016.09.002

Savitz J (2017) Role of kynurenine metabolism pathway activation in major depressive disorders. Curr Top Behav Neurosci 31:249–267. https://doi.org/10.1007/7854_2016_12

Savitz J (2020) The kynurenine pathway: a finger in every pie. Mol Psychiatry 25(1):131–147. https://doi.org/10.1038/s41380-019-0414-4

Savitz J, Harrison NA (2018) Interoception and inflammation in psychiatric disorders. Biol Psychiatry Cogn Neurosci Neuroimaging 3(6):514–524. https://doi.org/10.1016/j.bpsc.2017.12.011

Schnittman SR, Hunt PW (2021) Clinical consequences of asymptomatic cytomegalovirus in treated human immunodeficiency virus infection. Curr Opin HIV AIDS 16(3):168–176. https://doi.org/10.1097/COH.0000000000000678

Schretlen DJ, Vannorsdall TD, Winicki JM, Mushtaq Y, Hikida T, Sawa A et al (2010) Neuroanatomic and cognitive abnormalities related to herpes simplex virus type 1 in schizophrenia. Schizophr Res 118(1–3):224–231. https://doi.org/10.1016/j.schres.2010.01.008

Severance EG, Xiao J, Jones-Brando L, Sabunciyan S, Li Y, Pletnikov M et al (2016) Toxoplasma gondii-a gastrointestinal pathogen associated with human brain diseases. Int Rev Neurobiol 131: 143–163. https://doi.org/10.1016/bs.irn.2016.08.008

Severance EG, Gressitt KL, Stallings CR, Katsafanas E, Schweinfurth LA, Savage CLG et al (2017) Probiotic normalization of Candida albicans in schizophrenia: a randomized, placebocontrolled, longitudinal pilot study. Brain Behav Immun 62:41–45. https://doi.org/10.1016/j.bbi.2016.11.019

Severance EG, Dickerson F, Yolken RH (2020) Complex gastrointestinal and endocrine sources of inflammation in schizophrenia. Front Psych 11:549. https://doi.org/10.3389/fpsyt.2020.00549

Shibre T, Alem A, Abdulahi A, Araya M, Beyero T, Medhin G et al (2010) Trimethoprim as adjuvant treatment in schizophrenia: a double-blind, randomized, placebo-controlled clinical trial. Schizophr Bull 36(4):846–851. https://doi.org/10.1093/schbul/sbn191

Shirts BH, Prasad KM, Pogue-Geile MF, Dickerson F, Yolken RH, Nimgaonkar VL (2008) Antibodies to cytomegalovirus and herpes simplex virus 1 associated with cognitive function in schizophrenia. Schizophr Res 106(2–3):268–274. https://doi.org/10.1016/j.schres.2008.07.017

Shrikhande S, Hirsch SR, Coleman JC, Reveley MA, Dayton R (1985) Cytomegalovirus and schizophrenia. A test of a viral hypothesis. Br J Psychiatry 146:503–506. https://doi.org/10.1192/bjp.146.5.503

Simanek AM, Dowd JB, Pawelec G, Melzer D, Dutta A, Aiello AE (2011) Seropositivity to cytomegalovirus, inflammation, all-cause and cardiovascular disease-related mortality in the United States. PLoS One 6(2):e16103. https://doi.org/10.1371/journal.pone.0016103

Simanek AM, Cheng C, Yolken R, Uddin M, Galea S, Aiello AE (2014) Herpesviruses, inflammatory markers and incident depression in a longitudinal study of Detroit residents. Psychoneuroendocrinology 50:139–148. https://doi.org/10.1016/j.psyneuen.2014.08.002

Simanek AM, Parry A, Dowd JB (2018) Differences in the association between persistent pathogens and mood disorders among young- to middle-aged women and men in the U.S. Brain Behav Immun 68:56–65. https://doi.org/10.1016/j.bbi.2017.09.017

Simanek AM, Zheng C, Yolken R, Haan M, Aiello AE (2019) A longitudinal study of the association between persistent pathogens and incident depression among older U.S. Latinos J Gerontol A Biol Sci Med Sci 74(5):634–641. https://doi.org/10.1093/gerona/gly172

Sinzger C, Digel M, Jahn G (2008) Cytomegalovirus cell tropism. Curr Top Microbiol Immunol 325:63–83. https://doi.org/10.1007/978-3-540-77349-8_4

Skott E, Yang LL, Stiernborg M, Soderstrom A, Ruegg J, Schalling M et al (2020) Effects of a synbiotic on symptoms, and daily functioning in attention deficit hyperactivity disorder – a double-blind randomized controlled trial. Brain Behav Immun 89:9–19. https://doi.org/10.1016/j.bbi.2020.05.056

Slykerman RF, Hood F, Wickens K, Thompson JMD, Barthow C, Murphy R et al (2017) Effect of lactobacillus rhamnosus HN001 in pregnancy on postpartum symptoms of depression and anxiety: a randomised double-blind placebo-controlled trial. EBioMedicine 24:159–165.https://doi.org/10.1016/j.ebiom.2017.09.013

Snijders G, van Mierlo HC, Boks MP, Begemann MJH, Sutterland AL, Litjens M et al (2019) The association between antibodies to neurotropic pathogens and bipolar disorder : a study in the Dutch bipolar (DB) cohort and meta-analysis. Transl Psychiatry 9(1):311. https://doi.org/10.1038/s41398-019-0636-x

Soleymani E, Faizi F, Heidarimoghadam R, Davoodi L, Mohammadi Y (2020) Association of T. gondii infection with suicide: a systematic review and meta-analysis. BMC Public Health 20(1):766. https://doi.org/10.1186/s12889-020-08898-w

Spichak S, Bastiaanssen TFS, Berding K, Vlckova K, Clarke G, Dinan TG et al (2021) Mining microbes for mental health: determining the role of microbial metabolic pathways in human brain health and disease. Neurosci Biobehav Rev 125:698–761. https://doi.org/10.1016/j.neubiorev.2021.02.044

St Leger AJ, Koelle DM, Kinchington PR, Verjans G (2021) Local immune control of latent herpes simplex virus type 1 in ganglia of mice and man. Front Immunol 12:723809. https://doi.org/10.3389/fimmu.2021.723809

Stein J, Volk HD, Liebenthal C, Kruger DH, Prosch S (1993) Tumour necrosis factor alpha stimulates the activity of the human cytomegalovirus major immediate early enhancer/promoter in immature monocytic cells. J Gen Virol 74(Pt 11):2333–2338. https://doi.org/10.1099/0022-1317-74-11-2333

Stratton K, Durch J, Lawrence R (2000) Vaccines for the 21st century: a tool for decision making. National Academy Press, Washington

Straus SE, Dale JK, Tobi M, Lawley T, Preble O, Blaese RM et al (1988) Acyclovir treatment of the chronic fatigue syndrome. Lack of efficacy in a placebo-controlled trial. N Engl J Med 319(26): 1692–1698. https://doi.org/10.1056/NEJM198812293192602

Struble EB, Murata H, Komatsu T, Scott D (2021) Immune prophylaxis and therapy for human cytomegalovirus infection. Int J Mol Sci 22(16). https://doi.org/10.3390/ijms22168728

Sublette ME, Cheung S, Lieberman E, Hu S, Mann JJ, Uhlemann AC et al (2021) Bipolar disorder and the gut microbiome: a systematic review. Bipolar Disord 23(6):544–564. https://doi.org/10. 1111/bdi.13049

Sun C, Chen XC, Kang YF, Zeng MS (2021) The status and prospects of Epstein-Barr virus prophylactic vaccine development. Front Immunol 12:677027. https://doi.org/10.3389/fimmu.2021.677027

Sutterland AL, Fond G, Kuin A, Koeter MW, Lutter R, van Gool T et al (2015) Beyond the association. Toxoplasma gondii in schizophrenia, bipolar disorder, and addiction: systematic review and meta-analysis. Acta Psychiatr Scand 132(3):161–179. https://doi.org/10.1111/acps.12423

Sutterland AL, Kuin A, Kuiper B, van Gool T, Leboyer M, Fond G et al (2019) Driving us mad: the association of Toxoplasma gondii with suicide attempts and traffic accidents – a systematic review and meta-analysis. Psychol Med 49(10):1608–1623. https://doi.org/10.1017/S0033291719000813

Szeligowski T, Yun AL, Lennox BR, Burnet PWJ (2020) The gut microbiome and schizophrenia: the current state of the field and clinical applications. Front Psych 11:156. https://doi.org/10.3389/fpsyt.2020.00156

Tanaka T, Matsuda T, Hayes LN, Yang S, Rodriguez K, Severance EG et al (2017) Infection and inflammation in schizophrenia and bipolar disorder. Neurosci Res 115:59–63. https://doi.org/10.1016/j.neures.2016.11.002

Tedla Y, Shibre T, Ali O, Tadele G, Woldeamanuel Y, Asrat D et al (2011) Serum antibodies to Toxoplasma gondii and Herpesviridae family viruses in individuals with schizophrenia and bipolar disorder: a case-control study. Ethiop Med J 49(3):211–220

Teissier N, Fallet-Bianco C, Delezoide AL, Laquerriere A, Marcorelles P, Khung-Savatovsky S et al (2014) Cytomegalovirus-induced brain malformations in fetuses. J Neuropathol Exp Neurol 73(2):143–158. https://doi.org/10.1097/NEN.0000000000000038

Thomas P, Bhatia T, Gauba D, Wood J, Long C, Prasad K et al (2013) Exposure to herpes simplex virus, type 1 and reduced cognitive function. J Psychiatr Res 47(11):1680–1685. https://doi.org/10.1016/j.jpsychires.2013.07.010

Tomasik J, Yolken RH, Bahn S, Dickerson FB (2015) Immunomodulatory effects of probiotic supplementation in schizophrenia patients: a randomized, placebo-controlled trial. Biomark Insights 10:47–54. https://doi.org/10.4137/BMI.S22007

Torrey EF, Yolken RH, Winfrey CJ (1982) Cytomegalovirus antibody in cerebrospinal fluid of schizophrenic patients detected by enzyme immunoassay. Science 216(4548):892–894. https://doi.org/10.1126/science.6281883

Torrey EF, Leweke MF, Schwarz MJ, Mueller N, Bachmann S, Schroeder J et al (2006) Cytomegalovirus and schizophrenia. CNS Drugs 20(11):879–885. https://doi.org/10.2165/00023210-200620110-00001

Torrey EF, Bartko JJ, Lun ZR, Yolken RH (2007) Antibodies to Toxoplasma gondii in patients with schizophrenia: a meta-analysis. Schizophr Bull 33(3):729–736. https://doi.org/10.1093/schbul/sbl050

Trzonkowski P, Mysliwska J, Godlewska B, Szmit E, Lukaszuk K, Wieckiewicz J et al (2004) Immune consequences of the spontaneous pro-inflammatory status in depressed elderly patients. Brain Behav Immun 18(2):135–148. https://doi.org/10.1016/S0889-1591(03)00111-9.S0889159103001119 [pii]

Tucker JD, Bertke AS (2019) Assessment of cognitive impairment in HSV-1 positive schizophrenia and bipolar patients: systematic review and meta-analysis. Schizophr Res 209:40–47. https://doi.org/10.1016/j.schres.2019.01.001

Valantine HA, Gao SZ, Menon SG, Renlund DG, Hunt SA, Oyer P et al (1999) Impact of prophylactic immediate posttransplant ganciclovir on development of transplant atherosclerosis: a post hoc analysis of a randomized, placebo-controlled study. Circulation 100(1):61–66. https://doi.org/10.1161/01.cir.100.1.61

Vanyukov MM, Nimgaonkar VL, Kirisci L, Kirillova GP, Reynolds MD, Prasad K et al (2018) Association of cognitive function and liability to addiction with childhood herpesvirus infections: a prospective cohort study. Dev Psychopathol 30(1):143–152. https://doi.org/10.1017/S0954579417000529

Vasilieva E, Gianella S, Freeman ML (2020) Novel strategies to combat CMV-related cardiovascular disease. Pathog Immun 5(1):240–274. https://doi.org/10.20411/pai.v5i1.382

Vindegaard N, Speyer H, Nordentoft M, Rasmussen S, Benros ME (2021) Gut microbial changes of patients with psychotic and affective disorders: a systematic review. Schizophr Res 234:1–10. https://doi.org/10.1016/j.schres.2019.12.014

Walton AH, Muenzer JT, Rasche D, Boomer JS, Sato B, Brownstein BH et al (2014) Reactivation of multiple viruses in patients with sepsis. PLoS One 9(2):e98819. https://doi.org/10.1371/journal.pone.0098819

Wang GC, Kao WH, Murakami P, Xue QL, Chiou RB, Detrick B et al (2010) Cytomegalovirus infection and the risk of mortality and frailty in older women: a prospective observational cohort study. Am J Epidemiol 171(10):1144–1152. https://doi.org/10.1093/aje/kwq062

Wang HL, Xiang YT, Li QY, Wang XP, Liu ZC, Hao SS et al (2014) The effect of artemether on psychotic symptoms and cognitive impairment in first-episode, antipsychotic drug-naive persons with schizophrenia seropositive to Toxoplasma gondii. J Psychiatr Res 53:119–124. https://doi.org/10.1016/j.jpsychires.2014.02.016

Watson AM, Prasad KM, Klei L, Wood JA, Yolken RH, Gur RC et al (2013) Persistent infection with neurotropic herpes viruses and cognitive impairment. Psychol Med 43(5):1023–1031. https://doi.org/10.1017/S003329171200195X

Weingarden AR, Vaughn BP (2017) Intestinal microbiota, fecal microbiota transplantation, and inflammatory bowel disease. Gut Microbes 8(3):238–252. https://doi.org/10.1080/19490976. 2017.1290757

Winston DJ, Saliba F, Blumberg E, Abouljoud M, Garcia-Diaz JB, Goss JA et al (2012) Efficacy and safety of maribavir dosed at 100 mg orally twice daily for the prevention of cytomegalovirus disease in liver transplant recipients: a randomized, double-blind, multicenter controlled trial. Am J Transplant 12(11):3021–3030. https://doi.org/10.1111/j.1600-6143.2012.04231.x

Xiao J, Prandovszky E, Kannan G, Pletnikov MV, Dickerson F, Severance EG et al (2018) Toxoplasma gondii: biological parameters of the connection to schizophrenia. Schizophr Bull 44(5):983–992. https://doi.org/10.1093/schbul/sby082

Xiao J, Bhondoekhan F, Seaberg EC, Yang O, Stosor V, Margolick JB et al (2021) Serological responses to Toxoplasma gondii and matrix antigen 1 predict the risk of subsequent Toxoplasmic encephalitis in people living with human immunodeficiency virus (HIV). Clin Infect Dis 73(7):e2270–e22e7. https://doi.org/10.1093/cid/ciaa1917

Yan C, Luo Z, Li W, Li X, Dallmann R, Kurihara H et al (2020) Disturbed yin-Yang balance: stress increases the susceptibility to primary and recurrent infections of herpes simplex virus type 1. Acta Pharm Sin B 10(3):383–398. https://doi.org/10.1016/j.apsb.2019.06.005

Ye J, Wen Y, Chu X, Li P, Cheng B, Cheng S et al (2020) Association between herpes simplex virus 1 exposure and the risk of depression in UK biobank. Clin Transl Med 10(2):e108. https://doi.org/10.1002/ctm^2.108

Yi TJ, Walmsley S, Szadkowski L, Raboud J, Rajwans N, Shannon B et al (2013) A randomized controlled pilot trial of valacyclovir for attenuating inflammation and immune activation in HIV/herpes simplex virus 2-coinfected adults on suppressive antiretroviral therapy. Clin Infect Dis 57(9):1331–1338. https://doi.org/10.1093/cid/cit539

Yolken RH, Torrey EF (2008) Are some cases of psychosis caused by microbial agents? A review of the evidence. Mol Psychiatry 13(5):470–479. https://doi.org/10.1038/mp.2008.5

Yolken RH, Torrey EF, Lieberman JA, Yang S, Dickerson FB (2011) Serological evidence of exposure to herpes simplex virus type 1 is associated with cognitive deficits in the CATIE schizophrenia sample. Schizophr Res 128(1–3):61–65. https://doi.org/10.1016/j.schres.2011.01.020

Zhang Z, Li Y, Li H, Song X, Ma Z, Lu H et al (2020) Identification of Toxoplasma gondii tyrosine hydroxylase (TH) activity and molecular Immunoprotection against toxoplasmosis. Vaccines (Basel) 8(2). https://doi.org/10.3390/vaccines8020158

Zheng P, Zeng B, Zhou C, Liu M, Fang Z, Xu X et al (2016) Gut microbiome remodeling induces depressive-like behaviors through a pathway mediated by the host's metabolism. Mol Psychiatry 21(6):786–796. https://doi.org/10.1038/mp.2016.44

Zheng H, Ford BN, Bergamino M, Kuplicki R, Tulsa I, Hunt PW et al (2021a) A hidden menace? Cytomegalovirus infection is associated with reduced cortical gray matter volume in major depressive disorder. Mol Psychiatry 26(8):4234–4244. https://doi.org/10.1038/s41380-020-00932-y

Zheng H, Bergamino M, Ford BN, Kuplicki R, Yeh FC, Bodurka J et al (2021b) Replicable association between human cytomegalovirus infection and reduced white matter fractional anisotropy in major depressive disorder. Neuropsychopharmacology 46(5):928–938. https://doi.org/10.1038/s41386-021-00971-1

Zheng H, Ford BN, Kuplicki R, Burrows K, Hunt PW, Bodurka J et al (2021c) Association between cytomegalovirus infection, reduced gray matter volume, and resting-state functional hypoconnectivity in major depressive disorder: a replication and extension. Transl Psychiatry 11(1):464. https://doi.org/10.1038/s41398-021-01558-6

Zorrilla EP, Luborsky L, McKay JR, Rosenthal R, Houldin A, Tax A et al (2001) The relationship of depression and stressors to immunological assays: a meta-analytic review. Brain Behav Immun 15(3):199–226. https://doi.org/10.1006/brbi.2000.0597